外科围手术期护理

WAIKE WEISHOUSHUQI HULI

主编　丁淑贞　吴　冰

河南科学技术出版社
·郑州·

内容提要

本书以现代护理观为指导,以整体护理为中心,以护理程序为框架,以手术治疗的患者为对象,系统介绍了各种外科常见疾病的护理、围手术期的护理和康复治疗。本书内容全面,侧重临床应用,实用性强,可供从事临床护理工作的护理人员及医学院校护理专业学生阅读参考。

图书在版编目(CIP)数据

外科围手术期护理/丁淑贞,吴冰主编. —郑州:河南科学技术出版社,2018.1
ISBN 978-7-5349-8008-4

Ⅰ.①外… Ⅱ.①丁…②吴… Ⅲ.①外科手术－围手术期 Ⅳ.①R6

中国版本图书馆 CIP 数据核字(2017)第 280860 号

出版发行:河南科学技术出版社
　　　　　北京名医世纪文化传媒有限公司
　　　　　地址:北京市丰台区丰台北路 18 号院 3 号楼 511 室　　邮编:100073
　　　　　电话:010-53556511　010-53556508
策划编辑:欣　逸
文字编辑:王　敏
责任审读:周晓洲
责任校对:龚利霞
封面设计:中通世奥
版式设计:王新红
责任印制:陈震财
印　　刷:北京盛通印刷股份有限公司
经　　销:全国新华书店、医学书店、网店
幅面尺寸:185 mm×260 mm　　**印张**:22.375　　**字数**:543 千字
版　　次:2018 年 1 月第 1 版　　2018 年 1 月第 1 次印刷
定　　价:80.00 元

如发现印、装质量问题,影响阅读,请与出版社联系并调换

《外科围手术期护理》编写人员

主　编　丁淑贞　吴　冰

副主编　沈　桐　张　丽　宫　颖　唐也佩

编　者　（以姓氏笔画为序）

于蕾均　王　霞　王月虹　王丽莹

王建荣　白雅君　冯　红　安　丽

孙井梅　李淑元　张　茹　陈　瑜

周　玲　蔡　玮　潘　洁

前　　言

早在远古时代人们就已经认识并建立了外科学,但由于社会生产力等因素的限制,仅限于浅表疮、疡和外伤的诊治,几乎未认识到"护理"一词。在早期的手术实践中,手术疼痛、伤口感染、止血和输血等曾是妨碍外科等学科发展的主要因素。直到 19 世纪中叶,无菌术、止血、输血、麻醉技术的问世,才使外科等学科的发展得到飞跃。与此同时,弗洛伦斯·南丁格尔和她的同事们在克里米亚战争中成功地应用清洁、消毒、更换敷料、包扎伤口、改善休养环境等护理手段使战伤死亡率从 50% 降至 2.2%,以极有说服力的数字和惊人业绩,充分展示了护理工作在外科等学科中的重要作用,并由此创建了护理学。

围手术期是指患者以手术治疗为中心的全过程,也称手术全期,分为术前、术中和术后三个阶段。具体是指从确定手术治疗时起,直到与这次手术有关的治疗基本结束这段时期。围手术期护理是在现代医学模式和护理观的指导下,护理工作者与医师协同在病房、手术室向外科手术患者提供整体护理,最大限度地减轻患者痛苦,防治并发症,使患者顺利度过围手术期,早日康复。

手术是一种创伤性治疗过程,具有一定的危险性,某些手术甚至会致残或威胁生命。围手术期患者不仅要忍受躯体疾病的痛楚,还要经历麻醉和手术创伤的刺激,使机体处于应激状态,并出现不同程度的生理功能紊乱和心理障碍。围手术期护理的重点,就是针对需要手术治疗的患者在围手术期的特点,科学地制订和执行护理计划,与医师共同协作。

为适应广大临床护理工作者提高对手术患者的护理水平,更好地为患者服务,我们组织多家综合医院的各临床学科一线的医疗护理技术骨干编写了《外科围手术期护理》。本书以现代护理观为指导,以整体护理为中心,以护理程序为框架,以手术治疗的患者为对象,系统介绍了各种外科常见疾病的护理、围手术期护理和康复治疗。本书内容丰富,资料翔实,介绍的知识全面,文字叙述深入浅出、简明扼要、条目清晰、注重实际,实用性、指导性强,不仅对从事临床护理工作的护理人员具有指导作用,而且对院校护理专业医学生也具有重要的参考价值。

限于作者水平,书中的欠缺之处,恳请读者给予批评指正。

丁淑贞　吴　冰
2017 年 10 月

目　录

第六篇　骨伤科围手术期护理

第七篇　外科围手术期护理操作技术

第一篇

普通外科围手术期护理

第1章

甲状腺疾病围手术期护理

第一节 甲状腺功能亢进

甲状腺功能亢进简称甲亢,是由于各种原因致甲状腺分泌的反控机制丧失,引起循环中甲状腺素异常增多而出现的以全身代谢亢进为主要特征的疾病总称。引起甲亢的原因可分为原发性、继发性和高功能腺瘤3类。甲状腺次全切除术是目前治疗中度甲亢的一种常用而有效的方法,能使90%～95%的患者获得痊愈,手术死亡率低于1%,主要缺点是有一定的并发症,4%～5%的患者术后甲亢复发,也有少数患者术后发生甲状腺功能减低。

一、手术前患者的护理

【护理评估】

1. 健康史

(1)患者的年龄、性别。

(2)患者是否有情绪急躁、容易激动、失眠、两手颤动、怕热、多汗、食欲亢进而体重减轻、消瘦、心悸、胸闷、脉快有力(每分钟脉率在100次以上,休息和睡眠时仍快)、月经失调等症状。

(3)是否进行过甲状腺手术或者放射治疗。

(4)甲亢的药物治疗情况。

(5)患者及其家属对疾病的认识以及心理反应。

2. 临床表现

(1)甲状腺肿大:扪诊有震颤感,听诊时闻及杂音,尤其在甲状腺上动脉进入上极处更为明显。

(2)交感神经功能亢进:患者常多语、性情急躁、容易激动、失眠、双手常有细速颤动、怕热、多汗、皮肤常较温暖。

(3)突眼症:典型者双侧眼球突出、眼裂增宽。个别突眼严重者,上、下眼睑难以闭合,甚至不能盖住角膜。

(4)心血管功能改变:多诉心悸、胸部不适,脉快有力,脉压增大。严重者可出现心律失常、心力衰竭。

(5)基础代谢率增高:其程度与临床症状相平行。食欲亢进但消瘦,体重减轻,易疲乏,工作效率降低。

(6)部分患者可出现停经、阳痿等内分泌功能紊乱或肠蠕动亢进、腹泻等症状。极个别患者伴有局限性胫前黏液性水肿,常与严重突眼同时或先后发生。

3. 辅助检查

(1)基础代谢率(BMR)测定:计算公式:BMR＝脉率＋脉压－111。BMR 正常为±10%,增高至＋20%～＋30%为轻度甲亢,＋30%～＋60%为中度甲亢,＋60%以上为重度甲亢。

(2)甲状腺摄碘率的测定:给受试者一定剂量的放射性^{131}I,再探测甲状腺摄取^{131}I 的程度,可以判断甲状腺的功能状态。正常甲状腺 24 小时摄碘量为人体总量的 30%～40%,如果在 2 小时内甲状腺的摄碘量超过了人体总量的 25%,或在 24 小时内超过了人体总量的 50%,且吸碘高峰提前出现,都提示有甲亢。注意如果患者在近 2 个月内吃含碘较高的食物如海带、紫菜或服用含碘药物如甲状腺素片、复方碘溶液等,需停药 2 个月才能做试验,否则影响检测效果。

(3)血清 T_3、T_4 测定:甲亢时 T_3 可高出正常值 4 倍左右,T_4 高出正常值 2.5 倍。

(4)B 超:甲状腺呈弥漫性或结节性肿大。

(5)心电图(ECG):显示心动过速或心房颤动,P 波和 T 波改变。

【护理诊断】

1. 焦虑　与担心疾病及手术预后等因素有关。

2. 活动无耐力　与代谢率增高、氧的供应不能满足机体需要有关。

3. 睡眠型态紊乱　与无法耐受炎热、大汗或性情急躁等因素有关。

4. 营养失调,低于机体需要量　与代谢率增高有关。

5. 疼痛　与手术引起的组织损伤有关。

6. 潜在并发症　出血、呼吸困难或窒息、喉返神经损伤、喉上神经损伤、甲状旁腺损伤、甲状腺危象等。

【护理目标】

1. 患者紧张情绪缓解或减轻,积极配合手术。

2. 患者活动能力逐渐增强,能满足自我护理要求或患者日常需求得到满足。

3. 患者能得到充足的休息和睡眠。

4. 患者甲亢症状得到控制,体重增加。

5. 患者疼痛减轻或消失。

6. 患者病情变化能够被及时发现和处理。

【护理措施】

充分而完善的术前准备与护理是保证手术顺利进行和预防甲状腺术后并发症的关键。

1. 完善术前各项检查　对于甲亢或甲状腺巨大肿块者,除全面的体格检查和必要的化验检查外,还包括:①颈部透视或摄片,了解气管有无受压或移位。②检查心脏有无扩大、杂音或心律不齐等,并做心电图检查。③喉镜检查,确定声带功能。④测定基础代谢率,要在完全安静、空腹时进行。⑤检查神经肌肉的应激性是否增高,测定血钙、血磷含量,了解甲状旁腺功能状态。

2. 甲亢患者的药物准备　术前通过药物降低基础代谢率是甲亢患者手术准备的重要环节。

(1)开始即用碘剂,2～3 周后甲亢症状得到基本控制(患者情绪稳定,睡眠好转,体重增加,脉率稳定在 90 次/分以下,脉压恢复正常,基础代谢率＋20%以下),便可进行手术。常用的碘剂是复方碘化钾溶液,每天 3 次口服,第 1 日每次 3 滴,第 2 日每次 4 滴,依次逐日每次增加 1 滴至每次 16 滴止,然后维持此剂量。

(2)先用硫脲类药物,待甲亢症状基本控制后停药,再单独服用碘剂 1~2 周,再行手术。

(3)少数患者服碘剂 2 周后症状改善不明显,可加服硫脲类药物,待甲亢症状基本控制、停用硫脲类药物后再继续单独服用碘剂 1~2 周后手术。在此期间应严密观察药物准备的反应与效果。碘剂的作用在于抑制蛋白质水解酶,减少甲状腺球蛋白的分解,逐渐抑制甲状腺素的释放,有助于避免术后甲状腺危象的发生。但由于碘剂不能抑制甲状腺素的合成,因此一旦停服后,贮存于甲状腺滤泡内的甲状腺球蛋白大量分解,将使甲亢症状重新出现,甚至加重,因此凡不准备实行手术治疗的甲亢患者均不能服用碘剂。由于硫脲类药物能使甲状腺肿大充血,手术时极易发生出血,增加手术困难和危险,而碘剂能减少甲状腺的血流量,减少腺体充血,使腺体缩小变硬,因此服用硫脲类药物后必须加用碘剂。

对于不能耐受碘剂或合并应用硫脲类药物,或对此两类药物无反应的患者,主张与碘剂合用或单用 β 受体阻断药(如普萘洛尔)做术前准备,每 6 小时服药 1 次,每次 20~60mg,一般服用 4~7 日后脉率即降至正常水平。由于普萘洛尔半衰期不到 8 小时,故最末一次服用须在术前 1~2 小时,术后继续口服 4~7 日。术前不用阿托品,以免引起心动过速。

3. 心理支持　多与患者交谈,消除患者的焦虑和恐惧心理,避免情绪激动。精神过度紧张或失眠者,适当应用镇静药或安眠药物。心率过快者给予普萘洛尔 10mg,3 次/日,口服。安排通风良好、安静的休息环境,指导患者减少活动,适当卧床,以免体力消耗。限制探视,避免过多外来刺激,使患者情绪稳定。

4. 饮食护理　给予高热量、高蛋白质和富含维生素的食物,并给予足够的液体摄入,以补充出汗等丢失的水分。少量多餐,加强营养支持,保证术前营养状态良好。禁用对中枢神经系统有兴奋作用的浓茶、咖啡等刺激性饮料,要戒烟、酒。

5. 其他措施　术前教会患者头低肩高体位,可用软枕每日练习数次,使机体适应术时颈过伸的体位。指导患者深呼吸,学会有效咳嗽的方法,有助于术后保持呼吸道通畅。突眼者注意保护眼睛,睡前用抗生素眼膏敷眼,可戴黑眼罩或以油纱布遮盖,以避免角膜过度暴露后干燥受损,发生溃疡。术日晨准备麻醉床时,床旁备引流装置、无菌手套、拆线包及气管切开包。

二、手术中患者的护理

甲状腺次全切术。

【麻醉方式】

颈丛。

【手术体位】

仰卧位。

【手术步骤及护理配合】

手术步骤	护理配合
1. 沿颈部皮肤横纹做弧形切口	递 1 根 4 号丝线做切口标志
2. 切皮	递 20 号刀切开,2 块干纱布擦拭血液,电凝止血,中直止血
3. 分离皮瓣	递中直牵起皮缘,电刀在颈阔肌后面的疏松组织间进行分离

（续 表）

手术步骤	护理配合
4. 牵开颈阔肌皮瓣	递 2 块纱垫护皮, 2 把巾钳固定, 中角针 4 号线悬吊颈阔肌皮瓣, 5 把直钳固定 (上缘 3 把、下缘 2 把)
5. 分离切断甲状腺前肌群, 显露甲状腺	递组织剪, 在两侧胸锁乳突肌内侧缘剪开筋膜, 递刀柄分离甲状腺腺体; 递中弯、组织剪做横行切断, 1 号丝线结扎, 2 把甲状腺拉钩以显露甲状腺
6. 处理甲状腺上极	递中弯、组织剪分离上极内侧, 1 号线结扎, 递组织剪内侧切断血管及悬韧带, 1 号线结扎
7. 处理甲状腺下极	递刀柄紧贴甲状腺钝性分离, 4 号线结扎动静脉, 并用小圆针 1 号线缝扎; 递中弯将甲状腺向内上方牵引, 术者以手指沿外缘向下极分离; 递甲状腺拉钩, 中弯将甲状腺前肌群下断端拉开, 显露下极
8. 处理峡部	递中弯分离峡部后方, 并钳夹峡部, 组织剪切断, 4 号线结扎峡部
9. 楔状切除甲状腺	递中弯沿外侧预定的切断线上依次钳夹少许腺体, 递刀在中弯上方楔形切除甲状腺, 切除时递中弯止血 1 号线结扎残留面
10. 关闭甲状腺残留组织	递中弯, 湿纱布, 电凝充分止血, 无齿镊, 可吸收 0-3 线间断缝合残留组织
11. 冲洗切口, 放置引流条	递生理盐水 (NS) 冲洗, 换干净湿纱布, 撤肩垫, 查有无出血; 递中弯在左、右腺体窝处放置橡皮引流条
12. 缝合颈阔肌、皮下组织, 皮内缝合	递无齿镊, 小圆针 1 号线间断缝合颈阔肌, 递 75% 乙醇 (酒精) 纱球消毒切口周围皮肤; 递齿镊, 小圆针 1 号线间断缝合皮下, 递酒精消毒; 递齿镊, 可吸收 0-3 角针皮内缝合

【巡回护士的配合】

1. 接患者时核对患者携带物品, 严格执行三查七对。
2. 缓解患者紧张情绪, 取得患者配合, 严格执行《手术安全核查制度》后, 开放静脉。
3. 配合麻醉医生, 协助做好麻醉护理, 以保证以后的工作有条不紊地进行。
4. 甲状腺手术多采取颈后仰的甲状腺专用体位, 术中应加强对患者的心理支持。
5. 根据手术的情况, 必要时在麻醉后给患者进行导尿。
6. 在分离甲状腺下极时, 巡回护士协助手术医生与患者进行交流, 防止误伤喉返神经。
7. 协助刷手护士上台共同清点物品并填写各种手术护理记录单。
8. 协助手术医生及助手上台, 密切观察患者的呼吸情况。
9. 术毕再次与刷手护士清点物品并监督留取组织做病理检查。

三、手术后患者的护理

【护理措施】

1. **体位和引流** 术后取平卧位, 待全身麻醉清醒或血压平稳后取半卧位, 以利于呼吸和引流。指导患者在床上更换体位, 站立、咳嗽时可用手固定颈部以减少震动, 减少引起切口疼痛的概率。切口处常规放置橡皮片或胶管引流 24～48 小时, 保持引流通畅, 注意引流液的颜色、量和性状;注意观察切口敷料,有浸出时及时更换,估计并记录出血量。

2. 保持呼吸道通畅　避免引流管阻塞导致颈部积血、形成血肿压迫气管而引起呼吸不畅。指导患者进行深呼吸和有效咳嗽,必要时行超声雾化吸入,使痰液稀释易于排出。

3. 病情观察　监测生命体征,观察有无并发症征象。了解患者的呼吸、发声和吞咽情况,观察切口敷料情况。

4. 营养支持　患者清醒后,即可喂食少量温水或凉开水。若无误咽、呛咳等不适,可逐步进食微温流食,注意过热饮食可使手术部位血管扩张,加重切口渗血。以后逐步过渡到半流食及高蛋白质、高热量和富含维生素的软食,利于切口愈合。

5. 特殊药物的应用　甲状腺功能亢进患者术后遵医嘱继续服用复方碘化钾溶液,每日 3 次,每次 16 滴开始,逐日每次减少 1 滴,至每次 3 滴时停服。左甲状腺素钠片(优甲乐,50μg 每片,100μg 每片)可用于:①治疗非毒性的甲状腺肿(甲状腺功能正常);②甲状腺肿切除术后,预防甲状腺肿复发;③甲状腺功能减退的替代治疗;④抗甲状腺药物治疗甲状腺功能亢进症的辅助治疗;⑤甲状腺癌术后的抑制治疗;⑥甲状腺抑制试验。患者个体日剂量应根据实验室检查及临床检查的结果来确定。

【健康教育】

1. 康复与自我护理指导:指导患者自我控制情绪,保持精神愉快、心境平和。

2. 讲解甲状腺术后并发症的表现和预防办法。

3. 指导术后患者早期下床活动,注意保护头颈部。拆线后教会患者练习颈部活动,促进功能恢复。指导声嘶者做发声训练。

4. 合理安排术后的休息与饮食,鼓励患者尽可能生活自理,促进康复。

(1)用药指导:说明甲亢术后继续服药的重要性并督促执行。教会患者正确服用碘剂的方法,如将碘剂滴在饼干、面包等固体食物上,一并服下,以保证剂量准确。

(2)复诊指导:嘱咐出院患者定期至门诊复查,以了解甲状腺功能,出现心悸、手足震颤、抽搐等情况时及时就诊。

第二节　甲状腺腺瘤

甲状腺腺瘤是最常见的甲状腺良性肿瘤,多见于 40 岁以下的女性。根据病理形态学表现可分为滤泡状和乳头状囊性腺瘤两种,临床以前者为常见。早期手术切除(一般行患侧甲状腺大部分切除,若腺瘤小可行单纯腺瘤切除)。切除标本须经病理学检查,若为恶性应按甲状腺癌治疗。

一、手术前患者的护理

【护理评估】

1. 健康史

(1)患者的年龄。

(2)肿物生长速度。

(3)有无压迫症状:①压迫气管:导致呼吸困难。②压迫食管:可致吞咽困难。③压迫静脉:表现为面部淤血、青紫、水肿、浅表静脉怒张。④压迫神经:喉返神经受压,可引起声带麻痹、声音嘶哑。

2. 临床表现

(1)在无意间或体检时发现颈部肿块,肿块多为单发,呈圆形或椭圆形。

(2)肿块限于一侧腺体内,质地较软,表面光滑,边界清楚,无压痛。

(3)肿块随吞咽上下移动。

(4)甲状腺腺瘤生长缓慢,经历数年或更长时间仍保持单发。

(5)乳头状囊性腺瘤因囊壁血管破裂而发生囊内出血时,肿瘤体积可在短期内迅速增大,局部出现胀痛。

3. 辅助检查

(1)放射性^{131}I或^{99m}Tc:扫描多呈温结节,若伴有囊内出血时可为冷结节或凉结节,边缘一般较清晰。

(2)B超检查:可发现甲状腺肿块;伴囊内出血时,提示囊性变。

【护理诊断】

1. 焦虑　与担心手术及预后有关。

2. 疼痛　与手术引起的组织损伤有关。

【护理目标】

1. 患者紧张情绪缓解或减轻,积极配合手术。

2. 患者疼痛减轻或消失。

【护理措施】

1. 皮肤的准备　男性患者刮胡须,女性患者发髻低需要理发。

2. 胃肠道的准备　术前禁食 8~12 小时,禁水 4~6 小时。

3. 体位训练　术前指导患者进行头颈过伸位的训练。

4. 心理护理　针对患者术前紧张和手术预后进行心理护理。

(1)讲解手术的必要性,若不进行手术治疗,则有恶变的可能。

(2)讲解此手术为外科中等手术,手术医师经验丰富。

(3)讲解手术及麻醉方式。

(4)讲解过于紧张影响手术的进行及麻醉效果。

(5)请手术已经康复的患者与之交流经验体会。

(6)调动社会支持体系给予患者协助和鼓励。

二、手术中患者的护理

同甲状腺功能亢进手术中患者的护理。

三、手术后患者的护理

【护理措施】

主要针对术后并发症。

1. 出血　术后 48 小时内出现。表现:颈部迅速肿大、呼吸困难、烦躁不安,甚至窒息;伤口渗血或出血。护理措施如下。

(1)预防术后出血:适当加压包扎伤口敷料。予半坐卧位,减轻术后颈部切口张力。避免大声说话、剧烈咳嗽,以免伤口裂开、出血。术后 6 小时内进食温凉流质、半流质饮食,避免进过热饮食,减少伤口部位充血。

(2)观察伤口渗血情况及颈后有无渗血:观察患者呼吸情况,有无呼吸困难;观察患者颈部情况,有无颈部肿大。床旁备气管切开包,如发生出血,应立即剪开缝线,消除积血,必要时送手术室止血。

2. 呼吸困难和窒息　表现为颈部压迫感、紧缩感或梗阻感,还可表现为进行性呼吸困难、呼吸费力、烦躁、发绀及气管内痰鸣音。护理措施如下。

(1)术后 24～48 小时严密观察病情变化:每 2 小时测量血压、脉搏、呼吸 1 次,观察伤口敷料及引流管引流液的情况,尤应注意颈部敷料有无渗血。

(2)预防术后出血:适当加压包扎伤口敷料。予半坐卧位,减轻术后颈部切口张力。避免大声说话、剧烈咳嗽,以免伤口裂开出血。术后 6 小时内进食温凉流质、半流质饮食,避免进过热饮食,减少伤口部位充血。

(3)保持呼吸道通畅:指导患者有效咳嗽、排痰的方法并示范,即先深吸一口气,然后用手按压伤口处,快速用力将痰咳出,但避免剧烈咳嗽,以免伤口裂开。痰液黏稠不易排出时,给予雾化吸入,每天 2～3 次,并协助患者翻身叩背,促进痰液排出。

(4)及时处理:发现患者有颈部紧缩感和压迫感、呼吸困难、烦躁不安、心动加速、发绀时,应立即检查伤口。如果是出血引起,立即就地松开敷料,剪开缝线,敞开切口,迅速除去血肿;如血肿清除后患者呼吸仍无改善,则应立即施行气管切开,并予吸氧;待患者情况好转后,再送手术室进行进一步检查止血和其他处理。

(5)术前常规在床旁准备气管切开包和抢救药品。

(6)手术后如出现呼吸困难,宜先试行插管,插管失败后再做气管切开。

3. 喉返神经损伤　可分暂时性(2/3 以上的患者是暂时性损伤)和持久性损伤两种,评估患者有无声音嘶哑、失音。如果症状出现,注意给予安慰和解释,减轻其恐惧和焦虑,使其积极配合治疗。同时,应用促进神经功能恢复的药物,结合理疗、针灸,促进声带功能的恢复(暂时性损伤可在术后几周内恢复功能)。注意声带的休息,避免不必要的谈话。在后期要多与患者交流,并要求患者尽量用简短的语言回答或点头,亦可使用写字板,鼓励患者自己说出来,提高其自信心,促进声带功能的恢复。

4. 喉上神经损伤　喉上神经外支损伤可引起环甲肌瘫痪,使声带松弛,患者发音产生变化,常感到发音弱、音调低、无力、缺乏共振,最大音量降低。喉上神经内支损伤可使咽喉黏膜的感觉丧失,易引起误咽,尤其是喝水时出现呛咳。要指导患者取坐位进食,或进半固体饮食。一般理疗后可恢复。

5. 甲状旁腺功能减退　可出现低血钙,表现为面部、口唇周围及手、足针刺感及麻木感或强直感,还可表现为畏光、复视、焦虑、烦躁不安。重者可有面肌和手足阵发性痛性痉挛,甚至喉、膈肌痉挛,出现呼吸困难和窒息。血清钙低于正常,但只要有一个良好的甲状旁腺保留下来,就可维持甲状旁腺的正常功能,故临床上出现严重的手足抽搐者并不多见。其发生率与甲状腺手术范围及以往手术次数直接相关。如果出现症状,护理上需注意以下事项。

(1)限制含磷较高的食物:如牛奶、瘦肉、蛋类、鱼类。

(2)药物治疗:症状轻者,可口服葡萄糖酸钙 2～4g,每日 3 次,2～3 周后损伤的甲状旁腺代偿性增生,症状消失;症状较重者或长期不能恢复者加服维生素 D,每日 5 万～10 万 U,促进钙在肠道中的吸收。口服二氢速固醇(AT10)油剂,有提高血清钙含量的特殊作用,从而降低神经肌肉的应激性,效果最好。

(3)抽搐发作:注意患者安全,医护人员不要用手强力按压患者制止抽搐发作,避免受伤。

【健康教育】

1. 术后告知患者多做吞咽动作,防止颈前肌粘连。

2. 伤口拆线后适当进行颈部运动,防止瘢痕挛缩。

3. 定期门诊复查。

第三节　甲状腺癌

甲状腺癌是最常见的甲状腺恶性肿瘤,我国约占全身恶性肿瘤的 1‰,近年有增长趋势,女性发病率高于男性。发病年龄不同于一般癌肿多发于老年人的特点,此病从儿童到老年人都可发生,青壮年占大多数。儿童甲状腺结节中,甲状腺癌的比例高达 50%～70%。多数甲状腺癌起源于滤泡上皮细胞。甲状腺癌按病理类型分为乳头状腺癌、滤泡状腺癌、未分化癌和髓样癌等。本病治疗以手术为主,一般多行患侧腺体连同峡部全切除,对侧腺体大部分切除,颈部淋巴结清扫术或放射性碘治疗。

一、手术前患者的护理

【护理评估】

1. 健康史

(1)患者的性别、年龄。

(2)肿物生长速度。

(3)有无压迫症状:呼吸困难、吞咽困难、声音嘶哑、面部淤血、青紫、水肿、浅表静脉怒张等。

2. 临床表现

(1)发病初期多无明显症状,仅在颈部发现单个、固定、质硬、表面高低不平、随吞咽上下移动的肿块。

(2)晚期常因压迫喉返神经、气管或食管而出现声音嘶哑、呼吸困难或吞咽困难。

(3)压迫颈交感神经节,可产生 Horner 综合征,颈丛浅支受侵时可有耳、枕、肩等部位的疼痛。

(4)转移:局部转移常位于颈部,出现硬而固定的淋巴结;远处转移多见于扁骨(颅骨、椎骨、胸骨、盆骨等)和肺。

3. 辅助检查

(1)颈部 B 超检查:用来测定甲状腺肿物的大小及其与周围组织的关系。

(2)放射性同位素扫描:多为冷结节或凉结节。

(3)CT/MRI 检查:能更清楚地定位病变范围及淋巴结转移灶。

(4)穿刺细胞学检查:用于明确甲状腺肿块的性质。

4. 心理-社会因素　近期有无心理应激,如家庭生活、工作等方面。

【护理诊断】

1. **焦虑** 与甲状腺肿块性质不明、担心手术及预后有关。

2. **知识缺乏** 缺乏甲状腺手术术前、术后康复知识。

【护理目标】

1. 患者焦虑减轻,舒适感增加,积极配合治疗。

2. 患者能够叙述相关知识。

【护理措施】

1. **皮肤的准备** 必要时剃除其耳后头发,以便行颈部淋巴结清扫术。

2. **胃肠道的准备** 术前禁食8～12小时,禁水4～6小时。

3. **体位训练** 教导患者练习术时体位:将软枕垫于肩部,保持头低、颈过伸位。

4. **心理护理** 针对患者术前紧张和担心手术预后进行心理护理。

(1)讲解手术的必要性,若不进行手术治疗,则病情有恶化的可能。

(2)讲解此手术为外科中等手术,手术医师经验丰富。

(3)讲解手术及麻醉方式。

(4)讲解过于紧张影响手术的进行及麻醉效果。

(5)请手术已经康复的患者与之交流经验体会。

(6)调动社会支持体系,给予患者协助和鼓励。

二、手术中患者的护理

【麻醉方式】

颈丛。

【手术体位】

仰卧位。

【手术步骤及护理配合】

手术步骤	护理配合
1. 沿颈部皮肤横纹做弧形切口	递1根4号丝线做切口标志
2. 切皮	递20号刀切开,2块干纱布擦拭血液,电凝止血,中直止血
3. 分离皮瓣	递中直牵起皮缘,电刀在颈阔肌后面的疏松组织间进行分离
4. 牵开颈阔肌皮瓣	递2块纱垫护皮,2把巾钳固定,中角针4号线悬吊颈阔肌皮瓣,5把直钳固定(上缘3把、下缘2把)
5. 分离切断甲状腺前肌群,显露甲状腺	递组织剪,在两侧胸锁乳突肌内侧缘剪开筋膜,递刀柄分离甲状腺腺体;递中弯、组织剪做横行切断,1号丝线结扎,2把甲状腺拉钩以显露甲状腺
6. 处理甲状腺上极	递中弯、组织剪分离上极内侧,1号线结扎,递组织剪内侧切断血管及悬韧带,1号线结扎
7. 处理甲状腺下极	递刀柄紧贴甲状腺钝性分离,4号线结扎动静脉,并用小圆针1号线缝扎;递中弯将甲状腺向内上方牵引,术者以手指沿外缘向下极分离;递甲状腺拉钩,中弯将甲状腺前肌群下断端拉开,显露下极
8. 处理峡部	递中弯分离峡部后方,并钳夹峡部,组织剪切断,4号线结扎峡部

（续　表）

手术步骤	护理配合
9. 切除甲状腺侧叶	递中弯沿外侧预定的切断线上依次钳夹少许腺体,递刀在中弯上方切除甲状腺,切除时递中弯止血1号线结扎
10. 缝合残端	递中弯,湿纱布,电凝充分止血,无齿镊,可吸收0-3号线间断缝合残端
11. 冲洗切口,放置引流条	递生理盐水(NS)冲洗,换干净湿纱布,撤肩垫,查有无出血;递中弯在左、右腺体窝处放置橡皮引流条
12. 缝合颈阔肌、皮下组织,皮内缝合	递无齿镊,小圆针1号线间断缝合颈阔肌,递酒精棉球消毒切口周围皮肤;递齿镊,小圆针1号线间断缝合皮下,递酒精消毒;递齿镊,可吸收0-3号角针皮内缝合

【巡回护士的配合】

同甲状腺功能亢进手术巡回护士的配合。

三、手术后患者的护理

【护理措施】

1. 体位　患者回病室后,取平卧位,若有颈部引流管,予以正确连接引流装置。血压平稳后,改半卧位,便于呼吸和引流。

2. 病情观察　监测生命体征,尤其注意患者的呼吸、脉搏变化。了解患者的发音和吞咽情况,判断有无声音嘶哑或音调降低、误咽呛咳。及时发现创面敷料潮湿情况,估计渗血量,予以更换。注意引流液的量、颜色及变化,及早发现异常并通知医师。若血肿形成并压迫气管,立即配合床边抢救,拆除切口缝线,清除血肿。

3. 饮食护理　病情平稳或全麻清醒后,给少量饮水。若无不适,鼓励进食或经吸管吸入便于吞咽的流质饮食,克服吞咽不适的困难,逐步过渡为半流质饮食。向患者说明饮食、营养对于切口愈合、机体修复的重要性。

4. 床旁备气管切开包　行颈部淋巴结清扫术的患者,手术创伤较大,疼痛不适时可给予镇静止痛,以利于休息。注意水、电解质的补充。若癌肿较大,长期压迫气管,可造成气管软化,术后尤应注意患者的呼吸情况,床边备无菌手套和气管切开包,一旦发现有窒息的危险,立即配合行气管切开及床旁抢救。

5. 功能锻炼　卧床期间鼓励患者床上活动,促进血液循环和切口愈合。头颈部在制动一段时间后,可开始逐步练习活动,促进颈部的功能恢复。颈淋巴结清扫者,斜方肌不同程度受损,因此,切口愈合后应开始肩关节和颈部的功能锻炼,随时注意保持患肢高于健侧,以纠正肩下垂趋势。功能锻炼应持续至出院后3个月。

【健康教育】

1. 用药指导　甲状腺全切的患者术后终身服甲状腺制剂,以满足机体对甲状腺素的需要,指导患者正确用药。

(1)左甲状腺素片(优甲乐),每日1次,每次1片,坚持每日服药。

(2)服药期间出现心慌、多汗、急躁或乏力、精神萎靡、嗜睡等甲状腺激素过多或过少的症状,应及时通知医护人员,适当调整剂量。

（3）遵医嘱定时复查甲状腺素水平,根据自身代偿情况调整用药剂量。不可随意停药或更改剂量。

2. 帮助患者面对现实　不同病理类型的甲状腺癌患者的预后有明显差异,乳头状腺癌恶性程度低,预后较好。指导患者调整心态,配合后续治疗。

3. 定期复诊　教会患者自行检查颈部,出院后定期复诊,检查颈部、肺部等,若发现结节、肿块,及时治疗。

第2章

乳腺癌围手术期护理

乳腺癌是女性常见的恶性肿瘤之一,在我国乳腺癌的发病率更是逐年上升,发病率仅次于宫颈癌,占全身各种恶性肿瘤的7%~10%。手术治疗是乳腺癌的主要治疗方式之一,还有辅助化学疗法、内分泌、放射、免疫治疗等。乳腺癌的主要手术方式有乳房根治术、乳房改良根治术、肿物切除加腋窝淋巴结清扫术或前哨淋巴结切除术等。近年来,乳腺癌的治疗观念不断更新,新的治疗理念和方法正在动摇和替代传统的治疗方法。在手术方面,保乳手术逐渐代替全乳切除术,腋窝淋巴结清扫仅限于淋巴结阳性的患者。另外,近年来随着早期病例的增多和患者对提高生存质量意识的增强,加之医疗技术的进步,乳房再造术也越来越引起人们的关注。乳腺癌根治术的手术范围包括整个乳房、胸大肌、胸小肌、腋窝及锁骨下淋巴结的整块切除手术。

一、手术前患者的护理

【护理评估】

1. 健康史

(1)高危因素:如询问年龄、性别、种族、婚姻状况、体重、身高等;了解患者的个人及家庭成员是否患乳腺癌的情况,为健康教育和咨询提供帮助;了解生育和月经史,了解月经初潮或绝经期的具体年龄、妊娠数和生育子女数、生育第一胎年龄等。

(2)乳腺肿块:发现乳腺肿块是由患者自我检查发现还是偶然发现,评估肿块的大小、有无腋窝淋巴结肿大等。

(3)评估患者对健康保健知识的了解程度:包括了解患者掌握有关乳腺癌基本知识的程度;还应了解患者饮食类型、饮酒习惯,是否进行过化疗或其他治疗等。

2. 临床表现

(1)乳房肿块:多见于乳房的外上象限,其次是乳头乳晕和内上象限。首发症状是患乳出现无痛性、单发的小肿块,质硬、表面不光滑、外型不规则,与周围组织分界不很清楚,在乳房内不易被推动。

(2)乳房外形的改变:随着肿块体积增大,侵及周围组织可引起以下改变:①癌块表面皮肤凹陷呈酒窝样,乃由于癌块侵及 Cooper 韧带,使此韧带收缩牵拉皮肤所致。②乳头位置改变,癌块侵及乳管使之收缩,将乳头牵向癌块方向;乳头深部癌块因侵及乳管而使乳头内陷。③局部皮肤淋巴水肿,形成所谓"橘皮样"改变。④如癌块较大,而乳房发育较差或萎缩时,局部明显凸出。

(3)晚期局部表现:①癌块固定。②卫星结节。③皮肤溃疡。

(4)转移:常见淋巴转移部位是患侧腋窝淋巴结。远处血行转移至肺时,可出现胸痛、气急;骨转移时出现患部剧痛;肝转移则引起肝大、黄疸等症状。

3. 辅助检查

(1)乳腺钼靶 X 线摄影:钼靶 X 线摄影显示乳房软组织结构,乳腺癌呈现密度增高阴影,边缘呈针状、蟹状改变,局部皮肤增厚。

(2)超声扫描:高频超声显示癌肿边缘不光滑,凹凸不平,无明显包膜,其组织或皮肤呈蟹足样浸润,内部多呈低回声区改变,腋下可探及肿大淋巴结。

(3)细胞学穿刺检查:一般采用 6～8 号细针头,穿入肿块后抽吸出细胞,涂片观察,该方法阳性率高,诊断迅速。但对于肿瘤较小、位置较深的患者,容易漏诊。

(4)活体组织切取检查:是确定乳腺良性和恶性肿块的最佳方法。操作多在手术室进行,同时做好进行根治的准备。先在局麻下,将肿瘤及部分周围乳腺组织一并完整切除送冷冻切片检查,根据结果决定手术方式。

4. 心理-社会因素　患者多在无意中发现乳房内肿块来就诊,一方面在未明确诊断前害怕确诊为乳腺癌,一旦怀疑乳腺癌常表现为焦虑、惶恐。另一方面担心身体形象改变,遭受丈夫冷淡、遗弃。评估患者及家属对乳房缺失的接受程度及心理状态,评估患者是否了解乳腺癌疾病相关知识,评估患者的经济状况、配偶、家庭照顾和支持程度等。

【护理诊断】

1. 恐惧或焦虑　与对癌症的恐惧、乳房缺失后的忧虑有关。

2. 舒适度的改变　与手术、患侧上肢淋巴引流不畅及头静脉被结扎、腋静脉栓塞或感染有关。

3. 自理缺陷　与手术影响手臂和肩关节的活动有关。

4. 躯体移动障碍　与手术影响手臂和肩关节的活动有关。

5. 低效性呼吸型态　与术后胸部绷带包扎过紧有关。

6. 自我形象紊乱　与乳房缺失、邻近组织切除及化疗致脱发有关。

7. 知识缺乏　缺乏术后上肢功能锻炼知识。

8. 潜在并发症　包括皮下积液、上肢水肿、皮瓣坏死、感染,与乳腺癌手术、血管淋巴管被破坏有关。

【护理目标】

1. 患者恐惧或焦虑减轻,情绪稳定。

2. 患侧上肢肿胀减轻或消失,舒适感增加。

3. 患者的基本生活需求得到满足,自理能力逐渐恢复。

4. 术侧上肢活动范围逐渐增大。

5. 患者能维持正常的呼吸型态。

6. 患者和家属能够正确面对乳房切除后身体外观的改变。

7. 患者能够掌握上肢功能锻炼方法。

8. 护士密切观察病情变化,如发现异常,及时报告医生,并配合处理。

【护理措施】

1. 心理护理　向患者及其家属解释手术的重要性及意义;介绍乳腺癌治疗成功的典型病例,与术后恢复良好的患者交流,告知乳房缺失可佩戴义乳和定型胸罩弥补;必要时可行乳房重建;告知化疗期间脱发只是暂时的,在化疗停止后头发可重新长出,脱发期间可佩戴假发套等;帮助患者正视疾病,树立信心,使其配合治疗与护理。

2. 呼吸道准备 训练患者腹式深呼吸和有效咳嗽、排痰。

3. 皮肤准备 常规备皮,尤应注意腋窝皮肤准备。乳房皮肤溃疡者,术前每日换药至创面好转;乳头凹陷者应清洁局部。

4. 特殊准备 对于妊娠期或哺乳期的患者,要及时终止妊娠或立即断乳,以防乳腺癌病情发展。

二、手术中患者的护理

【麻醉方式】

全身麻醉。

【手术体位】

仰卧位,患侧手臂外展呈 90°。

【手术步骤及护理配合】

手术步骤	护理配合
1. 切皮	递刀距肿物边缘 4~5cm 做梭形切口切开皮肤
2. 分离皮下	1. 递干纱布 2 块拭血 2. 电烧止血 3. 组织剪扩大
3. 自皮肤与浅筋膜之间分离皮瓣将乳腺从胸大肌筋膜浅面分离	1. 递甲状腺拉钩牵开显露术野 2. 递 20 号刀切开 3. 组织剪扩大 4. 电烧止血
4. 清除胸小肌筋膜和胸大肌间淋巴结	1. 递组织钳将乳腺组织向外牵拉 2. 递中弯 3. 递 20 号刀锐性分离 4. 递 4 号丝线结扎出血点
5. 分离腋静脉、周围的脂肪及淋巴结,解剖腋窝	1. 递甲状腺拉钩牵开显露术野 2. 递中弯 3. 递组织剪分离腋静脉 4. 递钳夹向下的分支血管 5. 递 4 号线结扎
6. 切除乳腺、胸肌间淋巴结、腋淋巴结	1. 递电刀切除电烧止血或蚊式钳夹 2. 递 4 号线结扎
7. 清点	1. 刷手 2. 和巡回护士共同清点手术台上所有物品

（续　表）

手术步骤	护理配合
8. 冲洗	1. 递盐水冲洗 2. 更换干净纱布 3. 清点器械敷料
9. 于切口外侧下方及腋下各做一个小切口，放置引流	1. 递酒精纱球消毒皮肤 2. 递 20 号刀切开 3. 递中弯放置引流管 4. 递角针 1 号线固定引流管于皮肤上
10. 缝合肌肉	1. 递组织镊 2. 递圆针 0 号可吸收线间断缝合
11. 缝合皮下	1. 递齿镊 2. 递圆针 0-3 号可吸收线连续缝合
12. 缝合皮肤	1. 酒精纱球消毒皮肤 2. 递齿镊 3. 递 4-0 号角针可吸收线行皮内缝合
13. 覆盖切口	1. 酒精消毒皮肤切口 2. 腋窝用纱垫填塞 3. 切口覆盖酒精纱条，再覆盖棉垫 4. 弹力绷带加压包扎

【巡回护士的配合】

1. 接患者时核对患者携带物品，严格执行三查七对。

2. 缓解患者紧张情绪，取得患者配合，严格执行《手术安全核查制度》后，开放静脉。

3. 配合麻醉医生，协助做好麻醉护理，以保证以后的工作有条不紊地进行。

4. 摆放手术体位时，患者患侧手臂避免过度外展，防止损伤臂丛神经。

5. 根据手术的情况，必要时在麻醉后给患者进行导尿。

6. 协助刷手护士上台共同清点物品并填写各种手术护理记录单。

7. 协助手术医生及助手上台，注意观察患者术中情况。

8. 手术操作中应使用无瘤技术操作。无瘤技术是指在肿瘤手术及诊疗操作过程中为减少癌细胞脱落种植和播散而采取的一系列措施。手术操作顺序：探查由远及近，最后探查肿瘤及转移灶。切除肿瘤前器械和切肿瘤后器械分开放置，严格区分"有瘤区"和"无瘤区"，接触肿瘤的器械应单独使用，严禁再接触正常组织，以免将器械上的癌细胞带入其他组织，没有条件更换或必须使用的器械，可在无菌盆内用蒸馏水浸泡 15 分钟以上，再用蒸馏水从上往下冲洗后再使用。手术者的手套不直接接触肿瘤。瘤组织及淋巴结传递不用手直接传递，需用弯盘传递，放入指定的容器内。

9. 术毕再次与刷手护士清点物品并监督留取组织做病理检查。

三、手术后患者的护理

【护理措施】

1. **体位**　术后患者血压平稳后改半卧位,以利呼吸和引流。

2. **病情观察**　观察患者的情绪及心理状况,了解手术对患者精神及心理的打击和影响。严密监测生命体征变化,特别注意患者有无胸闷及呼吸困难。

3. **切口护理**　根治术后用腹带加压包扎,应注意患侧上肢远端的血液供应情况(皮肤颜色、温度、脉搏等),若皮肤发绀,伴皮温低,脉搏扪不清,提示腋部血管受压,应及时调整绷带松紧度,以患侧上肢血供恢复正常为宜。术后3天内患侧上肢应制动,尤其应避免上臂外展,需他人扶持时只能扶健侧,以免腋窝皮瓣的滑动而影响愈合。

4. **引流管护理**　一般有两条引流管,胸骨旁引流管接负压球,腋窝引流管接中心负压吸引。注意引流液的颜色、性状及量,一般术后1～3天,每日引流血性液体为50～100ml,以后逐渐减少,至术后4～5天,引流管内引流液逐渐为非血性液体,24小时内引流液少于10ml,可以考虑拔除引流管。保持引流通畅,按时用手掌自胸壁向引流管处挤压,防止皮下积气、积液。

5. **心理护理**　术后应继续给予患者及其家属心理上的支持,鼓励夫妇双方坦诚相待,理解失去一侧乳房较之失去生命,代价实在是很小的。以促进患者各方面适应性反应和自理,促进患者身心两方面的全面康复,能适应生活方式的改变。

6. **功能锻炼**　应预防性抬高患肢,按摩患肢并进行适当的功能锻炼,但应避免过劳。不在患肢测血压或静脉注射。

(1)术后24小时内,活动患肢的手指及腕部。

(2)术后3～5天,活动患肢的肘部,7天后活动肩部,鼓励患者自己进食、梳头、洗脸等。

(3)术后10天练习手指爬墙、画圈等。

(4)术后活动原则是肩关节活动在术后7天进行,7天内不要上举,10天内不进行外展运动,最终患肢能摸到对侧耳郭。

7. **并发症的护理**

(1)患侧上肢水肿:主要表现为患侧上肢出现肿胀,上肢周径增加,严重肿胀者,可使关节活动受限。术后应抬高患肢,促进淋巴回流,适当进行手臂、手腕的运动,以减轻患侧淋巴水肿。

(2)皮下积液:小范围的积液表现为积液部位肿胀、压迫时有波动感,范围较大的积液表现为大面积的皮瓣浮起。护理时应特别注意保持引流管的通畅,发现积液,及时穿刺抽吸,伤口继续加压包扎,松紧度适宜,避免过早外展术侧上肢。

(3)皮瓣坏死:表皮坏死多因术后伤口加压包扎过紧所致,表现为术后24小时内表皮红肿、发亮,以后表皮坏死,变成黑色干痂;全层坏死多因皮瓣严重缺血所致,表现为术后24小时内皮瓣苍白,继而水肿或青紫,数日后皮肤发黑。护理时应密切观察,发现异常及时通知医生。

【健康教育】

1. **指导患者继续进行患侧上肢功能锻炼**　如上肢旋转运动、扩胸运动等。避免负重,术后3个月内避免做劳累的活动,避免提、推、拉过重的物品,避免从事重体力劳动或较剧烈的体育活动。术后患者衣着不可过紧,以免影响血液循环。

2. **定期复查,坚持服药**　治疗完成后2～3年每3个月复查1次,以后半年1次,5年后可酌情每年复查 1 次;抗癌药要坚持服用。如需服他莫昔芬片(三苯氧胺),要遵医嘱持续服用 3～5 年,告知患者他莫昔芬可抑制肿瘤细胞生长,不可擅自停药。观察药物治疗的不良反应,若患者出现食欲缺乏、外阴瘙痒、不规则子宫出血等严重不良反应,要及时就诊。

3. 遵医嘱按时做放疗、化疗　放疗期间需要保持照射野皮肤的清洁、干燥,防止溃烂和感染,如发现放射性皮炎,及时就诊。化疗期间需要定期复查血常规、肝功能,一旦出现骨髓抑制,需暂停放疗、化疗。

4. 指导患者改善自我形象　①鼓励患者佩戴义乳,佩戴义乳可减少因不对称姿势而导致的颈痛及肩臂疼痛,有助于纠正斜肩、保持平衡、预防颈椎倾斜、恢复良好体态,同时具有保护胸部的作用,并能增强自信心。②选择义乳以及如何佩戴需请专业人员指导,不宜过大或太重,一般在康复 1 年后佩戴。③对乳腺癌根治术者,术后 3 个月可行乳房再造术,但有肿瘤转移或乳腺炎者,严禁假体植入。

5. 性生活的恢复是正常生活恢复的一项重要内容　患者家属或性伴侣的主要顾虑有两点,一是怕传染,二是怕对患者造成伤害,影响其治疗和预后。在对患者进行教育时可请家属一同参加,告知患者乳腺癌不传染,正常、适度的性生活不仅对患者没有伤害,还能巩固夫妻双方关系;伤口愈合后即可恢复性生活。

6. 定期行乳腺自我检查　最好选择月经后 1 周进行,包括健侧和患侧(方法同乳房纤维腺瘤自查方法)。每年 X 线摄片检查一次,以便早期发现复发征象。乳腺癌患者的姐妹和女儿属发生乳腺癌的高危人群,应加强自查,定期体检。

(1)解开内衣,面对镜子,两手下垂放松,观察双侧乳房,注意大小、外形、轮廓、对称性、有无隆起、凹陷,乳头有无溢液和回缩。

(2)两臂高举过头,查看乳房外形,有无不规则凹陷和突起。

(3)仰卧,肩胛下垫薄枕,左臂高举过头,尽量放松肌肉,使左乳完全平铺于胸壁,右手沿顺时针方向仔细检查乳房各部位有无肿块。

(4)左臂放下,右手摸左侧腋窝有无肿物,同法检查右侧。

(5)避孕:术后 5 年内应避免妊娠,不要服用避孕药。

7. 加强营养,坚持运动,保持乐观情绪　应进低脂、高蛋白、富含维生素的均衡饮食,保持理想体重。选择一项适合自己并能终身坚持的有氧运动。研究表明,均衡饮食、有氧运动及乐观情绪可增强人体免疫系统,有效减轻精神压力,改善睡眠,缓解由癌症及治疗引起的疲劳症状,从而增强人体的抗病能力。

第3章

腹部损伤围手术期护理

腹部损伤是常见的外科急症,可分为闭合性损伤和开放性损伤两大类。无论闭合性或开放性损伤,都可导致腹部内脏损伤。开放性损伤受损部位以肝、小肠、胃、大血管多见,闭合性损伤以脾、小肠、肝、肠系膜受损居多。根据损伤的脏器又可分为实质性脏器损伤和空腔脏器损伤。腹部损伤的护理流程如下。

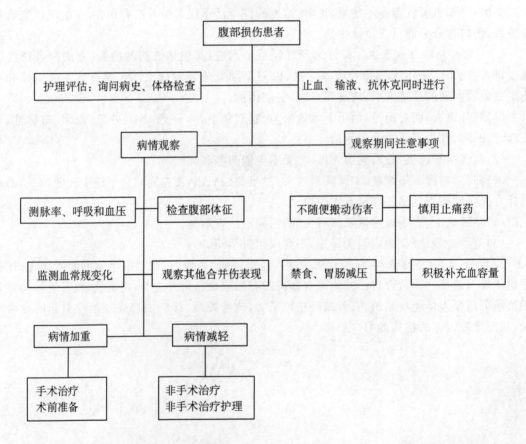

腹部损伤手术需根据脏器损伤的程度进行,实质性脏器损伤可行修补、部分切除或切除术等,如严重脾破裂需行脾切除术、肝大块组织破裂需行肝叶切除术等;空腔脏器损伤可行修补术或吻合术,如肠切除及吻合术等。

第一节　脾　破　裂

脾是一个血供丰富而质脆的实质性器官,是腹部脏器中最容易受损伤的器官。脾破裂是最常见的腹部实质性脏器损伤,常造成大出血。单纯脾破裂的死亡率为 10%,多发脾破裂的死亡率达 15%~25%。脾破裂按损伤原因分为创伤性、医源性和自发性。根据病理解剖,脾破裂可分为中央型破裂(破裂处位于脾实质深部)、被膜下破裂(破裂处在脾实质周边部)和真性破裂(破损累及被膜)3 种。随着对脾功能认识的深化,在坚持"抢救生命第一,保留脾脏第二"的原则下,彻底查明伤情后应尽可能保留脾,方法有生物胶黏合止血、物理凝固止血、单纯缝合修补、部分脾切除等,必要时行全脾切除术。

一、手术前患者的护理

【护理评估】

1. 健康史　了解患者腹部损伤的时间、地点以及致伤源、伤情、就诊前的急救措施、受伤至就诊之间的病情变化,如果患者神志不清,应询问目击人员。患者一般有上腹火器伤、锐器伤或交通事故、工伤等外伤史或病理性(门静脉高压症、血吸虫病、淋巴瘤等)的脾大病史。

2. 临床表现

(1)腹部情况:评估患者腹壁有无伤口及其部位、大小,自腹壁伤口有无脏器脱出;有无腹部压痛、肌紧张和反跳痛,其程度和范围;腹部有无移动性浊音,肝浊音界是否缩小或消失;肠蠕动是否减弱或消失,直肠指诊有无阳性发现。

(2)全身情况:评估患者生命体征的变化,有无面色苍白、出冷汗、脉搏细数、血压不稳等休克的早期征象;有无很快出现体温升高、脉搏增快等全身中毒症状;是否合并胸部、颅脑、四肢及其他部位损伤。

3. 诊断及辅助检查

(1)诊断性腹腔穿刺:此法简单易行、安全、阳性率高,可抽出不凝固血液等。

(2)实验室检查:发现红细胞、血红蛋白和血细胞比容进行性降低,提示有内出血。

(3)诊断性腹腔灌洗:是一种侵入性检查,虽不能提示损伤的部位,也不能说明损伤的程度,但是对决定剖腹探查的指征很有帮助,诊断准确率达 90% 以上。随着影像学技术的发展以及腹腔镜的应用,此方法已基本弃用。

(4)B 型超声:是一种非侵入性检查,具有高度的分辨率,临床上较常用。不仅能显示破碎的脾、较大的脾包膜下血肿及腹腔内积血情况,还可以了解其他脏器如肝、胰腺的损伤情况。同时还可以动态监测脾损伤的情况。

(5)CT 扫描及 MRI:能清楚地显示脾的形态和解剖结构,对诊断脾实质裂伤或包膜下血肿的准确性很高。

(6)选择性腹腔动脉造影:也是一种侵入性检查,虽然操作较复杂,有一定危险性,但是诊断脾破裂的准确性高,能显示脾受损动脉和实质的部位。目前仅用于伤情稳定而其他方法未能明确诊断的闭合性损伤。

(7)腹腔镜检查:不仅能发现腹腔内病变,而且可以经腹腔镜行脾切除或修补术,同时具有创伤小、出血少、术后恢复快、并发症发生率低等优点。但因脾破裂后腹腔内积血造成视野不清,不易控制出血,需要严格把握适应证。

4. 心理-社会因素　导致脾破裂的原因均是意外,患者痛苦大、病情重,且在创伤、失血之后处于紧张状态,患者常有恐惧、急躁、焦虑,甚至绝望,又担心手术能否成功,对手术产生恐惧心理。

【护理诊断】

1. 体液不足　与损伤致腹腔内出血,严重腹膜炎、呕吐、禁食等有关。

2. 组织灌注量减少　与导致休克的因素依然存在有关。

3. 疼痛　与脾部分破裂、腹腔内积血有关。

4. 焦虑或恐惧　与意外创伤的刺激、出血及担心预后有关。

5. 潜在并发症　损伤器官再出血、腹腔脓肿、休克。

【护理目标】

1. 患者体液平衡能得到维持,不发生失血性休克。

2. 患者神志清楚,四肢温暖、红润,生命体征平稳。

3. 患者腹痛缓解。

4. 患者焦虑或恐惧程度缓解。

5. 护士要密切观察病情变化,如发现异常,及时报告医生,并配合处理。

【护理措施】

1. 休息与体位　绝对卧床休息,若病情稳定,可取半卧位。观察期间不随意搬动患者,以免加重伤情。

2. 病情观察　严密观察监护患者病情变化,把患者的脉率、血压、神志、氧饱和度(SaO$_2$)及腹部体征作为常规监测项目,建立治疗时的数据,为动态监测患者生命体征提供数据。

3. 补充血容量　建立两条静脉通路,快速输入平衡盐液及血浆或代用品,扩充血容量,维持水、电解质及酸碱平衡,改善休克状态。

4. 保持呼吸道通畅　持续低流量吸氧(1~2L/min)。并注意清除口腔中异物、义齿,防止误吸。

5. 维持体液平衡和防止腹腔感染　遵医嘱合理使用抗生素。补充足量的平衡盐溶液、电解质等,防治水、电解质及酸碱平衡失调,维持有效的循环血量,使收缩压升至90mmHg以上。

6. 密切观察患者尿量变化　怀疑脾破裂患者应常规留置导尿管,观察单位时间的尿量,如尿量＞30ml/h,说明患者休克已纠正或处于代偿期。如尿量＜30ml/h甚至无尿,则提示患者已进入休克或肾衰竭期。

7. 心理护理　关心患者,加强交流,向患者解释腹部损伤后的病情变化,之后可能出现的症状和体征及预后,使患者能正确认识疾病的发展过程。告知相关的各项检查、治疗和护理目的、注意事项及手术治疗的必要性,使患者能积极配合各项检查、治疗和护理。避免在患者面前谈论病情的严重程度,鼓励其说出内心的感受,并加以疏导。

8. 术前准备　一旦决定手术,应争取时间尽快进行必要的术前准备,除上述护理措施外,其他主要措施有:①必要时导尿;②协助做好各项检查、皮肤准备、药物过敏试验;③通知血库备血;④给予术前用药。

二、手术中患者的护理

脾切除术。

【麻醉方式】

连续硬膜外麻醉或全身麻醉。

【手术体位】

仰卧位,左侧背部、腰部垫高30°。

【手术步骤及护理配合】

手术步骤	护理配合
1. 切开皮肤,皮下组织	1. 递20号刀片腹正中线左旁开2cm切皮后,更换刀片电烧切开皮下组织 2. 干纱布或中直血管钳钳夹止血 3. 1号丝线结扎 4. 递甲状腺拉钩牵开
2. 切开腹直肌前鞘	1. 递20号刀片切一小口,术者以手指钝性分离后并向外牵开 2. 递电烧或组织剪扩大切口
3. 牵开腹直肌	钝性分离腹直肌,递甲状腺拉钩牵开,显露后鞘及腹膜。如有小血管,可用1号丝线结扎或电烧止血
4. 切开后鞘及腹膜	1. 递中弯2把钳夹切口两侧,20号刀片切一小口,手指探查后以电烧扩大切口 2. 2块湿纱垫保护切口
5. 探查腹腔	1. 生理盐水洗手后更换干净湿纱布 2. 递S形拉钩或腹部自动拉钩牵开显露术野
6. 游离,切断脾胃结肠韧带	1. 递湿纱布提起胃体,电烧切开韧带无血管区 2. 递长弯分离并钳夹,组织剪剪断,4号丝线结扎或缝扎
7. 切开后腹膜	1. 递S形拉钩牵开胃体,显露胰体尾部 2. 递长平镊,电烧切开后腹膜,如遇出血点,长弯钳夹,4号丝线结扎
8. 分离,结扎脾动脉	1. 递直角钳分离脾动脉,长弯钳夹,组织剪剪断 2. 双7号丝线结扎或小圆针4号丝线缝扎
9. 游离脾	递长弯数把依次钳夹脾结肠韧带,脾胃韧带,胃短血管,组织剪剪断,4号丝线结扎或缝扎,递湿纱垫填塞脾窝
10. 处理脾蒂	1. 递纱布钝性推开胰尾 2. 递长弯3把平行钳夹脾蒂 3. 10号圆刀在远端两把长弯间切断,余下近端用双7号丝线结扎 4. 然后再用圆针7号丝线缝扎,切下的脾放于弯盘内留病理检查
11. 处理脾床,止血	1. 递热盐水纱垫压迫止血 2. 遇出血点递小圆针4号丝线缝扎
12. 冲洗腹腔	递温生理盐水冲洗腹腔,吸引器吸引

（续　表）

手术步骤	护理配合
13. 放置引流管	1. 递 20 号刀片于左上腹切一小口，电烧止血 2. 递 24 号潘氏引流管，用中弯将引流管引出体外 3. 递角针 1 号丝线固定引流管，连接引流袋
14. 缝合腹膜	1. 清点用物 2. 递数把中弯钳夹并提起腹膜边缘，可吸收 1 号线连续缝合
15. 缝合腹直肌前鞘	递圆针 4 号丝线间断缝合
16. 冲洗切口	递生理盐水冲洗，吸引器吸引
17. 缝合皮下组织	1. 递酒精纱球消毒切口周围皮肤 2. 递平镊圆针 1 号丝线间断缝合
18. 缝合皮肤	1. 递酒精纱球消毒切口周围皮肤 2. 递牙镊角针 1 号丝线间断缝合，纱布覆盖伤口及引流口

【巡回护士的配合】

1. 接患者时核对患者携带物品，严格执行三查七对。

2. 缓解患者紧张情绪，取得患者配合，严格执行《手术安全核查制度》后，开放静脉。

3. 配合麻醉医生协助做好麻醉护理，以保证以后的工作有条不紊地进行。

4. 按照手术的要求，与麻醉医生、手术医生共同摆放手术体位。

5. 手术时间较长，应做好压疮的有效预防。

6. 做好大量快速输液和抗休克的准备，备好抢救用物及仪器。

7. 保证尿管的通畅并妥善固定。

8. 手术部位较深，应随时将灯光对好。

9. 协助刷手护士上台共同清点物品并填写各种手术护理记录单。

10. 协助手术医生及助手上台，密切观察患者的呼吸情况。

11. 术毕再次与刷手护士清点物品。

三、手术后患者的护理

【护理措施】

1. 体位与活动　全麻未清醒者应去枕平卧，头偏向一侧。待全麻清醒或硬膜外麻醉平卧 6 小时后，血压平稳者改为半卧位，以利于腹腔引流，减轻腹痛，改善呼吸循环功能。患者不得过早起床活动，一般需卧床休息 10～14 天。以 B 超或 CT 检查为依据，观察脾愈合程度，确定能否起床活动。

2. 观察病情变化　严密监测生命体征变化，危重患者加强呼吸、循环及肾功能的监测和维护。注意腹部体征的变化，及早发现腹腔脓肿等并发症。

3. "脾热"护理　部分脾切除患者，体温维持在 38～40℃，2～3 周，化验检查白细胞计数不高，称为"脾热"。对"脾热"的患者，按高热护理及时给予物理降温，并补充水和电解质。

4. 禁食、胃肠减压　做好胃肠减压的护理。待肠蠕动恢复、肛门排气后停止胃肠减压，若无腹胀不适可拔除胃管。从进少量流质饮食开始,根据病情逐渐过渡到半流质饮食,再过渡到普食。

5. 静脉输液与用药 禁食期间静脉补液,维持水、电解质和酸碱平衡。必要时给予完全胃肠外营养,以满足机体高代谢和修复的需要,并提高机体抵抗力。术后继续使用有效的抗生素,控制腹腔内感染。

6. 腹腔引流护理 术后应正确连接引流装置,引流管应贴标签注明其名称、引流部位,妥善固定,保持引流通畅。普通引流袋每日更换,抗反流型引流袋可 2～3 日更换 1 次,更换时严格遵守无菌操作原则。引流管不能高于腹腔引流出口,以免引起逆行性感染。观察并记录引流液的性状和量,若发现引流液突然减少,患者伴有腹胀、发热,应及时检查管腔有无堵塞或引流管是否滑脱。

7. 受损器官再出血的观察与护理 ①多取平卧位,禁止随意搬动患者,以免诱发或加重出血。②密切观察和记录生命体征及面色、神志、末梢循环情况,观察腹痛的性质、持续时间和辅助检查结果的变化。若患者腹痛缓解后又突然加剧,同时出现烦躁、面色苍白、肢端温度下降、呼吸及脉搏增快、血压不稳或下降等表现;腹腔引流管间断或持续引流出鲜红色血液;血红蛋白和血细胞比容降低,常提示腹腔内有活动性出血。一旦出现以上情况,通知医师并协助处理。③建立静脉通路,快速补液、输血等,以迅速扩充血容量,积极抗休克,同时做好急诊手术的准备。

8. 腹腔脓肿的观察与护理 ①剖腹探查术后数日,患者体温持续不退或下降后又升高,伴有腹胀、腹痛、呃逆、直肠或膀胱刺激症状,辅助检查血白细胞计数和中性粒细胞比例明显升高,多提示腹腔脓肿形成。伴有腹腔感染者可见腹腔引流管引流出较多浑浊液体,或有异味。②主要护理措施:合理使用抗生素;较大脓肿多采用经皮穿刺置管引流或手术切开引流;盆腔脓肿较小或未形成时应用 40～43℃ 温水保留灌肠或采用物理透热等疗法;给予患者高蛋白、高热量、高维生素饮食或肠外营养治疗。

【健康教育】

1. 患者住院 2～3 周后出院,出院时复查 CT 或 B 超,嘱患者每个月复查 1 次,直至脾损伤愈合,脾恢复至原形态。

2. 嘱患者若出现头晕、口干、腹痛等不适,均应停止活动并平卧,及时到医院检查治疗。

3. 继续注意休息,脾损伤未愈合前避免体力劳动,避免剧烈运动,如弯腰、下蹲、骑摩托车等。注意保护腹部,避免外力冲撞。

4. 避免增加腹压,保持排便通畅,避免剧烈咳嗽。

5. 脾切除术后,患者免疫力低下,注意保暖,预防感冒,避免进入拥挤的公共场所。坚持锻炼身体,提高机体免疫力。

第二节 肝 破 裂

肝是人体内最大的实质性脏器,富有血管,质软而脆,易受暴力打击而破裂,可引起致命性大出血。肝储血量多,质地脆弱,一旦破裂出血不易自止。通常认为,急性失血量达全身血量的 20%(成人 800ml)即可出现急性失血性休克。肝破裂的主要危险是腹腔内大出血,应抓紧时间明确诊断,一旦确诊,立即针对出血采取紧急措施:一抗休克;二要紧急手术止血。两者同时进行,不可延误抢救时机。肝破裂的手术治疗基本要求是彻底清创、确切止血、清除胆汁溢漏和建立通畅引流。

一、手术前患者的护理

【护理评估】

1. 健康史　患者一般有上腹部火器伤、锐器伤或交通事故、工伤等外伤史或病理性(肝癌、肝硬化、巨大肝囊肿)的肝疾病病史。了解患者腹部损伤的时间、地点以及伤源、伤情、就诊前的急救措施、受伤至就诊之间的病情变化。如果患者神志不清,应询问目击人员。

2. 临床表现　肝破裂的临床表现类似于脾破裂者,可有腹腔内出血的症状和体征,出血量较大者可出现出血性休克,肝被膜下破裂也可能转为真性破裂而导致腹腔内出血。肝破裂可有胆汁溢入腹腔,故腹痛和腹膜刺激征较脾破裂更明显。肝破裂后的血液有时可能通过胆管进入十二指肠而出现黑粪或呕血。中央型肝破裂更易发展为继发性肝脓肿。

3. 辅助检查

(1)诊断性腹腔穿刺术和腹腔灌洗术:腹腔穿刺可抽出不凝固的血液或胆汁,腹腔灌洗阳性。

(2)B型超声检查:这是诊断肝破裂的首选方法,提示损伤的部位和程度以及周围积血、积液情况。

(3)实验室检查:定时检查红细胞计数、血红蛋白和血细胞比容、白细胞计数及血清 ALT、AST 值等,因为 ALT 选择性地在肝内浓缩,损伤后大量释放,所以,ALT 较 AST 更具有特殊诊断意义。

4. 心理-社会因素　导致肝破裂的原因多与既往肝疾病及外伤有关,患者痛苦大、病情重,且在创伤、失血之后处于紧张状态,患者常有恐惧、急躁、焦虑,甚至绝望,又担心手术是否成功,对手术产生恐惧心理。应评估患者及家属对突发的腹部损伤以及伤口出血、内脏脱出这些视觉刺激心理承受能力和对预后的担心程度以及家属对其支持情况、经济承受能力等。

【护理诊断】

1. 体液不足　与损伤致腹腔内出血,严重腹膜炎、呕吐、禁食有关。

2. 组织灌注量减少　与导致休克的因素依然存在有关。

3. 疼痛　与肝破裂、腹腔内积血有关。

4. 焦虑或恐惧　与意外创伤的刺激、出血及担心预后有关。

5. 潜在并发症　出血、腹腔感染、肝衰竭。

【护理目标】

1. 患者体液平衡得到维持,不发生失血性休克。

2. 患者腹痛缓解。

3. 患者焦虑或恐惧减轻或消失。

4. 患者获得足够营养,安全渡过外科治疗期,切口愈合,疾病好转或痊愈。

5. 护士密切观察病情变化,如发现异常,及时报告医生,并配合处理。

【护理措施】

1. 体位　患者入院后即卧位,休克患者给予仰卧、中凹位,将头、胸部和下肢均抬高 15°～30°,可增加回心血量及改善脑血流量,注意切勿随意搬动患者,患者排尿、排便也应在床上进行,避免因创伤部位的活动而加重出血及休克。

2. 监测病情变化　每15～30分钟观察记录脉搏、呼吸、血压一次,及时判断有无意识障碍,注意有无脉压缩小、脉搏减弱,呼吸运动是否受限,有无面色苍白、四肢湿冷等休克症状。每30分钟检查记录腹部的症状和体征,注意腹膜刺激征的程度和范围变化,有无恶心、呕吐等消化道症状,肝浊音界有无缩小或消失等。

3. 保持呼吸道通畅　及时由鼻导管给氧,按缺血休克程度分别给予大、中、小流量的氧气,以改善缺氧状况,注意保持呼吸道通畅;必要时吸痰,并准备气管插管或气管切开用物,以防患者出现呼吸道障碍。

4. 补充血容量　应建立可靠、有效的输血途径,选择上腔静脉分支作为输血途径较为适宜,因有些外伤合并下腔静脉裂伤,从下肢输血可能受阻或外漏,达不到补充血容量的效果。穿刺选择上肢粗大的静脉,必要时加压输入,以保证快速输血、输液补充血容量。一般开始给平衡盐液,最初以1000～1500ml/h迅速输入,然后逐渐选用其他液体,急查血型并进行交叉配血,尽快输入新鲜血液。由于低温不利于凝血,可用加温器使液体升温至40℃输入。

5. 心理护理　关心患者,加强交流,向患者解释手术的必要性、相关的治疗和护理、肝损伤可能出现的并发症,使患者解除焦虑和恐惧,稳定情绪,把治疗上取得的进展告知患者,增强患者的自信心,积极配合各项治疗和护理。

6. 术前准备　肝破裂大多需要手术处理,故患者入院后,在抢救休克的同时,尽快完成术前准备工作,如备皮、备血、插胃管及留置导尿管,做好抗生素皮试等,一旦需要,可立即实施手术。

二、手术中患者的护理

肝损伤修补术。

【麻醉方式】

连续硬膜外麻醉或全麻。

【手术体位】

仰卧位,右侧背部、腰部垫高30°。

【手术步骤及护理配合】

手术步骤	护理配合
1. 切开皮肤,皮下组织	1. 递20号刀片腹正中线左旁开2cm切皮后更换刀片,电烧切开皮下组织 2. 干纱布或中直钳夹止血 3. 1号丝线结扎 4. 递甲状腺拉钩牵开
2. 切开腹直肌前鞘	1. 递20号刀片切一小口,术者以手指钝性分离后并向外牵开 2. 递电烧或组织剪扩大切口
3. 牵开腹直肌	钝性分离腹直肌,递甲状腺拉钩牵开,显露后鞘及腹膜,如有小血管,可用1号丝线结扎或电烧止血
4. 切开后鞘及腹膜	1. 递中弯2把钳夹切口两侧,20号刀片切一小口,手指探查后以电烧扩大切口 2. 2块湿纱垫保护切口

手术步骤	护理配合
5. 探查肝损伤部位	1. 生理盐水洗手后更换干净湿纱布 2. 递肝拉钩充分显露术野,用吸引器快速吸引腹腔内积血,探查肝损伤情况
6. 清理肝损伤创面	递冲洗球吸生理盐水冲洗创面,湿纱布拭血,如遇出血点递中弯钳夹,1 号丝线结扎
7. 缝合创面	递肝针 10 号丝线间断褥式缝合创面,缝线边距为 1～1.5cm,如遇仍有出血或创面对拢不全,可用明胶海绵止血或取大网膜做填塞缝合
8. 冲洗腹腔	递温生理盐水冲洗腹腔,吸引器吸引
9. 放置引流管	1. 递 20 号刀片于左上腹切一小口,电烧止血 2. 递 24 号潘氏引流管,用中弯将引流管引出体外 3. 递角针 1 号丝线固定引流管,连接引流袋
10. 缝合腹膜	清点用物,递数把中弯钳夹并提起腹膜边缘,可吸收 1 号线连续缝合
11. 缝合腹直肌前鞘	递圆针 4 号丝线间断缝合
12. 冲洗切口	递生理盐水冲洗,吸引器吸引
13. 缝合皮下组织	1. 递酒精纱球消毒切口周围皮肤 2. 递平镊圆针 1 号丝线间断缝合
14. 缝合皮肤	1. 递酒精纱球消毒切口周围皮肤 2. 递牙镊角针 1 号丝线间断缝合,纱布覆盖伤口及引流口

【巡回护士的配合】

同脾破裂手术巡回护士的配合。

三、手术后患者的护理

【护理措施】

1. **患者安置**　患者术后麻醉完全清醒后保持半卧位,但要避免过早活动,以免术后出血。肝动脉结扎及肝叶切除术后的患者要持续给氧 24～72 小时。

2. **管道护理**　保持各管道引流通畅,有多根腹腔引流管时,贴上标签标明各管位置,以免混淆。特别注意肝周引流管中引流液的颜色、性状及量。有效引流可以减少渗出血液及胆汁在腹腔内聚积所致的感染,可以减少无效腔的形成。

3. **营养支持**　术后禁食期充分输血、输液,加强营养以保障门静脉供氧充足,遵医嘱适量输注人血清蛋白、血浆或全血、氨基酸、葡萄糖及各种维生素静脉营养治疗。肝叶切除的患者,可能有不同程度的代谢紊乱、肝功能损伤和凝血功能障碍,因此,术后应积极进行护肝治疗,注意观察患者有无出血、水肿、意识改变等情况,补充维生素 K 和止血药物。

4. **疼痛护理**　关心、体贴患者,使患者感到亲切有依托。给予精神安慰、分散注意力,能达到止痛的效果。必要时使用镇痛泵或止痛药。

5. **观察病情变化**　每 30 分钟观察记录脉搏、血压、呼吸的变化,平稳后 1～2 小时测量记录一次,及时、准确记录尿量,保持输液通畅,维持体液平衡。对危重患者尤应注意循环、呼吸、肾功能的监测和维护,及时发现出血、休克、感染和肝衰竭等并发症的发生。

【健康教育】

1. 患者住院2～3周出院,出院时复查CT或B超,嘱患者每3个月复查1次查肝功能,直至肝损伤愈合、肝恢复原形态。

2. 嘱咐出院后要规律生活,避免过度劳累和精神刺激,饮食上给予高蛋白高热量,高维生素饮食,遵医嘱按时服药。

3. 继续注意休息,避免体力劳动,避免剧烈运动,如弯腰、下蹲、骑摩托车等。注意保护腹部,避免外力冲撞。

第三节　胰　腺　损　伤

胰腺损伤占腹腔脏器损伤的1%～2%。损伤常因上腹部遭受强力挤压暴力,以致将胰腺挤压于脊柱上,造成不同程度的损伤。暴力偏向脊柱右侧时,多伤及胰头及邻近的十二指肠、肝外胆管和肝;暴力正对脊柱时,多造成胰体或胰体和十二指肠裂伤或断裂;暴力偏向左侧时,可引起胰尾和脾破裂。胰腺损伤,无论是钝性伤还是火器伤,多数都合并其他脏器伤。病死率主要取决于合并伤的多少和程度,也与受伤机制和损伤部位有关。医源性损伤较少见,主要见于胃大部切除术、脾切除术和十二指肠憩室手术,可损伤胰腺组织。由于胰腺位于腹膜后,损伤机会少,而损伤后又无特异性表现,因此术前诊断比较困难,但胰腺损伤的死亡率可高达13.8%～31%。这是因为胰腺损伤后常并发胰瘘,胰液腐蚀性强,又影响消化功能。因此,对于胰腺损伤的诊断、治疗及护理都应引起重视。高度怀疑或诊断为胰腺损伤者,应立即手术治疗,原则是全面探查、彻底清创、止血,制止胰液外漏及处理合并伤。根据胰腺受损的部位和程度选择不同的手术方式,包括胰腺缝合修补术、部分切除术、远端与空肠 Roux-Y 吻合术等。

一、手术前患者的护理

【护理评估】

1. 健康史　详细询问受伤史,包括受伤时间、受伤地点、致伤条件、伤情、受伤至就诊之间的病情变化和就诊前的急救措施。如果伤者意识障碍或因其他情况不能回答问话时,应向现场目击人员和护送者询问。评估胰腺损伤的程度、性质,有无合并其他脏器的损伤,有无出血及出血的量。

2. 临床表现

(1)轻度胰腺损伤:患者可有轻度上腹不适或压痛,轻微的腹膜刺激症状,甚至形成胰腺囊肿数周、数个月或数年后才被发现。有的患者并发慢性胰腺炎、胰腺纤维化等。

(2)严重胰腺损伤:大多出现上腹剧痛、恶心、呕吐、呃逆,是胰液溢入腹腔所致。疼痛及内出血可引起休克,出现烦躁、神志不清、面色苍白、肢端湿冷、呼吸短促、脉搏增快、血压下降。同时伴有腹胀、腹膜刺激征阳性。胰腺损伤多合并其他脏器的损伤,常与多发伤混淆在一起,症状和体征呈现多样化。

(3)手术所致胰腺损伤:大多表现为术后早期出现持续性上腹部疼痛,呕吐、发热、脉搏增快;腹部压痛、肌紧张、肠鸣音迟迟不能恢复;伤口引流液多,皮肤腐蚀糜烂。若检查引流液淀粉酶水平高,则可诊断。

3. 辅助检查

(1)淀粉酶测定:血清及腹腔灌洗液淀粉酶测定是腹部创伤时的常用检查项目,胰腺创伤及创伤性胰腺炎时,其测定值升高。但血清及腹腔灌洗液淀粉酶升高并非胰腺损伤所特有,上消化道穿孔时也可有类似表现。

(2)B超检查:胰腺损伤时,B超可见胰腺肿大、裂伤、回声不均、周围积血积液、腹腔内出血、伴发的其他脏器损伤等。但B超检查易受空腔脏器内气体的干扰,对胰腺损伤及其范围难以确定。

(3)CT及ERCP检查:CT检查是当前公认的最有价值的诊断胰腺外伤的无创性检查,CT可准确判断有无胰腺的裂伤、胰腺血肿、胰腺周围积液、胰腺及周围组织水肿等。ERCP可明确胰腺损伤时胰管的完整性,但因属侵入性检查,故病情不稳定时不宜施行。

4. 心理-社会因素　由于创伤大,发病突然,病程长,症状重,临床处理相当棘手,加之治疗的费用高,对疾病知识的缺乏,患者均存在着不同程度对生命能否延续的焦虑与恐惧,主要担心自己能否生存或是否会留下残疾以及今后如何生活等。

【护理诊断】

1. 体液不足　与损伤致腹腔内出血,严重腹膜炎、呕吐、禁食有关。

2. 组织灌注量减少　与导致休克的因素依然存在有关。

3. 疼痛　与胰腺破裂、腹腔内积血有关。

4. 焦虑或恐惧　与意外创伤的刺激、出血及担心预后有关。

【护理目标】

1. 患者体液平衡得到维持。

2. 患者组织灌注量恢复正常。

3. 患者疼痛减轻或得到控制。

4. 患者焦虑或恐惧减轻或消失。

【护理措施】

1. 病情观察　首先应对患者入院时的状况作出正确的评估,定时监测血压、脉搏、尿量和胃肠减压的引流量及腹部体征的变化,及时发现病情变化,为患者的及时治疗争取时间。伤者应绝对卧床休息,不要随意搬动,以免加重病情。

2. 术前准备　胰腺损伤多伴有腹内脏器伤,病情严重,多有腹膜炎和休克,因此,术前应迅速建立静脉通路,积极给予抗休克治疗,同时遵医嘱使用有效抗生素,纠正水、电解质和酸碱平衡紊乱,吸氧以改善组织低氧。配合医师做好各项检查,大多数患者急需急诊手术,应及时采取血标本检查肺、肾等重要脏器功能状态。尽快完善备皮、留置胃管、尿管等手术前准备。

3. 心理护理　由于胰腺损伤的患者突然遭到意外,常表现紧张与恐惧,心理反应强烈,术前患者最担心的就是手术失败,留有后遗症,丧失工作生活能力。护士应向患者讲解手术的必要性和重要性。让患者和家属共同了解手术目的、方法、疾病转归,给患者以康复的希望。术后各种管道增多,床边抢救器材如心电监护仪、氧气、吸引器增多,患者易产生紧张心理,沉着、稳重、有序地进行抢救护理,给患者以心理安慰。积极与患者沟通,如患者不能进行语言交流时,通过书写、手势等方式进行沟通。

二、手术中患者的护理

胰腺损伤修补术。

【麻醉方式】

连续硬膜外麻醉或全麻。

【手术体位】

仰卧位。

【手术步骤及护理配合】

手术步骤	护理配合
1. 切开皮肤,皮下组织	1. 递 20 号刀片腹正中线左旁开 2cm 切皮后更换刀片电烧切开皮下组织,干纱布或中直钳夹止血,1 号丝线结扎 2. 递甲状腺拉钩牵开
2. 切开腹直肌前鞘	递20 号刀片切一小口,术者以手指钝性分离后并向外牵开,递电烧或组织剪扩大切口
3. 牵开腹直肌	钝性分离腹直肌,递甲状腺拉钩牵开,显露后鞘及腹膜如有小血管,可用 1 号丝线结扎或电烧止血
4. 切开后鞘及腹膜	递中弯 2 把钳夹切口两侧,20 号刀片切一小口,手指探查后以电烧扩大切口,2 块湿纱垫保护切口
5. 探查腹腔	1. 生理盐水洗手后更换干净湿纱布 2. 递 S 形拉钩或腹部自动拉钩牵开显露术野
6. 切开胃结肠韧带	1. 递湿纱布提起胃体,电烧切开韧带无血管区 2. 递长弯分离胃结肠韧带,显露胰体、尾部
7. 分离脾	递长弯数把依次钳夹脾结肠韧带、脾胃韧带、胃短血管,组织剪剪断,4 号丝线结扎或缝扎
8. 切开胰腺上、下缘腹膜	递长平镊,电烧切开胰腺上、下缘后,腹膜递湿纱布钝性分离胰体、尾部
9. 结扎、切断脾动静脉	1. 递长平镊、长弯 2 把钳夹脾动脉,用双 7 号丝线结扎后,组织剪剪断 2. 递湿纱布钝性分离肠系膜下静脉,长弯 2 把钳夹脾静脉,双 7 号丝线结扎,组织剪剪断
10. 切除胰体、尾	递圆针 4 号丝线在胰腺上、下缘两侧各缝一针,线尾递蚊式牵引,电烧切断胰腺,如遇出血,递小圆针 1 号丝线缝扎
11. 处理胰腺残端	递蚊式钳夹胰管,用 1 号丝线结扎或缝扎,再用小圆针 1 号丝线褥式缝合胰腺前、后缘
12. 止血,冲洗腹腔	递纱布,电烧充分止血后,用温盐水冲洗腹腔,吸引器吸引
13. 放置引流管	1. 递 20 号刀片于左上腹切一小口,电烧止血 2. 递 24 号潘氏引流管,用中弯将引流管引出体外 3. 递角针 1 号丝线固定引流管,连接引流袋
14. 缝合腹膜	清点用物,递数把中弯钳夹并提起腹膜边缘,可吸收 1 号线连续缝合
15. 缝合腹直肌前鞘	递圆针 4 号丝线间断缝合

（续　表）

手术步骤	护理配合
16. 冲洗切口	递生理盐水冲洗,吸引器吸引
17. 缝合皮下组织	1. 递酒精纱球消毒切口周围皮肤 2. 递平镊圆针 1 号丝线间断缝合
18. 缝合皮肤	1. 递酒精纱球消毒切口周围皮肤 2. 递牙镊角针 1 号丝线间断缝合,纱布覆盖伤口及引流口

【巡回护士的配合】
同脾破裂手术巡回护士的配合。

三、手术后患者的护理

【护理措施】

1. 术后禁食水　术后禁食水,可减少胰腺的活动,使胰腺得到休息,促进炎症吸收。由于禁食时间长、长期卧床,应注意口腔、皮肤护理。

2. 防治休克,维持水、电解质平衡　密切观察患者生命体征、神志、皮肤黏膜温度和色泽;由于术中体液的丢失、胃肠减压、胰腺周围的渗出,每日需要补充大量的液体,故手术后 3～5 天应在中心静脉压(CVP)的监测下输液,准确记录 24 小时出入量。积极地补充水、电解质、各种营养物质,通过完全胃肠外营养进行支持治疗。

3. 预防感染　胰腺损伤后由于胰液的外漏和手术创伤较大,往往易并发感染,从而使病情加重。手术后严密观察体温的变化,加强伤口换药,并保持各引流管通畅。术后血压平稳后给予半卧位,以减少膈下脓肿的发生机会。对于深静脉留置针保留时间也不宜过长。加强翻身拍背、咳嗽排痰,减少肺部感染的机会。

4. 各种管道的护理　胰腺损伤后,无论做何种手术处理,手术后胰腺周围的引流特别重要。首先要固定好各种引流管,标明各引流管引流的部位,每日观察引流液的颜色、性状及量。因引流管保留时间较长,则更需保持无菌,每周更换引流袋两次。引流袋的高度不能超过引流口的高度,以防止逆流。定时挤压引流管,保持引流通畅,并要观察引流管周围有无渗出。胃肠减压管要保持引流的负压状态。保留导尿期间每日会阴冲洗,每周更换引流袋两次,定时更换导尿管。

5. 营养支持　由于患者禁食时间较长,患者营养低于机体的需要。对于完全胃肠外营养的患者,要加强深静脉置管的护理,每日对穿刺点进行常规消毒。输液时要防止空气输入,定时检查针管有无滑脱。对于空肠造口的患者,肠功能恢复后,可从造瘘口注入营养液,营养液输入要注意"温度、速度、浓度"的调节,防止发生腹泻、腹胀等不良反应。

6. 并发症的观察与护理　胰腺手术后常见并发症为大出血、胰瘘。

(1)大出血的观察与护理:大出血多因胰腺损伤后,外溢的胰液未能及时引出体外,胰酶消化腐蚀其周围的大血管,致使血管管壁溃烂发生大出血,往往难以处理,手术止血亦甚困难。因整个胰周均处于"消化性腐烂"状态,若不能彻底地将胰液引出体外,仍将继续糜烂、出血。护理上应密切观察腹腔引流管内引流液的颜色、性状及量,加强引流,使渗出胰液得到较彻底引流。

(2)胰瘘的观察与护理：①术后使用生长抑素(施他宁)，可以减少胰瘘的发生，通常使用静脉输液泵匀速输入，24 小时维持。在使用的过程中不仅要使液体匀速输入，还要观察患者有无不适反应。②观察胰液的引流情况、胰液外流量，对于确定胰瘘的愈合有决定性的意义。要充分、有效地引流，保护引流管周围皮肤，必要时用氧化锌软膏涂搽。③观察伤口敷料有无渗出，当渗液较多时应及时更换敷料，保持床单位清洁干燥，避免不良刺激对患者的影响。④腹腔双套管冲洗的护理。患者一旦发现胰瘘，就要进行腹腔双套管冲洗。持续腹腔冲洗，以稀释腹腔内渗出物，用生理盐水内加抗生素，以 20～30 滴/分 24 小时持续冲洗为宜，冲洗液现配现用。保持通畅，维持一定的负压，但吸引力不宜过大，以免损伤内脏组织和血管。若有坏死组织脱落、稠厚脓液或血块堵塞管腔，可用 20ml 等渗盐水缓慢冲洗，无法疏通时在无菌条件下更换内套管。观察并准确记录 24 小时引流液的颜色、性状及量：引流液开始为暗红色浑浊液体，内含血块及坏死组织，2～3 天后颜色渐淡、清亮。若引流液呈血性，并有脉速和血压下降，应考虑大血管受腐蚀破裂，继发出血，应立即通知医生处理，并积极做好紧急手术的准备；若引流液含有胆汁、胰液或肠液，应考虑肠瘘或胰瘘的可能。动态监测引流液的胰淀粉酶值并做细菌培养。保护引流管周围皮肤：局部涂氧化锌软膏，防止胰液腐蚀。拔管护理：患者体温正常并稳定 10 天左右，血白细胞计数正常，腹腔引流液少于 5ml/d，引流液淀粉酶值正常后，可考虑拔管。拔管后注意拔管处伤口有无渗漏，若有渗出，应及时更换敷料。

【健康教育】

1. 注意劳逸结合，避免过度劳累和剧烈运动，避免意外损伤的发生。

2. 向患者及家属说明术后饮食对胰腺疾病恢复的重要性。进清淡、易消化、低脂肪、高热量饮食，少食多餐，忌暴饮暴食；不进刺激性食物。

3. 告知患者乙醇对胰腺的直接毒性作用，强调戒酒的重要性。

4. 宜加强自我观察，定期复查。胰腺炎渗出物往往需要 3～6 个月才能完全吸收。在此期间，可能会出现胰腺囊肿、胰瘘等并发症。如果发现腹部肿块不断增大，并出现腹痛、腹胀、呕吐等症状，应及时就诊。

第 4 章

腹股沟疝围手术期护理

腹股沟疝是指发生在腹股沟区的腹外疝,男性多见,右侧比左侧多见。腹股沟疝又分为斜疝和直疝。腹股沟斜疝是从腹壁下动脉外侧的腹股沟内环突出,通过全腹股沟管,向下前方斜行,再穿过腹股沟外环,形成疝块,并可下降至阴囊。腹股沟直疝是指腹壁内脏自腹壁下动脉内侧的腹股沟三角(Hesselbach 三角)直接脱出而形成的疝,其不经过内环、腹股沟管,也不坠入阴囊,属于后天性疝。斜疝远较直疝多见。腹股沟斜疝多见于儿童及成年人,腹股沟直疝多见于老年人。腹股沟疝如不及时处理,疝块可逐渐增大,终将加重腹壁的损坏而影响劳动力。斜疝常可发生嵌顿或绞窄而威胁患者的生命。腹股沟疝最有效的治疗方法是手术修补。但如有慢性咳嗽、排尿困难、便秘、腹水、妊娠等腹压增高情况或糖尿病存在时,手术前应先予处理,否则术后易复发。手术方式包括传统的疝修补术;无张力疝修补术;经腹腔镜疝修补术。

一、手术前患者的护理

【护理评估】

1. 健康史　腹股沟疝的发病与腹压增高密切相关,询问患者有无慢性咳嗽、长期便秘、排尿困难、腹水等;有无腹壁薄弱或先天的缺损、腹部有无接受过手术、切口感染等病史;询问患者发病时间、发展情况、自觉症状,既往有无嵌顿或绞窄史。评估患者对腹外疝的了解程度,以及对患者心理和生活方式的影响。

2. 临床表现

(1)腹股沟斜疝:①以儿童及青壮年男性为多见。②久站、咳嗽或用力时,腹股沟区有梨形肿块突出,可降至阴囊,平卧后多能自行回纳。③疝块突出时有下腹坠胀感或略有隐痛。④检查时,以手触摸在疝环被盖上,能探得扩大松弛的浅环,嘱患者咳嗽时有冲击感;回纳疝内容物后,压迫深环疝块不再出现。⑤嵌顿性疝时,疝块突出而不能回纳,下腹部疼痛进行性加重,伴恶心、呕吐,有停止排便、排气等肠梗阻症状。⑥若疝内容物因血液循环障碍导致缺血、坏死时,则症状更加严重。

(2)腹股沟直疝:①好发于老年男性,多见双侧。②疝块位于腹股沟三角,呈半球形,底边宽,不降入阴囊。③不易嵌顿。④检查时,回纳疝内容物,压迫内环,疝块仍可出现。

3. 辅助检查

(1)透光试验:用透光试验检查肿块,因疝块不透光,故腹股沟斜疝呈阴性,而鞘膜积液多为透光(阳性),可以此鉴别。但幼儿的疝块,因组织菲薄,常能透光,勿与鞘膜积液混淆。

(2)实验室检查:疝内容物继发感染时,血常规检查提示白细胞计数和中性粒细胞比例升高;粪便检查显示隐血试验阳性或见白细胞。

（3）影像学检查：疝嵌顿或绞窄时 X 线检查可见肠梗阻征象。

4. 心理-社会因素　患者站立、行走、咳嗽或劳动时，腹外疝的肿块可反复突出，并有胀痛感，影响其正常工作和日常生活，从而感到焦虑不安；婴幼儿腹外疝，患儿家长因不了解疾病相关知识而表现出紧张、惊慌、焦虑等情绪；腹外疝发病的重要原因为腹压升高，故评估患者对预防腹压升高的有关知识是否已掌握十分关键。

【护理诊断】

1. 急性疼痛　与腹外疝肿块突出、嵌顿或绞窄及手术有关。

2. 焦虑、恐惧　与疝块脱出影响日常生活、对疾病的发展及预后缺乏了解等因素有关。

3. 体液不足　与腹外疝发生嵌顿或绞窄引起机械性肠梗阻有关。

4. 部分生活自理能力缺陷　与术后需卧床休息有关。

5. 知识缺乏　缺乏腹外疝成因、预防腹压升高及促进术后康复的有关知识。

6. 潜在并发症　术后出血、阴囊水肿、切口感染及疝复发等。

【护理目标】

1. 患者焦虑或恐惧减轻。

2. 患者疼痛减轻或缓解。

3. 患者能复述有关疾病、自我保健、预防疝复发等方面的知识。

4. 患者组织灌注良好，表现为循环血容量正常，皮肤黏膜颜色、弹性正常，生命体征平稳。

5. 患者卧床期间各项生活需要得到满足。

6. 患者不发生并发症或并发症得到及时发现、处理。

【护理措施】

1. 疝的护理　卧床休息 2～3 天，回纳疝内容物，使局部组织松弛，减轻充血与水肿，有利于术后切口愈合。疝块较大的患者，嘱其卧床休息，减少活动，离床活动时使用医用疝带，将疝带一端的软压垫对着疝环顶住，避免腹腔内容物突出，防止疝嵌顿。婴幼儿腹股沟斜疝使用压迫治疗时，注意避免束带被粪、尿污染，否则立即更换，以免浸渍过久发生皮炎；经常检查束带的松紧度，过松达不到治疗效果，过紧引起局部血液循环障碍。

2. 消除引起腹高压的因素　①注意保暖，预防感冒；②吸烟者于术前 2 周开始戒烟；③多饮水，多食蔬菜水果等粗纤维食物，保持大便通畅；④对咳嗽、便秘、排尿困难的患者必须积极治疗，症状控制后再行手术。

3. 病情观察　密切观察腹部情况，若患者出现明显腹痛，伴疝块突然增大，紧张发硬且触痛明显，不能回纳腹腔，应高度警惕嵌顿疝发生的可能，需立即报告医师并配合紧急处理。

4. 备皮　严格备皮，避免因切口感染导致疝修补的失败。术前嘱患者沐浴，按规定范围备皮，对患者会阴部、阴囊皮肤做仔细准备，既要剃净阴毛，又要防止剃破皮肤。

5. 肠道准备　便秘者术前 2～3 日使用导泻药，如番泻叶、果导片等。手术前晚给患者硫酸镁口服，饮水 2000ml，清洁肠道，防止术后腹胀和便秘。

6. 排尿　术日晨，进手术室前，嘱患者排尿，以防术中误伤膀胱，必要时留置导尿管。

二、手术中患者的护理

腹股沟疝修补术。

【麻醉方式】

硬膜外或局麻。

【手术体位】

仰卧位。

【手术步骤及护理配合】

手术步骤	护理配合
1. 切皮	递刀自髂前上棘至耻骨联合线上 2～3cm 处切皮
2. 分离皮	递干纱布 2 块拭血,电烧止血,组织剪扩大,4～6 把直钳提拉组织显露术野
3. 切开腹外斜肌及筋膜	1. 更换手术刀,递甲状腺拉钩牵开显露术野 2. 递 20 号刀切开,组织剪扩大,电烧止血
4. 分离提睾肌,寻找精索显露疝囊	1. 递中弯夹住腹外斜肌使腱膜外翻,组织剪分离寻找精索 2. 递橡皮引流条提起精索,中直牵引
5. 剥离疝囊	递弯钳提起疝囊,干净湿纱布包住示指以分离周围组织
6. 处理疝囊,将疝内容物还纳	递平镊,组织剪剪开疝囊,检查内容物是否正常、完整,将其送回腹腔
7. 分离疝囊周围组织直至疝囊颈部	盐水纱布包裹手指钝性分离
8. 高位结扎疝囊颈	递小圆针 1 号线荷包缝合疝囊颈,递长镊,组织剪剪去多余疝囊
9. 疝囊修补	递蘸过盐水的网塞、补片置于腹壁薄弱点,小圆针 4 号线固定,撤掉引流条,医生洗手,冲洗伤口,换干净纱布
10. 缝合腹外斜肌腱膜	清点纱布,敷料,递小圆针 4 号线缝合
11. 缝合皮下组织	1. 递酒精纱球消毒切口周围皮肤 2. 递平镊,圆针 1 号丝线缝合 3. 再次清点物品
12. 缝合皮肤	递齿镊,角针 1 号丝线缝合
13. 覆盖切口	递酒精消毒皮肤切口并覆盖酒精纱条及纱布

【巡回护士的配合】

1. 接患者时核对患者携带物品,严格执行三查七对。

2. 缓解患者紧张情绪并取得患者配合,严格执行《手术安全核查制度》后,开放静脉。

3. 疝修补材料多种多样,与手术医生核对无误后再使用,并做好植入物登记。

4. 配合麻醉医生,协助做好麻醉护理,以保证以后的工作有条不紊地进行。

5. 按照手术的要求,与麻醉医生、手术医生共同摆放手术体位。

6. 根据手术的情况,必要时在麻醉后给患者进行导尿。

7. 协助刷手护士上台,共同清点物品并填写各种手术护理记录单。

8. 协助手术医生及助手上台,密切观察患者的呼吸情况。

9. 术毕再次与刷手护士清点物品并监督留取组织做病理检查。

三、手术后患者的护理

【护理措施】

1. **体位**　麻醉苏醒后,鼓励患者平卧位,次日可为半卧位。膝下垫一软枕,髋、膝关节略屈曲,以松弛腹股沟切口的张力,减小腹腔内压力,从而减轻患者切口疼痛感,并防止疝修补处组织裂开。

2. **活动**　患者卧床时间长短依据疝的部位、大小、腹壁缺损程度及手术方式而定,一般疝修补术后3～5天下床活动。采用无张力补片修补术的患者,卧床24小时后下床活动,但对年老体弱、复发性疝、绞窄性疝、巨大疝患者,卧床时间可适当延长,以免疝复发。

3. **饮食**　患者术后6～12小时若无恶心、呕吐等不适,进流质饮食,次日进软食或普食。行肠切除吻合术的患者,肠蠕动功能恢复后,进流质饮食,再逐渐过渡到半流食、普食。

4. **预防腹压增高**　术后嘱患者尽量避免咳嗽及用力排便,否则会使腹压增高,不利于切口愈合,且易导致术后疝复发。术后患者注意保暖,防止受凉而引起咳嗽;患者咳嗽时用手掌按压、保护切口处,防止切口张力增高。保持排便、排尿通畅,便秘者嘱避免用力排便,必要时给予通便药物。

5. **并发症的预防和护理**

(1)切口感染:切口感染是疝复发的主要原因之一。①遵医嘱合理应用抗菌药物。②切口护理:腹股沟切口放置0.5kg沙袋压迫,遵医嘱压迫6～24小时,预防血肿。保持切口敷料清洁和干燥,避免大小便污染;发现敷料污染或脱落,应及时更换。③病情观察:注意观察体温和脉搏的变化及切口有无红、肿、疼痛,一旦发现切口感染,应及时通知医生给予处理。

(2)阴囊肿胀:因阴囊比较松弛、位置较低,渗血、渗液易积于阴囊。为避免阴囊内积血、积液和促进淋巴回流,术后可用丁字带将阴囊托起,并密切观察阴囊肿胀情况。

(3)髂腹下神经、髂腹股沟神经受损,使局部感觉障碍。

(4)精索绞窄:由于重建腹股沟内环或外环时缝合过紧,阻碍精索血液回流,引起睾丸疼痛、肿胀等。

(5)膀胱损伤:由于分离疝囊时损伤膀胱壁,出现血尿、尿外渗等。

(6)肠管损伤:缝合结扎疝囊颈时将肠壁缝入,可出现腹痛、腹胀等。如出现上述任何一种现象,均应通知医师。

【健康教育】

1. 生活和工作中避免可引起腹压增高的因素,及时治疗咳嗽、便秘、排尿困难等,保持排便通畅,养成定时排便习惯,讲解防止疝复发的知识。

2. 饮食宜清淡,以高维生素、高植物蛋白、低脂肪饮食为主,避免辛辣刺激食物的摄入,禁止吸烟和饮酒。

3. 保持心情舒畅,注意劳逸结合,出院后仍需适当休息,逐渐增加活动量,避免提重物,可做散步等较轻的活动及一般性工作,3个月内避免重体力劳动。若疝有复发,及时就诊。

4. 定期门诊复查,术后3个月、6个月及1年进行复查。

第5章

胃、十二指肠疾病围手术期护理

第一节　胃、十二指肠溃疡穿孔

胃和十二指肠溃疡又称消化性溃疡,是胃溃疡和十二指肠溃疡的总称,是指胃和十二指肠黏膜的局限性圆形或椭圆形的全层黏膜缺损。胃、十二指肠溃疡急性穿孔是溃疡向深部侵蚀、穿透浆膜层而达游离腹腔所导致,这是胃、十二指肠溃疡的常见并发症,也是临床常见的急腹症之一,因起病急、变化快,病情严重,需紧急处理。胃、十二指肠穿孔修补术是治疗溃疡穿孔的常见手术方式之一,具有简单、创伤轻、安全性高的特点。

一、手术前患者的护理

【护理评估】

1. 健康史　询问患者既往有无溃疡病史和溃疡病近期活动的病史。急性穿孔前常有暴食、进刺激性食物、情绪激动、过度疲劳等作为诱发因素。评估患者的一般情况,如体位、腹痛、腹部体征等。

2. 临床表现

(1)症状:典型的溃疡穿孔表现为突发性剧烈腹痛,如刀割样,呈持续性或阵发性加重。疼痛从上腹部开始,很快扩散到全腹。有时,消化液可沿升结肠旁沟向下至右下腹,引起右下腹疼痛。由于腹痛十分强烈,难以忍受,患者常出现面色苍白、出冷汗、肢体发冷、脉搏细数等休克症状。与原来胃痛的性质和程度不一样,患者往往非常清楚地记得这次剧痛突发的明确时间,伴随腹痛,常有恶心、呕吐。数小时后,由于腹膜大量渗出液将消化液稀释,腹痛可以减轻。如患者未得到及时治疗,病情加重,可出现全身感染中毒症状。评估腹痛发生的时间、性质、部位、程度、范围,有无恶心、呕吐。

(2)体征:①望诊:急性痛苦病容,蜷曲位、不愿变换体位,腹肌强烈收缩呈舟状,腹式呼吸减弱或消失。②触诊:腹肌紧张呈"木板样"强直,全腹有明显的压痛和反跳痛,以上腹部最为明显。③叩诊:肝浊音界缩小或消失。④听诊:肠鸣音减弱或消失。

(3)全身情况:评估发病前后的饮食、活动情况,体温、脉搏、呼吸、血压的改变情况,有无全身中毒反应和水、电解质、酸碱失衡,有无休克表现等以及患者精神状况。

3. 辅助检查

(1)实验室检查:白细胞计数总数增多,中性粒细胞比例升高;血淀粉酶可轻度升高。

(2)X线检查:站立位腹部 X 线透视或平片约 80% 患者可见单侧或双侧膈下线状、新月状游离气体影。

（3）腹部 B 超：可发现腹腔积液。

（4）腹腔穿刺：可获胆汁着色液或脓性液体。

4. 心理-社会因素　消化性溃疡好发于青壮年，病程长，常反复发作，经久不愈，可直接影响患者的学习和工作，因而患者往往产生焦虑、急躁情绪。年龄大、病程长的患者往往惧怕癌变，产生恐惧、担忧心理，急性严重并发症患者也会由于发病突然、病情危重需紧急手术而产生焦虑、恐惧心理。此外，长期的慢性病程还会影响患者的家庭生活及经济状况。

【护理诊断】

1. 疼痛　与穿孔后胃肠内容物对腹膜的刺激及手术切口有关。

2. 有体液不足的危险　与禁食、胃肠液大量外漏有关。

3. 营养失调，低于机体需要量　与胃肠液大量外漏、炎症和创伤等所致的高消耗有关。

4. 焦虑　与痛觉刺激和担心预后有关。

5. 知识缺乏　缺乏预防胃、十二指肠溃疡急性穿孔的相关知识。

6. 潜在并发症　出血、腹腔感染、吻合口瘘、消化道梗阻、倾倒综合征和低血糖综合征等。

【护理目标】

1. 患者疼痛减轻或消失。

2. 患者的水、电解质维持平衡。

3. 患者营养状况得到改善和维持。

4. 患者焦虑程度减轻。

5. 患者能复述预防胃、十二指肠溃疡急性穿孔的相关知识。

6. 患者并发症能得到预防或及时发现和处理。

【护理措施】

1. 禁食、禁水，持续胃肠减压　保持引流通畅，减少胃肠内容物继续流入腹腔加重感染，有利于穿孔的闭合和腹膜炎的消退。

2. 体位　伴有休克者取中凹卧位，待生命体征平稳后改为半坐卧位，以使腹部炎症局限，减轻腹痛。

3. 药物治疗　遵医嘱使用抗生素，维持水、电解质及酸碱平衡，同时给予适当营养支持。慎用镇痛药物，以免掩盖病情变化。

4. 病情观察　密切观察生命体征、末梢循环、神志及腹部体征的变化，准确记录出入量，每 15～30 分钟测量生命体征一次，注意观察患者腹痛范围是否加大等。出现休克症状，及时通知医师并配合行抗休克治疗。如保守治疗患者病情无好转甚至加重，应及时报告医生，做好急诊手术准备。

5. 心理护理　安慰患者，耐心解答患者的问题，缓解患者紧张、恐惧等不良情绪。

6. 术前准备　协助医师尽快完善各项检查、备皮、备血等，做好急诊手术准备。

二、手术中患者的护理

胃、十二指肠穿孔修补术。

【麻醉方式】

全身麻醉。

【手术体位】

仰卧位。

【手术步骤及护理配合】

手术步骤	护理配合
1. 切开皮肤,皮下组织	1. 递 20 号刀片腹正中线右旁开 2cm 切皮后更换刀片,电烧切开皮下组织,干纱布或中直钳夹止血,1 号丝线结扎 2. 递甲状腺拉钩牵开
2. 切开腹直肌前鞘	1. 递 20 号刀片切一小口,术者以手指钝性分离后并向外牵开 2. 递电烧或组织剪扩大切口
3. 牵开腹直肌	钝性分离腹直肌,递甲状腺拉钩牵开,显露后鞘及腹膜,如有小血管,可用 1 号丝线结扎或电烧止血
4. 切开后鞘及腹膜	递中弯 2 把钳夹切口两侧,20 号刀片切一小口手指探查后以电烧扩大切口,2 块湿纱垫保护切口
5. 探查腹腔污染情况,明确穿孔位置	生理盐水洗手后更换干净湿纱布,递腹部自动拉钩牵开显露术野,递吸引器吸尽腹腔内液体
6. 修补穿孔	递圆针 4 号丝线沿胃壁长轴,越过穿孔处间断缝合浆肌层,闭合穿孔,此线暂不剪断
7. 覆盖填塞大网膜	递平镊夹持大网膜至穿孔处覆盖,用刚才未剪断的丝线松松结扎,固定大网膜
8. 止血,冲洗腹腔	递纱布,电烧充分止血后,用大量温盐水冲洗腹腔,吸引器吸引
9. 放置引流管	1. 递 20 号刀片于上腹切一小口,电烧止血 2. 递 24 号潘氏引流管,用中弯将引流管引出体外 3. 递角针 1 号丝线固定引流管,连接引流袋
10. 缝合腹膜	清点用物,递数把中弯钳夹并提起腹膜边缘,可吸收 1 号线连续缝合
11. 缝合腹直肌前鞘	递圆针 4 号丝线间断缝合
12. 缝合皮下组织	1. 递酒精纱球消毒切口周围皮肤 2. 递平镊,圆针 1 号丝线间断缝合
13. 缝合皮肤	1. 递酒精纱球消毒切口周围皮肤 2. 递牙镊,角针 1 号丝线间断缝合,纱布覆盖伤口及引流口

【巡回护士的配合】

1. 接患者时核对患者携带物品,严格执行三查七对。

2. 缓解患者紧张情绪,取得患者配合,严格执行《手术安全核查制度》后,开放静脉。

3. 配合麻醉医生,协助做好麻醉护理,以保证以后的工作有条不紊地进行。

4. 按照手术的要求,与麻醉医生、手术医生共同摆放手术体位。

5. 根据手术的情况,必要时在麻醉后给患者进行导尿。

6. 协助刷手护士上台共同清点物品并填写各种手术护理记录单。

7. 协助手术医生及助手上台,手术中密切观察患者的生命体征,发现异常及时通知医生。

8. 保证外周静脉顺畅。

9. 术毕再次与刷手护士清点物品。

三、手术后患者的护理

【护理措施】

1. **体位与活动**　术后平卧,待病情稳定后取半卧位,病情许可者协助患者早期活动,以增加肠蠕动。

2. **病情观察**　密切观察并准确记录生命体征变化,病情较重或有休克症状者,还需记录24 小时出入量、注意观察患者的神志、末梢循环、尿量等,发现异常及时通知医师处理。

3. **引流管护理**　妥善固定各引流管并保持引流通畅;准确观察并记录引流液的颜色、量和性状等,若发现异常及时通知医师并配合处理。

4. **药物护理**　术后给予补液、抗感染、营养对症支持治疗,维持水、电解质和酸碱平衡;早期可适当应用镇痛药以减轻切口疼痛不适;术后常规使用 H_2 受体阻断药或质子泵拮抗药等抗酸药物,做好用药知识宣教及疗效观察。

5. **饮食护理**　术后禁食、禁水,待肠蠕动恢复拔除胃管后,当日可适量饮用少量水和米汤;第 2 日进半量流食,每次 50～80ml;第 3 日进全量流食,每次 100～150ml,以米汤、菜汤、面汤为宜;若进食后无腹痛腹胀不适,第 4 日可进半流食,第 10～14 日可进软食。少吃产气食物,忌生、冷、硬和刺激性食物。

【健康教育】

1. 胃、十二指肠溃疡穿孔修补术后患者,术后 3 个月后行胃镜检查了解溃疡愈合情况。

2. 告知患者及其家属有关消化道溃疡的知识,使之能更好地长期配合治疗;告知患者正确服用抗幽门螺杆菌、抑制胃酸分泌及保护胃黏膜等药物的方法,观察用药后的疗效及有无不良反应。

3. 尽量避免服用对胃黏膜有损害的药物,如果患者同时患有必须应用这类药物的疾病(如类风湿关节炎),应尽量采用肠溶衣剂型和小剂量间断服药法;整个服药期间,应进行充分的抗酸治疗,直至停用糖皮质激素后的 2～3 周。

4. 少食多餐,饮食温度适中,进食易消化的食物,禁食油腻、辛辣、过甜、过酸、过咸、过热、生、冷、硬的食物及刺激胃酸分泌的食物。

5. 保持良好的心态及情绪,定期行胃镜复查。若术后再度出现上腹疼痛不适、反复出现黑粪、甚至呕血及便血时,及时就诊。

6. 讲解手术后期可能出现的并发症的表现和防治方法

(1)碱性反流性胃炎:多发生于术后数个月至数年,由于碱性十二指肠液、胆汁反流入胃,破坏了胃黏膜的屏障作用所致。主要临床表现有:①剑突下持续性烧灼痛,进食后加重,制酸剂无效;②呕吐物含胆汁,吐后疼痛不减轻;③体重减轻或贫血。症状轻者用 H_2 受体拮抗药、考来烯胺(消胆胺)等治疗,严重者需手术治疗。

(2)吻合口溃疡:多数发生在术后 2 年内,主要症状为溃疡病症状重现,可有消化道出血;纤维胃镜检查可明确诊断,可行手术治疗。

(3)营养不良性合并症:由于胃肠道吸收功能紊乱或障碍所致,常有体重减轻、贫血、腹泻与脂肪泻、骨病等。应注意调节饮食,少量多餐,多食富含维生素、高蛋白质、低脂肪的食物,必要时定时补充铁剂、钙剂、叶酸、维生素 D 制剂和维生素 B_{12} 等营养素。

(4)残胃癌:指因良性疾病行胃大部切除术 5 年以上,发生在残胃的原发癌。多发生于术后 20～25 年,与胃内低酸、胆汁反流及肠道细菌逆流入残胃引起慢性萎缩性胃炎有关。

第二节　胃、十二指肠溃疡大出血

胃、十二指肠溃疡大出血是指有明显出血症状的大出血,即表现为大量呕血或柏油样大便,血红蛋白值明显下降,以致出现休克前驱症状或很快陷入休克状态。发生大出血的溃疡多位于胃小弯或十二指肠后壁,并以十二指肠后壁溃疡为多见。出血是因溃疡的侵蚀导致基底部血管破裂,大多数为中等动脉出血。胃小弯溃疡出血常来自胃左、右动脉的分支,而十二指肠后壁溃疡的出血则多来自胰十二指肠上动脉或胃十二指肠动脉及其分支。血管的侧壁破裂较之断端出血不易自止。有时由于大出血后血容量减少、血压降低,血管破裂处凝血块形成,出血能自行停止,但约有 30％病例可出现第 2 次大出血,需要进行外科手术治疗。

胃大部切除术是治疗胃、十二指肠溃疡的首选式式,主要包括切除胃组织和重建胃肠连续性。切除的范围是切除胃远端 2/3～3/4 胃组织并包括幽门、近胃侧部分十二指肠球部;而重建胃肠连续性,可根据术中情况选择胃和十二指肠吻合(毕Ⅰ式 BillrothⅠ)或胃和空肠吻合(毕Ⅱ式 BillrothⅡ),也可采用胃空肠 Roux-en-Y 吻合术。

一、手术前患者的护理

【护理评估】

1. 健康史　患者既往有典型溃疡病史,出血前可有饮食失调、劳累或精神紧张、受寒等诱因。评估患者呕血、便血的量及时间,评估患者的生命体征及血红蛋白、红细胞计数和血细胞比容变化,根据临床表现估计失血程度。

2. 临床表现　胃、十二指肠溃疡大出血的主要症状,多数患者可仅有柏油样便;大量迅猛的十二指肠溃疡出血者黑粪的色泽可较鲜红。可伴有乏力、心慌甚至晕厥等失血症状。当失血量超过 800ml 时,可出现明显休克现象,如出冷汗、脉搏细速、呼吸浅促、血压降低等。腹部常无明显体征,可能有轻度腹胀,上腹部相当于溃疡所在部位有轻度压痛,肠鸣音增多。

3. 辅助检查

(1)实验室检查:持续检测血红蛋白、红细胞计数和血细胞比容均呈进行性下降趋势。

(2)内镜检查:内镜下胃、十二指肠溃疡出血病灶特征现多采用 Forrest 分级:①FⅠa:可见溃疡病灶处喷血;②FⅠb:可见病灶处渗血;③FⅡa:病灶处可见裸露血管;④FⅡb:病灶处有血凝块附着;⑤FⅢ:溃疡病灶基底仅有白苔而无上述活动性出血征象。根据上述内镜表现,除 FⅢ外,只要有其中一种表现即可确定为此次出血的病因及出血部位。

(3)选择性腹腔动脉或肠系膜上动脉造影:也可用于血流动力学稳定的活动性出血患者,可明确病因与出血部位,指导治疗,并可采取栓塞治疗或动脉内注射垂体加压素等介入性止血措施。

4. 心理-社会因素　急性大呕血或黑粪等视觉刺激和全身失血性休克症状使患者感到紧张、恐惧,甚至感觉濒临死亡等心理反应。担心疾病预后,急切想了解疾病的治疗方式、转归、疾病预防等相关知识。

【护理诊断】

1. 体液不足　与胃、十二指肠溃疡大出血致血容量降低有关。

2. 营养失调,低于机体需要量　与失血、炎症和创伤等所致的高消耗有关。

3. 焦虑或恐惧　与突发胃、十二指肠溃疡大出血和担心预后有关。

4. 潜在并发症　出血、腹腔感染、吻合口瘘、消化道梗阻、倾倒综合征和低血糖综合征及肝、肾功能障碍等。

【护理目标】

1. 患者体液平衡得到维持。

2. 患者营养状况得到改善和维持。

3. 患者焦虑程度减轻。

4. 并发症能得到预防或及时发现和处理。

【护理措施】

1. 禁食、持续胃肠减压　保持胃肠减压持续负压吸引状态,及时吸引出胃内积血,了解出血情况,减轻胃肠道张力。

2. 严密观察病情变化　每 30 分钟测生命体征 1 次,有条件者进行心电监护。观察呕吐物及大便的量、色、性状和次数,估计出血量并及时记录。准确记录 24 小时出入量。应密切观察患者意识,末梢循环、尿量等变化,注意保暖。如患者由于卧位改为半卧位即出现脉搏增快、血压下降、头晕、出汗,甚至晕厥,则表示出血量大,应立即抢救。

3. 呕血和便血的护理

(1)患者绝对卧床休息,取平卧位、头偏向一侧,防止误吸或窒息,必要时用负压吸引器清除口腔、气道内的分泌物和血液,保持呼吸道通畅。

(2)准确记录呕血和便血的发生时间、次数、量及性状,以便估计出血量和速度。

(3)呕血或便血后要及时清除血迹、污物,以减少对患者的不良刺激。

(4)预防休克,建立可靠的静脉通道,根据患者失血量输入血浆代用品、红细胞或新鲜全血等补充血容量。若患者失血性休克症状未改善或病情加重,要做好急诊手术准备。

4. 药物护理　按时应用止血药物,经胃肠减压管灌注加入冰生理盐水 200ml 加去甲肾上腺素 8mg,使血管收缩而达到止血的目的。静脉给予 H_2 受体拮抗药(如法莫替丁)或质子泵抑制药(如奥美拉唑);静脉应用生长抑素等。

5. 心理护理　首先安排患者卧床休息,保持安静,因安静休息有利于止血。及时清除呕血或黑粪后的血液或污物,减少不良刺激,护理人员要冷静、果断地完成各种治疗抢救措施,关心安慰患者,从而消除患者紧张、恐惧心理。

6. 术前准备　①协助完善相关检查,如血液化验、胃镜、心电图、X 线胸片等;②术前晚及术晨普通灌肠 1 次,以清除肠内积粪,缓解术后腹胀;③术晨留置胃管和鼻肠营养管,防止术中呕吐误吸及便于术中营养管的定位。

二、手术中患者的护理

胃大部切除术(毕氏Ⅰ式)。

【麻醉方式】

全身麻醉。

【手术体位】

仰卧位。

【手术步骤及护理配合】

手术步骤	护理配合
1. 切口皮肤，皮下组织	1. 递大号刀片切开皮肤后，更换刀片 2. 递有齿镊、电烧切开皮下组织 3. 递甲状腺拉钩牵开，干纱布拭血
2. 充分暴露胃部	递腹拉钩牵开腹腔
3. 游离胃大弯	递纱垫包裹胃体提起，递电刀与胃大弯无血管处切开；递中弯血管钳 2 把依次钳夹，组织剪剪断，0 或 1 号丝线结扎
4. 游离胃小弯	1. 于胃小弯处切开肝胃韧带，递长平镊，电刀于无血管区切开 2. 递中弯血管钳 2 把依次夹组织及血管，组织剪剪断，4 号丝线结扎胃右动脉 3. 分离十二指肠球部，递中弯血管钳 2 把钳夹、组织剪剪断 4. 结扎胃十二指肠动脉的小分支，递蚊式钳钳夹，组织剪剪断，0 号丝线结扎 5. 切断十二指肠，递有齿血管钳钳夹近端 60cm 残端闭合器夹闭远端，小号刀片切断，消毒液纱布擦拭 6. 包裹远端残面，以大纱布包裹，7 号丝线捆扎
5. 切除胃大部	1. 递有齿血管钳钳夹胃大弯侧，60cm 残端闭合器闭合胃小弯侧，远端递有齿血管钳分别钳夹，切断，消毒纱布擦拭残面，移除标本 2. 递小圆针 1 号丝线加固缝合小弯处
6. 胃肠道重建	1. 将钳夹十二指肠与钳夹胃的有齿血管钳靠拢，递小圆针 1 号丝线间断缝合后壁，消毒液纱布擦拭残面，吸引器吸净胃内容物，更换吸头 2. 递小圆针 1 号丝线间断全层内翻缝合
7. 彻底止血	递大号刀片切开，中弯血管钳协助，于吻合口放置负压引流管，丝线固定
8. 关腹	1. 清点用物，递数把中弯钳夹并提起腹膜边缘，可吸收 1 号线连续缝合 2. 递圆针 4 号丝线间断缝合 3. 递酒精纱球消毒切口周围皮肤，递平镊，圆针 1 号丝线间断缝合 4. 递酒精纱球消毒切口周围皮肤，递牙镊，角针 1 号丝线间断缝合，纱布覆盖伤口及引流口

【巡回护士的配合】

1. 接患者时核对患者携带物品，严格执行三查七对。
2. 缓解患者紧张情绪，取得患者配合，严格执行《手术安全核查制度》后，开放静脉。
3. 配合麻醉医生，协助做好麻醉护理，以保证以后的工作有条不紊地进行。
4. 按照手术的要求，与麻醉医生、手术医生共同摆放手术体位。
5. 根据手术的情况，必要时在麻醉后给患者进行导尿。
6. 协助刷手护士上台共同清点物品并填写各种手术护理记录单。
7. 协助手术医生及助手上台，密切观察患者术中情况。
8. 胃切除后应做好手术切口的保护，避免污染手术切口及无菌手术台。
9. 术毕再次与刷手护士清点物品并监督留取组织做病理检查。

三、手术后患者的护理

【护理措施】

1. **病情观察**　术后每30分钟测量1次血压、脉搏、呼吸、心率直至病情平稳;记录24小时出入量,结合患者各项检查结果,为合理输液提供依据。

2. **体位与活动**　全麻清醒后若血压稳定可取低半卧位,以减轻切口缝合张力和疼痛不适,利于呼吸和循环。病情允许情况下鼓励患者尽早下床活动,以促进肠蠕动的恢复。

3. **引流管护理**　胃大部切除术后患者常留置有胃管、尿管、腹腔引流管和鼻肠营养管或空肠营养管,护理时需注意以下几点。

(1)各引流管妥善固定并有明显准确标识,告知患者及其家属引流管护理注意事项,防止引流管滑脱或患者自行拔除;一旦胃管或鼻肠营养管滑脱,不能自行回插,须先将未完全滑脱的管道妥善固定防止继续滑脱,再立即通知医师处理。

(2)经常挤捏引流管防止堵塞,防止折叠、扭曲、受压等,保持引流通畅。

(3)观察并准确记录引流液的颜色、性状及量等,若有异常及时联系医师并处理。

4. **营养支持护理**

(1)肠外营养支持:禁食期间应静脉补充液体,包括电解质、水和营养素,防止水、电解质及酸碱失衡;必要时给予输注血浆、全血或白蛋白,改善患者营养状况及纠正贫血。

(2)肠内营养支持:对放置鼻肠营养管或空肠营养管的患者,术后早期经营养管输注肠内营养液,以改善患者全身营养状况、维护肠道屏障结构和功能、促进肠功能早期恢复、增加机体免疫功能、促进伤口愈合。护理时应注意:妥善固定并防止营养管移位;每次输注前后用20～30ml温开水脉冲式冲管,输注过程中每4～6小时冲管1次,防止营养管堵塞。营养液温度以38～40℃为宜,温度过高会灼伤肠道黏膜,甚至会引起溃疡或出血;温度过低会引起肠痉挛,导致腹痛腹泻;严格控制输注的速度与浓度,首次输注速度以20ml/h为宜,根据患者耐受程度逐渐增加输注的速度及量。患者在输注过程中若出现水、电解质紊乱,以及恶心、呕吐、腹痛、腹胀、腹泻等不适,立即减慢或暂停输注肠内营养,及时通知医师处理。

5. **饮食护理**　术后5～7天患者肠功能恢复后可拔除胃管,早期以流食为主,逐渐过渡到普食。饮食过渡过程中宜少量,以清淡为主,少食产气食物,忌食生、冷、硬和刺激性的食物,且需观察患者进食后有无恶心、呕吐、腹胀、腹痛等不适,如有异常应减少或暂停进食,待症状缓解后再试进食。

6. **胃大部切除术后并发症的观察及护理**

(1)吻合口出血:若短期内从胃管内引出大量鲜红色血液或出现呕血及黑粪,持续不止,应警惕是否存在吻合口出血。应开放静脉通路,通知医生,遵医嘱应用止血药或输血,非手术治疗无效时,再次手术止血。

(2)十二指肠残端破裂:是毕Ⅱ式术后最严重的并发症,患者表现为突发上腹部剧痛、发热、腹膜刺激征等,应立即手术治疗,术后加强全身支持治疗。

(3)术后梗阻:根据梗阻的部位分为吻合口梗阻、输入段梗阻和输出段梗阻,梗阻的部位不一,患者出现恶心、呕吐的程度不一,呕吐的内容物也不一。一般采取禁食、胃肠减压、营养支持,症状可缓解,症状若不能缓解,需手术治疗。

(4)倾倒综合征:多见于毕Ⅱ式术后,患者进食后,特别是进食含糖较多的流食或半流食

10～20分钟,出现心慌、头晕、乏力、面色苍白,甚至虚脱,平卧后可缓解。预防倾倒综合征的发生,应指导患者少食多餐、控制甜食,限制液体食物,采用躺靠或半躺姿势进食,餐后平卧10～20分钟,多数患者症状可改善。

(5)低血糖综合征:也称晚期倾倒综合征,多发生于餐后2～4小时,表现为心慌、眩晕、无力、手颤甚至虚脱,应指导患者在症状发生时稍进饮食或糖类,同时进行饮食调理。

【健康教育】

1. 向患者及家属讲解引起胃、十二指肠溃疡出血的病因和诱因、预防、治疗和护理知识,以减少再度出血的危险。避免长期大量服用非甾体抗炎药,如布洛芬等,以减少胃肠道黏膜损伤。

2. 注意饮食卫生和饮食规律,进食营养丰富、易消化的食物,避免过饥或暴饮暴食,避免粗糙、刺激性食物或过冷、过热的食物,合理饮食是避免诱发溃疡出血的重要环节。

3. 生活起居要有规律,劳逸结合,保持乐观精神,保证身心健康。避免长期精神紧张,过度劳累。应戒烟、戒酒,在医生指导下用药,勿擅自用药。

4. 患者及家属掌握早期识别出血征象及应急措施:出现头晕、心悸等不适或呕血、便血时,立即卧床休息,保持安静,呕吐时取侧卧位以免误吸,立即送医院治疗。

5. 讲解手术后期可能出现的并发症如碱性反流性胃炎、吻合口溃疡、营养不良并发症、残胃癌的表现和防治方法。做到定期复查,出现胃部不适应及时就诊。

第三节　胃、十二指肠溃疡瘢痕性幽门梗阻

胃、十二指肠溃疡瘢痕性幽门梗阻指的是幽门附近的溃疡瘢痕愈合后,造成胃收缩时胃内容物不能通过,并因此引起呕吐、营养障碍、水与电解质紊乱和酸碱失衡等一系列改变的情况,需要用外科手术治疗,占外科治疗溃疡患者的11%～30%。

一、手术前患者的护理

【护理评估】

1. 健康史　患者既往有长期溃疡病史。评估患者胃潴留程度、呕吐的量及胃内容物性质,并留置胃管,可抽出大量酸臭的胃液和食物残渣。评估患者的生命体征及营养状况。

2. 临床表现　突出的症状是呕吐,呕吐的特点为朝食暮吐、呕吐宿食;呕吐量大,一次可达1000～2000ml;呕吐物有酸臭味,吐后自觉舒适,常有患者自行诱吐以缓解上腹胀满之苦。体检时所见为营养不良(皮肤干燥松弛,皮下脂肪消失),上腹隆起,有时可见自左肋下至右上腹的胃蠕动波,手拍上腹部时有振水音。少数患者胃可以极度扩大,其下极可达下腹中部,使整个腹部隆起,易误认为是肠梗阻。有碱中毒低血钙时,耳前叩指试验(Chvostek 征)和上臂压迫试验(Trousseau 征)可呈阳性。

3. 辅助检查

(1)胃镜检查:胃腔于空腹时潴留液增多,甚至可见残存宿食;幽门变形及变窄,镜管不能通过。

(2)X线钡剂检查:胃高度扩大,胃张力减低,钡剂入胃后即下沉。若数小时后胃内仍有25%以上的残留钡剂,诊断即可成立。

4. 心理-社会因素　长期的溃疡病史、病情的反复发作和加重,使患者产生焦虑、急躁情绪,对疾病的治疗失去信心。了解患者对疾病的认知程度,对手术有何顾虑,有何思想负担。了解亲属对患者的关心程度、支持力度,家庭对手术的经济承受能力。

【护理诊断】

1. 体液不足　与大量呕吐、胃肠减压引起水、电解质的丢失有关。

2. 营养失调,低于机体需要量　与幽门梗阻致摄入不足、禁食和消耗、丢失有关。

3. 焦虑　与长期患病和担心预后有关。

4. 潜在并发症　出血、腹腔感染、吻合口瘘、消化道梗阻、倾倒综合征和低血糖综合征等。

【护理目标】

1. 患者营养状况得到改善和维持。

2. 患者体液平衡得到维持。

3. 患者焦虑程度减轻。

4. 并发症能得到预防或及时发现和处理。

【护理措施】

1. 禁食水、持续胃肠减压　有效吸引出胃腔内潴留物和胃液,减轻胃内张力,改善血液循环。每日用温盐水洗胃以减轻胃组织水肿,利于术后愈合。

2. 呕吐的护理　患者应卧床休息,取平卧位头偏向一侧,防止误吸或窒息,必要时用负压吸引清除口腔内的胃液和食物,保持呼吸道通畅。准确记录呕吐的发生时间、次数、量及性状,以便估计梗阻程度。呕吐后要及时清除污物,保持床单位整洁,以减少对患者的不良刺激。

3. 补液、营养支持　建立静脉通道,按医嘱准确、匀速输入林格液、电解质、血浆等液体,保持水、电解质、酸碱平衡和营养需要,必要时采取全肠外营养疗法,观察电解质与酸碱平衡指标变化,记录出入液量。梗阻严重的患者手术前更应注意改善患者的营养状态,纠正脱水、低氯低钾性碱中毒。

4. 病情观察　严密监测患者的血压、脉搏、呼吸,做好急诊手术准备。

5. 心理护理　与患者一起分析焦虑产生的原因,耐心倾听患者的诉说,理解和同情患者;向患者说明手术的必要性和安全性,解释手术方式及溃疡病的可治愈性,宽慰患者,使之保持良好的心理状态,增强患者对手术的了解和信心,以消除其紧张的心理;为患者创造安静、无刺激的环境,并与其一起确定合适的应对机制,及时鼓励和肯定患者的合作与进步。

二、手术中患者的护理

同胃、十二指肠溃疡大出血手术中患者的护理。

三、手术后患者的护理

【护理措施】

1. 术后监护

(1)术后置患者于监护室,妥善安置患者。主管护士及时了解麻醉及手术方式,对腹腔引流管、胃管、氧气管、输液管妥善固定。若为硬膜外麻醉应平卧 4~6 小时,若为全麻在患者未清醒前应去枕平卧,头偏向一侧,保持呼吸道通畅。术后 6 小时重点监测血压平稳后取半卧位,有利于呼吸并防止膈下脓肿,减轻腹部切口张力,有效缓解疼痛。

（2）密切观察生命体征及神志变化,尤其是血压及心率的变化。术后 3 小时内每 30 分钟测量 1 次,然后改为 1 小时测量 1 次。4～6 小时后若平稳则改为 4 小时测量 1 次。

2. 胃管的护理

（1）密切观察胃管引流的颜色及性状,记录 24 小时引流量。胃大部切除术后多在当天有陈旧性血液自胃管流出,24～48 小时自行停止,转变为草绿色胃液。

（2）保持有效的胃肠减压,减少胃内的积气、积液,维持胃处于空虚状态,促进吻合口早日愈合。观察胃管是否通畅,发现胃管内有凝血块或食物堵塞时及时用注射器抽出,生理盐水10～20ml 反复冲洗胃管致其通畅。

（3）留置胃管期间给予雾化吸入每日 2 次,有利于痰液排出,并可减轻插管引起咽部不适。

（4）做好健康指导。主管护士应仔细讲解胃管的作用及留置时间,取得患者的合作。防止其自行拔管,防止重复插管给患者造成痛苦和不良后果。

3. 腹腔引流管的护理　腹腔引流管要妥善固定,避免牵拉、受压、打折,保持其通畅。术后 24 小时注意观察有无内出血的征兆,一般术后引流量≤50ml,淡红色,多为术中冲洗液。引流液黏稠时经常挤捏管壁保持通畅。每日更换引流袋防止逆行感染,同时利于观察。术后3～5 天腹腔引流液＜10ml 可拔除引流管。

4. 饮食的护理　术后 24～48 小时肠蠕动恢复可拔除胃管,当日可少量饮水。第 2 日进全流食每次 50～80ml,第 3 日进全流食每次 100～150ml,避免可导致胃肠胀气的食物,以蛋汤、菜汤、藕粉为好。第 6 日进半流全量,术后 10～14 天进干饭。2 周后恢复正常饮食。

5. 活动　鼓励患者术后早期活动。早期活动可促进肠蠕动,预防肠粘连,可增加肌肉收缩力,防止肌肉萎缩和关节僵直,避免骨突处组织受压过久而发生压疮;还可增加肺通气量,避免肺泡萎缩,有利于气管内分泌物排出,预防坠积性肺炎、肺不张;还可加强心肌收缩力,增加心搏量,改善血液循环,从而增加局部组织灌流量。

6. 术后常见并发症的观察与护理

（1）术后出血:术后严密观察血压及脉搏变化,腹腔内出血常表现为失血性休克症状,伴有腹胀、全腹压痛、反跳痛明显等腹膜刺激征。因此护理过程中要严密观察患者腹部变化。

（2）感染:饱餐后的胃、十二指肠急性穿孔造成弥漫性腹膜炎,术后可能出现腹腔或切口感染。患者一般术后 3～5 天体温逐渐恢复正常,切口疼痛消失。若此时体温反而增高,局部出现疼痛和压痛,提示炎症的存在。术后第 4～5 天患者体温升高,出现伤口感染,给予拆除部分缝线,充分引流,每日伤口换药,约 2 周后愈合。

（3）吻合口梗阻:吻合口梗阻表现为患者拔除胃管或进食后腹胀,伴有呕吐胃内容物可混有胆汁液体。患者出现吻合口梗阻,碘剂造影显示胃空肠吻合口狭窄,考虑为炎症性水肿。经禁食、输液等保守治疗后水肿消失自行缓解。

【健康教育】

1. 保持心情舒畅,注意劳逸结合,3 个月内避免重体力劳动。

2. 向患者解释并强调溃疡的治愈需靠术后长期的配合。定期门诊复查。

3. 与患者讨论并计划其治疗性饮食。胃大部切除术后胃内容量受限,宜少食多餐,进食营养丰富的饮食,以后逐渐过渡至均衡饮食。术后早期不宜进过甜食物,餐后应平卧片刻,食物应易消化,不宜选择刺激性食物。

4. 讲解手术后期可能出现的并发症如碱性反流性胃炎、吻合口溃疡、营养不良性合并症、残胃癌的表现和防治方法。如出现胃部不适,及时就诊。

第四节　胃　癌

　　胃癌是来自胃黏膜的恶性肿瘤,好发于 40－60 岁,男性明显高于女性,男女比例约为 2∶1。胃癌的确切病因尚未完全清楚,一般认为与幽门螺杆菌的感染、不良的饮食习惯、遗传和某些胃疾病有关,如胃息肉、慢性萎缩性胃炎等是胃癌的癌前状态。胃癌早期症状不典型,常常被忽视,纤维胃镜的检查是确诊胃癌最有价值的手段。一经确诊,应及早手术,早期可实施根治性手术,切除距癌肿边缘 6～8cm 组织,切除胃大部或全胃以及大、小网膜和区域性淋巴结,并将残胃与肠道重建,术后辅助化疗和支持治疗。

一、手术前患者的护理

【护理评估】

　　1. 健康史　患者既往有长期溃疡病史或慢性萎缩性胃炎、胃息肉等胃癌前期疾病史。评估胃癌患者的营养状况、特殊检查结果,了解疾病性质和病理分期。

　　2. 临床表现　胃癌缺少特异性临床症状,早期胃癌常无症状。常见的临床症状有上腹部不适或疼痛、食欲减退、消瘦、乏力、恶心、呕吐、呕血或黑粪、腹泻、便秘、发热等。贲门部癌患者在进食吞咽时有胸骨后剑突后梗阻感,不能进食普食甚至半流质饮食。而巨块型幽门部或胃窦部癌都伴有呕吐。晚期患者出现消瘦、贫血。偶有患者以上腹部肿块就诊,多为胃体或胃窦部巨块型癌,多属中晚期。

　　早期和大部分局部进展期胃癌常无明显体征。晚期胃癌患者可扪及上腹部包块,发生远处转移时,根据转移部位可出现相应的体征。出现上消化道穿孔、出血或消化道梗阻等情况时,可出现相应体征。

　　3. 辅助检查

　　(1)实验室检查:粪便隐血试验偶有阳性。血常规可有血红蛋白、红细胞计数下降,血浆蛋白降低。肿瘤指标癌胚抗原(CEA)、CA724、CA19-9 升高。

　　(2)内镜检查:胃镜检查是确诊胃癌的必需手段,不仅可确定肿瘤的位置,还可获得组织标本以行病理检查。必要时可行超声胃镜检查,以评估胃癌浸润深度及胃周淋巴结转移状况,可用于胃癌的术前分期。而对拟施行内镜下黏膜切除(EMR)、内镜下黏膜下层切除(ESD)等微创手术者必须进行此项检查。

　　(3)上消化道造影检查:有助于判断胃原发病灶的范围及功能状态,特别是气钡双重对比造影检查是诊断胃癌的常用影像学方法之一。气钡造影可见胃壁病灶处充盈缺损,在病变部可见局限性或广泛性胃壁僵硬,黏膜中断、破坏或变形,溃疡性癌可见腔内龛影,幽门部癌可有部分或完全幽门梗阻。对疑有幽门梗阻的患者建议使用水溶性造影剂。

　　(4)CT 检查:CT 平扫及增强扫描在评价胃癌病变范围、局部淋巴结转移和远处转移状况等方面具有重要价值,可作为胃癌术前分期的常规方法。在胃腔呈良好充盈状态下进行增强CT 扫描准确性更高。

　　(5)MRI 检查:对 CT 造影剂过敏者或其他影像学检查怀疑转移者使用。MRI 有助于判断腹膜转移状态。

(6)PET-CT检查:对常规影像学检查无法明确的转移性病灶,可酌情使用。

(7)腹腔镜检查:对怀疑腹膜转移或腹腔内播散者,可考虑腹腔镜检查。

4. 心理-社会因素　胃癌患者对其诊断和预后的恐惧、焦虑程度,患者对疾病、术前各种检查、治疗和护理配合、手术方式和术后康复知识的了解程度。家属对疾病的认知和心理反应,对患者的关心支持情况。家庭对患者手术及术后综合治疗的认识和经济承受能力。

【护理诊断】

1. 焦虑、恐惧或绝望　与对疾病的发展及预后缺乏了解、对疾病的治疗效果没有信心,与死亡威胁、手术、化疗等治疗,以及住院和生活方式改变等因素有关。

2. 营养失调,低于机体需要量　与食欲减退、恶心、呕吐、疼痛、术后禁食或限量进食、消化不良、肿瘤高代谢等因素有关。

3. 体液不足　与呕吐、胃肠减压有关。

4. 疼痛　与癌肿侵及或压迫神经及手术创伤有关。

5. 潜在并发症　吻合口瘘、吻合口梗阻、胃潴留、倾倒综合征。

6. 知识缺乏　缺乏有关胃癌疾病及术后康复知识。

【护理目标】

1. 患者焦虑恐惧减轻。

2. 患者疼痛减轻或缓解。

3. 患者组织灌注良好,表现为循环血容量正常,皮肤黏膜颜色、弹性正常,生命体征平稳,尿量>30ml/h。

4. 患者营养不良得到改善。

5. 患者并发症得到预防、及时发现与处理。

6. 患者能复述有关疾病、自我保健、预防及饮食等方面的知识。

【护理措施】

1. 营养支持　胃癌患者要加强营养支持,纠正负氮平衡,提高手术耐受力和术后恢复的效果。能进食者给予高热量、高蛋白、高维生素饮食,食物应新鲜易消化。对于不能进食或禁食患者,应从静脉补给足够能量、氨基酸类、电解质和维生素,必要时可实施全胃肠外营养(TPN)。每周称重一次,监测血浆白蛋白和血红蛋白、尿素氮等生化指标的变化,并记录。

2. 有肠梗阻症状患者的肠道准备　①有幽门梗阻者,术前3天每晚用温生理盐水洗胃,清除胃内积存物,减轻胃黏膜水肿。②严重幽门梗阻者,应于术前1～3天行持续胃肠减压,使胃体积缩小。

3. 无梗阻症状患者的肠道准备　①术前3日少渣半流质饮食,如稀饭、面条、米粉、蒸蛋、豆类制品、牛奶等,术前1日禁食,予以静脉输液。②术前3日予以肠道不吸收抗生素,如甲硝唑0.2g,庆大霉素8万U,每日3次。③术前3日口服维生素K 48mg,每日3次,以补充因服用肠道杀菌剂而致维生素K的合成和吸收减少。④术前3日口服缓泻药液状石蜡20～30ml,每日3次;术前1日泡服中药泻药,如大黄30g、芒硝30g、甘草10g,用500ml开水泡1小时后口服,泡服后大量饮水2500～3000ml以促进肠道的排空。注意观察患者服用泻药后的效果及不良反应。

4. 其他　术前1日备皮、备血,手术日晨放置胃管、导尿管,防止麻醉及手术过程中呕吐、误吸,便于术中操作,减少手术时腹腔污染。

5. **心理护理**　对癌症患者表现出的恐惧、悲观情绪要予以理解和安慰。引导患者正确认识癌症,积极治疗和树立战胜癌症的信心,使患者认识到癌症并非都是不治之症。向患者讲解胃癌手术的治愈性及手术的必要性,以具体病例讲解手术的安全性和效果。

二、手术中患者的护理

胃癌根治术。

【麻醉方式】

全身麻醉。

【手术体位】

仰卧位。

【手术步骤及护理配合】

手术步骤	护理配合
1. 切开皮肤,皮下组织	递 20 号刀片腹正中线左旁开 2cm 切皮后更换刀片,电烧切开皮下组织,干纱布或中直钳钳夹止血,1 号缝线结扎,递甲状腺拉钩牵开
2. 切开腹直肌前鞘	递 20 号刀片切一小口,术者以手指钝性分离后并向外牵开,递电烧或组织剪扩大切口
3. 牵开腹直肌	钝性分离腹直肌,递甲状腺拉钩牵开,显露后鞘及腹膜。如有小血管,可用 1 号丝线结扎或电烧止血
4. 切开后鞘及腹膜	递中弯 2 把钳夹切口两侧,20 号刀片切一小口手指探查后以电烧扩大切口,2 块湿纱垫保护切口
5. 探查腹腔	生理盐水洗手后更换干净湿纱布,递腹部自动拉钩牵开显露术野
6. 分离大网膜,切断胃结肠韧带,直达横结肠肝曲	递湿纱布包裹并提起胃体,显露大网膜无血管区,递电烧自横结肠缘上切开,递中弯血管钳依次钳夹,组织剪剪断,1 号丝线结扎
7. 分离横结肠系膜前叶,清扫肠系膜根部及结肠中动脉周围淋巴结	递"花生米",在结肠系膜前后间做钝性分离,递长平镊,组织剪清扫淋巴结
8. 切断胃网膜右动、静脉,清扫幽门下淋巴结	递小直角钳,中弯血管钳依次钳夹血管,组织剪剪断,4 号丝线结扎,近端小圆针 1 号丝线缝扎或结扎
9. 切开十二指肠外侧腹膜,将胰头和十二指肠向内侧充分分离翻起,见胰十二指肠后动脉弓,清扫胰后淋巴结及胆总管下端淋巴结	递长平镊,电烧切开腹膜,递长平镊,组织剪清扫各区域淋巴结,1 号丝线结扎出血点
10. 显露肝固有动脉,胆总管,切断胃右动、静脉,清扫肝十二指肠韧带内淋巴结	递小直角钳分离胃右动、静脉,中弯血管钳依次钳夹,组织剪剪断,4 号丝线结扎,递长平镊,组织剪依次清扫十二指肠内淋巴结
11. 在距幽门 3～5cm 处切断十二指肠	递 60cm 闭合器,血管钳分别夹闭十二指肠,10 号刀片切断,酒精纱球消毒断端及刀片;递 7 号丝线结扎近端,递小圆针 1 号丝线间断缝合远端

（续　表）

手术步骤	护理配合
12. 清扫肝总动脉干淋巴结,切断胃冠状静脉	递长平镊,组织剪清扫淋巴结,递中弯血管钳钳夹血管,组织剪剪断,4号丝线结扎
13. 双重结扎、切断胃左动脉,清扫腹腔动脉周围淋巴结	递长弯血管钳钳夹胃左动脉,组织剪剪断,4号丝线结扎,于胃左动脉近心端递小圆针1号丝线再次缝扎;递长平镊,组织剪清扫胃左动脉干、脾门及脾动脉干淋巴结
14. 切断胰体尾部,缝扎胰管	递小直角钳分离胰体尾部,中弯血管钳钳夹,组织剪剪断,小圆针1号丝线缝扎,断面仔细止血
15. 显露贲门,荷包并切断食管	递长弯血管钳分离食管下端,递小圆针1号丝线荷包食管,血管钳夹食管远端,10号刀片切断,留好病理,酒精纱球消毒断端和刀片
16. 食管内放入吻合器	递艾利斯组织钳提起食管残端,以液状石蜡润滑吻合器前端并送入食管,收紧荷包线
17. 切断空肠	递60cm闭合器,肠钳夹闭空肠,10号刀片切断,酒精纱球消毒断端和刀片

【巡回护士的配合】

1. 接患者时核对患者携带物品,严格执行三查七对。

2. 缓解患者紧张情绪,取得患者配合,严格执行《手术安全核查制度》后,开放静脉。

3. 配合麻醉医生,协助做好麻醉护理,以保证以后的工作有条不紊地进行。

4. 按照手术的要求,与麻醉医生、手术医生共同摆放手术体位。

5. 根据手术的情况,必要时在麻醉后给患者进行导尿。

6. 协助刷手护士上台共同清点物品并填写各种手术护理记录单。

7. 协助手术医生及助手上台,手术中密切观察患者的生命体征,发现异常及时通知医生。

8. 保证外周静脉顺畅。

9. 术毕再次与刷手护士清点物品。

三、手术后患者的护理

【护理措施】

1. 病情观察　术后定时监测患者的血压、脉搏、呼吸、神志、肤色、尿量、切口渗液情况。

2. 禁食、胃肠减压　保持胃管引流通畅,每日用生理盐水冲洗胃管以防血痂堵塞胃管;观察引流液的性状及量,术后24小时内可由胃管引流出少量血液或咖啡样液体100～300ml。若有较多鲜血,应警惕吻合口出血,要及时与医生联系并处理;妥善固定胃管,胃管是术中放置在吻合口附近,一旦脱出,难以重新放置到合适位置,告诉患者留置胃管的重要性,不能自行拔出;若胃管脱出,要在医生的指导下重新放置,动作要轻柔,以防造成吻合口出血。

3. 疼痛的护理　协助患者取舒适的体位,如术后患者神志清楚、血压平稳后,给予半坐卧位,松弛腹肌,减轻疼痛,同时膈肌下移,促进呼吸和循环。告诉患者咳嗽时用手或小枕头按压伤口。固定好引流管,以免翻身活动时牵拉引起伤口疼痛。必要时按医嘱给予止痛药,同时观察止痛药的效果、不良反应,并予以记录。

4. 加强营养　术后早期继续给予胃肠道外静脉营养治疗,待肠功能恢复后给予肠内营养治疗。肠内营养更有利于营养素的吸收,还有助于维持肠黏膜结构和屏障功能的完整性。

5. 饮食护理　胃大部或全胃切除后患者的治疗既要补充营养,又要结合患者自身对饮食的耐受情况,区别对待,切不可强求一律。一般在胃手术后 24～48 小时禁食,第 3～4 日肠道恢复功能、肛门开始排气后先进少量多餐的清流饮食,然后改为全量流质饮食,"胃切一号",而后逐步由无渣、少渣半流质饮食过渡到普食。一般坚持半年以上的半流质饮食才能逐渐恢复到正常饮食。

6. 术后并发症的观察与护理　近期并发症同胃大部切除术后,如出血、胃排空障碍、吻合口破裂、术后梗阻等,护理措施同胃大部切除术后护理;胃癌术后相对特有的并发症有淋巴漏、腹腔感染等,晚期主要并发症为胃癌复发。

(1)淋巴漏:胃癌根治术广泛地清扫淋巴结,破坏了大量的淋巴管,致使淋巴漏。护理中应严密观察淋巴漏出液的量,术后常规放置腹腔引流管,留置 5～7 天,一般情况淋巴漏可在 1 周左右闭合。

(2)胃癌复发:多数患者出现在胃癌术后两年内,主要表现为胸骨后烧灼感、恶心、呕吐等。根据肿瘤侵犯周围脏器的程度,采取相应的治疗措施,如二次手术或化疗、放疗和免疫治疗等。

【健康教育】

1. 保持心情舒畅,注意劳逸结合。胃癌的患者病情得到缓解或相对平稳后,生活要有规律,建立和调节好自己的生物钟,采用适当放松技巧,缓解生活及工作的压力,从而控制病情的发展和促进健康。

2. 与患者一起制订饮食计划。胃癌术后一年胃容量受限,应注意少量多餐,避免辛辣刺激食物的摄入。以高蛋白、高热量、高维生素、低脂肪饮食为主,禁止吸烟和饮酒。由于胃肠道消化吸收功能减弱,应注意定期补充铁剂、钙剂、叶酸、维生素 D 制剂和维生素 B_{12} 等营养素。

3. 定期门诊复查。术后 1 年内,每 3 个月或半年复查 1 次,如正常可改为 1 年检查 1 次。

4. 向患者讲解有关化疗的知识及必要性,告诉患者胃癌联合化疗的基本方案,说明化疗的不良反应有恶心、呕吐、白细胞计数下降、脱发等,以及处理这些不良反应的对策,使患者有心理准备。腹腔化疗时嘱患者改变体位,使药物在腹腔内均匀分布,增加药液与腹膜的接触面。指导患者做好口腔护理,预防口腔炎等并发症的发生。

5. 做到早发现、早诊断、早治疗是提高胃癌治愈率的关键。应通过健康教育提高大众的自我保健意识。对下列情况,应深入检查并定期复查。

(1)原因不明的上腹不适、隐痛、食欲缺乏及消瘦,特别是中年以上者。

(2)原因不明呕血、便血或粪便潜血阳性者。

(3)原有长期胃病史,近期出现胃部症状。

(4)中年既往无胃病史,短期内出现胃部症状。

(5)已确诊为胃溃疡、胃息肉或萎缩性胃炎者。

(6)多年前因胃良性疾病做胃大部切除手术,近年又出现消化道症状者。

第6章

急性阑尾炎围手术期护理

急性阑尾炎是最常见的外科急腹症之一，可在各个年龄层发病，以青壮年发病率最高，男性比女性发病率高。阑尾腔的机械性梗阻是诱发阑尾急性炎症的主要病因。多数患者首先出现上腹部或脐周疼痛，数小时后转移至右下腹，且麦氏点出现固定的压痛和反跳痛。绝大多数急性阑尾炎一经确诊，应早期行阑尾切除术，以减少近期或远期并发症的发生。老年人、小儿及妊娠期的急性阑尾炎诊断清楚，也应早期行阑尾切除手术治疗。若诊断不能完全明确，经非手术治疗症状、体征未改善并继续加重，需行手术探查为宜。

一、手术前患者的护理

【护理评估】

1. 健康史　询问患者既往病史，尤其有无阑尾炎发作史、胃和十二指肠溃疡、右侧输尿管结石，育龄妇女特别要注意妇产科疾病，手术治疗史；患者发病前是否有剧烈运动及不洁饮食的诱因；老年患者有无心血管疾病、糖尿病及肾功能不全等病史。

2. 临床表现

(1)症状：①腹痛：转移性右下腹疼痛伴胃肠道症状是急性阑尾炎的典型症状，也可伴有全身症状。腹痛最初通常定位于上腹部或脐周，程度一般不重，多持续数小时；当炎症波及局部腹膜表面时，疼痛转化为躯体型疼痛，表现为持续疼痛且程度较前加重，通常定位于右下腹。由于阑尾解剖位置的变异，急性阑尾炎的症状可有差异。②胃肠道症状：病程早期常出现恶心、呕吐，盆腔位阑尾炎可刺激直肠、膀胱引起腹泻、尿痛症状。弥漫性腹膜炎时可致麻痹性肠梗阻。③全身反应：早期可有乏力、头痛等。急性单纯性阑尾炎患者体温一般在 37.5～38℃，化脓性常伴寒战、高热、体温在 38.5～39℃ 或以上。如并发门静脉炎可出现黄疸。老年人反应性低，体温可不太高，小儿体温多在 38℃ 以上。体温升高一般发生在腹痛以后。

(2)体征：典型体征为右下腹局限性固定压痛，多位于麦氏点附近，严重者可有肌紧张及反跳痛。①右下腹压痛：是急性阑尾炎最常见的重要体征。压痛点通常位于麦氏点，可随阑尾位置的变异而改变，但压痛点始终在一个固定的位置上。当炎症加重，压痛的范围也随之扩大。当阑尾穿孔时，疼痛和压痛的范围可波及全腹。②腹膜刺激征：反跳痛、肌紧张、肠鸣音减弱或消失等是壁层腹膜受炎症刺激出现的防卫性反应，提示阑尾炎症加重，出现化脓、坏疽或穿孔等病理改变。③右下腹包块：查体可发现右下腹饱满，可扪及一压痛性包块，边界不清、固定，应考虑阑尾周围脓肿的诊断。④其他体征：包括结肠充气试验、腰大肌试验、闭孔内肌试验、经肛门直肠指诊。

3. 辅助检查

(1)实验室检查:多数患者的白细胞计数和中性粒细胞比例增高。

(2)尿常规检查:尿检一般无阳性发现,但盲肠后位阑尾炎可刺激邻近的右输尿管,尿中可出现少量红细胞和白细胞。

(3)粪便常规检查:盆位阑尾炎和穿孔性阑尾炎合并盆腔脓肿时,粪便中也可发现血细胞。

(4)X 线检查:对不典型急性阑尾炎有一定帮助,可表现为:①回肠末端反射性肠腔积气积液;②阑尾区条索状气影;③部分患者可发现阑尾结石;④阑尾穿孔后部分患者可产生腹、肠管扩张、积气、积液明显。

(5)B 超检查:用加压超声探头检查可发现急性阑尾炎的阑尾呈低回声的管状结构,压之形态不改变、僵硬,横切面呈同心圆似的靶样结构图像,并以此特征作为急性阑尾炎的超声诊断标准。

4. 心理-社会因素　急性阑尾炎起病急,腹痛明显,且需紧急手术治疗。术前了解患者及家属对疾病和手术的认知程度,对手术前后的配合及康复知识的掌握程度,同时了解家庭的经济承受能力。

【护理诊断】

1. 急性疼痛　与阑尾炎症刺激壁腹膜或手术创伤有关。

2. 焦虑　与对疾病的发生及预后缺乏了解、生活方式改变有关。

3. 体温过高　与阑尾化脓性感染有关。

4. 潜在并发症　腹腔脓肿、门静脉炎、出血、切口感染、阑尾残株炎及粘连性肠梗阻等。

5. 知识缺乏　缺乏阑尾疾病的相关知识。

【护理目标】

1. 患者焦虑减轻。表现为患者主动找出原因,知道缓解焦虑的方法,主诉焦虑减轻。

2. 患者疼痛减轻或缓解。

3. 患者体温恢复正常。

4. 并发症被及时发现和处理。

5. 患者了解有关疾病、自我保健、预防及饮食等方面的知识。

【护理措施】

1. 病情观察　定时测量体温、脉搏、血压和呼吸;加强巡视,观察患者的腹部症状和体征,尤其注意腹痛的变化;在非手术治疗期间,出现右下腹痛加剧、发热;血白细胞计数和中性粒细胞比例上升,应做好急诊手术的准备。

2. 体位护理　卧床休息,取半坐卧位,以降低腹壁张力,减轻疼痛。

3. 饮食护理　禁食,遵医嘱予以静脉输液。

4. 避免肠内压力增高　非手术治疗期间,予以禁食,甚至胃肠减压,同时给予肠外营养;禁服泻药及灌肠,以免肠蠕动加快,增高肠内压力,导致阑尾穿孔或炎症扩散。

5. 控制感染　遵医嘱及时应用有效的抗生素;脓肿形成者可配合医师行脓肿穿刺抽液,根据脓液的药敏结果选用有效的抗生素。

6. 镇痛　已明确诊断或已决定手术的患者疼痛剧烈时可遵医嘱给予解痉或止痛药,以缓解疼痛。

7. 腹腔脓肿的观察和护理　腹腔脓肿是阑尾炎未经有效治疗的结果。以阑尾周围脓肿最常见,也可在盆腔、膈下或肠间隙等处形成脓肿。临床表现有压痛性肿块,麻痹性肠梗阻所致的腹胀,亦可出现直肠、膀胱刺激症状及全身中毒症状等。B超和CT检查可协助定位。可采用B超引导下穿刺抽脓、冲洗或置管引流。必要时做好急诊手术的准备。

8. 门静脉炎的观察和护理　门静脉炎少见。急性阑尾炎时细菌栓子脱落进入阑尾静脉中,可沿肠系膜上静脉至门静脉,导致门静脉炎。表现为寒战、高热、轻度黄疸、肝大、剑突下压痛等。若进一步加重可致全身性感染,亦可发展为细菌性肝脓肿。一旦发现,除应用大剂量抗生素治疗外,做好急诊手术的准备。

9. 急诊手术前准备　拟急诊手术者应紧急作好备皮、配血、输液等术前准备。

10. 心理护理　了解患者及家属在紧急情况下的应激反应,通过良好的沟通,告诉患者及家属有关疾病的知识、手术的重要性和手术前后注意事项,以缓解和稳定患者情绪,积极配合治疗及护理。

11. 用药护理　遵医嘱抗感染,纠正水、电解质平衡紊乱。禁灌肠,禁服泻药,禁用吗啡及哌替啶等止痛药,以免掩盖病情变化。

二、手术中患者的护理

【麻醉方式】
硬膜外麻醉。
【手术体位】
仰卧位。
【手术步骤及护理配合】

手术步骤	护理配合
1. 切皮	递刀自脐与右髂骨之间外1/3处切皮
2. 分离皮下	递干纱布2块拭血,电凝止血,递甲状腺拉钩显露术野
3. 切开腹横筋膜与腹膜,进入腹腔	递电刀逐层切开,止血,达腹腔后递盐水洗手,探查腹腔
4. 探查腹腔,寻找阑尾	递腹壁拉钩显露腹腔,递卵圆钳提起盲肠,找到阑尾
5. 处理阑尾	递艾利斯钳提起阑尾,递中弯,钳夹阑尾系膜,组织剪剪断,直至阑尾根部,保留端4号线缝扎;递小圆针4号丝线距阑尾根部0.5cm处的盲肠根部行荷包缝合,暂不结扎;蚊式钳夹线,切除阑尾,断端分别用碘酒、酒精、盐水棉签处理,再行结扎收入阑尾断端
6. 缝合腹膜	清点纱布,敷料,递1号可吸收线连续缝合
7. 缝合皮下组织	递酒精纱球消毒切口周围皮肤,递平镊,圆针1号丝线缝合,再次清点物品
8. 缝合皮肤	递齿镊,角针1号丝线行缝合
9. 覆盖切口	递酒精消毒皮肤切口并覆盖酒精纱条及纱布
10. 留好病理	与手术医生共同留病理并做好登记

【巡回护士的配合】
1. 接患者时核对患者携带物品,严格执行三查七对。

2. 缓解患者紧张情绪,取得患者配合,严格执行《手术安全核查制度》后,开放静脉。

3. 配合麻醉医生,协助做好麻醉护理,以保证以后的工作有条不紊地进行。

4. 按照手术的要求,与麻醉医生、手术医生共同摆放手术体位。

5. 根据手术的情况,必要时在麻醉后给患者进行导尿。

6. 协助刷手护士上台共同清点物品并填写各种手术护理记录单。

7. 协助手术医生及助手上台,密切观察患者术中情况。

8. 在行阑尾探查时,患者时常有牵拉不适的反应,此时应做好心理护理。

9. 凡与阑尾残端接触过的手术器械,一律算污染器械应单独放置。

10. 术毕再次与刷手护士清点物品。

三、手术后患者的护理

【护理措施】

1. **密切监测病情变化**　遵医嘱测量体温、脉搏、呼吸、血压,观察腹部症状体征,肛门排气排便情况,及时发现术后并发症,通知医师协助处理。

2. **体位护理**　全麻术后清醒或硬膜外麻醉平卧 6 小时后,血压、脉搏平稳者改为半卧位,以降低腹壁张力,减轻切口疼痛,有利于呼吸和引流,并可预防膈下脓肿形成。

3. **腹腔引流管的护理**　阑尾切除术后较少留置引流管,只有在局部有脓肿或阑尾残端包埋不满意及处理困难时采用,目的在于引流脓液,或若有肠瘘形成,肠内容物可从引流管流出。一般在 1 周左右拔除。妥善固定引流管,防止扭曲、受压,保持通畅;经常从近端至远端挤压引流管,防止因血块或脓液而堵塞;观察并记录引流液的颜色、性状及量。

4. **饮食护理**　术后当日禁食,遵医嘱静脉输液,第 1 日进食流食,第 2 日半流食,3～4 日后普食。重症患者待肛门排气后进食流食。

5. **抗生素的应用**　术后应用有效抗生素,控制感染,防止并发症发生。

6. **早期活动**　鼓励患者早期下床活动,以促进肠蠕动恢复,防止肠粘连的发生。手术当日即可下床活动,重症或身体虚弱者应在床上活动,待病情稳定后再下床活动。

7. **并发症的观察与护理**

(1)出血:阑尾切除术后出血并不多见,以 24 小时内为多发。主要表现为切口胀痛,切口渗血等,合并腹腔内、腹膜后出血者,出血达到一定量时可出现心率增快、血压下降等症状。手术后 24 小时内应监测患者血压、脉搏等。

(2)切口感染:是阑尾手术后最常见的并发症,以穿孔性阑尾炎的发病率最高。表现为患者术后 5 日出现体温上升,且切口疼痛,伴有胀痛、跳痛,切口红、肿、压痛,皮肤温度上升,伴有渗液,严重者可合并脓肿形成。应加强换药,促进炎症消散,脓肿形成者应及早切开,充分引流,应用抗生素控制感染。

(3)腹腔脓肿:多发生于穿孔性阑尾炎,局部或全身已形成腹膜炎,可引起膈下、肠间、盆腔脓肿,以后者为多见。一般发生在术后 6～12 天,表现为发热、腹部不适,膈下脓肿可出现上腹部疼痛、恶心、呕吐;盆腔脓肿可出现直肠刺激症状,如腹泻、排便不尽、黏液性便、膀胱刺激症状等。当患者出现上述症状,应及时通知医生给予处理。

(4)粪瘘:多发生于术后 6～9 天,表现为发热、腹胀、切口疼痛等。非特异性感染形成的粪瘘,给予全身支持及抗感染治疗、局部引流,多在 2 周内自愈,若 3～6 个月不愈,可考虑手术治疗。

(5)阑尾残端炎:较少见,是指阑尾切除术因根部残端留置过长再次发生阑尾炎症状。患者表现为阑尾炎相似症状,出现恶心、呕吐、右下腹压痛等,应予以手术治疗。

(6)粘连性肠梗阻:粘连性肠梗阻与局部炎性渗出、手术损伤和术后长期卧床等因素有关。术后早期协助患者翻身并活动肢体;鼓励患者尽早下床活动,以促进肠蠕动恢复,预防粘连。若患者再次出现腹痛、腹胀、呕吐等肠梗阻症状,应及时通知医生。

【健康教育】

1. 术后 3～5 天禁用强泻药和刺激性强的肥皂水灌肠,增强肠蠕动,而使阑尾残端结扎线脱落或缝合裂开。术后便秘可口服轻泻药。

2. 术后切口如无异常,一般 5～7 天可拆线,拆线后 2～3 日允许洗澡、淋浴。1 个月内避免增加腹压的剧烈运动。2 周左右可恢复日常工作。

3. 嘱患者保持切口处皮肤清洁干燥。

4. 不可剧烈活动而使腹部受力、挤压。

5. 饮食注意少量多餐,避免辛辣刺激食物的摄入,禁止吸烟、饮酒。

6. 注意保暖,避免感冒。

7. 告诉患者出院后若出现腹痛、腹胀等不适,应及时就诊。阑尾周围脓肿未切除阑尾者,出院时告知患者 3 个月后再行阑尾切除术。

第7章

肠道疾病围手术期护理

第一节 肠 梗 阻

肠梗阻是指肠内容物不能正常运行,顺利通过肠道,是外科常见的急腹症之一。病因复杂、病情多变、发展迅速,治疗的具体方法需根据肠梗阻的类型、程度及患者的全身情况而定。单纯的肠内容物通过受阻,无血供障碍者,可采用非手术治疗,胃肠减压是非手术治疗中最主要的手段;手术治疗适用于各种梗阻合并肠壁血供障碍者,以及肿瘤和非手术疗法不能缓解的肠梗阻,常用术式有肠粘连松解术、肠切除术、肠短路吻合术等。

一、手术前患者的护理

【护理评估】

1. 健康史 了解患者的一般情况,发病前有无体位及饮食不当、饱餐后剧烈活动等诱因;腹痛、腹胀、呕吐、停止排便、排气等症状的初发时间、程度、是否进行性加重;呕吐物、排泄物的量及性状。重点评估患者既往有无易引起肠梗阻的危险因素,如腹部手术或外伤史、肿瘤、放射性治疗史、克罗恩病、溃疡性结肠炎、胆石症等常与粘连性肠梗阻有关。蛔虫性肠梗阻常见于2—10岁儿童,多因发病、驱虫不当、蛔虫产生的毒素或机械刺激引起肠管痉挛所致,肠套叠多见于婴幼儿,成人肠套叠多继发于肠息肉、肠肿瘤或肠道憩室等肠壁病变。小肠扭转多见于青壮年,常有饱食后剧烈运动等诱发因素。乙状结肠扭转多见于老年人,常有便秘史。新生婴儿肠梗阻以肠道先天性畸形为多见,老年人肠梗阻多见于肿瘤及粪块堵塞。

2. 临床表现

(1)粘连性肠梗阻:典型的临床症状可概括为"痛、吐、胀、闭",即腹痛、呕吐、腹胀及停止排气、排便。腹部查体可见腹胀、肠型、蠕动波或非对称性隆起,肠鸣音增多亢进,可闻及气过水音或高调金属音,如出现绞窄或穿孔时,可有腹膜炎的表现。

(2)蛔虫性肠梗阻:蛔虫性肠梗阻症状为阵发性脐周腹痛,伴呕吐,腹胀不明显。由于虫体的机械性刺激及其分泌的毒物和代谢产物,可引起消化道功能紊乱和异性蛋白反应,如食欲缺乏、恶心、呕吐、腹泻和荨麻疹。儿童严重感染者,可引起营养不良、精神不安、失眠、磨牙、夜惊等。腹部常可扪及变形、变位的条索状团块。肠鸣音可亢进或正常。少数患者可并发肠扭转或肠壁坏死,蛔虫进入腹腔引起腹膜炎。

(3)肠扭转:肠扭转是闭襻型肠梗阻加绞窄性肠梗阻,发病急骤,发展迅速。起病时腹痛剧烈且无间歇期,早期即可出现休克。肠扭转的好发部位是小肠、乙状结肠和盲肠,临床表现各有特点。①小肠扭转:表现为突然发作剧烈腹部绞痛,多在脐周围,常为持续性疼痛阵发性加剧,由于肠系膜受到牵拉,疼痛可放射至腰背部。呕吐频繁,腹胀以某一部位特别明显,腹部有时可扪及压痛的扩张肠襻。肠鸣音减弱,可闻及气过水声。②乙状结肠扭转:多见于乙状结肠冗长、有便秘的老年人,以往可有多次腹痛发作经排气、排便后缓解的病史。患者有腹部持续胀痛,左腹部明显膨胀,可见肠型。腹部压痛及肌紧张不明显。

(4)肠套叠:肠套叠的三大典型症状是腹痛、血便和腹部肿块,表现为突然发作剧烈的阵发性腹痛,患儿阵发哭闹不安,有安静如常的间歇期,伴有呕吐和果酱样血便。腹部触诊常可在腹部扪及腊肠形、表面光滑、稍可活动、具有压痛的肿块。常位于脐右上方,而右下腹扪诊有空虚感。随着病程的进展,逐步出现腹胀等肠梗阻症状。

3. 辅助检查

(1)粘连性肠梗阻:腹部立卧位 X 线片检查是临床最常用的辅助检查手段之一,根据不同的 X 线征象能推测梗阻的部位,但对梗阻原因的判断较为困难。肠梗阻时,卧位腹平片可见肠管胀气扩张,立位腹平片则可见多个气液平面。若腹腔内渗出较多时,可见肠间隙明显增宽。小肠梗阻时可见扩张肠管内空肠黏膜皱襞形成的"鱼骨刺"征,结肠梗阻时可见扩张的结肠袋。

(2)蛔虫性肠梗阻:腹部 X 线片可见肠腔内成团的蛔虫成虫体阴影。粪便直接涂片检查可见虫卵。

(3)肠扭转:①小肠扭转。腹部 X 线检查符合绞窄性肠梗阻的表现,有时可见空肠和回肠换位,或排列成多种形态的小跨度卷曲肠襻等特有的征象。②乙状结肠扭转。腹部 X 线片可见马蹄状巨大的双腔充气肠襻,圆顶向上;立位可见两个液平面。钡剂灌肠 X 线检查见扭转部位钡剂受阻,钡影尖端呈"鸟嘴"形。

(4)肠套叠:钡剂胃肠道造影对诊断肠套叠有较高的准确率,灌肠检查可见钡剂在结肠受阻,阻端钡影呈"杯口"状或"弹簧状"阴影;小肠套叠钡剂造影可显示肠腔呈线状狭窄而远端肠腔有扩张。

4. 心理-社会因素　肠梗阻急性发病,剧烈腹痛、腹胀、呕吐等突然出现的梗阻表现可使患者感到紧张恐惧。缺乏肠梗阻疾病相关知识、担心预后,尤其是粘连性肠梗阻反复多次发作,常使患者情绪消沉、悲观,甚至不配合治疗与护理。

【护理诊断】

1. 疼痛　与肠内容物不能正常运行、通过障碍,肠蠕动亢进或手术有关。

2. 组织灌注量改变　与肠梗阻致胃肠道血供障碍有关。

3. 舒适度改变　与肠梗阻致肠腔积液、积气有关。

4. 体液不足　与呕吐、禁食、肠腔积液、胃肠减压有关。

5. 潜在并发症　出血、肠粘连、肠坏死、腹腔感染、中毒性休克。

【护理目标】

1. 患者腹痛程度减轻。

2. 患者肠道维持有效的循环血量,不发生肠坏死、肠穿孔。

3. 患者腹胀缓解。

4. 患者体液平衡得到维持。

5. 并发症被及时发现和处理。

【护理措施】

1. 体位　生命体征稳定者取半卧位,可使膈肌下降,减轻腹胀对呼吸、循环系统的影响。协助患者采取舒适体位,变换体位可促进肠蠕动。

2. 禁食　肠梗阻患者应禁食,若梗阻缓解 12 小时后,如患者排气、排便,腹痛、腹胀消失后,可进少量流质饮食,48 小时后试进少量半流食,忌食产气的甜食和牛奶等。

3. 胃肠减压　保持胃肠减压通畅。胃肠减压是通过负压吸引出胃肠内的液体和气体,能有效减轻腹胀,使肠道压力降低,改善肠道血液循环。胃肠减压期间,应观察和记录引流液的颜色、性状和量,若发现有血性液体,应考虑有绞窄性肠梗阻的可能。

4. 缓解腹痛和腹胀　若无肠绞窄或肠麻痹,可遵医嘱应用阿托品类抗胆碱药物以解除胃肠道平滑肌痉挛,使腹痛得以缓解。但不可随意应用吗啡类止痛药,以免掩盖病情。若患者为不完全性、痉挛性或单纯蛔虫所致的肠梗阻,可适当顺时针轻柔按摩腹部。此外,还可热敷腹部、针灸双侧足三里穴,促进肠蠕动恢复。如无绞窄性肠梗阻,可让患者口服或从胃管注入液状石蜡或食用色拉油,每次 $100\sim200ml$。

5. 呕吐的护理　呕吐时嘱患者坐起或头侧向一边,以免误吸引起吸入性肺炎或窒息;及时清除口腔内呕吐物,给予漱口,保持口腔清洁,并观察记录呕吐物的颜色、性状和量。

6. 准确记录 24 小时出入液量　包括呕吐物、胃肠减压量等。

7. 补液　大量液体丢失是急性肠梗阻患者的一个重要病理生理改变,应补充液体和电解质,防止或纠正水、电解质及酸碱平衡失调,必要时输血浆或全血等,以补偿丢失于肠腔或腹腔内的体液。

8. 防治感染和脓毒症　正确、按时应用抗生素可有效防治细菌感染,减少毒素产生,同时观察用药效果和不良反应。

9. 严密观察病情　定时测量记录体温、脉搏、呼吸、血压,严密观察腹痛、腹胀、呕吐及腹部体征情况;若患者症状与体征不见好转或反有加重,应考虑有肠绞窄的可能。绞窄性肠梗阻的临床特征:①腹痛发作急骤,起始即为持续性剧烈疼痛,或在阵发性加重期间仍有持续性疼痛。肠鸣音可不亢进。呕吐出现早、剧烈而频繁。②病情发展迅速,早期出现休克,抗休克治疗后症状改善不显著。③有明显腹膜刺激征,体温升高,脉率增快,白细胞计数和中性粒细胞比例增高。④不对称性腹胀,腹部有局部隆起或触及有压痛的肿块。⑤呕吐物、胃肠减压抽出液、肛门排出物为血性,或腹腔穿刺抽出血性液体。⑥经积极非手术治疗后症状、体征无明显改善。⑦腹部 X 线检查所见符合绞窄性肠梗阻的特点。此类患者因病情危重,多处于休克状态,需紧急手术治疗。应积极做好术前准备。

10. 中药治疗　可遵医嘱从胃管内或肛门内注入中药,促进肠道通畅。

11. 心理护理　评估患者对肠梗阻的焦虑或恐惧程度。护理人员应鼓励患者表达自己的思想情绪变化和提问,并及时告知患者检查结果和治疗计划、进展。

二、手术中患者的护理

肠梗阻切除术。

【麻醉方式】

全麻或 EGO。

【手术体位】

仰卧位。

【手术步骤及护理配合】

手术步骤	护理配合
1. 切皮	递刀做腹正中切口
2. 分离皮下	递干纱布2块拭血,电烧止血,组织剪扩大,递腹垫、巾钳、大角针7号固定护皮
3. 切开肌肉及筋膜	更换手术刀,递甲状腺拉钩牵开显露术野,递20号刀切开,组织剪扩大,电烧止血,医生洗手探查腹腔
4. 游离空肠、分离肠系膜	递纱垫、拉钩,术中常用到长弯、长电烧、精细剪,备4号、7号结扎线,小圆针1号缝扎线
5. 断空肠	递血管钳,递酒精纱球擦断端和手术刀
6.(做胃-空肠的端侧吻合)另一肠侧壁做造瘘口	在预定做瘘口的位置用小圆针、4号线连续缝荷包,递刀切开,弯钳分离,艾利斯钳提拉放入吻合器的蘑菇头(蘸液状石蜡或利多卡因凝胶)
7. 吻合肠腔	在已选肠腔放吻合器另一端,吻合后检查断端完整性
8. 闭合肠腔	开放的肠管用闭合器夹闭
9. 冲洗、关腹、清点	递大量盐水冲洗,1号可吸收线关腹,放置潘氏引流,角针4号丝线固定
10. 缝合肌肉、筋膜、皮下组织	递圆针4号、7号线间断缝合肌肉,圆针4号线缝合筋膜,圆针1号线缝合皮下组织
11. 缝皮	递酒精消毒皮肤,角针1号丝线缝合皮肤或钉皮器钉皮
12. 留好病理	与手术医生共同留病理并做好登记

【巡回护士的配合】

1. 接患者时核对患者携带物品,严格执行三查七对。

2. 缓解患者紧张情绪,取得患者配合,严格执行《手术安全核查制度》后,开放静脉。

3. 配合麻醉医生,协助做好麻醉护理,以保证以后的工作有条不紊地进行。

4. 手术前备好两个或三个负压吸引器,及时吸出腹腔、鼻饲管、口腔的液体及分泌物,保证呼吸道通畅。

5. 维持外周静脉的通畅,备好加压带。

6. 按照手术的要求,与麻醉医生、手术医生共同摆放手术体位。

7. 根据手术的情况,必要时在麻醉后给患者进行导尿。

8. 协助刷手护士上台共同清点物品并填写各种手术护理记录单。

9. 协助手术医生及助手上台,密切观察患者术中情况。

10. 术毕再次与刷手护士清点物品。

三、手术后患者的护理

【护理措施】

1. 观察病情 观察患者的生命体征、伤口敷料及引流液情况,用腹带包扎腹部,减少腹切口张力。

2. 体位　血压平稳后给予半卧位。

3. 饮食　禁食,禁食期间给予补液。待肠蠕动恢复并有肛门排气后,可开始进少量流食;进食后若无不适,逐步过渡至半流食。

4. 胃肠减压和腹腔引流管的护理　妥善固定引流管,保持引流通畅,避免受压、扭曲。密切观察和记录各引流管引流液的颜色、性状及量。

5. 早期活动　麻醉清醒后,嘱患者床上翻身活动,24 小时后坐起或下地活动,预防肺部并发症及肠粘连的发生。

6. 并发症的观察及护理

(1)出血:手术后 24~48 小时易发生出血等并发症,出血时患者会出现面色苍白、出冷汗、脉搏细速、血压下降或脉压缩小,伤口有渗血,引流液为血液,每小时出血量>200ml,或同时出现腹胀。一旦出现上述情况,应及时报告医师,积极配合抢救。

(2)肠粘连:肠梗阻患者术后仍可能发生再次肠粘连。鼓励患者术后早期活动,尽早下床活动,以促进肠蠕动恢复,预防粘连。密切观察病情,患者有否再次出现腹痛、腹胀、呕吐等肠梗阻症状,一旦出现,应及时报告医生并协助处理,按医嘱给予患者口服液状石蜡、胃肠减压或做好再次手术的准备。

(3)腹腔感染及肠瘘:①注意保持腹腔引流通畅,严格无菌技术操作,避免逆行性感染的发生。②根据患者情况合理补充营养,恢复经口进食后应遵循循序渐进的原则,以免影响吻合愈合。③观察患者术后腹痛、腹胀症状是否改善,恢复排便、排气的时间等。若腹腔引流管周围流出液体带粪臭味,同时患者出现局部或弥漫性腹膜炎的表现,应警惕腹腔内感染及肠瘘的可能,及时通知医生。

(4)切口裂开:营养状况差、低蛋白血症及腹胀患者,手术后易发生切口裂开。应给予切口减张缝合,咳嗽时用双手保护伤口,经常调整腹带的松紧度等预防措施。有慢性咳嗽、前列腺肥大排尿困难者,做相应处理,便秘者口服液状石蜡以保持排便通畅。

(5)吸入性肺炎:①观察患者是否发生呛咳,有无咳嗽、咳痰、胸痛及寒战、发热等全身感染症状。②如出现吸入性肺炎,除遵医嘱及时予以抗生素外,应协助患者翻身、叩背、雾化吸入,指导患者有效呼吸、咳嗽、咳痰等。

【健康教育】

1. 指导患者应注意饮食卫生,多进食易消化、低渣食物,少吃糯米团、柿饼等诱发肠梗阻的食物,避免暴饮暴食,避免饭后剧烈运动,避免腹部受凉。

2. 儿童要做到饭前洗手,不吮手,养成讲卫生的好习惯。定期行粪便涂片检查,定期进行驱虫治疗。

3. 指导患者进食蜂蜜、香蕉等食物,以保持排便通畅。便秘者应注意通过调整饮食、腹部按摩等方法保持排便通畅,老年便秘者应及时服用缓泻药,以保持排便通畅。

4. 告知患者若出现恶心、呕吐、腹胀、腹痛等不适时,应及时就诊。

5. 向患者解释行钡剂灌肠检查后,要服少量泻药或灌肠,及时将钡剂排出体外,防止钡剂在肠腔内停留时间过长,水分被肠壁吸收而结块,导致排出困难而发生肠梗阻。

第二节　结　肠　癌

结肠癌是胃肠道中常见的恶性肿瘤之一,以41—50岁发病率最高。癌肿在乙状结肠部占60％,其余占40％。结肠癌的病因虽未明确,但其相关的高危因素逐渐被认识,如过多的动物脂肪和动物蛋白饮食;缺乏新鲜蔬菜及纤维素食品;缺乏适度的体力活动等。遗传易感性也在结肠癌的发病中具有重要地位。另家族性肠息肉病目前被公认为癌前期疾病;结肠腺瘤、溃疡性结肠炎以及结肠血吸虫病肉芽肿与结肠癌的发生也有密切的关系。结肠癌早期常无特殊症状或症状轻微,易被忽视,至中晚期可出现排便习惯及粪便性状的改变及腹部包块等症状。以手术切除为主要治疗方法,辅以化疗、放疗等综合治疗在一定程度上能提高疗效。根治术切除范围包括癌肿及其两侧不少于10cm的正常结肠和与其相应的系膜及区域淋巴结,常用术式有右半结肠切除术、左半结肠切除术、横结肠切除术和乙状结肠切除术。

一、手术前患者的护理

【护理评估】

1. 健康史　询问患者的性别、年龄及饮食习惯;家族中有无大肠癌或其他肿瘤患者;既往有无溃疡性结肠炎,结肠克罗恩病,家族性结肠息肉病等。

2. 临床表现

(1)早期症状:早期结肠癌的临床特征主要为便血和排便习惯改变,在癌肿局限于直肠黏膜时便血作为唯一的早期症状占85％,当时做肛指检查,多可触及肿块。

(2)中晚期症状:中晚期结肠癌患者除一般常见的食欲缺乏、体重减轻、贫血等全身症状外,还有排便次数增多、排便不尽、便意频繁、里急后重等癌肿局部刺激症状。癌肿增大可致肠腔狭窄,出现肠梗阻征象。肠癌晚期常侵犯周围组织器官,如膀胱和前列腺等邻近组织,引起尿频、尿急和排尿困难。侵及骶前神经丛,出现骶尾和腰部疼痛。直肠癌还可以向远处转移到肝脏,引起肝大、腹腔积液、黄疸,甚至恶病质等表现。

(3)不同部位的特殊表现:①右半结肠癌:右半结肠癌常表现出腹部肿块、贫血、腹痛、全身乏力与消瘦等症状。腹痛亦是右半结肠癌患者就诊的主要症状之一。便血与贫血是右半结肠癌较常见的症状。②左半结肠癌:便血是左半结肠癌最常见的症状,约占75％。常表现为粪便表面带有暗红色血,易被患者发现而引起重视。也可出现黏液便或黏液脓血便。③直肠癌:直肠癌主要的临床表现为便血及排便习惯的改变。便血是直肠癌患者最常见的症状,多呈鲜血或暗红色血液,与大便不相混淆,大量出血者则罕见。有时便血中含有血块和脱落的坏死组织。排便习惯改变亦是直肠癌患者的主要临床症状之一。主要表现为大便次数的增多,每日数次至十数次,多者甚至每日数十次,每次仅排少量的血液及黏液便,多伴持续性肛门坠胀感及排便不尽感。大便常变细、变形,甚至有排便困难及便闭。

3. 辅助检查

(1)大便隐血试验:是结肠癌早期发现的主要手段之一。

(2)内镜检查:纤维肠镜,可取组织做病理检查,是最有效、最可靠的方法。

(3)X线钡剂灌肠或气钡双重检查:对病变形态、范围和部位可以很好显示。

(4)CT扫描:对结肠腔内形态变化的观察,一般气钡灌肠检查优于CT,然而CT有助于了解癌肿侵犯程度,CT 可观察到肠壁的局限增厚、突出,但有时较早期者难鉴别良性与恶性,CT 最大优势在于显示邻近组织受累情况、淋巴结或远处脏器有无转移,因此有助于临床分期。

(5)血清癌胚抗原(CEA)测定。

4. **心理-社会因素**　评估患者及家属对疾病的认知程度,对手术、麻醉方式及康复知识的掌握程度,社会、家庭的支持程度及经济承受能力等。

【护理诊断】

1. **焦虑、恐惧或绝望**　与对疾病的发展及预后缺乏了解;对疾病治疗效果没有信心;与手术、化疗及术后生活方式的改变等因素有关。

2. **疼痛**　与癌肿侵及或压迫神经及手术创伤有关。

3. **营养失调,低于机体需要量**　与肿瘤高代谢及禁食或限制进食等因素有关。

4. **自我形象紊乱**　与手术、放疗、化疗、造口等引起的外表改变有关。

5. **知识缺乏**　与缺乏结、直肠癌的治疗护理知识有关。

6. **潜在并发症**　出血、感染。

【护理目标】

1. 患者能识别和表达恐惧的感觉,说出恐惧的原因,感受或说出恐惧的感觉减轻,在心理和生理上舒适感有所增加。

2. 患者诉说疼痛减轻或感觉到疼痛的次数减少。

3. 患者营养摄取增加,体重不下降。

4. 患者语言或行为表现出对外表改变的接受。

5. 患者改变生活习惯,适应新生活;了解疾病康复、预防复发及并发症的知识。

【护理措施】

1. **心理护理**　结肠癌患者往往对手术存在很多顾虑,对恢复健康缺乏信心,护士应关心体贴患者,告知手术方式及术后护理相关知识。

2. **营养支持**　患者多伴有贫血症状,体重减轻。术前补充高蛋白质、高热量、易于消化的食物,必要时给予输血、白蛋白,以纠正贫血及低蛋白血症。若患者出现明显脱水及急性肠梗阻时,遵医嘱及时纠正水、电解质失衡,提高手术耐受性。

3. **肠道准备**

(1)饮食准备:传统方法于术前 3 天进少渣半流食,术前 1 天进无渣流食,也可于术前 3 天口服全营养素,每日 4～6 次,至术前 12 小时;快速康复仅需麻醉前 6 小时停止流食,麻醉前 2 小时停止饮水即可。

(2)肠道清洁:术前 1 天给予口服泻药,于术前晚及术晨清洁灌肠,直至排出物无明显粪渣为止;灌肠期间若患者出现剧烈腹痛、面色苍白、出冷汗等表现,需警惕肠穿孔的可能,应立即停止灌肠并通知医师处理。

4. **术前准备**　协助完成 CT、肠镜、心电图、X 线胸片等常规检查,术晨留置胃管、尿管。

二、手术中患者的护理

右半结肠切除术。

【麻醉方式】

全身麻醉。

【手术体位】

仰卧位。

【手术步骤及护理配合】

手术步骤	护理配合
1. 切开皮肤,皮下组织	递20号刀片腹正中线左旁开2cm切皮后更换刀片,电烧切开皮下组织,干纱布或中直钳钳夹止血,1号丝线结扎,递甲状腺拉钩牵开
2. 切开腹直肌前鞘	递20号刀片切一小口,术者以手指钝性分离后并向外牵开,递电烧或组织剪扩大切口
3. 牵开腹直肌	钝性分离腹直肌,递甲状腺拉钩牵开,显露后鞘及腹膜,如有小血管,可用1号丝线结扎或电烧止血
4. 切开后鞘及腹膜	递中弯2把钳夹切口两侧,20号刀片切一小口,手指探查后以电烧扩大切口,2块湿纱垫保护切口
5. 探查腹腔	生理盐水洗手后更换干净湿纱布,递腹部自动拉钩牵开暴露术野
6. 显露右侧结肠,结扎肠系膜血管;结肠中右动静脉,回结肠血管	1. 递盐水纱垫保护小肠与大网膜,S形拉钩向中线牵开,显露右侧结肠 2. 递中弯血管钳数把依次将结肠系膜分离钳夹,组织剪剪断,4号丝线结扎
7. 清扫血管旁淋巴结	递长平镊或中弯血管钳夹取淋巴结,组织剪切断,1号丝线结扎
8. 切开升结肠外侧后腹膜,游离右半结肠	递电烧,长弯血管钳切开后腹膜,湿纱布钝性分离后腹壁,递电烧切开肝结肠韧带,分离结肠肝曲,如有出血,可用1号丝线结扎或电烧止血
9. 切除结肠	递长血管钳夹闭切除端侧肠管,肠钳夹住保留肠腔后递10号刀片切断,断端和刀片以酒精纱球消毒,以同法切除回肠末端,移除右半结肠
10. 回肠末端与横结肠断端进行端端吻合	递小圆针1号丝线缝两针做牵引线,递3-0号可吸收线连续缝合全层肠腔,再用小圆针1号丝线间断缝合浆肌层
11. 关闭肠系膜间隙,固定回肠于腹后壁	递小圆针1号丝线间断缝合回肠与横结肠系膜间隙,小圆针1号丝线固定回肠
12. 止血,冲洗腹腔	递纱布,电烧充分止血后,用温盐水冲洗腹腔,吸引器吸引
13. 放置引流管	递20号刀片于左上腹切一小口,电烧止血,递24号潘氏引流管,用中弯将引流管引出体外,递角针1号丝线固定引流管,连接引流袋
14. 缝合腹膜	清点用物,递数把中弯钳夹并提起腹膜边缘,可吸收1号线连续缝合
15. 缝合腹直肌前鞘	递圆针4号丝线间断缝合
16. 缝合皮下组织	递酒精纱球消毒切口周围皮肤,递平镊,圆针1号丝线间断缝合
17. 缝合皮肤	递酒精纱球消毒切口周围皮肤,递牙镊,角针1号丝线间断缝合,纱布覆盖伤口及引流口

【巡回护士的配合】

1. 接患者时核对患者携带物品,严格执行三查七对。

2. 缓解患者紧张情绪,取得患者配合,严格执行《手术安全核查制度》后,开放静脉。

3. 配合麻醉医生,协助做好麻醉护理,以保证以后的工作有条不紊地进行。

4. 按照手术的要求,与麻醉医生、手术医生共同摆放手术体位。

5. 根据手术的情况,必要时在麻醉后给患者进行导尿。

6. 协助刷手护士上台共同清点物品并填写各种手术护理记录单。

7. 协助手术医生及助手上台,密切观察患者术中情况。

8. 术毕再次与刷手护士清点物品。

三、手术后患者的护理

【护理措施】

1. 病情观察　术后每 30 分钟测量呼吸、脉搏、血压,待血压平稳后改为每小时测 1 次,病情平稳后可延长间隔时间。

2. 体位与活动　全身麻醉清醒后若血压稳定,可取低半卧位并鼓励患者床上活动,病情许可情况下术后 1~3 天即可协助患者下床活动,促进肠蠕动恢复。

3. 饮食

(1)传统方法:术后早期禁食、胃肠减压,静脉补充水、电解质及营养物质。术后 24~72 小时肛门排气后,若无腹胀、腹痛、恶心、呕吐不适,可以拔除胃管,经口进流食并逐渐过渡到普食。注意补充高蛋白质、高热量、低脂肪、维生素丰富的食物。

(2)肠内营养:术后早期(约 6 小时)开始应用肠内营养制剂,可促进肠功能的恢复,维持并修复肠黏膜屏障,改善患者营养状况,减少术后并发症的发生。

4. 引流管的护理

(1)留置导尿管的护理:注意保持尿道口清洁,每日行会阴擦洗。留置导尿期间每日更换尿袋,保持尿管通畅,并准确记录尿液的颜色、性状和量。术后 1~2 天即可拔除尿管,拔管后观察患者排尿情况。

(2)腹腔引流管:各引流管妥善固定并有明显准确标识,保持引流管通畅,防止引流管折叠、扭曲、受压等,可经常挤压引流管防止引流管堵塞。告知患者及其家属引流管护理相关注意事项,防止引流管滑脱或患者自行拔除。

【健康教育】

1. 疾病复发的观察　遵医嘱正确应用抗肿瘤药,定期复查。

2. 造口术后康复护理

(1)衣着:以柔软、舒适、宽松为原则,不需要制作特别的衣服,适度弹性的腰带并不会伤害造口,也不妨碍肠道的功能,不要引起造口受压。

(2)饮食:原则上不需忌口,只需均衡饮食即可。多食新鲜水果蔬菜,保持排便通畅。进食时尽量做到干湿分开,以便使粪便成形,同时可增加饮用酸牛奶以调节肠造口菌群,起到调节肠功能的作用。不易消化、产气较多或有刺激性的食物尽量避免食用,如糯米类的粽子、汤圆,带壳类的瓜子、花生、绿豆等,含碳汽水饮料如啤酒、可乐,可引起异味的食物如辣椒、咖喱、洋葱等。就餐时,应细嚼慢咽,尝试新品种的食物时应逐渐增加,以免引起腹泻。对尿路造口者,饮食中要特别注意食物的酸碱性。

(3)工作:一般造口患者术后半年即可恢复原有的工作,而且无需担心造口影响正常工作,只要避免过重的体力劳动、注意劳逸结合即可。

（4）沐浴：造口者一旦伤口愈合即可沐浴，水对造口没有害处。最好选用无香精的中性沐浴液，以淋浴方式清洁身体及造口。若戴着造口袋沐浴，可选用防水胶布贴在造口袋底盘的四周，浴毕揭去胶布即可。

（5）运动：为了保持身体健康及生理功能，可维持适度的运动，如游泳、跑步等。游泳时可选用迷你造口袋或使用造口栓，要避免碰撞类的运动，如拳击、篮球等。运动时加造口腹带约束效果更好。

（6）坚持定期复查，2年之内3个月复查1次，2～5年每半年复查，发现问题，及时就诊。

（7）术后3个月忌肛门指检或肠镜检查，以免损伤吻合口。

（8）乙状结肠永久性造口可考虑结肠灌洗。

第三节　直　肠　癌

直肠癌是消化道常见的恶性肿瘤，占消化道癌的第2位。直肠癌是乙状结肠直肠交界处至齿状线之间的癌，发病率略高于结肠癌。直肠癌的发病原因尚不清楚，可能与下列因素有关：①饮食因素及致癌物质的影响；②癌前病变；③直肠慢性炎症刺激；④遗传因素等。直肠癌病理分型可分为肿块型（又称菜花型癌，预后较差）、溃疡型（多见，分化程度低，较早转移）和浸润型（转移早且预后差）。手术是治疗直肠癌的主要方式，辅以放疗、化疗、免疫疗法等。根治性手术，切除范围包括肿瘤近端10cm以上，远端2.5cm以上的正常肠管，以及相应系膜和区域淋巴结。手术方式的选择根据癌肿所在部位、大小、活动度，细胞分化程度以及术前排便控制能力等因素综合判断：①局部切除术；②腹会阴联合直肠癌根治术（Miles术）；③经腹直肠癌切除术（直肠前切除术，Dixon术）；④经腹直肠癌切除、近端造口、远端封闭术（Hartmann术）；⑤腹腔镜直肠癌切除术。

一、手术前患者的护理

【护理评估】

1. 健康史　评估患者的年龄、性别、饮食习惯；家族中有无家族性肠息肉病、直肠癌或其他肿瘤患者；既往有无溃疡性结肠炎、克罗恩病、腺瘤病史。

2. 临床表现

（1）症状：①肠刺激症状：排便习惯改变，大便次数增多或便秘。②感染破溃症状：排便性状改变，大便带血或黏液血便、脓血便，有大便后不净感，大便变细。③肿物局部侵犯和远处转移症状：直肠内或骶部剧痛，向下腹腰部和下肢放射；尿频尿痛；腹水、肝大、黄疸等表现。④慢性低位肠梗阻症状。

（2）体征：约70%的直肠癌经仔细的直肠指诊能触及直肠肿块，形状不规则、高低不平、质硬，指套可染脓血。可发现肿块位置、范围、固定程度。

3. 辅助检查

（1）肛管直肠指诊：可触及肿块的位置、形态、大小、活动度、侵犯范围以及与邻近脏器的关系。低位直肠癌晚期腹股沟区有时可触及转移的淋巴结。

（2）直肠镜检：可直接观察肿瘤的病理变化，并可取活组织病理检查而确诊。

（3）钡剂灌肠和纤维结肠镜检查：如无明显的肠梗阻，应行此检查，可明确结肠有无多发性癌灶。

(4)CT 检查:CT 检查的作用在于明确病变侵犯肠壁的深度、向壁外蔓延的范围和远处转移的部位。

(5)MRI 检查:MRI 检查的适应证同 CT 检查。推荐用于直肠癌的术前分期及结直肠癌肝转移病灶的评价。

(6)经直肠腔内超声:推荐直肠腔内超声或内镜超声检查为中低位直肠癌诊断及分期的常规检查。

(7)PET-CT:不推荐常规使用,但对于常规检查无法明确的转移复发病灶可作为有效的辅助检查。

(8)排泄性尿路造影:仅适用于肿瘤较大、可能侵及尿路的患者。

4. 心理-社会因素　评估患者及家属对疾病诊断、治疗、预后,尤其是需行肠造口的患者对造口的认知程度;对接受手术,术后可能导致的并发症及肠造口带来的自我形象紊乱和生理功能改变的心理承受程度;对此次手术及肠造口护理器具的经济承受能力等。

【护理诊断】

1. 焦虑、恐惧或绝望　与对疾病的发展及预后缺乏了解,对疾病治疗效果没有信心,与手术、化疗及术后生活方式的改变等因素有关。

2. 自我形象紊乱　与手术、放疗、化疗、造口等引起的外表改变有关。

3. 潜在并发症　吻合口瘘、尿潴留、性功能障碍、造口并发症。

4. 知识缺乏　缺乏肠造口的护理知识。

【护理目标】

1. 患者能识别和表达恐惧的感觉,说出恐惧的原因,感受或说出恐惧的感觉减轻,在心理和生理上舒适感有所增加。

2. 患者诉说疼痛减轻或感觉到疼痛的次数减少。

3. 患者营养摄取增加,体重不下降。

4. 患者语言或行为表现出对外表改变的接受。

5. 患者改变生活习惯,适应新生活;了解疾病康复、预防复发及并发症的知识。

【护理措施】

1. 阴道冲洗　女性患者若肿瘤已侵犯阴道后壁,术前 3 日每晚需冲洗阴道。

2. 加强营养　直肠癌患者由于长期的食欲下降、腹泻、癌肿的消耗,致患者营养不良,低蛋白血症。因此术前予以高蛋白、高热量、丰富维生素、易于消化的少渣饮食。必要时少量多次输血,纠正水、电解质平衡的紊乱,以增强患者对手术的耐受性。

3. 心理护理　直肠癌患者除具有一般癌症患者的心理特性,如焦虑、恐惧、抑郁外,还有其自身的特殊性,害怕肠造口,对术后生活、工作有很重的思想顾虑。护理人员应对患者及其家属做好解释、宣传教育工作,耐心回答患者的问题并倾听他们讲述对疾病及造口的恐惧和担心。对需做肠造口的患者,让患者了解肠造口手术对消化功能并无影响,向患者介绍造口的目的、必要性、造口的位置,造口的器具及护理方法,通过给患者看有关造口的书籍、图片、宣传教育资料,请已做造口的患者与之交流,让患者了解只要护理得当,对其生活、劳动、学习并不会造成很大的困难,消除其心理障碍,增强战胜疾病的信心。

4. 肠道准备　术前清洁肠道,可以减少术中污染,防止术后腹胀,切口感染及吻合口瘘。

（1）无梗阻症状患者的肠道准备：①术前3日少渣半流质饮食，如稀饭、面条、米粉、蒸蛋、豆类制品、牛奶等，术前1日禁食，予以静脉输液。②术前3日予以肠道不吸收抗生素，如甲硝唑0.2g，庆大霉素8万U，每日3次。③术前3日口服维生素K 48mg，每日3次，以补充因服用肠道杀菌剂而致维生素K的合成和吸收减少。④术前3日口服缓泻药液状石蜡20～30ml，每日3次；术前1日泡服中药泻药，如大黄30g、芒硝30g、甘草10g，用500ml开水泡1小时后口服，泡服后大量饮水2500～3000ml以促进肠道的排空。注意观察患者服用泻药后的效果及不良反应。

（2）有肠梗阻症状患者的肠道准备：①术前准备时间需延长。②禁食，静脉输液。禁服中药泻药。

二、手术中患者的护理

腹腔镜直肠癌根治术。

【麻醉方式】

全麻或EGO。

【手术体位】

头低足高截石位。

【手术步骤及护理配合】

手术切口：①左侧经腹直肌切口。②腹腔镜操作孔切口：脐上、右下腹麦氏点、平脐部两侧腹直肌外侧缘及左下腹反麦氏点。

手术步骤	护理配合
1. 消毒及铺巾	消毒范围：上至两侧乳头；两侧至腋中线；下至大腿上1/3及会阴
2. 连接各管路、线路	将腹腔镜主机的摄像系统、冷光源、气腹机、高频电缆及超声刀主机开机检测，连接高频电刀笔、单极线、双极线、气腹管、电视镜光源线、超声刀线，将CO_2充气状态调至为低流量，压力为14mmHg
3. 建立气腹	1. 递两把大巾钳提起脐部双侧皮肤，递11号刀脐上切开1cm切口，递气腹针穿刺进入腹腔 2. 抽吸试验：递装满5ml生理盐水的注射器与气腹针连接，若推入5ml生理盐水没有阻力并且反复抽吸不能将注入的生理盐水抽回，说明针尖位于游离腹腔内，连接气腹管进气 3. 充气试验：初始充气时腹内压力不应超过10mmHg，随着充气量的增加而腹腔内压力逐渐升高，将CO_2流速调至为高流量
4. 放置Trocar	1. 建立气腹后经脐上切口进10mm Trocar，插入镜头观察肝、胆、胃、小肠、结肠和盆腔，确定直肠肿瘤位置 2. 递11号刀，在右下腹麦氏点进13mmTrocar，作为主操作孔 3. 递11号刀，在平脐部两侧腹直肌外侧缘及左下腹反麦氏点进3个5mm Trocar，作为辅助操作孔

（续　表）

手术步骤	护理配合
5. 游离直肠和乙状结肠	1. 递超声刀头、双极钳、腔镜分离钳牵起乙状结肠，用超声刀在结直肠右侧切开腹膜并上、下延长，沿间隙向左侧分离 2. 向上清除肠系膜下血管周淋巴脂肪组织后，递 Hem-o-lok 夹在直肠上血管（或肠系膜下血管）根部夹闭血管 3. 递超声刀头切断血管，提起远断端血管和结肠系膜沿 Toldt 筋膜间隙向左侧分离，沿途注意保护左侧输尿管 4. 分离乙状结肠与盆壁粘连，切开其外侧腹膜与右侧解剖汇合
6. 切断远端直肠	在肿瘤下方 5cm（低位直肠癌 2cm）处裸化直肠，递腹腔镜用直线切割闭合器切断闭合直肠
7. 腹壁切口取标本	1. 在下腹部做一长 5～6cm 切口，递 20 号刀切开皮肤，递弯血管钳、高频电刀笔切开皮下、筋膜、肌肉 2. 显露腹膜后关闭气腹 3. 递两把弯血管钳将腹膜提起，递 10 号刀将腹膜划开，递高频电刀头将其完全打开，暴露腹腔 4. 采用切口保护套保护切口，递 S 拉钩牵开腹壁，递平镊、无齿卵圆钳从腹腔内取出结直肠
8. 切除直肠	1. 递平镊、超声刀头、弯血管钳，在肿瘤近侧 10～12cm 处用超声刀游离肠系膜，递长直可钳夹闭肠管，递 10 号刀切断结肠和系膜 2. 递弯盘将标本放入其中，治疗巾包裹，放在无菌台的污染区
9. 置吻合器钉砧头	递荷包钳夹闭近端结肠，递荷包线缝荷包，移去荷包钳，置入钉砧头后结扎荷包线，并将其纳入腹腔
10. 关闭腹膜，重新建立气腹	1. 清点手术用物 2. 递平镊、针持、弯血管钳、40 号圆针及 3-0 号可吸收缝线缝合腹膜 3. 重新建立气腹
11. 吻合肠管	1. 递吻合器从肛门置入吻合器，转动吻合器尾部旋转钮，在闭合处旋出枪头部中心穿刺杆 2. 递腔镜抓钳，将近端结肠的钉砧头接上中心穿刺杆后旋紧击发吻合扳机，吻合成功后退出吻合器 3. 递分离钳、电烧创面止血
12. 放置引流管	递腔镜冲洗器，大量生理盐水冲洗盆腹腔并吸尽后，递引流管、腔镜分离钳，在吻合口两侧各置引流管一根，经 Trocar 孔引出腹壁
13. 逐层关闭腹腔	1. 再次清点所有物品 2. 递干净吸引器头，冲洗伤口 3. 手术医师更换手套，用干净治疗巾重铺手术切口 4. 递牙镊、针持、弯血管钳、32 号圆针及 2-0 号可吸收缝线缝合肌肉 5. 32 号圆针及 2-0 号可吸收缝线缝合筋膜 6. 32 号圆针及 3-0 号可吸收缝线缝合皮下

（续 表）

手术步骤	护理配合
	7.32 号角针及 1 号丝线缝合皮肤 8.32 号角针及 4 号丝线固定引流管
14. 覆盖伤口	伤口敷料覆盖手术切口

【巡回护士的配合】

1. 接患者时核对患者携带物品，严格执行三查七对。

2. 缓解患者紧张情绪，取得患者配合，严格执行《手术安全核查制度》后，开放静脉。

3. 配合麻醉医生，协助做好麻醉护理，以保证以后的工作有条不紊地进行。

4. 摆放手术体位（截石位）时，避免损伤坐骨神经和腓骨小头。

5. 根据手术的情况，必要时在麻醉后给患者进行导尿。

6. 协助刷手护士上台共同清点物品并填写各种手术护理记录单。

7. 手术分腹部和会阴部两个手术组进行，手术器械分开放置不可混用，并确定手术器械及相关物品的数目无误。

8. 应用吻合器和闭合器前应与手术医生共同确认后再使用，并做好植入物登记。

9. 吻合器和闭合器使用前仔细检查其完整性、有效期。

10. 协助手术医生及助手上台，密切观察患者术中情况。

11. 手术部位较深，应随时调整好灯光。

12. 术毕再次与刷手护士清点物品。

三、手术后患者的护理

【护理措施】

1. 心理护理 根据手术对患者心理影响的程度，进行心理调适及相关知识讲解。

2. 饮食 同结肠癌术后的饮食护理。同时指导患者避免进食胀气性、刺激性及易引起便秘的饮食。

3. 骶前引流管的护理 按照引流管常规护理，一般术后 5～7 天，引流量逐渐减少，如为非血性液体、少于 10ml，即可考虑拔管。

4. 会阴部切口的护理 保持局部敷料的清洁、干燥，若有浸湿及时更换敷料。拔除骶前引流管后每日 2 次，1∶5000 的高锰酸钾溶液坐浴，预防局部感染。

5. 吻合口瘘的观察与护理 详见结肠癌护理。

6. 结肠造口（人工肛门）护理

（1）造口开放，指导患者采取左侧卧位。

（2）注意观察造口周围皮肤，有无红、肿、破溃等现象，保持皮肤清洁、干燥，必要时可涂氧化锌软膏保护局部皮肤。

（3）正确指导患者使用人工肛袋：①选择大小合适的造口袋。②造口袋内充满 1/3 排泄物，应及时更换。③若进食 3～4 天后仍未排便或因粪块堵塞发生便秘，可用粗的导尿管插入造口，一般深度不超过 10cm，低压灌肠。④观察人工肛门有无出血、造口狭窄、造口回缩、缺血性坏死及造口旁疝等并发症。造口狭窄：为造口晚期并发症之一，主要表现为肠内容物排空不畅，可出现排便次数增多，粪便变细及低位不全肠梗阻等症状。若出现上述现象，应及时通知医生，根据狭窄的部位及范围采取相应的治疗措施。狭窄部位浅表，可用手指扩张，若狭窄部位已不允许小指通过，则需手术治疗。造口回缩：是术后早期并发症之一，主要表现为肠内容物不能直接排入肛袋，肠内容物刺激局部皮肤，发生炎症反应。轻度回缩的患者，应经常更换敷料，术后 10 天，可用手指轻轻扩张造口；重度回缩者，应手术重建造口。造口缺血性坏死：是术后早期并发症之一，主要表现为造口呈紫色、无光泽。若出现上述症状，应立即通知医生，采取手术治疗。造口旁疝：为造口晚期并发症之一，形成后，可有局部隆起、平卧后消失的局部体征。小而无症状的造口旁疝可不处理，大的造口旁疝需手术治疗。手术前应先纠正引起腹内压增高的疾病，如慢性咳嗽、排尿困难等。

【健康教育】

1. 根据患者情况调节饮食，保肛手术者应多吃新鲜蔬菜、水果，多饮水，避免高脂肪及辛辣、刺激性食物；行肠造口者则需注意避免太稀或粗纤维太多的食物，多食蛋白类等，使大便干燥，便于清洁处理。

2. 参加适量体育锻炼，生活规律，教会患者适当掌握活动强度，避免过度活动增强腹压而引起人工肛门黏膜脱出。

3. 指导患者学会掌握人工肛门的护理。定时指扩，若发现狭窄或排便困难，及时到医院复查，让患者掌握人工肛门袋的应用方法。

第 8 章

肝胆疾病围手术期护理

第一节　原发性肝癌

原发性肝癌简称肝癌,是指来源于肝细胞和肝胆管细胞的恶性肿瘤,病因和发病机制尚未明确,目前认为与肝硬化、病毒性肝炎、黄曲霉毒素等因素有关。原发性肝癌是我国常见的恶性肿瘤,病死率很高。可发生于任何年龄组,以40—50岁居多,男性多见,东南沿海地区发病率较其他地区高。其起病隐匿,早期没有症状或症状不明显,随着病情的发展可出现肝区疼痛、消化道症状、进行性肝大等表现。早期实施手术是最有效的治疗方法,术式的选择有肝部分切除、肝叶切除、半肝切除术,对于不能切除的肝癌,可根据情况采取肝动脉化疗栓塞术、经皮肝穿刺肝癌内注射无水乙醇术、射频消融疗法等。

一、手术前患者的护理

【护理评估】

1. 健康史　评估患者是否居住于肝癌高发区,了解患者饮食和生活习惯,有无进食含黄曲霉毒素的食品,有无亚硝胺类致癌物质的接触史等。家族成员中有无肝癌或其他肿瘤病史。有无肝炎、肝硬化等其他既往疾病史。

2. 临床表现

(1)肝区疼痛:为最常见和最主要的症状,多为持续性隐痛、胀痛或刺痛,以夜间或劳累后加重,系因癌肿迅速生长使肝包膜张力增加所至,如肝病患者肝区疼痛转为持续性加重,虽经休息或治疗后仍不缓解,则应提高警惕。

(2)消化道症状:如食欲减退、腹胀、恶心、呕吐等,部分患者会出现腹泻症状,易被认为胃肠炎而误诊,严重时每日排便可达10次以上,可不伴腹痛,多在进食后出现,易被忽视。

(3)全身症状:主要为乏力、消瘦,早期多不明显,随着病情的发展而日益加重,晚期则出现贫血、黄疸、腹水及恶病质;部分患者可伴有不明原因的发热症状,体温多为37.5～38℃,呈弛张热,特点是抗生素无效,内服吲哚美辛则可退热,多认为与癌组织出血坏死毒素吸收或癌肿压迫胆管引起胆管炎有关。

(4)肝大:为中晚期肝癌最常见的主要临床体征,呈进行性,质地坚硬,边缘不规则,表面凹凸不平,呈大小结节或巨块状。

(5)癌旁表现:较少见,主要有低血糖、红细胞增多症、高血钙和高胆固醇血症。

3. 辅助检查

(1)定性诊断的检查:①甲胎蛋白(AFP)测定:对诊断肝细胞癌有相对专一性,阳性率约为70%,是目前诊断原发性肝癌最常用、最重要的方法。AFP检测诊断肝癌的标准为:对流电泳法阳性或放射免疫法测定≥500μg/L且持续4周,或AFP在200μg/L以上的中等水平且持续8周,并排除妊娠、活动性肝炎及生殖胚胎源性肿瘤,应考虑为肝细胞癌。②酶学检查:各种酶学检查对于原发性肝癌均无特异性,因此只能是肝癌诊断的一种辅助方法。常用的有碱性磷酸酶(ALP),正常值13金氏单位以下;γ-谷氨酰转酞酶(γ-GT),正常值在40U以下;5′-核苷酸磷酸二酯酶同工酶(AAT),正常值为1.3~3.2g/L,各种酶学的联合应用可提高诊断价值。③肝功能及乙肝抗体系统检查:肝功能异常及乙肝表面抗原阳性常提示有原发性肝癌的肝病基础,结合其他参数,有助于肝癌的定性诊断。

(2)定位诊断的检查:①B型超声波检查:能发现直径2cm或更小的病变,可以显示肿瘤大小、形态与部位。②CT扫描:分辨率高,可检出直径1cm左右的早期肝癌。对肿瘤诊断符合率达90%。应用增强扫描有助于鉴别血管瘤。③选择性腹腔动脉或肝动脉造影检查:属侵袭性检查手段,适用于定性诊断疑似而其他非侵入性定位诊断方法未能明确定位者、肝内占位病变使用非侵入性定位诊断方法未能鉴别诊断者。肝动脉造影阳性率可达90%以上,小的阳性率也可达80%左右。采用超选择性肝动脉造影或数字减影肝血管造影(DSA),可以提高小肝癌的诊断率。④针吸细胞学检查:有确定诊断意义。多采用在B超引导下行细针肝穿刺,有助于提高阳性率,但有并发出血、肿瘤破裂和针道转移等危险。⑤磁共振成像(MRD):诊断价值与CT相仿,有助于硬化结节与肝癌的鉴别。

4. 心理-社会因素 肝癌及即将面临的手术对患者及家属都是一个巨大的负性应激事件,导致焦虑、抑郁、悲哀等各种心理反应,护士应了解患者及家属对本病相关知识的了解,对手术及其预后认知程度,有无焦虑、抑郁及其程度。

【护理诊断】

1. 焦虑、恐惧或预感性悲哀 与对疾病知识及预后缺乏了解,对疾病治疗没有信心,惧怕肝癌难以治愈;担心手术、化疗、生命受威胁;以及住院和生活方式改变等因素有关。

2. 疼痛 与肿瘤迅速生长导致肝包膜张力增加或手术、介入治疗、放疗、化疗后的不适有关。晚期疼痛与全身广泛转移、侵犯后腹膜或癌肿破裂出血有关。

3. 营养失调,低于机体需要量 与厌食、胃肠道功能紊乱、放疗和化疗引起的胃肠道不良反应、肿瘤消耗等有关。

4. 知识缺乏 缺乏术中、术后配合及饮食要求,管道保护和化疗相关知识。

5. 舒适受损 与疼痛、腹胀、放化疗的不良反应及恶病质等有关。

6. 潜在并发症 消化道或腹腔内出血、肝性脑病、膈下积液或脓肿、肺部感染等。

【护理目标】

1. 焦虑或恐惧减轻:表现为主动找出焦虑、恐惧的原因,知道减轻恐惧和缓解焦虑的方法,主诉夜间入睡较好,恐惧、焦虑感均减轻。

2. 疼痛减轻和缓解:3日内未再使用止痛药。

3. 营养状态良好:表现为体重、皮下脂肪厚度、血清白/球蛋白比例、血红蛋白等都在正常范围内,皮肤黏膜弹性良好,温、湿度适宜。

4. 患者能复述有关疾病、自我保健、术后恢复、饮食活动等方面知识。

5. 患者自理能力提高,生活需要得到及时满足。

6. 护士严密观察病情,发现呕血、黑粪、意识改变、剧烈腹痛等表现,及时报告医生,并配合处理。

【护理措施】

1. 心理护理 患者在获知真实病情后,多会出现悲痛、绝望的强烈情绪,有的患者甚至不能积极配合治疗等,对此,护理人员应提供一种温馨、无威胁性、不催促的谈话气氛,鼓励患者说出内心的感受;告知患者手术切除可使早期肝癌获得根治的机会,综合治疗可使大肝癌转变为可以手术治疗,使不治之症转变为可治之症;在患者悲痛时,应对患者表示理解、同情和尊重,并让家属了解发泄的重要性,鼓励家属与患者要勤沟通、多照顾,采取各种措施,促进患者的适应性反应,帮助其正视现实,增强应对能力,树立战胜疾病的信心。

2. 改善营养状况,提高机体抵抗能力 根据患者的营养状态,选择患者自己喜爱的食物,宜采用高蛋白、高热量、高维生素饮食,少食多餐,必要时,可给予静脉营养支持,输注人血白蛋白、全血、血浆等,以纠正低蛋白血症,提高手术的耐受力。

3. 休息 应注意要适当休息,动静结合,并注意环境的安静舒适,以避免增加肝的负担。

4. 改善凝血机制 因肝功能受损,肝合成的凝血因子减少,合并肝硬化时患者还可出现脾功能亢进,进一步导致血小板的减少。因此,应测定患者的肝功能、出凝血时间、凝血酶原时间及血小板计数等,根据实际情况给予一定的纠正,也便于术后的对照检查;术前3天应予维生素 K_1 肌内注射,以改善凝血机制,预防术中、术后出血。

5. 做好肠道的准备 术前3天即应进行肠道准备,应用抗生素抑制肠道细菌;术前晚及术晨清洁灌肠,以减少血氨的来源,消除术后可能发生肝性昏迷的部分因素。

6. 对症处理 术前肝区疼痛较重者,可遵医嘱予止痛药;有皮肤巩膜黄染、严重瘙痒者,可予温水擦洗皮肤,适当应用止痒药物。

7. 手术需行胸腹联合切口者术前除按常规备皮外,应备胸部和腋下皮肤,备胸腔闭式引流装置1套,以备术中应用。

二、手术中患者的护理

半肝切除术。

【麻醉方式】

全身麻醉。

【手术体位】

仰卧位,右侧垫高30°。

【手术步骤及护理配合】

手术步骤	护理配合
1. 切开皮肤,皮下组织	递20号刀片腹正中线切皮后更换刀片,电烧切开皮下组织,干纱布或中直钳夹止血,1号丝线结扎,递甲状腺拉钩牵开
2. 切开腹白线	递中弯血管钳夹持,递电烧或组织剪扩大切口
3. 打开腹膜	钝性分离腹膜外脂肪组织,中弯血管钳夹持切口两侧,递20号刀片切一小口,递电烧将切口向上、下延长
4. 探查腹腔	生理盐水洗手后更换干净湿纱布,递腹部自动拉钩牵开显露术野

（续　表）

手术步骤	护理配合
5. 游离肝,切断肝周围韧带	递长弯血管钳依次钳夹肝周围韧带,组织剪剪断,递圆针 4 号丝线结扎或贯穿缝扎
6. 解剖肝门,切开肝十二指肠韧带	递小直角,长弯血管钳钳夹血管,组织剪剪断,近端用 4 号丝线缝扎
7. 分离,切断左肝动脉	递"花生米",长弯血管钳钝性分离,钳夹后组织剪剪断,圆针 4 号丝线缝扎
8. 打开肝纤维囊,分离出左肝管及左支门静脉	递10 号刀片切开肝纤维囊,小直角钳,长弯血管钳分离,并依次钳夹,组织剪剪断,圆针 4 号丝线缝扎
9. 结扎左肝静脉	递圆针 7 号丝线在肝实质内缝扎
10. 切断结扎肝管、周围血管分支,切除左半肝	递10 号刀片切开肝包膜,以刀柄钝性分离肝实质,递小直角钳、中弯血管钳钳夹肝管及分支,组织剪剪断,圆针 4 号丝线缝扎
11. 缝扎创面,大网膜覆盖	递肝针间断褥式缝合创面,再用圆针 4 号丝线将大网膜固定覆盖于创面
12. 止血,冲洗腹腔	递纱布,电烧充分止血后,用温盐水冲洗腹腔,吸引器吸引
13. 放置引流管	递20 号刀片于上腹切一小口,电烧止血,递24 号潘氏引流管,用中弯将引流管引出体外,递角针 1 号丝线固定引流管,连接引流袋
14. 缝合腹膜	清点用物,递数把中弯钳夹并提起腹膜边缘,可吸收 1 号线连续缝合
15. 缝合腹白线	递圆针 4 号丝线间断缝合后冲洗
16. 缝合皮下组织	递酒精纱球消毒切口周围皮肤,递平镊,圆针 1 号丝线间断缝合
17. 缝合皮肤	递酒精纱球消毒切口周围皮肤,递牙镊,角针 1 号丝线间断缝合,纱布覆盖伤口及引流口

【巡回护士的配合】

1. 接患者时核对患者携带物品,严格执行三查七对。

2. 缓解患者紧张情绪,取得患者配合,严格执行《手术安全核查制度》后,开放静脉。

3. 做好大量快速输液和抗休克的准备,备好抢救用物及仪器。

4. 配合麻醉医生,协助做好麻醉护理,以保证以后的工作有条不紊地进行。

5. 按照手术的要求,与麻醉医生、手术医生共同摆放手术体位。

6. 根据手术的情况,必要时在麻醉后给患者进行导尿。

7. 保证尿管的通畅并妥善固定。

8. 协助刷手护士上台共同清点物品并填写各种手术护理记录单。

9. 协助手术医生及助手上台,密切观察患者术中情况。

10. 手术时间较长,应做好压疮的有效预防。

11. 手术部位较深,应随时将灯光对好。

12. 手术操作中应使用无瘤技术操作。无瘤技术是指在肿瘤手术及诊疗操作过程中为减少癌细胞脱落种植和播散而采取的一系列措施。手术操作顺序:探查由远及近,最后探查肿瘤及转移灶。切除肿瘤前器械和切除肿瘤后器械分开放置,严格区分"有瘤区"和"无瘤区",接触肿瘤的器械应单独使用,严禁再接触正常组织,以免将器械上的癌细胞带入其他组织,没有条件更换或必须使用的器械,可在无菌盆内用蒸馏水浸泡 15 分钟以上,再用蒸馏水从上往下冲洗后再使用。手术者的手套不直接接触肿瘤。瘤组织及淋巴结传递不用手直接传递,需用弯盘传递,放入指定的容器内。

13. 术毕再次与刷手护士清点物品并监督留取组织做病理检查。

三、手术后患者的护理

【护理措施】

1. 密切观察病情变化:术后应密切观察生命体征的变化。由于肝血液供应较为丰富,易导致术后出血,加之患者肝凝血酶原、凝血因子等均降低,术中缺氧、低血压等也可引起凝血功能的改变,因此,预防术后出血为病情观察的重点内容。因肝功能受损,肝解毒能力降低,以及手术创伤的打击,可导致肝性昏迷的发生,尤其是术前合并肝硬化者,应密切观察意识和神志及有无黄疸出现,如有异常,应及时通知医生进行处理。

2. 休息与活动:若条件允许,术后患者宜安置在重症监护室,保持环境的安静舒适,患者如血压平稳宜取低半坐卧位,床头抬高 35°,但不宜过早下床活动,且应避免剧烈咳嗽,以免引起创面的出血。指导患者床上功能锻炼,以促进身体各部位功能的恢复,预防各种并发症的发生,加强生活护理,帮助患者逐步恢复生活自理能力。

3. 氧气吸入:半肝以上切除的患者,术后需间歇鼻导管吸氧 3～4 天,以提高肝氧的供给,有利于肝创面的愈合,保护肝功能。

4. 加强引流管的护理:原发性肝癌患者术后常规放置胃肠减压管、腹腔引流管及膈下引流管等管道,肝叶切除后,肝断面和手术创面会有少量渗血,因此,应保持引流的通畅,并应注意观察引流液的性状、颜色及量的变化。一般来说,术后 24 小时内,腹腔或膈下引流管引流量不超过 100ml,以后逐日减少,颜色也由初始的鲜红色逐渐转化为淡红色,直至淡黄色,3～5 天即可拔管。若血性液体增多,1 小时内超过 200ml,或 24 小时内超过 400ml 时,应立即通知医生,了解原因并及时处理,必要时应做好再次手术的准备,但对于原有肝硬化腹水者,术后早期腹腔引流管内会有一定量的腹水出现,颜色多为淡红色或淡黄色,需与普通引流液相鉴别,随着肝功能的逐渐恢复,腹水量会逐渐减少至拔管;应注意要定期挤压引流管,防止内出血时,血凝块阻塞引流管致引流不通畅,影响对病情的观察与及时的判断,甚至会影响患者的生命安全;对经胸手术放置胸腔引流管的患者,则需按胸腔闭式引流的要求进行护理。

5. 饮食与营养:术后 3 天内暂禁饮食、胃肠减压、静脉补充营养,待肠蠕动恢复后,拔除胃管,给予低脂肪、高热量、高维生素的流质、半流质饮食。术后患者肝功能受影响,易发生低血糖,禁饮食期间应注意做好观察与防护,从静脉补充适量的葡萄糖、B 族维生素、维生素 C、胰岛素与保肝药,避免增加肝负担;术后 2 周内适量补充白蛋白和血浆,以提高机体的抵抗力。

6. 疼痛的处理:因手术切口多较大,患者体质较弱,术后患者疼痛多较明显,因此,可适当应用镇痛药,近年来临床多应用镇痛泵止痛,效果较好,可教会患者使用方法,并注意观察药物的效果及不良反应。另外,还可指导患者减轻疼痛和分散注意力的方法,如采取适当的体位、听音乐、与家人沟通谈话等。

7. 准确记录 24 小时出入量,为预防肝肾综合征的发生提供依据。

8. 肝动脉插管栓塞化疗的护理

（1）导管的护理：严格无菌技术操作原则，防止细菌经导管向肝内逆行感染。防止导管的堵塞，注药后以 2～3ml 肝素液（50U/ml）冲洗导管，以防止导管被血块堵塞。

（2）栓塞后综合征的护理：肝动脉栓塞化疗后多数患者可出现发热、肝区疼痛、恶心、呕吐、心悸及白细胞计数下降等症状，统称为栓塞后症状。发热是由于被栓塞的肿瘤细胞坏死吸收引起，多为低热，应嘱患者多饮水，如体温超过 38.5℃，可予物理或化学降温。肝区疼痛多因栓塞部位缺血，肝体积增大包膜紧张所致，可适当给予止痛药。恶心、呕吐为应用化疗药物的不良反应，可将药物减量或给予甲氧氯普胺、氯丙嗪等，应用化疗药物时应注意，每周查血象一次，若白细胞计数<$4.0×10^9$/L 时应暂停用药，必要时应用如利血生、鲨肝醇、维生素 B_6 等药物升白细胞。

（3）加强并发症的防治：观察患者是否有胃、胆、胰、脾等动脉栓塞而并发上消化道出血及胆囊坏死等并发症。肝动脉栓塞化疗可造成肝细胞坏死，加重肝功能损害，应注意患者的意识状态、黄疸程度，积极给予保肝治疗，防止肝衰竭。

（4）拔管护理：拔管后局部加压 15 分钟，患者严格卧床 24 小时，以防腹内压增高导致出血。

【健康教育】

1. 饮食与营养：注意营养，多吃蛋白质丰富的食物及新鲜蔬菜、水果，食物以清淡、易消化为主，不吃霉变食物，如有腹水、水肿，应避免进食过多的盐。

2. 休息与活动：教育患者应注意休息，如体力允许，可做适当的活动或参加部分工作。

3. 加强自我防护：指导患者注意防治肝炎，有肝炎、肝硬化病史者和肝癌高发区人群应定期体检，做 AFP 测定、B 超检查，高危人群每年 2 次，高发地区人群每年 1 次，以期早期发现、早期诊断、早期治疗。

4. 防止肝性脑病的发生：指导家属进行精神状态的观察，并注意保持大便通畅，防止便秘，可适当应用缓泻药，预防血氨升高。

5. 嘱患者或家属注意有无水肿、体重减轻、出血倾向、黄疸或疲倦现象，必要时及时就诊。定期随访，每 2～3 个月复查 AFP、胸片和 B 超检查。如发现临床症状复发或转移，患者情况良好，可再次予以手术切除。

6. 保持乐观开朗的心理状态：应使患者及家属了解，肝癌虽为严重疾病，但现今医疗技术提高，并非不可治疗，目前已有不少患者被治愈，要树立战胜疾病的信心，要积极地配合医嘱进行化疗及其他治疗；对晚期患者应给予精神上的支持，鼓励患者及家属勇敢面对、相互扶持，以期舒适、安定地渡过生命的最后历程。

第二节　胆　石　症

胆石症按照结石所在部位分胆囊结石、肝外胆管结石和肝内胆管结石。胆道感染可引起胆石症，胆石症又可导致胆道梗阻而诱发感染，两者常常同时存在，又互为因果。胆囊结石合并急性胆囊炎时，首先控制炎症，再行手术治疗，若经非手术治疗症状不缓解或进行性加重者，可急诊行胆囊切除术、胆囊造口术、必要时行胆总管切开探查，T 管引流。慢性胆囊炎一经诊断应手术治疗，可行传统的胆囊切除术或行腹腔镜胆囊切除术。肝外胆管结石以手术治疗为主，常用术式有胆总管切开取石加 T 管引流术，或胆肠吻合术；肝内胆管结石以手术为主的综合治疗。

一、手术前患者的护理

【护理评估】

1. **健康史**　评估患者的饮食习惯,进食后有无腹痛等不适。评估患者皮肤巩膜的颜色,有无黄疸及皮肤瘙痒等。评估患者既往胆道手术史。

2. **临床表现**

(1)胆囊结石:早期常无明显症状,个别在体检时发现。小的结石可嵌顿于胆囊颈部,引起临床症状,尤其在进食油腻饮食后多发。胆绞痛是典型的首发症状,以右上腹为主,呈阵发性,向右肩胛部或背部放射,常伴恶心、呕吐,症状可在几小时后自行缓解,但若胆囊结石嵌顿不缓解,胆囊增大、积液,合并感染时则可发展为急性化脓性胆囊炎或胆囊坏疽。

体征常不明显,右上腹胆囊区可有压痛,有时可扪及肿大的胆囊。

(2)肝外胆管结石:常见症状是胆管炎,典型表现为夏科三联征。①腹痛:为胆绞痛,部位多在剑突下和右上腹,呈阵发性刀割样,或持续性疼痛伴阵发性加剧,常向右肩背部放射,伴恶心、呕吐。②寒战、高热:由于胆管梗阻,胆管内压增高,胆道感染逆行扩散,致使细菌和毒素通过肝窦入肝静脉内,引起菌血症或毒血症,体温可高达 $39\sim40℃$。③黄疸:胆管结石嵌以Vater壶腹部不缓解,胆红素逆流入血,$1\sim2$ 天后即可出现黄疸,表现为尿黄、巩膜黄染、皮肤黄染伴瘙痒。

体检可见巩膜及皮下黄染。剑突下或右上腹有深压痛,感染重时可有局限性腹膜炎,肝区叩击痛。

(3)肝内胆管结石:一般而言,肝内胆管结石的临床表现不如肝外胆管结石那样典型和严重,位于周围胆管的小结石可无明显症状,位于Ⅱ级、Ⅲ级胆管的结石平时只有肝区不适或轻微疼痛。结石位于Ⅰ级、Ⅱ级胆管或整个肝内胆管充满结石,患者可出现肝区胀痛,多无黄疸,如合并感染则可由寒战、高热及轻度黄疸出现,甚至休克,称为急性梗阻性化脓性肝胆管炎(AOSHC)。另外,还可并发胆源性肝脓肿,表现为肝区痛、高热,还可穿破至膈下、胸腔,甚至到肺,形成胆管与气管瘘。

体检可见慢性期常无特异临床体征,可有肝大,肝区叩痛,急性期合并梗阻或感染者,可出现 AOSHC 的表现。

3. **辅助检查**

(1)胆囊结石:①B超检查:重点了解胆囊大小、壁的光滑度、与周围脏器组织的关系、结石是否充满胆囊,以估计胆囊手术的难度,特别是对胆囊壁的测量。胆囊壁的厚度间接反映胆囊的炎症程度,胆囊壁超过 0.4cm 就说明胆囊炎症较重。②胆管系统相关检查及血生化检查,口服胆管造影可证实胆囊结石。

(2)肝外胆管结石:①实验室检查:血清胆红素升高,尿中胆红素升高,尿胆原降低或消失,粪中尿胆原降低。②B型超声检查:见胆管扩张,胆管内见结石影像。③B超、CT 检查:显示肝总管或胆总管结石,肝功能示直接胆红素升高。

(3)肝内胆管结石:血生化检查及胆管系统特殊检查、重要脏器功能检查,超声可见肝内胆管扩张并有结石强回声团。

4. **心理-社会因素**　评估患者对本次发病的心理状态,如有无烦躁不安、焦虑等恐惧情绪变化。其应对能力如何,患者及家属对疾病的认知程度。

【护理诊断】

1. 疼痛 与胆囊结石突然嵌顿、胆汁排空受阻致胆囊强烈收缩有关。

2. 体温过高 与胆道感染、炎症反应有关。

3. 营养失调,低于机体需要量 与发热、恶心、呕吐、食欲缺乏、感染、手术创伤等有关。

4. 体液不足 与出血、体液丢失、摄入不足有关。

5. 焦虑/恐惧 与胆道疾病反复发作,担心预后等有关。

6. 潜在并发症胆瘘、胆道出血

【护理目标】

1. 疼痛减轻。

2. 体温恢复正常。

3. 营养状况得到改善。

4. 患者体液维持在正常范围。

5. 情绪稳定,焦虑减轻。

6. 并发症得到及时发现和处理。

【护理措施】

1. 饮食 对症状不明显的患者,如胆囊结石者,可予清淡易消化的半流质或流质饮食,对症状明显者,则应禁饮食,持续胃肠减压,静脉输液,以减轻腹痛、腹胀症状。

2. 建立静脉通路,保持体液平衡 患者出现急腹症表现,尤其是出现急性梗阻性化脓性胆管炎表现时,可能会出现休克征象,护士须立即建立多条静脉通路,必要时行深静脉置管,以快速补液,并兼顾治疗与补充营养,及时纠正体液失衡,要合理安排输液顺序,正确计算补液量,并做好疗效与输液反应的观察。

3. 密切观察病情变化,防止并发症的出现

(1)加强生命体征的观察与护理:注意体温、血压及神志的变化,以及时发现休克。

(2)动态观察腹部症状、体征的变化:注意腹痛腹胀、腹部压痛、反跳痛及叩击痛集中的程度与范围,观察黄疸有无加重,食欲情况有无改善,以及大便色泽情况,以综合判断病情的进展。

(3)及时了解辅助检查与检验情况:胆道疾病在诊断的过程中,会进行包括 B 超、CT、MRI 及一系列的化验检查,应及时了解检查结果,以利于对病情的观察与判断。

4. 用药的护理

(1)解痉止痛药:胆道疾病患者若腹痛加重,伴恶心、呕吐时可给予解痉药,如阿托品或东莨菪碱,必要时可给予止痛药,如哌替啶,但禁用吗啡止痛,因其可使肝胰壶腹括约肌痉挛,加重病情。

(2)抗生素的应用:为了预防感染,在胆道疾病的治疗中,抗生素的应用十分广泛,应注意选用对肝毒害小、对感染控制好的抗生素。

(3)维生素 K 的应用:严重梗阻性黄疸的患者,由于胆汁不能顺利进入肠道,导致维生素 K 的吸收障碍,引起凝血酶原合成减少,影响患者的凝血功能,往往会出现出血倾向,因此,术前必须通过肌内或静脉注射补充维生素 K,以防止术中出血。

5. 改善和维持营养状态 胆道疾病患者要求给予低脂肪、高蛋白、高碳水化合物、维生素

丰富的饮食,因脂肪含量高可诱发胆绞痛,且此类患者对脂肪的消化吸收能力均较低,故脂肪含量要低。急性发作期应禁饮食,静脉补充足够的热量、氨基酸、维生素和电解质,以维持患者良好的营养状态。

6. **皮肤护理** 梗阻性黄疸时,因胆盐沉积刺激皮肤的末梢神经,可引起全身皮肤瘙痒,应劝阻患者抓挠皮肤,防止皮肤破溃后继发感染,可指导用温水擦洗或给予止痒药水,如炉甘石洗剂涂搽,以保持皮肤的清洁。

7. **特殊检查的护理**

(1)PTC 和 PTCD:均属创伤性检查,因其可引起胆道出血、胆管炎、败血症、胆汁性腹膜炎、气胸等并发症,故做好相应的护理十分重要。①检查前护理:测定凝血酶原时间,做碘过敏试验,肌内注射维生素 K_1,造影前半小时肌内注射哌替啶 50mg 或地西泮 10mg。②检查中护理:患者取仰卧位,右侧抬高,给予心理护理,嘱平静呼吸,防穿刺针移动损伤肝。③检查后护理:嘱患者绝对卧床 24 小时,监测生命体征,观察有无出血、感染征象,保持引流通畅,认真记录引流液的颜色、性状、量。

(2)ERCP:方法是应用纤维十二指肠镜通过十二指肠乳头插管至胆总管或主胰管内,行逆行造影。①检查前护理:禁食 6 小时,因 ERCP 可诱发急性胰腺炎,故应查血淀粉酶,造影前半小时肌内注射哌替啶 50mg 或地西泮 10mg。②检查后护理:禁食 2 小时,复查血淀粉酶,应用抗生素,观察有无感染征象。

(3)纤维胆道镜检查:术前、术中、术后均可应用,多用于观察胆道病变、明确病因、取出残石与蛔虫、置管行胆道引流等,也可用气囊扩张胆道,用激光治疗肿瘤。①检查前护理:做碘过敏试验,测定凝血酶原时间和出凝血时间,检查前一餐禁食,检查前半小时肌内注射哌替啶 50mg 及地西泮 10mg,天气寒冷时,灌注胆道的生理盐水应适当加温,温度以接近人体温度为宜。②检查后护理:观察有无窦道出血,应用抗生素预防感染,腹部局部可用腹带加压包扎,经 T 管、U 形管窦道行胆道镜检查后,均应常规置管引流胆汁 1～2 天,并观察有无胆管炎或窦道破裂而导致胆汁性腹膜炎的发生。若确认胆道无残留病变,胆道引流 1～2 天后方可拔出引流管。

二、手术中患者的护理

开腹胆囊切除手术。

【麻醉方式】

全身麻醉。

【手术体位】

仰卧位,右侧垫高。

【手术步骤及护理配合】

手术步骤	护理配合
1. 切皮	递刀做右肋缘下斜切口
2. 分离皮下	递干纱布 2 块拭血,电凝止血,递甲状腺拉钩显露术野
3. 切开肌肉与腹膜,进入腹腔	递电刀逐层切开,止血,达腹腔后递盐水洗手,探查腹腔

（续　表）

手术步骤	护理配合
4. 探查腹腔，寻找胆囊	递腹壁拉钩显露腹腔，电烧换长头，递弯钳备直角、取石钳
5. 取石	在小药杯内放水放结石，备湿纱布接泥沙样结石（留病理检查）
6. 处理胆囊	递血管钳夹闭，剪刀剪断 4 号丝线结扎或圆针 1 号线缝扎
7. 探查胆管	检查是否有大块结石，注射器打水，无反流证明已通
8. 冲洗、关腹、清点	递大量盐水冲洗，1 号可吸收线关腹，放置潘氏引流管，角针 4 号丝线固定
9. 缝合肌肉、筋膜、皮下组织	递圆针 4 号、7 号线间断缝合肌肉，圆针 4 号线缝合筋膜，圆针 1 号线缝合皮下组织
10. 缝合皮肤	递酒精消毒皮肤，角针 1 号丝线缝合皮肤或钉皮器钉皮
11. 留好病理	与手术医生共同留病理并做好登记

【巡回护士的配合】

1. 接患者时核对患者携带物品，严格执行三查七对。

2. 缓解患者紧张情绪，取得患者配合，严格执行《手术安全核查制度》后，开放静脉。

3. 配合麻醉医生，协助做好麻醉护理，以保证以后的工作有条不紊地进行。

4. 按照手术的要求，与麻醉医生、手术医生共同摆放手术体位。

5. 根据手术的情况，必要时在麻醉后给患者进行导尿。

6. 协助刷手护士上台共同清点物品并填写各种手术护理记录单。

7. 协助手术医生及助手上台，注意观察患者术中情况。

8. 术毕再次与刷手护士清点物品。

三、手术后患者的护理

【护理措施】

1. 密切观察病情变化　术后应严密观察生命体征的变化，定时测量体温、脉搏、呼吸、血压，了解伤口与引流情况，警惕胆道出血、肝功能障碍、膈下感染等并发症的发生，尤其对 AOSC 患者，应注意休克症状有无纠正，意识障碍是否恢复正常，记录 24 小时出入液量，以保持体液酸碱平衡，防止电解质紊乱。

2. 活动与饮食　胆道疾病手术患者在血压平稳后，可取半坐卧位，根据患者的体质情况，早期鼓励下床活动，逐渐增加活动量；术后 2～3 天，肠蠕动恢复，无腹胀、腹痛，肛门排气后可给予半流质饮食，以后逐渐过渡到正常饮食，但要注意，患者对脂肪的消化吸收能力依然较弱，因此，应适当控制脂肪的摄入。

3. 引流管的护理　胆道手术患者，除常见的胃肠减压管、导尿管、腹腔引流管外，最重要的即为 T 形引流管，胆总管切开后常规放置 T 管，其一端通向肝管，一端通向十二指肠。放置 T 管的目的主要有：①引流胆汁，降低胆道压力，防止胆汁渗漏。②支撑胆道，防止胆道狭窄。③术后可经 T 管行胆道造影。④术后通过局部窦道处理残余结石等，因此加强 T 管的护理十分重要。

(1)引流密闭,妥善固定:引流的整个装置必须密闭,T管应用缝线固定于腹壁皮肤,用别针固定于床面,固定时要为患者活动留有余地,防止牵拉及脱出,若术后早期 T 管不慎脱出,会导致胆汁性腹膜炎的发生,后果严重。

(2)保持引流通畅:引流过程中要随时调整 T 管的位置,防止扭曲、折叠,经常予以挤捏,以保持引流通畅,这是保证有效引流的前提,若管道内部堵塞,应及时通知医生,及时处理。

(3)严格无菌:引流中患者活动或站立时应注意引流袋的位置勿高于引流口,以防止胆汁反流,增加感染机会;定时按无菌操作原则更换引流袋,定期做胆汁的细菌培养,观察患者有无感染症状出现。

(4)密切观察并记录胆汁引流的颜色、性状、量:正常胆汁为深绿色或棕色,稠厚、质清,术后1～2 天胆汁引流量多为 300～500ml/d,以后逐日增加,尤其在恢复饮食后可达 500～1000ml/d,这是由于胆总管下端的炎性水肿消退,胆汁排入十二指肠所致。若胆汁量突然减少,应查找原因,是否为管道的扭曲、受压或管腔堵塞所致;若胆汁由稠厚变稀薄,要考虑是否为肝功能不全所致;若胆汁浑浊甚至呈脓性,应考虑是否存在感染;若 T 管内引流出大量血性液体,可能有肝内动静脉瘘,应及时对症处理。

(5)加强引流管口周围皮肤的护理:引流管口周围应每日用 70％乙醇消毒一次,以一剪开缺口的消毒纱布包绕,若有胆汁渗漏应及时更换,局部涂搽氧化锌软膏,以减少胆盐对皮肤的刺激。

(6)拔管的护理:T 管引流 2～3 周后,T 管周围可形成一坚实的纤维窦道,此时可考虑拔除 T 管。拔管的指征:①胆汁量逐渐减少、清亮,患者体温下降、黄疸消退、全身情况改善、食欲增加、大便色泽加深。②胆汁培养阴性。③夹管 1～2 天患者无腹痛、腹胀、发热及黄疸出现。④T 管造影示肝管、胆总管、十二指肠均通畅,无结石残留。符合以上条件即可拔管。拔管后原引流口处用凡士林纱布覆盖,观察有无胆汁渗出,了解患者食欲及大便情况,有无腹痛、腹胀、发热及黄疸出现。

4. 并发症的观察与护理

(1)出血:胆道手术后早期出血多由于术中止血不彻底,结扎线脱落所致。术后要注意加强引流管的观察,若短时间内出血量增加(＞100ml/h),持续 3 小时以上,或患者出现血压下降、脉搏细速、面色苍白等休克征象,应高度怀疑内出血,立即通知医师,积极抢救。

(2)胆汁性腹膜炎:胆汁性腹膜炎的发生有以下原因:①术后对 T 管的管理不善,固定不牢,翻身或起床将其脱出。②术中 T 管选择不当。③T 管包绕大网膜不全或患者营养不良,窦道形成不良。④拔管时动作粗暴等。护理人员应加强 T 管的管理,预防胆汁性腹膜炎的发生,一旦发生,要注意患者腹痛、腹胀的程度,暂禁饮食,轻者可加强观察,应用抗生素,重者要立即手术治疗。

(3)胆瘘:胆瘘的发生多由于术中胆管损伤、胆总管下端梗阻、T 管脱出未及时发现所致。术后应加强患者腹部症状及引流的观察,若自手术切口处流出黄绿色胆汁样液体,引流量＞50ml/h,应立即通知医师,协助处理。长期大量胆瘘者,应注意补充水、电解质、热量和维生素,以防止因长期胆汁的丢失而引起营养障碍和维生素缺乏。

【健康教育】

1. 合理饮食与营养　教育患者要定时进餐,讲究饮食的合理搭配,减少热量及脂肪的摄入,要增加钙剂及膳食纤维的摄入,胆囊切除术后,在一定时间内要求低脂饮食,防止因胆汁排泄功能紊乱,造成脂肪泻。

2. 休息与活动　要求患者根据自身情况适当进行活动,注意劳逸结合,肥胖者应注意体重的控制。

3. 带管(T 管)患者的出院指导　部分患者需要带管出院,护理人员要教会患者及家属引流管的自我护理,特别强调管道的无菌管理与牢固固定的重要性,指导患者如何在带管情况下进行日常的生活行动,如洗澡、运动等,以及如何进行夹管训练等。

4. 复诊　要求带管患者按要求定期复诊,胆道残留结石患者要按时服药,定期随访,必要时及时就医。

第三节　急性出血性坏死性胰腺炎

急性出血性坏死性胰腺炎是重症胰腺炎,胰腺组织水肿、充血、部分坏死,常可引起休克等并发症,危及患者生命。治疗出血坏死性胰腺炎,尤其合并感染时常需手术治疗,有灌注引流、坏死组织清除和规则性胰腺切除等,目的是将含有胰酶、毒性物质的坏死组织清除。

一、手术前患者的护理

【护理评估】

1. 健康史　询问患者或送诊人员病因及病史:有无胆道病史、酗酒、饮食不当、腹部手术、胰腺外伤、用药、感染等诱发因素。是否在进高脂肪餐或暴食后发病。询问患者有无病情变化、就诊前有无急救措施等。同时常规询问记录患者性别、年龄、既往史、有无其他并存病。

2. 临床表现

(1)症状:骤起上腹剧痛或在急性水肿型胰腺炎治疗过程中出现高热,弥漫性腹膜炎,麻痹性肠梗阻,上腹部肿块,消化道出血,神经精神症状,休克。

(2)体征:全腹膨隆,压痛及反跳痛,移动性浊音,肠鸣音消失,少数患者因含有胰酶的血性渗液经腹膜后间隙渗至皮下,出现皮下脂肪坏死,两侧腹壁瘀斑和脐周围退色。

3. 辅助检查

(1)血尿淀粉酶可有持续升高或因胰腺广泛坏死而不升高。血钙下降,其值<1.74mmol/L(7mg%)则预后差。血糖增高,出现糖尿。血清高铁血红蛋白阳性。

(2)腹腔穿刺液血性浑浊,淀粉酶、脂肪酶升高。

(3)B 型超声检查可见胰腺肿大,内部光点反射稀少。CT 显示胰腺弥漫性增大,外形不规则,边缘模糊,胰周间隙增宽。

4. 心理-社会因素　主要为家属对患者的治疗、可能发生的并发症的知晓程度;患者的认知和心理承受能力;经济承受能力等。患者对长期接受治疗的心理反应,对有关胰腺炎复发因素及出院康复知识的掌握程度。

【护理诊断】

1. 急性疼痛　与胰腺及其周围组织炎症、胆道梗阻有关。

2. 有体液不足的危险　与炎性渗出、出血、呕吐、禁食等有关。

3. 营养失调,低于机体需要量　与呕吐、禁食、胃肠减压和大量消耗有关。

4. 体温过高　与胰腺坏死、继发感染或并发胰腺脓肿有关。

5. 潜在并发症　出血、胰瘘、肠瘘、休克、感染、MODS 等。

【护理目标】

1. 患者疼痛减轻或得到控制。

2. 患者体液得以维持平衡。

3. 患者营养得到补充,营养状况得以维持。

4. 患者掌握与疾病及康复有关的知识。

5. 并发症得到预防或及时发现和处理。

【护理措施】

1. **疼痛护理**　给予禁食、胃肠减压,遵医嘱使用抑制胰液分泌及抗胰酶药物,疼痛剧烈时给予解痉、镇痛药物。

2. **维持水、电解质平衡**　严密监测生命体征,观察神志,以及皮肤、黏膜温度和色泽,监测电解质、酸碱平衡情况;准确记录 24 小时出入量,必要时监测中心静脉压和每小时尿量。发生休克时迅速扩容,尽快恢复有效循环血量。

3. **维持营养供给**　禁食期间给予肠外营养支持;在病情稳定、淀粉酶恢复正常、肠麻痹消失后,可通过空肠造口管行肠内营养支持,逐步过渡至全肠内营养及经口进食。

4. **控制体温**　发热患者给予物理降温,必要时给予药物降温。

5. **心理护理**　由于发病突然、发展迅速、病情凶险,患者常会产生恐惧心理。再加上病程长,病情反复及费用问题,患者易产生悲观消极情绪,因此应为患者提供安全、舒适的环境,给予安慰和鼓励,并讲解治疗和康复知识,使患者以良好的心态接受治疗。

二、手术中患者的护理

胰腺炎引流术。

【麻醉方式】

全身麻醉。

【手术体位】

仰卧位。

【手术步骤及护理配合】

手术步骤	护理配合
1. 切开皮肤,皮下组织	递 20 号刀片腹正中线左旁开 2cm 切皮后更换刀片,电烧切开皮下组织,于纱布或中直血管钳钳夹止血,1 号丝线结扎,递甲状腺拉钩牵开
2. 切开腹直肌前鞘	递 20 号刀片切一小口,术者以手指钝性分离后并向外牵开,递电烧或组织剪扩大切口
3. 牵开腹直肌	钝性分离腹直肌,递甲状腺拉钩牵开,显露后鞘及腹膜,如有小血管,可用 1 号丝线结扎或电烧止血
4. 切开后鞘及腹膜	递中弯 2 把钳夹切口两侧,20 号刀片切一小口手指探查后以电烧扩大切口,2 块湿纱垫保护切口
5. 探查腹腔	生理盐水洗手后更换干净湿纱布,递 S 形拉钩或腹部自动拉钩牵开显露术野

（续　表）

手术步骤	护理配合
6. 吸尽渗出液,冲洗腹腔	递培养棉拭子或直接抽取渗出液做腹腔细菌培养,吸引器吸尽渗出液,生理盐水冲洗腹腔
7. 探查胆囊,胆总管	递中弯,湿纱布,电烧探查胆囊及胆总管,视病变情况做相应手术
8. 切开胃结肠韧带	递湿纱布提起胃体,电烧切开韧带无血管区,递长弯分离胃结肠韧带,吸引器吸出渗液
9. 游离胰腺	递长平镊,电烧切开胰腺上、下缘后腹膜,递湿纱布钝性分离胰体、胰尾
10. 止血,冲洗腹腔	递纱布,电烧充分止血后,用温盐水冲洗腹腔,吸引器吸引
11. 放置引流管充分引流	递20号刀片于切口两侧切开,电烧止血,递双套管,中弯血管钳将双套管引出体外,连接引流袋,角针1号丝线固定
12. 缝合腹膜	清点用物,递数把中弯钳夹并提起腹膜边缘,可吸收1号线连续缝合
13. 缝合腹直肌前鞘	递圆针4号丝线间断缝合
14. 缝合皮下组织	递酒精纱球消毒切口周围皮肤,递平镊,圆针1号丝线间断缝合
15. 缝合皮肤	递酒精纱球消毒切口周围皮肤,递牙镊,角针1号丝线间断缝合,纱布覆盖伤口及引流口

【巡回护士的配合】

同原发性肝癌半肝切除术巡回护士的配合。

三、手术后患者的护理

【护理措施】

1. 引流管的护理　包括胃管、腹腔双套管、胰周引流管、空肠造口管、胃造口管及尿管等。在引流管上标注管道名称及安置时间,分清引流管安置部位及作用。

2. 腹腔双套管灌洗引流护理　目的是冲洗脱落坏死组织、黏稠的脓液或血块。

(1)腹腔灌洗液要求现配现用,冲洗速度为20～40滴/分。

(2)保持引流通畅,持续低负压吸引,负压不宜过大,以0.02～0.04kPa为宜,以免损伤内脏组织和血管,发现引流管道堵塞应及时通知医师处理,必要时更换内套管。

(3)观察引流液的颜色、量、性状。

(4)维持出入量平衡,准确记录冲洗液量及引流液量。

3. 空肠造口管护理

(1)妥善固定,告知患者翻身、活动、更换衣服时避免牵拉,防止管道脱出。

(2)保持管道通畅,营养液滴注前后使用0.9%氯化钠溶液或温水冲洗管道,持续滴注时每4小时冲洗管道1次,出现滴注不畅或管道堵塞时,可行"压力冲洗"或负压抽吸。

(3)营养液输注注意事项:营养液现配现用,使用时间不超过24小时,注意输注速度、浓度和温度,观察有无腹胀、腹泻等并发症。

【健康教育】

1. 告知患者及家属正确认识胰腺炎易复发的特性,强调预防复发的重要性。

2. 有胆道结石者积极手术治疗,消除诱发胰腺炎的因素。

3. 宜进食低脂饮食以减少胆石的形成,少量多餐,避免暴饮暴食。

4. 告知患者饮酒与胰腺炎的关系,强调戒酒的重要性。

5. 告知患者及家属易引发胰腺炎的药物,指导患者遵医嘱服药及服药须知,并强调勿乱服药的重要性。

6. 指导并发糖尿病的患者怎样控制血糖和控制血糖的重要性,进行饮食控制,并遵医嘱用药。

7. 半个月后复查,若出现腹痛、呕吐等症状,及时就诊。

8. 出院后 4～6 周,避免举重物和过度疲劳。

第四节　胰　腺　癌

胰腺癌是一种恶性程度非常高的消化道恶性肿瘤,发生于胰腺导管上皮(少数起源于腺泡)。其中约 70% 发生在胰头,其余在胰腺体尾部,个别病例肿瘤占据全胰。40 岁以上好发,男性比女性多见。胰腺癌的恶性程度很高,5 年生存率仅 10%～15%。胰腺癌包括胰头癌、胰体尾部癌和胰腺囊腺癌等,以胰头癌最为多见。早期症状均不典型,容易延误诊治,确诊后手术治疗仍为首选方法,切除范围包括胰头(含钩突)、远端胃、十二指肠及空肠上段、胆囊和胆总管,同时清除周围淋巴结,再做胰、胆囊和胃肠吻合,重建消化道。术后辅以化疗、放疗,提高手术治愈率。

一、手术前患者的护理

【护理评估】

1. 健康史

(1)一般情况:评估患者饮食习惯,是否长期进食高蛋白、高脂肪饮食;是否长期接触污染环境和有毒物质;有无吸烟史和(或)长期大量饮酒。

(2)既往史及家族史:有无糖尿病、慢性胰腺炎等;有无胰腺肿瘤或其他肿瘤家族史。

2. 临床表现

(1)症状:①上腹饱胀不适和上腹痛:是最早出现的症状。由于胰管梗阻引起胰管内压力增高而出现上腹饱胀不适或上腹痛并向肩背部或腰胁部放射。胰体尾部癌出现腹痛症状往往已属晚期,由癌肿侵及腹膜后神经组织所致。晚期胰腺癌呈持续性腹痛,并出现腰背痛,常取膝肘位以求缓解。②消化道症状:早期上腹饱胀、食欲缺乏、消化不良,可出现腹泻。腹泻后上腹饱胀不适并不消失。后期肿瘤浸润或压迫胃十二指肠,可出现恶心、呕吐、呕血或黑粪。③黄疸:胰头部癌常首先出现梗阻性黄疸,黄疸呈进行性加重,尿呈红茶色,大便呈陶土色,出现皮肤瘙痒。④消瘦乏力:是胰腺癌患者主要临床表现之一,与消耗过多、饮食减少、消化不良、睡眠不足和恶性肿瘤消耗能量密切相关。随着病程的进展,患者消瘦乏力、体重下降症状越来越严重,同时伴有贫血、低蛋白等营养不良症状。⑤其他:患者可出现发热、胰腺炎发作、糖尿病、脾功能亢进以及游走性血栓性静脉炎。

(2)体征:半数以上患者可摸到肿大的胆囊,晚期个别患者在上腹部可触及肿物。有腹水者可出现移动性浊音。

3. 辅助检查

(1)实验室检查:①生化检查:胆道梗阻时血清总胆红素和直接胆红素、碱性磷酸酶升高,转氨酶可轻度升高。少数患者空腹或餐后血糖升高。②血、尿淀粉酶:可有一过性升高;尿胆红素阳性。③血清学标记物:血清癌胚抗原(CEA)、胰胚抗原(POA)、糖类抗原19-9(CA19-9)等血清学标志物水平可升高,其中 CA19-9 是最常用的辅助诊断和随访项目。

(2)影像学检查:①X 线钡餐造影:50% 胰头癌患者有十二指肠曲增宽,仅 3%～5% 的患者在十二指肠降部可出现"倒 3 征"。②B 超检查:可了解肿物部位、大小,以及胆道、胰腺情况,了解有无转移。③CT 检查:对明确临床诊断,了解肿瘤和周围组织器官的关系、有无转移,对手术有指导价值。④MRI 和 MRCP 检查:价值与 CT 相似,并可同时显示胆道和胰管梗阻受累情况,了解有无转移。⑤ERCP 检查:可显示胰管狭窄变形、阻塞、造影剂漏出管外等,对鉴别诊断有一定的价值。必要时可同时置入支架引流胆道。⑥PTC 检查:可显示胆总管下端梗阻及其近侧扩张情况,但易引起胆道感染,故应慎重选择病例。必要时可行 PTCD 或置入支架引流胆道。⑦胰腺针吸细胞学检查:在 B 超引导下进行,可在不同部位、不同方向和深度穿刺,有助于确诊。⑧^{75}Se 标记蛋氨酸或^{67}Ga 胰腺扫描:有占位性病变。

4. 心理-社会因素　由于患者对胰腺癌的治疗不了解,长期受疼痛的折磨,情绪沮丧,护士应认真地进行入院及住院评估,确定护理问题及制订护理计划。评估患者对疾病的认识,对胰腺肿瘤诊断、治疗及预后有无信心,是否有不良情绪反应,家庭经济承受能力,以及是否了解有关术前及术后护理配合的有关知识,患者的社会支持系统如何。

【护理诊断】

1. 焦虑、恐惧　与诊断为癌症、对手术治疗缺乏信心及担心预后有关。

2. 急性疼痛　与胰管梗阻、癌肿侵犯腹膜后神经丛及手术创伤有关。

3. 舒适度的改变　与胆红素沉积于皮肤导致皮肤瘙痒有关。

4. 营养失调,低于机体需要量　与食欲下降、呕吐及癌肿消耗有关。

5. 潜在并发症　感染、胰瘘、胆瘘、出血、血糖异常等。

【护理目标】

1. 患者自诉恐惧、焦虑感减轻或消失,情绪稳定,能积极配合医务人员的诊治、护理。

2. 患者能配合完成应对疼痛的办法,自诉疼痛缓解。

3. 患者学会应对皮肤瘙痒的办法,皮肤完整。

4. 患者营养状况得到改善。

5. 并发症得到及时发现和处理或无并发症发生。

【护理措施】

1. 心理护理　多数患者就诊时已处于中晚期,得知诊断后易出现否认、悲哀、畏惧和愤怒等不良情绪,对手术治疗产生焦虑情绪,护士应理解、同情患者,通过沟通了解其感受,有针对性地进行健康指导,使患者能配合治疗与护理,促进康复。

2. 疼痛护理　疼痛剧烈者,遵医嘱合理使用止痛药,评估用药效果,保证患者良好的休息和睡眠。

3. 饮食护理　根据病情指导患者进高热量、高蛋白质、高维生素、低脂肪饮食,营养不良或呕吐频繁者应给予肠内和(或)肠外营养,积极改善患者营养状况,维持水、电解质平衡。

4. 监测相关营养指标　如血清白蛋白水平、皮肤弹性、体重等,纠正全身情况,提高手术耐受性。

5. 改善肝功能　遵医嘱给予护肝药、复合维生素等,静脉输注高渗性葡萄糖加胰岛素和钾盐,增加肝糖原储备。有黄疸者,行 PTCD 或 ERCP 引流是最好的减黄措施。

6. 改善凝血功能　注射维生素 K_1,提高凝血酶原活动度,必要时可输血改善。

7. 其他措施　胆道梗阻后常引起肝内感染,术前应常规应用抗生素,以预防感染。血糖异常者,通过调节饮食和注射胰岛素控制血糖。

8. 肠道准备　术前 3 天开始口服抗生素抑制肠道细菌,预防术后感染,术前 2 天给予流食;术前晚清洁肠道,减少术后腹胀及并发症的发生。

二、手术中患者的护理

胰十二指肠切除术。

【麻醉方式】

全身麻醉。

【手术体位】

仰卧位。

【手术步骤及护理配合】

手术步骤	护理配合
1. 切开皮肤,皮下组织	递20号刀片右上腹正中线切皮后更换刀片,电烧切开皮下组织,干纱布或中直钳钳夹止血,1号丝线结扎,递甲状腺拉钩牵开
2. 切开腹直肌前鞘	递20号刀片切一小口,术者以手指钝性分离后并向外牵开,递电烧或组织剪扩大切口
3. 牵开腹直肌	钝性分离腹直肌,递甲状腺拉钩牵开,显露后鞘及腹膜,如有小血管,可用 1 号丝线结扎或电烧止血
4. 切开后鞘及腹膜	递中弯 2 把钳夹切口两侧,20 号刀片切一小口手指探查后以电烧扩大切口,2块湿纱垫保护切口
5. 显露术野	生理盐水洗手后更换干净湿纱布,递 S 形拉钩或腹部自动拉钩牵开显露术野
6. 探查后腹膜	递纱布将十二指肠牵开,递电烧切开十二指肠外侧的后腹膜,术者用手指探查胰头部背侧及主动脉和下腔静脉腹侧的间隙,递组织剪分离腹膜后组织,电烧止血
7. 探查大、小网膜,切开胃结肠韧带	递电烧沿横结肠切断胃结肠韧带在横结肠上的附着,中弯血管钳依次钳夹韧带,组织剪剪断,1号丝线结扎
8. 切断胃网膜右静脉,显露肠系膜上静脉	递电烧切开胰、十二指肠与横结肠系膜间组织,递中弯止血钳钳夹胃网膜右静脉,组织剪剪断,4号丝线结扎,递 S 形拉钩将胰、十二指肠牵向上腹
9. 切除胃	配合同胃大部切除术
10. 切除胆囊	配合同胆囊切除术
11. 游离、切断胆总管	递电烧切开十二指肠韧带,递注射器吸出胆汁,可吸收钛夹夹闭肝侧,长弯血管钳夹持远端,递 11 号刀片切断,圆针 4 号丝线缝扎

（续　表）

手术步骤	护理配合
12. 分离十二指肠空肠曲,切断空肠	递电烧在肠系膜下静脉切开韧带,中弯血管钳钳夹,组织剪剪断,4 号丝线结扎,递 10 号刀片切断空肠
13. 在胰腺颈部切断胰腺	递圆针 4 号丝线在切线两侧上、下缘缝扎,线尾夹蚊式牵引,递电烧在两牵引线之间切断胰腺
14. 完整切除钩突	递长弯止血钳钳夹钩突组织,小直角钳分离肠系膜上静脉后递组织剪剪断,4 号丝线结扎

【巡回护士的配合】

同原发性肝癌半肝切除术巡回护士的配合。

三、手术后患者的护理

【护理措施】

1. 密切观察生命体征　准确记录生命体征各项指标,观察伤口渗血及引流液情况,记录 24 小时出入量。

2. 营养支持　术后患者需禁食,禁食期间遵医嘱静脉补充水和电解质,必要时输入血浆、白蛋白等。拔除胃管后,肠蠕动功能恢复,可进流质饮食,逐步过渡到普食。

3. 控制血糖　同术前。

4. 引流管护理　胰十二指肠切除术后,一般放置有 T 管、腹腔引流管、烟卷引流管、胰腺断面引流管、尿管等。术后应妥善固定各种引流管,保持引流通畅。观察并记录引流液的颜色、性状和量。若含有胃肠液、胆汁或胰液,要考虑吻合口瘘、胆瘘或胰瘘的可能;如为浑浊或脓性液体,需考虑吻合口瘘或继发感染的可能,应及时通知医生并协助处理;包括取液做涂片检查和细菌培养以及合理应用抗菌药物等。

5. 预防感染　监测体温变化,遵医嘱合理使用抗生素,注意观察伤口敷料及引流液的性状和量,发现异常及时通知医生。

6. 并发症的观察及护理

(1)术后出血:术后早期 1~2 天的出血可因凝血机制障碍、创面广泛渗血或结扎线脱落引起;术后 1~2 周发生的出血可因胰液、胆汁腐蚀以及感染所致,表现为经引流管引出血性液体、呕血、黑粪、腹痛,以及出汗、脉速、血压下降等。出血量少者可给予静脉补液,应用止血药、输血等治疗,出血量大者需手术止血。

(2)胰瘘:术后 1 周左右出现,表现为患者突发剧烈腹痛、持续腹胀、发热、腹腔引流管或伤口流出清亮液体。引流液测得淀粉酶,应予早期持续负压引流,保持引流装置有效。注意用氧化锌保护周围皮肤,多数胰瘘可以自愈。

(3)胆瘘:多发生于术后 5~10 天。表现为发热、右上腹痛、腹肌紧张及腹膜刺激征;保持 T 管引流通畅,做好观察和记录;胆瘘皮肤护理同胰瘘,同时做好手术处理的准备。

(4)胆道感染:多为逆行,表现为腹痛、发热、黄疸、肝功能损害等。治疗可应用抗生素、利胆药及改善胃肠道功能的药物。

【健康教育】

1. 患者出院后要适当休息和避免受凉,保持情绪稳定,鼓励坚持治疗,定期随访,发现异常征象,及时就诊。

2. 不能用力搔抓皮肤,避免抓破皮肤。

3. 凝血机制障碍的患者注意自我防护、避免外伤等。

4. 若因胰腺内分泌功能不足而表现为糖尿病的患者,应遵医嘱服用降糖药物。如果行胰腺全切者,则需要终身注射胰岛素。要定时监测血糖和血尿。

5. 严格控制主食的摄入量,不吃或少吃含糖量较高的水果,多进食蔬菜。

第五节　门静脉高压症

门静脉高压症是指各种原因导致的门静脉不同部位发生血流受阻、血流淤滞、血流压力增高,继而引发脾大、脾功能亢进、食管胃底黏膜下静脉曲张和破裂出血、腹水等一系列的临床综合征。门静脉高压症按阻力增加的部位分为肝前、肝内和肝后 3 型,肝内型又可分为窦前、窦后和窦型。在我国肝炎后肝硬化是引起肝窦和窦后阻塞性门静脉高压症的常见病因,肝内窦前阻塞性病因主要是血吸虫病。肝前型门静脉高压症的常见病因是肝外门静脉血栓形成、先天性畸形和外在压迫。肝后型门静脉高压症的常见病因为 Budd-Chiari 综合征、缩窄型心包炎及严重右心衰等。门静脉高压形成后,临床表现为进行性脾大、脾功能亢进、食管胃底静脉曲张、呕血和黑粪,最后发生腹水。门静脉高压症的外科治疗主要以控制消化道出血和脾大为目的。常用手术方式包括分流术和断流术,其中以脾切除加贲门周围血管离断术最为有效。

一、手术前患者的护理

【护理评估】

1. 健康史　评估患者有无肝硬化、病毒性肝炎病史。评估患者的肝功能和出凝血情况。

2. 临床表现　门静脉高压症症状因不同病因而有所差异,但主要有以下几种。

(1)脾大、脾功能亢进:所有患者均有不同程度的脾大,在左肋缘下可扪及,脾大常伴有脾功能亢进,白细胞计数降至 3×10^9/L 以下,血小板计数减少至$(70\sim80)\times10^9$/L 或以下,逐渐出现出血。

(2)呕血和(或)黑粪:半数患者有呕血或黑粪史,出血部位在食管下 1/3 和胃底,出血量大且急,约 25% 患者在第一次大出血时可直接因失血引起严重休克或因肝组织严重缺氧引起肝急性衰竭而死亡,在第一次出血后 1~2 年,半数患者可再次大出血。

(3)腹水:约 1/3 患者有腹水,是肝功能严重受损的表现。此外,部分患者还有黄疸、肝大等症状。

3. 辅助检查

(1)血常规检查:脾功能亢进时,血细胞计数减少,以白细胞计数降至 3×10^9/L 以下和血小板计数降至 80×10^9/L 以下最为明显。

(2)肝功能检查:血浆白蛋白降低,球蛋白增高,白/球比例倒置,部分患者还存在血清胆红素、转氨酶增高。

(3)凝血分析:凝血酶原时间延长,凝血酶原活动度降低,纤维蛋白原定量降低。

（4）彩色超声多普勒检查：了解门静脉系统情况，其血流方向，血流量，有无血栓形成；肝动脉血流量代偿增加情况，检查肾静脉情况及下腔静脉情况。了解肝、脾的大小，有无肝硬化、腹水及其严重程度。有无并发肝癌。

（5）放射学检查：上消化道钡剂造影观察有无食管胃底静脉曲张，了解病变范围和程度，有无合并消化性溃疡。有条件时可行肝静脉造影并测定肝静脉楔入压，可区别窦前或窦后梗阻，术前间接评估门静脉压力。

（6）CT 检查：了解肝、脾的病变情况，显示侧支循环，有无合并其他肝脾病变，尤其是肝癌。了解下腔静脉有无阻塞狭窄，门静脉系统内有无血栓形成。有条件时测量肝体积用于术前评价。

（7）纤维胃镜检查：直视下观察食管胃底曲张静脉的程度和范围，用于明确诊断，评估曲张静脉破裂出血的危险性，且可测量曲张静脉压力。急性大出血时可进行紧急硬化剂注射止血和预防再出血。了解胃底曲张静脉情况，有无门静脉高压性胃病及其严重程度等。

（8）核素心肝比值测定：是目前术前唯一无创性的测量门静脉压力的方法，有条件时可采用。

（9）肝储备功能：采用吲哚氰绿（ICG）法进行肝储备功能评价，用于术前对患者的肝功能状态进行综合评估。

4. 心理-社会因素　了解患者是否感到紧张、恐惧；有否因长期、反复发病，工作和生活受到影响而感到焦虑不安和悲观失望；评估家庭成员能否提供足够的心理和经济支持；患者及家属对门脉高压症诊疗、预防再出血知识的了解程度。

【护理诊断】

1. 恐惧　与突然大量呕血、便血有关。

2. 组织灌注量改变　与食管、胃底曲张静脉破裂出血有关。

3. 体液过多（腹水）　与肝功能损伤致低蛋白血症、血浆胶体渗透压降低及醛固酮分泌增加有关。

4. 营养失调，低于机体需要量　与肝功能损害、营养摄入不足、消化吸收障碍有关。

5. 潜在并发症　上消化道大出血、术后出血、肝性脑病。

6. 知识缺乏　缺乏关于疾病、康复、预防再出血、肝性脑病方面的知识。

【护理目标】

1. 患者恐惧缓解或减轻。表现为患者能正确面对疾病、手术和预后，积极配合治疗和护理。

2. 组织灌注良好。表现为患者循环血容量正常，皮肤黏膜颜色、弹性正常；生命体征平稳，体液平衡，无脱水及出血现象。

3. 出入量平衡。表现为患者尿量正常，无水肿，无腹水发生。

4. 营养状态良好。表现为体重、皮下脂肪厚度、血清白/球蛋白比例、血红蛋白等均在正常范围内，皮肤黏膜弹性良好，温、湿度适宜。

5. 管道留置过程中，患者无呛咳、窒息等意外发生。

6. 不发生并发症，或并发症得到及时发现和处理。

7. 患者能复述有关疾病、自我保健、饮食活动等方面知识。

【护理措施】

1. 休息与活动　指导患者注意休息，适当活动。卧床休息时尽量取平卧位和右侧卧位以增加肝、肾血流量,有利于肝细胞的恢复,提高肾小球滤过率。

2. 饮食护理　以高热量、高蛋白质、高维生素、易消化饮食为主,并根据病情变化及时调整,蛋白质来源以豆制品、鸡蛋、牛奶、鱼、瘦肉为主。食管胃底静脉曲张者忌进食过热过冷、粗糙、坚硬、带骨食物以防损伤曲张静脉导致出血。

3. 心理护理　患者长期肝病史,合并上消化道出血时,来势凶猛且出血量大,易出现紧张、恐惧心理,并对治疗效果悲观失望。护士应将患者安置在重症监护室或抢救室,抢救时应忙而不乱、沉着冷静,同时,保持安静,避免床旁讨论病情,帮助患者树立战胜疾病的信心。

4. 术前护理　术前纠正患者凝血功能及低蛋白血症,口服利尿药物以减轻腹水。分流术前行肠道准备,给予肠道不吸收的抗生素治疗,术前给予 0.9％氯化钠溶液清洁灌肠,减少术后氨的产生,防止肝性脑病。

5. 控制和减少腹水的形成　①注意休息,适当活动;休息时取平卧位,以增加肝、肾血流灌注;下肢水肿者适当抬高以减轻水肿。②补充营养,纠正低蛋白血症,必要时静脉输白蛋白或血浆,限制液体和钠的摄入。③定期测量腹围和体重,注意标记腹围测量范围,每次定时间、定体位、定部位测量。④按医嘱使用利尿药并观察效果,防止水、电解质紊乱,记录 24 小时尿量。

6. 术前急救　①对于大出血患者应积极观察生命体征变化,及时发现出血先兆,估计出血量的多少。②立即建立 2～3 条静脉通道,快速输血、输液。③氧气吸入 2～3L/min,保持呼吸道通畅,避免血凝块堵塞呼吸道。④禁食、禁水,予心电监护,密切观察生命体征、血氧饱和度及神志变化,记录 24 小时尿量;观察记录呕血、黑粪的颜色、性状、量。⑤遵医嘱积极抗休克治疗,抢救的同时积极做好急诊手术准备。

二、手术中患者的护理

门静脉断流术。

【麻醉方式】

全麻或硬膜外复合全身麻醉(EGO)。

【手术体位】

仰卧位,左侧背部、腰部垫高 30°。

【手术步骤及护理配合】

手术步骤	护理配合
1. 切开皮肤,皮下组织	递20号刀片腹正中线切皮后更换刀片,电烧切开皮下组织,干纱布或中直钳夹止血,1号丝线结扎,递甲状腺拉钩牵开
2. 切开腹直肌前鞘	递20号刀片切一小口,术者以手指钝性分离后并向外牵开,递电烧或组织剪扩大切口
3. 牵开腹直肌	钝性分离腹直肌,递甲状腺拉钩牵开,显露后鞘及腹膜。如有小血管,可用1号丝线结扎或电烧止血
4. 切开后鞘及腹膜	递中弯2把钳夹切口两侧,20号刀片切一小口手指探查后以电烧扩大切口,2块湿纱垫保护切口
5. 探查腹腔	生理盐水洗手后更换干净湿纱布,递S形拉钩或腹部自动拉钩牵开显露术野

（续　表）

手术步骤	护理配合
6. 测门静脉压力	递充满生理盐水的测压管,将针头刺入大网膜的一支静脉中,开放测压管顶部,测压后拔出针头并递蚊式钳钳夹静脉,1 号丝线结扎
7. 游离	递湿纱布提起胃体,电烧切开韧带无血管区
8. 切断脾胃结肠韧带	递长弯分离并钳夹,组织剪剪断,4 号丝线结扎或缝扎
9. 切开后腹膜	递 S 形拉钩牵开胃体,显露胰体尾部,递长平镊,电烧切开后腹膜,如遇出血点,长弯钳夹,4 号丝线结扎
10. 分离,结扎脾动脉	递直角钳分离脾动脉,长弯钳夹,组织剪剪断,双 7 号丝线结扎或小圆针 4 号丝线缝扎
11. 游离脾	递长弯数把依次钳夹脾结肠韧带、脾胃韧带、胃短血管,组织剪剪断,4 号丝线结扎或缝扎递湿纱垫填塞脾窝
12. 处理脾蒂	递纱布钝性推开胰尾,递长弯 3 把平行钳夹脾蒂,10 号圆刀在远端两把长弯间切断,余下近端用双 7 号丝线结扎;然后再用圆针 7 号丝线缝扎,切下的脾放于弯盘内留病理检查
13. 处理脾床,止血	递热盐水纱垫压迫止血,遇出血点递小圆针 4 号丝线缝扎
14. 分离脾静脉、切除胰尾	1. 递中弯依次钳夹从胰腺注入脾静脉的细小分支,组织剪剪断,1 号丝线结扎 2. 递小圆针 1 号丝线在胰尾做一排间断褥式缝合后切除胰尾,用小圆针 1 号丝线 8 字缝扎胰腺管,把胰尾残端用小圆针 1 号丝线间断缝合
15. 分离左肾静脉	递电烧切开后腹膜,并用中弯依次钳夹胰膜后组织,用组织剪剪断,1 号丝线结扎,分离出长 3~4cm、周径约 2/3 的肾静脉,组织剪将其外膜剪掉
16. 脾肾静脉吻合	1. 递心耳钳夹肾静脉前壁,11 号刀片切一小口,静脉剪剪开一相当于脾静脉口径的梭形切口,肝素盐水 40~50mg 冲洗静脉管腔 2. 递无损伤镊 5-0 号无损伤血管线连续缝合,若有出血点,可用温盐水纱布压迫止血或用无损伤血管钳剪断缝扎
17. 再次测压	吻合完毕后,递测压管测压,以便与吻合前对照
18. 止血	检查吻合口、胰尾残端有无渗血,如遇出血点,递血管线或圆针 1 号丝线缝扎止血
19. 冲洗	递温生理盐水冲洗腹腔,吸引器吸引,换湿纱布
20. 放引流	递 20 号刀片于左上腹切一小口,电烧止血,递双套管引流管,用中弯将引流管引出体外,递角针 1 号丝线固定引流管,连接引流袋
21. 缝合腹膜	清点用物,递数把中弯钳夹并提起腹膜边缘,可吸收 1 号线连续缝合
22. 缝合腹直肌前鞘	递圆针 4 号丝线间断缝合
23. 冲洗切口	递生理盐水冲洗,吸引器吸引
24. 缝合皮下组织	递酒精纱球消毒切口周围皮肤,递平镊,圆针 1 号丝线间断缝合
25. 缝合皮肤	递酒精纱球消毒切口周围皮肤,递牙镊,角针 1 号丝线间断缝合,纱布覆盖伤口及引流口

【巡回护士的配合】

同原发性肝癌半肝切除术巡回护士的配合。

三、手术后患者的护理

【护理措施】

1. 严密观察病情变化　术后须密切观察患者神志、体温、脉搏、血压变化,观察有无手术切口、引流管及消化道的出血情况,注意动脉血气分析、中心静脉压及血电解质的变化。分流术患者应观察有无性格异常、定向力减退、嗜睡与躁动交替、黄疸是否加重及有无发热、厌食、肝区疼痛等症状,定时检查肝功能、血常规、凝血机制、肾功能并监测血氨浓度,以判断有无肝性昏迷发生;有腹水患者,应定期测量体重和腹围,记录 24 小时出入液量,若尿量过少,常提示有肝肾综合征存在,应及时对症处理。

2. 休息与活动　脾切除术患者在血压平稳后取半坐卧位,可减轻腹壁张力,利于呼吸和血液循环,并能预防膈下感染;分流术患者为使血管吻合口保持通畅,1 周内应绝对卧床休息,取平卧位或低半坡卧位(≤15°),以减轻吻合口的张力,1 周后方可逐步下床活动。

3. 饮食　术后 48～72 小时肠蠕动恢复后可进流质饮食,若无腹部不适可逐步过渡到半流质饮食及软饭;严格限制钠盐的摄入,每日不超过 2.5g;行门腔静脉分流术的患者应限制蛋白质和肉类食物的摄取量,每日不超过 30g,以避免诱发或加重肝性昏迷;忌食粗糙和过热食物,禁烟、酒。

4. 引流管的护理　应保持包括胃肠减压管及腹腔引流管在内的所有引流管的牢固、通畅,观察记录引流量、颜色、性状,胃肠减压的负压吸引不宜过大,以免损伤曲张、易破的胃底血管引起出血,术后 2～3 天肠蠕动恢复后可停止减压;腹腔引流管应防止扭曲、受压,若在 1～2 小时引流出 200ml 以上新鲜血性液体,患者出现血压下降、脉率增快、面色苍白、出冷汗等征象,则提示有活动性出血,应立即给予止血药、静脉输液、输血,以补充血容量,必要时应做好再次手术的准备。

5. 血小板的检查　脾切除术患者术后血小板计数迅速上升,有诱发静脉血栓形成的危险,术后 2 周内应每日或隔日检查一次血小板,若出现腹痛、腹胀、便血症状,要考虑有肠系膜血管血栓形成的可能,需抗凝治疗。如确定诊断,用肝素治疗,应注意用药前后出凝血时间的变化,定期检查,防止抗凝过量,引起出血。

6. 减少氨的产生和吸收　分流术后为减少肠道细菌量,可应用非肠道吸收的抗生素,也可应用缓泻药或生理盐水灌肠来刺激排泄,要保持大便通畅,以促进氨自肠内排出。

7. 加强基础护理,防止并发症　因卧床时间较长,加之此类患者不同程度地存在贫血、低蛋白血症,身体抵抗力较弱,因此应加强皮肤护理,防止压疮发生,有黄疸者应防止皮肤破损、感染;加强口腔护理,尤其原有消化道出血者,术后可予漱口液漱口,以减少口腔异味,防止感染;加强肺部管理,可行氧驱动雾化吸入,指导并鼓励患者深呼吸、咳嗽、咳痰,防止发生肺部并发症。

8. 严格预防感染　门静脉高压症患者多数存在营养不良、免疫球蛋白缺乏,术后感染率高,较易发生败血症、内毒素血症,其中以肺部感染最为常见。因此,术后常规行呼吸道分泌物、尿液培养,根据药敏结果选择抗生素,行脾切除者常并发左下肺不张,要积极鼓励患者深呼吸、咳嗽,予叩击肺底、氧驱动雾化吸入等护理措施;术后如患者体温在 38～39℃持续不退,并出现呃逆、上腹部疼痛,应考虑是否有膈下感染的可能。须及时做胸部 X 线摄片、白细胞计数及超声波检查,以确定诊断和治疗。

9. 其他　分流术取自体静脉者,应观察局部有无静脉回流障碍。

【健康教育】

1. 休息与活动　合理休息与适当活动,避免过度劳累,一旦出现头晕、心慌和出汗等不适,立即卧床休息,逐渐增加活动量。

2. 饮食　进食高热量、含丰富维生素饮食,维持 8360kJ/d(2000kcal/d)能量;肝功能损害较轻者,可酌情摄取优质高蛋白饮食(50～70g/d);肝功能严重受损及分流术后患者,限制蛋白质的摄入;有腹水的患者限制水和钠的摄入。少量多餐,养成规律进食的习惯。禁烟、酒,少喝咖啡和浓茶,避免进食粗糙、干硬、油炸及辛辣食物;饮食不宜过热,以免损伤食管黏膜而诱发上消化道出血。

3. 避免引起腹内压升高的因素　如剧烈咳嗽、打喷嚏、便秘、用力排便等,以免引起腹内压升高诱发曲张静脉破裂出血。

4. 保持乐观、稳定的心理状态　避免精神紧张、抑郁等不良情绪。

5. 注意自我保护　用软牙刷刷牙,避免牙龈出血,防止外伤。

6. 告诉患者及家属定时复诊的重要性　指导患者及家属掌握并观察有无黑粪及皮肤、牙龈等出血征兆,详细讲解主要急救措施、紧急就诊的途径和方法。

第二篇

心血管外科围手术期护理

第9章

先天性心脏病围手术期护理

先天性心脏病(简称先心病)是孕妇在怀孕的最初3个月内因受病毒感染、放射性辐射、服用某些药物、缺乏营养以及某些遗传因素的影响,使胎儿的心脏及大血管在母体内发育异常,而引发先天性心脏病。先天性心脏病通常分为三大类:①非发绀型(左向右分流)先天性心脏病:此种先心病患者的畸形不造成未氧合血进入体循环,因此不表现出发绀,如动脉导管未闭、房、室间隔缺损等;②发绀型(右向左分流)先天性心脏病:此类患者的静脉血,即未氧合血混入体循环中,所以表现出发绀,此类先心病的畸形往往比较复杂,如重度肺动脉瓣狭窄、法洛三联症、法洛四联症、大动脉转位等;③梗阻型(无分流型)先天性心脏病:如主动脉缩窄,主动脉弓中断等在先心病中室间隔缺损最为常见,占先心病的20%～33%,其次是房间隔缺损、动脉导管未闭、法洛四联症。除个别室间隔缺损在5岁前有自愈的机会,绝大多数需手术治疗,且预后效果好。

第一节　室间隔缺损

室间隔缺损是胚胎期室间隔发育不全形成单个或多个缺损,致左、右心室异常交通。室间隔缺损可为单独存在的先天性畸形,也可作为法洛四联症或艾森曼格综合征的一部分存在,还常见于主动脉干永存、大血管错位、肺动脉闭锁等。发病原因尚不明确,目前认为与遗传、孕母接触放射线、宫内感染有关。依据发生部位的不同分为膜部缺损、漏斗部缺损、肌部缺损,其中膜部缺损占80%。巨大的室间隔缺损25%～50%在1岁内因肺炎、心力衰竭而死亡。因此,心力衰竭反复发作的婴儿应行缺损修补治疗。约半数小缺损可能自行闭合,除并发细菌性心内膜炎外,可观察到10岁再考虑手术治疗。很小的缺损可终身不需手术。分流量超过50%或伴有肺动脉压力增高的婴幼儿应早日手术,以防肺动脉高压持续上升。

一、手术前患者的护理

【护理评估】

1. 健康史　了解患儿既往病史,有无发育不良、反复呼吸道感染、右心衰竭、肺动脉高压等。

2. 临床表现

(1)症状:缺损小、分流量小者可无症状,缺损大且分流量大者可有发育不良、劳累后心悸、气喘、咳嗽、乏力、肺部感染等症状。该病易发生感染性心内膜炎。肺动脉高压且有右向左分流者可有发绀。

(2)体征:①该病典型的体征是在胸骨左缘第3、4肋间有响亮而粗糙的全收缩期吹风样反流性杂音,响度常可达5级以上,几乎均伴有全收缩期震颤,该杂音可在心前区广泛传播。②缺损大、左向右分流量大的患者,心尖部附近可能有第3心音及因二尖瓣相对性狭窄所引起的舒张期"隆隆样"杂音。③肺动脉瓣第2心音亢进或分裂,该分裂在深吸气时加强。④肺动脉显著高压的患者,在肺动脉瓣区仅听到因相对性肺动脉瓣关闭不全所致的舒张早期吹风样杂音。⑤有右向左分流时,可出现发绀、杵状指。⑥分流量大时有脉压增大、水冲脉、毛细血管搏动和周围动脉枪击音等。⑦缺损大者,发育较差,身体瘦小。

3. 全身情况评估

(1)观察患儿的生命体征:小儿年龄越小,心率越快,在哭闹、不安时心率明显增快,所以测心率时应在患儿安静状态下测量。小儿体层薄,容易显露异常的搏动,如颈根前部胸骨上窝的异常搏动可能提示有动脉导管未闭、主动脉瓣关闭不全、主动脉缩窄等畸形。①小儿年龄越小,血压越低。婴儿上肢血压多高于下肢,儿童则下肢血压高于上肢血压10～20mmHg,动脉导管未闭的患儿需注意测量四肢血压,对比上、下肢血压,以排除可能合并的主动脉弓中断和主动脉缩窄,以确定手术方案。②婴幼儿肋间肌不发达,不同于成人,为腹式呼吸,以浅而快的呼吸作为代偿。体温升高提示有感染、炎症存在或散热不好,体温过低则提示循环功能不良或保温不够。出生时呼吸频率一般为40～44/min。

(2)发育和营养:手术应准确测量患者的身高和体重,并计算出体表面积。体重应以患者空腹、卸除厚重衣物且排尿后测定。体重和体表面积的测定不可忽视,可评价患者的发育和营养状况。

(3)评估患者面色和表情:熟悉每个患者的症状,有利于根据病情进行治疗及护理。

(4)检查全身各部位情况:包括胸部、腹部、四肢、神经系统、消化系统等,如有异常应明确诊断并确定是否影响心脏手术。

(5)注意询问既往病史、家族史、有无药物过敏史,输血史及手术史等。

(6)新生儿需注意评估:出生后1周内,应每日评估患儿的基本状态,如皮肤、胎脂、肤温、神经反射、体重等情况。

4. 辅助检查　实验室检查包括全血细胞计数、凝血功能、血清电解质水平、肝肾功能、血气、尿液分析、血型检测和交叉配血等。

(1)心电图:评价心率、心律、心电轴、心肌肥厚、传导异常及心肌梗死等。

(2)X线胸片:后前位和侧位胸片检查是重要的术前检查,可提示心室扩张、肺水肿、主动脉位置。

(3)超声心动图:可提供心腔大小和功能,显示血流的方向,并可测出流速及压差,合并肺动脉高压者,可测量肺动脉压力,瓣膜形态和功能,心脏缺损或畸形等资料。房间隔缺损的患者作此项检查,尤应注意左心室大小,高度警惕左心发育不良。

(4)心脏导管检查:合并肺动脉高压者,右心导管检查可评估肺血管病变程度,作为选择手术适应证的重要参考。

(5)CT和磁共振成像:对于大血管病变、脑部病变、肺内占位病变有诊断意义。

(6)食管超声检查:拟行经皮介入导管封堵术的患者术前需作此项检查。

5. 心理-社会因素　患者及家属对心脏手术均有不同程度的恐惧和焦虑情绪,担心手术的风险、预后、治疗效果、家庭经济状况等。

【护理诊断】

1. 活动无耐力　与心脏畸形导致的心输出量下降有关。

2. 营养失调,低于机体需要量　与疾病导致的生长发育迟缓有关。

3. 潜在并发症　心衰、肺部感染、感染性心内膜炎。

4. 焦虑　与自幼患病,症状长期反复存在有关。

5. 知识缺乏　缺乏疾病相关知识。

【护理目标】

1. 患者活动能力逐渐增强,能满足自我护理要求或患者日常需求得到满足。

2. 患者营养状况得到改善和维持。

3. 护士密切观察病情变化,如发现异常,及时报告医生,并配合处理。

4. 患者紧张情绪缓解或减轻,积极配合手术。

5. 了解疾病康复的知识。

【护理措施】

1. 如婴幼儿有大室间隔缺损(ventricular septal defect,VSD)、大分流量以及肺高压发展迅速,需要做肺动脉束扎手术。应密切观察病情的转化,遵医嘱积极纠正心衰、缺氧,并积极补充营养,有异常及时通知医生,以便及时进行根治手术。

2. 对于反复肺炎、多次住院、持续低热或内科治疗效果不佳的危重病例,应遵医嘱积极给予抗感染、强心利尿、增加营养治疗。

3. 嘱患儿注意保暖,防止呼吸道感染。

4. 气促、心悸的患儿术前协助取半坐位并给予吸氧。

5. 手术前合理安排饮食,术前进高蛋白、高维生素、易消化的半流质饮食,如鱼、鸡汤、蔬菜等,适当饮水。切忌暴饮、暴食引起的消化不良性腹泻。

6. 根据患儿心功能情况,适当限制患儿活动,控制输液速度,并密切观察病情变化。

7. 用药护理:指导患者遵医嘱服用药物,不能擅自添加或停服药物,口服地高辛者应注意观察有无恶心、呕吐、黄绿视等不良反应。口服利尿药的患者,注意观察尿量及检测离子情况。应用血管扩张药如硝普钠、酚妥拉明、前列腺素 E_1 等药物,可降低心脏前后负荷及肺动脉压力,改善循环状况。用药期间要严密观察血压的变化,预防低血压的发生。术前纠正各种并发症,如贫血、营养不良、肺动脉高压等。

8. 胃肠道准备:出生后 6 个月以下的小儿,术前 4 小时禁奶;6 个月～3 岁小儿,术前 6 小时禁食,但 2 小时前可进糖水;3 岁以上小儿,术前 8 小时禁食,3 小时前可进糖水。成人术前 6～8 小时禁食水。

9. 其他准备:术前备血,剃除手术区皮肤毛发并清洁消毒,操作时动作要轻,避免划伤皮肤引起感染,注意保暖,避免受凉。做相关药物过敏试验。术前一日晚间保证充足的睡眠。

10. 术前功能训练

(1)深呼吸训练:手术后由于胸部伤口疼痛,患者不敢用力呼吸,使用腹式呼吸可提高呼吸效率,吸气时腹部鼓起,呼气时腹部收缩,在深而慢的吸气后缩唇呼气。指导患者在手术后拔除气管插管后用以上方法进行深呼吸锻炼,每小时 5～10 次。

(2)咳嗽训练:患者可以取坐位或半卧位,双手交叉按在胸壁切口部位,咳嗽时用手支托伤口,令患者做一个深吸气,在呼气时用力咳嗽 1～2 次。有效的咳痰可促进手术后肺扩张,预防肺不张和肺部感染。

（3）腿部运动：收缩小腿和大腿肌肉，持续几秒钟后再放松，如此重复至少10次为一组。膝关节弯曲90°至足掌平踏在床面上，再将腿部伸直置于床上，至少重复5次为一组，练习床上翻身和起床。手术后身体上有各种管道，身体活动受限。但是翻身可促进呼吸道分泌物引流，促进胸腔引流，促进肠蠕动及预防皮肤压疮。

（4）指导患者利用床档翻身和坐起：指导患者床上使用便器，经过练习可使患者适应在床上大小便，消除心理压力和思想顾虑。

11. 心理护理：患者及家属对心脏手术均有不同程度的恐惧和焦虑情绪，担心手术的风险、预后、治疗效果、家庭经济状况等。护士应根据每个患者的心态和接受能力，用易于接受的语言，形象地讲解该疾病的特点和对身体的影响，详细讲述手术的必要性，手术方法及效果，围术期注意事项。使其了解不手术将会妨碍健康，只有通过外科治疗才能使其康复和继续成长，尽力让患者以平静乐观的心态接受手术，消除恐惧焦虑和紧张心理，增强战胜疾病的信心，配合治疗和护理。与患儿及家属交谈，了解患儿的举动、情绪、态度及患病后的想法和对疾病的认知态度，对心脏手术的顾虑，给予患儿适当的帮助、安抚，使患儿了解心脏手术的目的和效果，取得对手术成功的信心和对医护人员的信任。

二、手术中患者的护理

室间隔缺损修补术。

【麻醉方式】

全身麻醉。

【手术体位】

平卧位。

【手术步骤及护理配合】

手术步骤	护理配合
1. 常规正中切口，开胸	20号刀片切开皮肤，电刀逐层切开皮下组织及肌层
2. 显露胸腺	胸骨锯纵行锯开胸骨，骨蜡止血
3. 显露心脏	递剪刀剪开心包，圆针7号线缝合
4. 建立体外循环	同冠状动脉旁路移植术
5. 右室流出道切口 （1）右室纵行切开，查找缺损 （2）修补缺损 （3）缝合切口	（1）用神经钩或小直角探查缺损部位及与邻近组织的关系 （2）修剪大小相应的涤纶补片，修补缺损部位，用带垫片0-4号荷包线或0-5号荷包线间断缝合 （3）用0-4号或0-5号普里灵线缝合
6. 右房切口	同第5点
7. 肺动脉切口	同第5点
8. 检查缺损修补是否彻底	用注入盐水的冲洗球冲洗修补处，观察修补部位有无残留缺损。请麻醉师扩肺。如发现缺损部位仍有盐水或血涌出，说明尚有残留缺损，即应在溢血部位加做褥式或"8"字形缝合，直至不再有溢血为止

（续　表）

手术步骤	护理配合
9. 缝合心肌切口	如做心房或肺动脉切口,可用无创伤针线连续褥式加连续单纯双重缝合关闭切口;如做心室切口,可同样用连续褥式加连续单纯双重缝合,也可用来回双重连续单纯缝合关闭切口。遇有漏血时,可用干纱布轻轻压迫止血。如漏血较多,压迫不能止血时,可加做间断单纯或褥式或"8"字形缝合
10. 恢复心跳	拔除体外循环管道,缝合胸壁切口

【巡回护士的配合】

1. 巡回护士与麻醉师共同核对患者的各项信息,由于先心病患者以未成年居多,患儿年龄较小,需做好安抚工作,诱导麻醉之前,巡回护士要站于手术床旁扶持,以防患儿坠床。

2. 协助麻醉医生做好辅助工作,严格执行医嘱,核对麻醉药。

3. 根据手术方式摆放好体位,手术体位,背后垫一软枕,垫高约 30°,颈部不宜过伸、悬空,注意避免因压迫颈部血管而影响脑部血供和血管内损伤,而致脑梗死。患者两手置于身体两侧,防止上肢受挤压,注意支撑臂部。避免患者直接接触金属物,防止电刀灼伤皮肤,注意保暖。

4. 手术台距离地面高于 1m,有利于体外循环引流。

5. 先建立一路外周静脉通路,施行麻醉后再进行导尿和动脉、深静脉穿刺,减轻患者痛苦。

6. 手术中注意各监测仪器的变化,手术进展必须保持静脉通畅,观察各管路是否通畅,及时提供手术中所需药品、物品,详细填写手术护理记录单,如手术开始时间、转机时间、尿量、术中用药等。

7. 体温的监测:婴幼儿体温调节中枢发育不完善,体表面积与体重之比较大,体温容易受到周围环境影响,体温监测与调节在婴幼儿体外循环手术中尤为重要。手术前需要正确放置并固定测温探头,术中根据不同的手术及体外循环方式配合降温,复温过程遵循"缓复温、慢复温、复透温"的原则。

8. 肝素和鱼精蛋白的应用管理:肝素和鱼精蛋白的用量应根据术中 ACT 的测定进行管理,术中应及时监测 ACT 并向灌注医师报告监测结果。体外循环结束时,予以鱼精蛋白中和肝素,一般肝素与鱼精蛋白之比为 1∶1。术前应注意询问患儿有无过敏史,注射鱼精蛋白时注意观察有无气道压力增高等异常反应。

三、手术后患者的护理

【护理措施】

1. **卧位护理**　术后取平卧位,头偏向一侧,酌情约束患儿四肢,妥善固定床栏。拔除气管插管、循环稳定后,可保持半卧位,促进体位舒适。

2. **严密监测病情**

(1)心功能:术后 48 小时内,每 15 分钟监测并记录生命体征 1 次,待平稳后改为 30 分钟 1 次;监测心电图,及时发现各种心律失常;监测肺动脉楔压、左心房压和右心房压。

（2）血压：连续监测有创动脉压。动脉测压时应严格无菌操作；测压前调整零点；测压、调零点、取血等过程中严防空气进入导致气栓；定时观察动脉穿刺部位有无肿胀、出血，导管有无脱落，远端皮肤颜色和温度等。

（3）体温：因麻醉、术中低体温，患者早期可出现体温低、末梢循环差，应注意保暖，勤测体温。发热患者给予物理降温，如冰袋冷敷、温水擦浴。必要时遵医嘱给予药物降温。同时，加强皮肤护理，严防冻伤。

（4）循环血量：记录 24 小时液体出入量、每小时尿量，以估计循环血容量情况。

（5）观察患者的意识和肢体反应，并记录意识清醒时间。

3. 呼吸系统的护理　①妥善固定气管插管，防止气管插管脱出或移位。②观察呼吸频率、节律和幅度；呼吸机是否与患者呼吸同步；监测动脉血气，综合以上情况及时调整呼吸机参数。③及时清理呼吸道分泌物和呕吐物，以防呼吸道堵塞，导致肺不张。④待患者完全清醒、生命体征平稳、自主呼吸完全恢复后，应尽早拔除气管插管，给予氧气吸入，定时协助患者翻身、叩背，指导深呼吸及有效咳嗽。

4. 心包、纵隔引流管的护理　保持管道密闭性；严格无菌操作，防止逆行感染；观察引流，保持通畅；拔管后 24 小时内，注意观察患者有无胸闷、呼吸困难、发绀、切口漏气、渗液、出血和皮下气肿等，若有异常及时通知医师处理。

5. 心理护理　护理人员要注意患者的心理变化，为患者提供生理和心理支持，鼓励其保持乐观、平和的心态。抢救时，护理人员要保持镇静，给患者信任和安全感，并做好必要的解释。

【健康教育】

1. 药物指导　指导患者严格按照医嘱按时服药，如卡托普利、地高辛、氢氯噻嗪等。不可随意停药或增减药物用量。并注意观察尿量，以免发生危险。

2. 饮食指导　儿童应加强营养的供给，饮食以高蛋白、高纤维素饮食为主，少量多餐，勿暴饮暴食，避免胃部抬高而影响心脏功能，建议一天至少用餐 5 次。加强对家属的培训指导，手术后应告诉家属婴幼儿喂养注意事项，喂奶的体位。如何防止窒息，如何分时喂养，防止引起心功能不良，回家后如何喂药。

3. 活动　出院后 3~6 个月要限制剧烈活动和重体力劳动，逐步增加活动量，以免发生心衰。

4. 保健　注意气候变化，防止受凉，尽量避免到公共场合，预防感染。术后 1 年内尽量平卧，不宜侧卧，以致胸骨畸形愈合。

5. 复查　术后 3~6 个月到医院复查心电图、胸片、心脏彩超等。

第二节　房间隔缺损

房间隔缺损是由于胚胎期房间隔发育异常，左、右心房间残留未闭的房间孔，造成心房之间左向右分流的先天性心脏病。房间隔缺损可以单独存在，也可以与其他畸形一同存在。多与胎儿发育的宫内环境、母体情况和遗传基因有关。房间隔缺损以手术治疗为主，适宜的手术年龄为 2—5 岁，手术方法是在体外循环下切开右心房，直接缝合或修补缺损。

一、手术前患者的护理

【护理评估】

1. 健康史　评估患者的生长发育、健康状况及健康史,了解有无反复出血的上呼吸道感染。

2. 临床表现

(1)症状:房间隔缺损小者大多无症状,缺损较大者可有心悸、气急、乏力、咳嗽、咯血、发育差、易患呼吸道感染。可有室上性心律失常,尤其是心房扑动、心房颤动等。早期可发生肺动脉高压和心力衰竭。

(2)体征:肺动脉瓣区有 2～3 级收缩期柔和杂音,肺动脉瓣区第二心音亢进伴固定性分裂,如缺损大,左至右分流量多,则可在三尖瓣区听到柔和短促的舒张中期隆隆样杂音,吸气时明显。

3. 全身情况评估

(1)观察患儿的生命体征:小儿年龄越小,心率越快,在哭闹、不安时心率明显增快,所以测心率时应在患儿安静状态下测量。小儿体层薄,容易显露异常的搏动,如颈根前部胸骨上窝的异常搏动可能提示有动脉导管未闭、主动脉瓣关闭不全、主动脉缩窄等畸形。①小儿年龄越小,血压越低。婴儿上肢血压多高于下肢,儿童则下肢血压高于上肢血压 10～20mmHg,动脉导管未闭的患儿需注意测量四肢血压,对比上、下肢血压,以排除可能合并的主动脉弓中断和主动脉缩窄,确定手术方案。②婴幼儿肋间肌不发达,不同于成人,为腹式呼吸,以浅而快的呼吸作为代偿。体温升高提示有感染、炎症存在或散热不好;体温过低则提示循环功能不良或保温不够。出生时呼吸频率一般为 40～44/min。

(2)发育和营养:手术应准确测量患者的身高和体重,并计算出体表面积。体重应以患者空腹、卸除厚重衣物且排尿后测定。体重和体表面积的测定不可忽视,可评价患者的发育和营养状况。

(3)评估患者面色和表情:熟悉每个患者的症状,有利于根据病情进行治疗及护理。

(4)检查全身各部位情况:包括胸部、腹部、四肢、神经系统、消化系统等,如有异常应明确诊断并确定是否影响心脏手术。

(5)注意询问既往病史、家族史、有无药物过敏史,输血史及手术史等。

(6)新生儿需注意评估:出生后 1 周内,应每日评估患儿的基本状态,如皮肤、胎脂、肤温、神经反射、体重等情况。

4. 辅助检查

(1)X 线:透视下肺动脉段及肺门动脉搏动增强(肺门舞蹈征),肺动脉段突出,主动脉影缩小,肺血流量增多,右心室、右心房增大。

(2)心电图:多呈不完全性右束支传导阻滞,右室肥大,电轴右偏。

(3)超声心动图:可发现肺动脉增宽,右心房及右心室增大,可见房间隔连续中断,彩色多普勒示左向右分流,并可测定左、右心室排血量。当肺动脉高压显著时,超声造影可显示右向左分流。对判断高位、多发或小型缺损尤其有价值。

(4)磁共振计算机断层显像(MRI):可在不同水平显示心房间隔处的缺损,有助于辨别高位缺损、第二孔(继发孔)未闭型缺损、第一孔(原发孔)未闭型缺损的存在。

(5)心导管检查:右心导管检查可发现从右心房开始至右心室和肺动脉的血氧含量均高出腔静脉血氧含量达 1.9%vol 以上,说明在心房水平有左向右分流存在。部分病例心导管能通过缺损进入左心房。该检查还可了解动脉压力和阻力、分流量大小等。

5. 心理-社会因素 患者及家属对心脏手术均有不同程度的恐惧和焦虑情绪,担心手术的风险、预后、治疗效果、家庭经济状况等。

【护理诊断】

1. 活动无耐力 与心脏畸形导致的心输出量下降有关。

2. 营养失调,低于机体需要量 与疾病导致的生长发育迟缓有关。

3. 潜在并发症 心衰、肺部感染、感染性心内膜炎。

4. 焦虑 与自幼患病,症状长期反复存在有关。

5. 知识缺乏 缺乏疾病相关知识。

【护理目标】

1. 患者活动能力逐渐增强,能满足自我护理要求或患者日常需求得到满足。

2. 患者营养状况得到改善和维持。

3. 护士密切观察病情变化,如发现异常,及时报告医生,并配合处理。

4. 患者紧张情绪缓解或减轻,积极配合手术。

5. 了解疾病康复的知识。

【护理措施】

1. 嘱患者注意保暖,防止呼吸道感染。

2. 气促、心悸的患者术前协助取半坐位并给予吸氧。

3. 术前给予患者高蛋白、高热量、含丰富维生素、易消化的饮食。

4. 根据患者心功能情况,适当限制患者活动,控制输液速度,并密切观察病情变化。

5. 手术前半小时口服术前用药,减少唾液腺的分泌及使患者镇静,保证手术的顺利进行。

6. 注意安全,防止坠床、烫伤等意外的发生,并做好患者及家属的心理护理,消除其对手术的恐惧感,保证术前晚充足的睡眠。

7. 术前常规准备术前晚灌肠,术晨禁食水(术前晚 0 点开始),遵医嘱准备术前带药及手术交接单。

二、手术中患者的护理

房间隔缺损修补术。

【麻醉方式】

全身麻醉。

【手术体位】

平卧位。

【手术步骤及护理配合】

手术步骤	护理配合
1. 常规正中切口,开胸	20 号刀片切开皮肤,电刀逐层切开皮下组织及肌层
2. 显露胸腺	胸骨锯纵行锯开胸骨,骨蜡止血

（续　表）

手术步骤	护理配合
3. 显露心脏	递剪刀剪开心包,圆针 7 号线缝合
4. 建立体外循环	同冠状动脉旁路移植术
5. 中央型房间隔缺损	用神经钩或小直角探查房缺位置及其邻近组织的关系,修剪大小相应的涤纶补片,用 0-4 普里灵线缝合
6. 下腔型房间隔缺损	用神经钩或小直角探查房缺位置及其邻近组织的关系,修剪大小相应的涤纶补片,用 0-4 普里灵线缝合
7. 静脉窦型房间隔缺损	用神经钩或小直角探查房缺位置及其邻近组织的关系,修剪大小相应的涤纶补片,用 0-4 普里灵线缝合
8. 原发孔房间隔缺损	用神经钩或小直角探查房缺位置及其邻近组织的关系,修剪大小相应的涤纶补片,用 0-4 普里灵线缝合
9. 缝合右心房切口	心内操作结束前,应先排出左心房空气。连续来回缝合右心房切口,最末一针打结前,向右心房内注入生理盐水,排尽右心房内空气后打结
10. 恢复心跳	拔除体外循环管道,缝合胸壁切口

【巡回护士的配合】

1. 手术前一日访视患者,了解患者病情、手术体位、手术用物等手术相关信息,消除其恐惧和紧张心理。

2. 接患者时核对患者携带物品及核磁片数目,严格执行三查七对。

3. 解除患者紧张情绪,得到患者配合,严格执行《手术安全核查制度》。

4. 备好手术所需物品,手术开始前与器械护士共同清点器械、敷料、缝针等数目,并记录于记录单上。调试好各种仪器设备(如电烧、吸引器等)。

5. 患者入手术室后再次核对患者的姓名、年龄、性别、住院号、诊断及手术方式,常规用套管针建立一条外周静脉通路,冠状动脉旁路移植术患者在其右上肢建立静脉通路。

6. 根据患者选择合适的负极板,负极板要贴在肌肉丰满处,如大腿、臀部,负极板要和皮肤紧密相连,不能有空隙。

7. 协助麻醉师进行各种麻醉操作,并在全麻后导尿,导尿后插入肛温探头,连同尿管一并固定于床单上,防止挪动患者时尿管及肛温探头脱出。做好麻醉护理,保证工作有条不紊地进行。

8. 按照手术的要求,与麻醉医生、手术医生共同摆放手术体位。根据手术需要选择体位。通常选用仰卧位,右侧卧位适用于动脉导管结扎术。摆放体位时肢体应处于功能位置,舒适安全,充分显露术野。

9. 手术中常用的电凝、显微头灯、放大镜及胸骨锯应提前备好并试运行 1 次,以保证手术顺利进行。

10. 协助手术医生及助手上台,注意观察患者术中情况。

11. 掌握术者手术习惯,手术中严密注意手术的进展及需要,及时满足其需要。

12. 主动、迅速、正确地传递所需手术器械及物品,最大限度地节约手术时间。

13. 此类手术常需要大量的无损伤缝针,在添加时应及时记录,以免给患者造成不必要的损伤。

14. 根据手术种类备好胸腔闭式引流管和胸瓶,做好引流管护理。

15. 手术时间长,术中准确记录出入量,并保证静脉的通畅。备好抢救用物。

16. 术毕再次与刷手护士清点物品并监督留取病理。

17. 手术结束,巡回护士与麻醉医生、手术医生一同护送患者回重症监护室。交接患者的液体、皮肤、引流管等内容并进行登记。

三、手术后患者的护理

【护理措施】

1. **体位与活动** 麻醉未醒时取平卧位,头偏向一侧。麻醉清醒、生命体征平稳后可采用半卧位,以利呼吸和引流。

2. **应用呼吸机辅助呼吸** 保持气管插管在正确位置,定时抽血查动脉血气,随时调节呼吸机参数,至顺利脱机拔管。

3. **保持呼吸道通畅** 定时吸痰及呼吸道湿化;给予翻身、叩背,鼓励和指导有效咳嗽。

4. **专人守护** 由于患者对气管插管及其他管道的刺激耐受力差,应妥善固定各引流管,防止管道脱出。

5. **维持水、电解质平衡** 补液速度儿童<15 滴/min,成年人<30 滴/min,特殊用药注意浓度、剂量准确,以微量泵注入为宜;记录每小时尿量及尿比重,每小时尿量应≥1ml/kg。

6. **有效镇痛** 判断疼痛的程度,中至重度疼痛可遵医嘱药物镇痛。

7. **心理护理** 护理人员需热情、主动关心患者,积极、真诚地开导患者,告知不良情绪的影响,如加重窒息感和胸部压迫感、增加心肌耗氧量等,使患者树立战胜疾病的信心,积极配合抢救及治疗。

【健康教育】

1. 术后 3~4 天复查超声心动图,无残余分流,血常规、凝血机制正常即可出院。

2. 出院后患者避免劳累,防止受凉,预防感染,注意自我保健。

3. 必要时服用吲哚美辛 3~5 天,术后 1,3,6 个月复查超声心动图,以确保长期疗效。

4. 封堵患者术后口服阿司匹林 5mg/(kg·d),连服 3 个月。

第三节 动脉导管未闭

动脉导管是胎儿期连接升主动脉峡部和左肺动脉根部之间的生理性血流通道,出生后85%的患儿两个月内自行闭合,成为动脉韧带。若过期未闭合者称为动脉导管未闭,占先天性心脏病总数的 12%~15%,男性多于女性,比例为 3:1。由于未闭的动脉导管存在,构成了出生后婴儿主、肺动脉之间的异常交通。导管的大小及肺血管和体血管的阻力及压力差决定了动脉导管的血流量,造成血液左向右的分流。当肺动脉压力高于或等于主动脉压力时,发生双向或右向左分流,出现发绀,病变已属晚期,即艾森曼格综合征。依据导管的粗细和分流量的大小,会出现不同的临床表现。导管细、分流量小者,无症状或轻微症状。导管粗、分流量大者,劳累后感到心悸、乏力、气促,多汗及反复呼吸道感染、肺炎,儿童可发育不良,身材瘦小。

有严重肺动脉高压者可出现头晕、咯血、活动后发绀和心力衰竭。目前临床采用外科手术治疗和内科介入治疗两种方法。除早产儿、婴幼儿反复发生肺炎、心力衰竭者需要即时手术,无症状者,手术适宜年龄为4—5岁。手术方法包括动脉导管结扎术、切断缝合术,或在全麻低温体外循环下阻断心脏血液循环,经肺动脉切口缝闭动脉导管内口。

一、手术前患者的护理

【护理评估】

1. 健康史　了解患儿疾病的性质、发展程度、重要器官功能状态及营养状况,为手术前后护理提供依据。

2. 临床表现

(1)症状:轻型可无症状,重者可出现乏力、劳累后心悸、气喘、胸闷、咳嗽等,严重时可有咯血、发绀及心力衰竭症状。小儿可出现心动过速、活动受限、发育不良、易患肺炎,甚至左心衰竭。

(2)体征:①最突出的体征是在胸骨左缘第2肋间可闻及粗糙的连续性机器样杂音,占据几乎整个收缩期与舒张期,在收缩末期最响并伴有震颤,向颈部及背部传播。个别患者杂音最响位置可能在第1肋间或第3肋间。②分流量较大者心尖搏动增强,并因相对性二尖瓣狭窄在心尖部可闻及舒张期杂音。③肺动脉瓣区第二心音增强或分裂,但多被杂音所掩盖而不易听到。④左至右分流量大者,可出现类似主动脉瓣关闭不全的周围血管征,包括脉压增宽、水冲脉、毛细血管搏动和周围血管枪击音等。⑤当并发显著肺动脉高压引起右向左分流时,因相对性肺动脉瓣关闭不全,可能在肺动脉瓣区闻及舒张期吹风样杂音,并有发绀(下半身较上半身更显著)。⑥儿童可能无连续性杂音而仅有收缩期杂音或无显著杂音,在婴儿期多数只有收缩期杂音。

3. 全身情况评估

(1)观察患儿的生命体征:小儿年龄越小,心率越快,在哭闹、不安时心率明显增快,所以测心率时应在患儿安静状态下测量。小儿体层薄,容易显露异常的搏动,如颈根前部胸骨上窝的异常搏动可能提示有动脉导管未闭、主动脉瓣关闭不全、主动脉缩窄等畸形。①小儿年龄越小,血压越低。婴儿上肢血压多高于下肢,儿童则下肢血压高于上肢血压$10\sim20$mmHg,动脉导管未闭的患儿需注意测量四肢血压,对比上下肢血压,以排除可能合并的主动脉弓中断和主动脉缩窄,以确定手术方案。②婴幼儿肋间肌不发达,不同于成人,为腹式呼吸,以浅而快的呼吸作为代偿。体温升高提示有感染、炎症存在或散热不好,体温过低则提示循环功能不良或保温不够。出生时呼吸频率一般为$40\sim44$/min。

(2)发育和营养:手术应准确测量患者的身高和体重,并计算出体表面积。体重应以患者空腹、卸除厚重衣物且排尿后测定。体重和体表面积的测定不可忽视,可评价患者的发育和营养状况。

(3)评估患者面色和表情:熟悉每个患者的症状,有利于根据病情进行治疗及护理。

(4)检查全身各部位情况:包括胸部、腹部、四肢、神经系统、消化系统等,如有异常应明确诊断并确定是否影响心脏手术。

(5)注意询问既往病史、家族史、有无药物过敏史,输血史及手术史等。

(6)新生儿需注意评估:出生后1周内,应每日评估患儿的基本状态,如皮肤、胎脂、肤温、神经反射、体重等情况。

4. 辅助检查

(1)心电图:可有 4 种类型的变化(正常、左心室肥大、左右心室合并肥大、右心室肥大),后两者均伴有相应程度的肺动脉高压。

(2)X 线:分流量小者,变化可不明显;分流量大者,肺血流增多,肺门血管影搏动明显(肺门舞蹈征),肺动脉凸起,主动脉影不缩小或增大,左心室增大。

(3)超声心动图:可见左心室内径增大,二尖瓣活动幅度及速度增加,多普勒血流显像可探测到降主动脉经未闭动脉导管进入肺动脉的血流。

(4)右心导管检查:在肺动脉水平有左向右分流,肺血流量增多,肺动脉压可增高,心导管可通过未闭的动脉导管从肺动脉进入主动脉,多进入降主动脉。

(5)选择性心血管造影:通常不做。选择性主动脉造影可见主动脉弓显影的同时肺动脉也显影,有时还可显出未闭的动脉导管和动脉导管附着处的主动脉局部漏斗状膨出。

5. 心理-社会因素 患者及家属对心脏手术均有不同程度的恐惧和焦虑情绪,担心手术的风险、预后、治疗效果、家庭经济状况等。

【护理诊断】

1. 活动无耐力 与心脏畸形导致的心输出量下降有关。

2. 营养失调,低于机体需要量 与疾病导致的生长发育迟缓有关。

3. 潜在并发症 心衰、肺部感染、感染性心内膜炎。

4. 焦虑 与自幼患病,症状长期反复存在有关。

5. 知识缺乏 缺乏疾病相关知识。

【护理目标】

1. 患者活动能力逐渐增强,能满足自我护理要求或患者日常需求得到满足。

2. 患者营养状况得到改善和维持。

3. 护士密切观察病情变化,如发现异常,及时报告医生并配合处理。

4. 患者紧张情绪缓解或减轻,积极配合手术。

5. 了解疾病康复的知识。

【护理措施】

1. 嘱患儿注意保暖,防止呼吸道感染。

2. 气促、心悸或呼吸困难的患儿术前协助取半坐位并给予吸氧。

3. 术前给予患儿高蛋白、高热量、含丰富维生素、易消化的饮食。有心衰的患者给予低盐饮食。

4. 根据患儿心功能情况,适当限制患儿活动,控制输液速度,并密切观察病情变化。

5. 心理护理:对患儿和家属介绍手术目的、必要性、治疗方法、优越性、安全性、术后效果等,并告知手术可能出现各种并发症以及相应的处理措施,耐心解答家长提出的各种疑问,取得患儿和家属的合作。

6. 注意安全,防止坠床、烫伤等意外的发生。保证术前晚充足的睡眠。

7. 术前晚灌肠,术晨禁食水(术前晚 0 点开始),遵医嘱准备术前带药及手术交接单。

8. 手术前 30 分钟口服术前用药,减少唾液腺的分泌及使患儿镇静,保证手术的顺利进行。

二、手术中患者的护理

动脉导管未闭结扎术。

【麻醉方式】

全身麻醉。

【手术体位】

平卧位。

【手术步骤及护理配合】

手术步骤	护理配合
1. 常规正中开胸	建立体位循环,同冠状动脉旁路移植术
2. 探查动脉导管位置及有无震颤	递小拉钩显露术野
3. 切开并悬吊导管区纵隔胸膜	递无损伤镊、组织剪切开胸膜,4-0 号无损伤线悬吊胸膜,线尾用皮蚊式固定牵引
4. 游离动脉导管	递无损伤镊、组织剪或"花生米"锐性或钝性分离动脉导管
5. 阻断动脉导管	递直或弯动脉导管钳阻断导管
6. 结扎动脉导管	递直角钳绕过动脉导管以双 10 号丝线先结扎主动脉端,再结扎肺动脉端,或在两结扎线间以圆针 7 号线缝扎
7. 手术结束	心脏复跳后逐步撤去体位循环机,拔除管道。止血,放置引流管,清点物品无误后关胸

【巡回护士的配合】

同房间隔缺损修补术巡回护士的配合。

三、手术后患者的护理

【护理措施】

1. 体位。术后如病情允许,可协助患者取半坐卧位。

2. 辅助通气的护理。术后通常需辅助通气 1～2 小时,待生命体征平稳、血气及胸片正常、引流量正常[<2ml/(kg·h)]时即可拔除气管插管,改为面罩吸氧。如合并肺动脉高压且术后肺动脉压控制不满意时,要延长机械通气的时间。拔管后应每 2 小时协助患者翻身一次,鼓励大龄患者深呼吸、咳嗽、咳痰,防止肺不张的发生。

3. 术后密切观察患者的生命体征及病情变化,注意监测患者的血压,适当控制输液量,保持患者镇静。如患者术后早期出现短暂高血压应及时通知医生,防止高血压脑病的发生。

4. 术后应注意观察患者有无喉返神经及膈神经损伤的征象,如患者出现声带麻痹、声音嘶哑、左膈肌升高、活动度差等应及时采取措施,嘱患者早期禁水、禁食,防止误吸,医嘱给予激素及 B 族维生素等药物营养神经治疗。

5. 密切观察患者是否存在导管再通等问题,如出现心杂音再现或怀疑乳糜胸,应及时报告医生。

6. 密切观察患者呼吸情况,及早发现有无呼吸窘迫症的发生,有征象及早通知医生处理。

7. 保持切口敷料清洁干燥,有渗血、渗液应及时通知医生更换,避免感染。

8. 行介入手术的患者术后应密切观察伤口及肢体循环的情况,术后穿刺局部沙袋压迫 8 小时,术侧下肢制动 24 小时。术后 24 小时内应严密观察穿刺部位有无渗血、出血、肿胀,注意观察穿刺肢体肤色、温度、感觉及足背动脉的搏动。若出现足背动脉搏动减弱、肢体发冷、苍白或出现下肢颜色紫暗、肿胀,提示有血栓形成,应及时通知医生处理。

9. 尿液颜色和尿量的观察。由于动脉导管未闭封堵不严密,残余分流易导致机械性溶血。术后应严密观察尿液的颜色、尿量变化,行尿常规检查,如术后 72 小时内,尤其在 24 小时内出现茶色或酱油色尿,应及时通知医生。

10. 主要并发症的观察与护理

(1)假性动脉瘤:与导管壁变性、血管壁损伤、血肿形成及感染等因素有关,多发生于术后 2 周左右。表现为术后高热不退或下降后再次上升,胸骨左上方出现新的杂音,胸片出现纵隔阴影增宽,肺动脉根部搏动性肿块影,一旦发现应立即行紧急手术治疗。

(2)喉返神经损伤:左侧喉返神经自迷走神经分出后,紧绕导管下缘,向后沿食管、气管沟上行,手术中极易误伤。术后应密切观察患者发音情况,术后 1～2 日若出现单纯性声音嘶哑,则可能是因为术中牵拉、挤压喉返神经或局部水肿所致。告知患儿应禁声和休息,大多为暂时性损伤,术后数周内即可恢复。

(3)导管再通:可因结扎线松脱、缝线蚀脱或导管损伤产生假性动脉瘤等造成。确诊后,如流量较大,应再次行手术治疗。

(4)高血压:动脉导管未闭患儿,手术结扎导管后导致体循环血流量突然增大,术后可出现高血压,应密切监测血压变化。

【健康教育】

1. 进行左上肢的功能锻炼,避免失用综合征。

2. 逐步增加活动量,在术后 3 个月内不可过度劳累,以免发生心衰。

3. 儿童术后应加强营养供给,多进高蛋白、高热量、高维生素饮食,以利于生长发育。

4. 注意气候变化,尽量避免到公共场所,避免呼吸道感染。

5. 加强孕期保健。

6. 遵医嘱服药。

7. 自我保健。

第四节 法洛四联症

法洛四联症是一种常见的复杂的发绀型先天性心脏病,包括肺动脉口狭窄、室间隔缺损、主动脉骑跨和右心室肥大的联合心脏畸形。本病在先天性心脏病中占 10%～14%,在儿童发绀型心脏畸形中占 50%～90%。其病因尚不清楚,可能有少数病例与母亲妊娠期感染和遗传有关。临床症状较轻者,可等待至 5 岁后施行根治术。在婴儿期,如缺氧严重、屡发呼吸道感染或晕厥,可先行姑息性分流术过渡,待长大些再行根治术。有条件者也可进行根治术。

一、手术前患者的护理

【护理评估】

1. 健康史　评估患儿的健康史,了解有无发育不良及既往病史。

2. 临床表现　主要是自幼出现的进行性发绀和呼吸困难,易疲乏,劳累后常取蹲踞位休息。严重缺氧时可引起晕厥外,常伴有杵状指(趾),心脏听诊肺动脉瓣第二心音减弱以致消失,胸骨左缘常可闻及收缩期喷射性杂音。脑血管意外(如脑梗死)、感染性心内膜炎、肺部感染为本病常见并发症。

3. 全身情况评估　观察患儿生命体征时需注意以下几项。

(1)呼吸:呼吸加快时应注意是否有缺氧、心力衰竭或呼吸道感染;呼吸浅慢时应注意是否有呼吸抑制或呼吸衰竭。

(2)体温:体温升高提示有感染、炎症存在或散热不好,体温过低则提示循环功能不良或保温不够。

(3)脉搏:心率过快时应注意是否有发热或心力衰竭;过缓时则应注意心律失常、药物影响等。

(4)血压:监测上、下肢血压,血压过低应注意心力衰竭的可能。

4. 辅助检查

(1)血常规检查:可显示红细胞、血红蛋白及血细胞比容均显著增高。

(2)心电图:可见电轴右偏、右心室肥厚。

(3)X线片检查:主要为右心室肥厚表现,肺动脉段凹陷,形成木靴状外形,肺血管纹理减少。

(4)超声心动图:可显示右心室肥厚、室间隔缺损及主动脉骑跨。右心室流出道狭窄及肺动脉瓣的情况也可以对各种解剖结构异常进一步清晰显示。

(5)心导管检查:对拟行手术治疗的患者应行心导管和心血管造影检查,根据血流动力学改变,血氧饱和度变化及分流情况进一步确定畸形的性质和程度,以及有无其他合并畸形,为制订手术方案提供依据。

5. 心理-社会因素　婴幼儿年龄小,无法用语言进行心理护理和指导。患儿家属自得知自己的孩子患有先天性心脏病起,整个家庭都陷入不安与担忧之中。

【护理诊断】

1. 活动无耐力　与心脏畸形导致的心输出量下降有关。

2. 营养失调,低于机体需要量　与疾病导致的生长发育迟缓有关。

3. 潜在并发症　心衰、肺部感染、感染性心内膜炎。

4. 焦虑　与自幼患病,症状长期反复存在有关。

5. 知识缺乏　缺乏疾病相关知识。

【护理目标】

1. 患者活动能力逐渐增强,能满足自我护理要求或患者日常需求得到满足。

2. 患者营养状况得到改善和维持。

3. 护士密切观察病情变化,如发现异常,及时报告医生并配合处理。

4. 患者紧张情绪缓解或减轻,积极配合手术。

5. 了解疾病康复的知识。

【护理措施】

法洛四联症患儿术前均有不同程度发绀、杵状指。每当啼哭、吮乳、进食及活动后气喘，甚至缺氧发作。一部分小儿有蹲踞习惯、发育迟缓、体重轻、营养不良或合并贫血。护士应指导患者做到如下三点。

1. 多饮水　防止血液过于浓缩。法洛四联症患儿血红蛋白较高，血液黏稠度大，平时需多饮水。小儿术前3～4小时饮糖水或淡奶一次，或者术前静脉补液，以防止脱水导致血液黏稠度增加，诱发缺氧发作。

2. 吸氧　常规吸氧2～3次/天，每次15～30分钟。护士应守在小儿床旁，监视吸氧的时间及效果。适当限制重症患儿活动。当缺氧发作时应立即吸氧，采用蹲踞姿势，必要时注射吗啡等制剂以防缺氧性晕厥。

3. 加强营养　饮食要适合患儿口味、易消化、富含营养及维生素。

二、手术中患者的护理

法洛四联症矫治术。

【麻醉方式】

全身麻醉。

【手术体位】

平卧位。

【手术步骤及护理配合】

手术步骤	护理配合
1. 常规正中开胸	建立体位循环步骤同冠状动脉旁路移植术
2. 手术切口	心脏停跳递11号手术刀切开右心房，于右心室流出道前壁用荷包线4-0号缝2根牵引线，蚊式钳固定，递11号手术刀切开流出道，剪刀延长手术切口
3. 疏通右心室流出道	递剪刀或15号手术刀剪去心内肥厚肌束及狭窄环，如有肺动脉瓣狭窄，递15号手术刀切口瓣膜交界处，解除流出道狭窄。递心脏流出道探子探查肺动脉及右心室流出道，看是否达到了所需宽度
4. 修补室间隔缺损	递合适补片，递荷包线4-0号双头针带垫片无损伤涤纶线褥式缝合或者用4-0 Prolene线连续缝合。有时先褥式缝合再连续缝合
5. 右心室流出道和肺动脉加宽成形	备心脏补片和细无损伤针线，将补片裁成合适大小，再将心包片和涤纶片缝合固定，递4-0Prolene线连续缝合加宽右心室流出道
6. 手术结束	心脏复跳后逐步撤去体外循环机，拔除管道。止血，放置引流管，清点物品无误后关胸

【巡回护士的配合】

同房间隔缺损修补术巡回护士的配合。

三、手术后患者的护理

【护理措施】

1. 体位：术后麻醉清醒后，如病情允许可协助患儿取半坐卧位。

2. 密切监测心率、心律的变化：带有临时起搏器的患儿应固定好起搏导线，按起搏器常规护理。

3. 呼吸道的护理：保持呼吸道通畅，按时给予患儿翻身、叩背并遵医嘱行雾化吸入。减少不必要的气管插管及辅助通气、血管内插管监测等，以减少呼吸并发症、预防感染、促进康复。

4. 观察胸腔引流的量及性状：患儿术前低氧血症，侧支循环丰富以及术中抗凝及血液稀释等，均可导致术后出血。术后应每小时记录引流液的量及性状，如发现血性引流量>4ml/(kg·h)应考虑到可能发生急性出血或心脏压塞。如突然中止，可能血块堵塞引流管，对这种现象应引起高度重视，并向医生报告及做好二次开胸等急症手术的准备。

5. 根治术后，应密切监测左房压及肺动脉压并尽早发现和确诊术后残余漏、术后右室流出道残余梗阻，以免发展为严重心力衰竭。

6. 姑息手术后的患儿，应密切监测并及早发现因体、肺动脉的吻合口过大引发的静脉压增高，肝大等早期心力衰竭的症状，有异常应及时通知医生处理。

7. 循环功能的维护

(1)重症四联症跨环补片或心功能差者，常应用多巴胺及多巴酚丁胺，但在维护心功能的同时，还要注意调整血容量，千万不要只注意血容量的补充，而忽略了心功能的维护，边调整输入药物溶液的速度，边补充容量，使患者的动脉压、中心静脉压维持在一个最佳状态。还要观察用药的效果。

(2)定时测定血浆胶体渗透压，并维持在17～20mmHg。术中使用超滤的患儿，术后应适当补充晶体液，以降低血液的黏稠度。

8. 主要并发症的观察与护理

(1)灌注肺：是四联症根治术后的一种严重并发症。临床主要表现为急性进行性呼吸困难、发绀、血痰(喷射性血痰或血水样痰)和难以纠正的低氧血症。术后血氧饱和度(SaO_2)始终在50%～60%，氧分压(PO_2)降低，X线胸片示两肺有渗出性改变。处理要点如下。

①实行辅助通气，用呼气末正压通气(PEEP，从$4cmH_2O$开始，每2小时增加$2cmH_2O$，切忌瞬间加大PEEP值，以免肺泡破裂发生气胸)。②密切监测呼吸机的各项参数(每分钟通气量、气道压力、吸入氧浓度、肺的顺应性等)，特别注意气道压力的变化。③保持呼吸道通畅，及时吸出呼吸道分泌物。吸痰次数不要过频，设法在吸痰过程中使患儿充分镇静，防止躁动。④严格限制入量，经常监测血浆胶体渗透压，在术后急性渗出期，根据血浆胶体渗透压的变化，按医嘱及时补充血浆及白蛋白。

(2)心律失常：术后应持续监测心律和心率变化，出现心律过缓或过速、室性期前收缩、房室阻滞等应及时通知医师处理。

(3)低心排血量综合征：因血容量不足、右心室流出道术后残余梗阻或室间隔缺损残余漏等可出现此征。应密切监测生命体征、尿量、皮肤温度及末梢循环，注意保暖，如出现皮肤湿冷、花斑、血压下降、心率增快、尿量减少、精神差，应及时通知医生，警惕低心排血量综合征。

【健康教育】

1. 用药指导 严格按医嘱服用强心利尿药,强调服药的重要性,不可随意服药或增减剂量,并注意观察尿量,以免发生危险。

2. 预防和控制呼吸道感染 注意气候变化,尽量避免到公共场所,如发生急性感染者,需合理使用抗生素治疗,必要时需要住院、吸氧、输液等治疗。

3. 饮食 以普食、高蛋白、高纤维素饮食为主,少量多餐,勿暴饮暴食,避免胃部抬高而影响心脏功能,建议一天至少用餐5次。加强对家属的培训指导,手术后应告诉家属婴幼儿喂养注意事项,喂奶的体位。如何防止窒息,如何分时喂养,防止引起心功能不良,回家后如何喂药。

4. 智力和运动 大多数先天性心脏病患儿智力和运动发育正常。有充血性心力衰竭或由于低氧血症显示出运动能力和发育能力很差,不爱说话,要父母保护。鼓励家长尽早对高危患儿进行治疗,以促进患儿发育达到理想的智力和运动能力。

5. 活动 出院后3～6个月要限制剧烈活动和重体力劳动,逐步增加活动量,以免发生心衰。术后1年内尽量平卧,不宜侧卧,以致胸骨畸形愈合。

6. 免疫接种 一般在手术前后1个月内应避免免疫接种。

7. 复查 术后3～6个月到医院复查心电图、胸片、心脏彩超等。

第 10 章

心脏瓣膜病围手术期护理

心脏瓣膜病是由于炎症、黏液样变性、退行性改变、先天性畸形、缺血性坏死、创伤等原因引起的单个或多个瓣膜结构(包括瓣叶、瓣环、腱索或者乳头肌)的功能或结构异常,导致瓣膜狭窄和(或)关闭不全。二尖瓣最常受累,其次为主动脉瓣。本病多发生于 20—40 岁青中年,其中 2/3 为女性,多有风湿热史。一旦出现狭窄或关闭不全,均会妨碍正常的血液流动,增加心脏负担,从而引起心脏功能损害。损害达到一定程度时,就需要做瓣膜置换。心脏瓣膜置换术是采用合成材料制成的机械瓣膜或用生物组织制成的生物瓣膜替换的手术,简称换瓣。机械瓣使用寿命长,但需要终身抗凝,容易产生并发症,而生物瓣无需终生抗凝,但使用寿命短。

一、手术前患者的护理

【护理评估】

1. 健康史　评估患者的瓣膜性心脏病是否为风湿热引起,可询问:①青少年时期的感染病史;②是否出现过多发性关节炎、关节病、皮下结节或边缘性红斑、舞蹈症等风湿热的症状;③家族史。

2. 临床表现

(1)二尖瓣狭窄:①症状:呼吸困难:最常见的早期症状,多先有劳力性呼吸困难,随狭窄加重,出现阵发性夜间呼吸困难和端坐呼吸。咯血:多为血性痰或血丝痰,严重狭窄时可突然咯大量鲜血。咳嗽:常为卧床时干咳,冬季明显。声音嘶哑:较少见。②体征:重度二尖瓣狭窄患者呈"二尖瓣面容",心尖区可触及舒张期震颤,听诊心尖区第一心音亢进,可闻及低调的舒张期中、晚期隆隆样杂音。若闻及二尖瓣开瓣音,提示瓣膜尚有弹性。右心衰竭时出现体循环瘀血的体征,如颈静脉怒张、肝大及下肢水肿等。

(2)二尖瓣关闭不全:①症状:早期无症状,严重反流时心排血量减少,首发症状为疲乏无力,呼吸困难等,肺瘀血症状出现较晚。②体征:心尖冲动呈抬举性,向左下移位。心尖部第一心音减弱,可闻及全收缩期粗糙高调的吹风样杂音,向左腋下、左肩胛下传导。

(3)主动脉瓣狭窄:①症状:早期多无症状,或仅有心悸、心前区不适及头部动脉搏动感等,病变严重时出现左心衰竭的表现。心绞痛较主动脉瓣狭窄时少见,常有体位性头晕。②体征:心尖冲动向左下移位,可呈抬举样。胸骨左缘第 3、4 肋间可闻及舒张期高调叹气样杂音,坐位前倾和深呼气后屏气易听到。严重主动脉瓣关闭不全时,收缩压升高、舒张压降低,脉压增大,可出现周围血管征,如颈动脉搏动明显、随心脏搏动的点头征、毛细血管搏动征、水冲脉及股动脉枪击音。

(4)主动脉瓣关闭不全:①症状:早期多无症状,或仅有心悸、心前区不适及头部动脉搏动感等,病变严重时出现左心衰竭的表现。心绞痛较主动脉瓣狭窄时少见,常有体位性头晕。②体征:心尖冲动向左下移位,可呈抬举样。胸骨左缘第 3、4 肋间可闻及舒张期高调叹气样杂音,坐位前倾和深呼气后屏气易听到。严重主动脉瓣关闭不全时,收缩压升高、舒张压降低、脉压增大,可出现周围血管征,如颈动脉搏动明显、随心脏搏动的点头征、毛细血管搏动征、水冲脉及股动脉枪击音。

3. 辅助检查 向患者讲解相关检查的意义及注意事项,并协助其完成。如心尖区有隆隆样舒张期杂音伴 X 线或心电图显示左心房增大,一般可诊断为二尖瓣狭窄;心尖区典型的吹风样收缩期杂音伴有左心房和左心室扩大,可诊断二尖瓣关闭不全,超声心动图检查均可明确诊断。

4. 心理-社会因素 多数患者发病年龄较轻、病程长、症状进行性加重,影响工作和生活,患者常表现为焦虑不安、悲伤、担心预后及以后的生活质量,家属心理压力也较大。有些患者需要接受外科手术治疗,对手术有恐惧心理,术后担心长期服用抗凝药问题,对人工瓣膜的使用寿命及不适应人工瓣膜启闭声音,以及经济压力等。

【护理诊断】

1. 心输出量减少 与心脏瓣膜病变引起的血流动力学改变相关。

2. 活动无耐力 与心输出量减少、组织缺氧有关。

3. 气体交换受损 与肺瘀血、肺动脉高压或急性肺水肿有关。

4. 营养不良 与食欲缺乏、恶心、呕吐及家庭经济状况有关。

5. 潜在并发症 上呼吸道感染、风湿活动、感染性心内膜炎、电解质紊乱(低钾血症常见),与长期服用强心利尿药有关。

6. 知识缺乏 与对风湿性心脏瓣膜病以及对瓣膜手术前,手术后的预防保健知识不了解有关。

【护理目标】

1. 心功能状态改善,活动耐力提高。

2. 呼吸困难改善。

3. 营养状况改善。

4. 没有出现上呼吸道感染等潜在的并发症。

5. 可陈述与疾病有关的保健知识,能决定适合自己的手术方式。

6. 平稳度过手术后阶段,没有出现电解质紊乱,出血或栓塞等并发症。

7. 可自述出院后注意事项。

【护理措施】

1. 心功能准备 根据心功能情况分级,严密观察病情,注意有无发热、关节痛等风湿活动症状,心律、心率的变化,如心律不齐,脉搏短绌,应及时记录并报告医生给予患者强心、利尿药物治疗,调整心功能,并检查血钾、钠等,发现电解质失衡应及时纠正。

2. 呼吸功能准备 避免受凉,防止呼吸道感染的发生。做好口腔清洁。并检查全身有无感染病灶,如有应治愈后方能手术,术前 1 周遵医嘱给予抗生素治疗。合并气管痉挛、肺气肿及咳痰者,使用支气管扩张药及祛痰药,必要时给予间断吸氧。对于并发急性左心衰的患者吸氧时湿化瓶里加入适量的 30% 乙醇,目的是降低肺泡表面张力,改善通气,改善缺氧。做深呼吸及咳嗽训练:指导患者将两手分别放于身体两侧,上腹部、肩、臂及腹部放松,使胸廓下陷,用口逐渐深呼气,每天 3 次,每次做 5~6 遍。有效咳嗽咳痰可预防呼吸道并发症的发生。尤其是对肺炎、肺不张有预防作用。可在深呼吸后,利用腹肌动作用力咳嗽,将痰液排出。

3. 练习床上大小便　患者术后拔除导尿管后仍不能下床者,要在床上进行排便。因此,术前 1 周应开始练习在床上排尿。成年人床上排尿比较困难,可指导患者用手掌轻压腹部,增加腹压,以利排尿。

4. 消化系统准备　告知患者于术前 12 小时起禁食,4 小时起禁水,以防因麻醉或手术引起呕吐导致窒息或吸入性肺炎。

5. 术区备皮准备　目的是清除皮肤上的微生物,预防切口感染。充分清洁术野皮肤并剃除毛发,范围大于预定切口范围。

6. 其他准备　备血、抗生素过敏试验。术前量身高、体重,为术中、术后用药和呼吸机潮气量的调节提供依据。

7. 活动与休息　适当进行活动,增强心肺功能,嗜烟者必须戒烟。术前晚上督促患者及时休息,充分的休息对于疾病的康复起着不容忽视的作用。促进睡眠的方法有如下。

(1)消除干扰睡眠的因素。

(2)创造良好的睡眠环境,保持病室内安静,空气清新,温、湿度适宜。

(3)在病情允许的情况下,尽量减少患者白天的睡眠次数和时间,酌情增加白天的活动量。

(4)讲解自我调节放松的方法,如深呼吸、听音乐等。

(5)必要时服镇静药。

8. 改善循环功能　注意观察心率和血压情况,吸氧,限制液体摄入,遵医嘱应用强心、利尿、补钾药物。

9. 加强营养　嘱患者进食高热量、高蛋白质及高维生素食物,以增强机体对手术耐受力,限制钠盐摄入。

10. 预防感染　指导患者戒烟;注意保暖;保持口腔和皮肤卫生,避免黏膜和皮肤损伤;积极治疗感染灶。

二、手术中患者的护理

二尖瓣置换术。

【麻醉方式】

低温体外循环全身麻醉。

【手术体位】

仰卧位,剑突下垫高。

【手术切口】

胸骨正中切口。

【手术步骤及护理配合】

手术步骤	护理配合
1. 消毒及铺巾	消毒范围:上至颈部,左右至双侧腋中线,下至剑突下
2. 开胸	1. 再次消毒切口 2. 经胸骨正中切口,递20号刀切开皮肤,电刀止血,延胸骨柄上方切开骨膜,甲状腺拉钩牵开,剪刀剪开胸骨柄远端
3. 剪开心包探查心脏	1. 准备胸骨锯沿胸骨中线劈开胸骨,胸骨先后骨膜电刀止血,胸骨切面涂抹骨蜡止血 2. 递小胸腔牵开器撑开胸骨,血管镊及组织剪沿胸腺下缘与心包之间的疏松结缔组织,做钝性分离至主动脉心包折返处 3. 血管镊提起心包,组织剪剪开心包,换深胸腔牵开器撑开胸骨(两块干纱布保护切口),40mm圆针及7号慕丝线左右各3～4针将心包悬吊于胸壁,线剪剪线 4. 探查心脏及血管
4. 缝主动脉荷包	缝主动脉荷包,电烧分离主动脉外膜,递血管镊,血管针持夹2-0号荷包线于升主动脉心包折返处前壁做两个相对荷包缝合,线剪剪线,助手递红色阻断管,将缝线通过阻断管,蚊式钳固定供收紧用
5. 缝上腔静脉荷包	递血管镊、血管针持夹3-0 26mm血管线在右心耳做荷包缝合,剪线,助手将缝线套入蓝色阻断管夹蚊式钳固定
6. 缝下腔静脉荷包	递4-0 17mm血管线双反针(夹双针持)在右房前壁做荷包缝合,剪线,助手将缝线套入蓝色阻断管夹蚊式钳固定
7. 安置体外循环管道	1. 荷包缝合完毕后,递右心管道及管道固定器(上夹2把巾钳) 2. 准备3把普通弯血管钳递主刀,剪去管道上3根连接吸引及灌注的细管前端 3. 灌注师递主刀连接体外机管道,准备3把管道钳及小水碗,线剪剪去Y形接口处,将管道固定于管道固定器
8. 主动脉插管	1. 换下水盆里常温水,准备无菌冰及无菌冰盐水(内放2只20ml空针接套管针) 2. 血管镊提起血管外壁,递11号刀片戳破荷包线内主动脉外膜,经戳口插入主动脉插管,收紧荷包线,递10号线将2个通过缝线的阻断管与主动脉插管结扎固定,排气后连接主动脉与体外管道,32mm角针7号2号丝线固定管道于敷料上
9. 上腔静脉插管	血管镊提起右心耳,11号刀片戳破,组织剪剪开,准备上腔静脉管(于非钢丝缠绕处垂直夹管道钳于对侧)递主刀,插入上腔管,连接体外管路,收紧荷包,10号线固定
10. 下腔静脉插管	血管镊提起右房前壁,11号刀片戳破,组织剪剪开,插入下腔静脉管(带管道钳),连接体外管路,收紧荷包,10号线固定(下腔静脉管前端套乳胶管剪成约5mm宽于管道上50cm处做标记)
11. 建立体外循环及心肌保护	并行循环,降低全身温度,逐渐降温至鼻咽温32℃以下
12. 缝灌注针荷包	主动脉根部主动脉插管上方做荷包缝合,2-0号荷包线,递组织剪在荷包线中央剪除心包膜,插入心肌保护液灌注针头

（续　表）

手术步骤	护理配合
13. 缝左心减压管荷包	1. 递 4-0 17mm 血管线双反针(双针持)在右上肺静脉入左房处(或左心尖)做荷包缝合,缝线套入透明阻断管蚊式钳固定 2. 直角钳探查心包返折,半尺钳引导下插入左心减压管,收紧荷包,10 号线固定
14. 阻断上、下腔静脉	1. 递浅肾蒂钳从上腔静脉后壁套过红绳,用弯血管钳将其收紧,阻断上腔静脉 2. 递深肾蒂钳,红绳阻断钩套胸管阻断下腔静脉
15. 阻断升主动脉	1. 升主动脉阻断钳阻断升主动脉,准备治疗巾,巾钳,递主刀固定升主动脉阻断钳 2. 从灌注管灌注冷心肌麻痹液 3. 准备 4 块治疗巾铺于切口周围
16. 心房切口:经右房-房间隔切口	1. 准备心内拉钩,心内挡板,冲洗球 2 个 2. 递 2-0 号荷包线于右房预切开处缝牵引线,橡皮蚊式钳固定 3. 11 号刀片切开心房,组织剪扩大切口,心内拉钩牵开心房 4. 探查房间隔,切开,递血管镊,2-0 荷包线带粘片,双针持,悬吊房间隔,橡皮蚊式钳固定
17. 显露二尖瓣,探查左房,如有血栓及时清除	1. 冲洗球冲洗 2. 心内拉钩牵开显露二尖瓣 3. 递血管镊、长神经钩做钝性分离,持瓣钳牵引瓣叶,显露瓣环,11 号刀片距瓣环 3mm 处沿前、后瓣切除瓣膜 4. 准备小杯,内放盐水接取病变瓣膜
18. 测瓣	1. 冰盐水冲洗球反复冲洗 2. 测瓣器测量瓣环大小
19. 缝瓣	1. 长血管针持夹 2-0 换瓣线(双头针两头均需夹针持)在瓣环上逐步做间断褥式缝合,均从心房面进针、心室面出针,线尾递橡皮蚊式钳固定(注意:缝合时,一针绿线一针白线间断给,并记住针数) 2. 全周固定后,递冲洗球冰盐水反复冲洗心腔,吸除碎屑,看有无残留腱索 3. 准备持瓣器,上好所需合适号码的人工瓣膜 4. 递短血管针持、短血管镊,把每对间断褥式缝线,依次缝于人造瓣膜瓣环上,把缝线分 4 组提起,人造瓣膜推向瓣环着座,移去持瓣器,收紧褥式缝线,逐一结扎,结扎时用 20ml 空针向主刀医师手上打水
20. 检查人工瓣开放关闭功能	1. 半尺钳夹试瓣器试瓣 2. 无菌冰盐水,冲洗球反复冲开人工瓣阀,检查启闭情况
21. 缝合左房切口	1. 关闭心房前需反复冲洗并将心房内灌满水排气 2. 血管镊,血管针持夹 3-0 26mm 血管线带粘片缝合房间隔,3-0 26mm 血管线缝心房 3. 鼓肺,并保持适度张力,增加肺静脉血回流心腔,使气体血液从切口冲出后收紧缝线结扎 4. 递血管钳夹闭左房引流管

（续　表）

手术步骤	护理配合
22. 开放主动脉	1. 开放升主动脉阻断钳 2. 头低位，排气 3. 心脏自行复跳，如不能自行恢复或有室颤，准备除颤板电击除颤 4. 缝临时起搏导线，5-0 13mm 血管线固定
23. 辅助循环及脱离体外循环	1. 复跳后，开放上、下腔阻断带 2. 血管钳夹闭左心引流管 3. 拔管顺序为灌注管—下腔—上腔—主动脉管 4. 准备盐水，灌满房间沟拔出左心引流管 5. 准备 3-0 26mm，4-0 17mm 血管线依次缝合主动脉、腔静脉插管口
24. 缝心包放引流	1. 彻底止血 2. 准备 28 号直胸管 2 根，分别放置心包及纵隔引流，32 号角针及 7 号丝线固定 3. 清点台上用物
25. 关闭胸骨	7 号可缝钢丝缝合胸骨，准备钢丝针持，钢丝剪，可可钳，关闭后再次清点用物
26. 逐层关闭切口	1. 肌层，皮下 0 号可吸收缝线或 4-0 号圆针及 7 号丝线缝合，皮肤 4-0 号可吸收线缝合 2. 清点用物并完善各记录单
27. 覆盖伤口	纱布覆盖伤口，胸腔引流管处缠绕油纱，接胸腔引流瓶

【巡回护士的配合】

1. 患者进入手术间后，尚未麻醉前与之交谈，分散其注意力并鼓励其树立手术成功的信心。

2. 体外循环建立后，可降低室温，复温后升高室温。

3. 摆好患者手术体位（取平卧位），在患者右侧放一骨盆架，右上肢固定于手术床中单下，协助麻醉师行颈内静脉和桡动脉穿刺。

4. 与器械护士共同清点器械，准备好胸骨锯，配制肝素盐水和鱼精蛋白。

5. 与器械护士共同核对术中所需的瓣膜大小，密切观察转机前、中、后尿量的多少与颜色，并记录及报告医生。

6. 正确控制手术床，行二尖瓣替换时，手术床向左倾斜，开放主动脉前手术床呈头低足高位。

三、手术后患者的护理

【护理措施】

1. 加强呼吸道管理　及时清理呼吸道分泌物，拔除气管插管后协助患者翻身、叩背，指导有效咳痰。

2. 改善心功能和维持有效循环血容量

(1)加强病情观察：密切监测生命体征的变化；观察尿量、外周血管充盈情况和中心静脉压变化；监测心电图变化，警惕出现心律失常。

(2)补充血容量:记录 24 小时出入量和每小时尿量;排除肾功能的影响,若尿量<1ml/(kg·h),提示循环血量不足,及时补液,必要时输血,但术后 24 小时出入量应基本成负平衡。

(3)遵医嘱应用强心、利尿、补钾药物:对服用洋地黄的患者,注意观察其有无洋地黄中毒;若出现心率慢、胃肠道不适、黄绿视等,立即通知医师。

(4)控制输液速度和输液量:使用血管活性药时,应用输液泵或注射泵控制输液速度和量。

3. 抗凝治疗　机械瓣置换术后的患者,需终身不间断抗凝治疗;置换生物瓣膜的患者需抗凝 3~6 个月。瓣膜置换术后 24~48 小时即给予华法林抗凝治疗,治疗效果以凝血酶原时间活动度国际标准比值(INR)保持在 2.0~2.5 为宜。

4. 心理护理　护士要从语言、态度、行为上与患者建立信任关系,鼓励患者说出自己的感受和问题,介绍疾病相关知识,使患者积极配合治疗和护理。

【健康教育】

1. 生活指导

(1)术后早期是恢复手术及其造成的创伤,改善体质,稳定各系统和器官平衡的重要阶段。原则上患者应充分休息和静养,可适当进行室内和室外活动,但要量力而行,以不引起心慌气促为度。

(2)预防感冒及肺部感染,同时要保证充足的睡眠,防止过度劳累。

(3)出院后,一般不限制饮食,饮食注意多样化、少量多餐,进食清淡易消化的食物,保证蛋白质、维生素的摄入。

(4)瓣膜置换术后患者存在不同程度的心理压力,指导患者要保持精神愉快,心情舒畅,生活乐观,尽量消除来自生理、心理的压力,正确认识、对待抗凝治疗,有利于病情的稳定和康复。

(5)生活要规律,早睡早起,不要过度劳累,避免酗酒与吸烟。

2. 用药指导　抗凝治疗将终身伴随心脏机械瓣膜置换术后的患者,而抗凝治疗的不足或过量都会引发严重的并发症。因此要将坚持按时按量服用抗凝药的重要性及必要性告诉患者及家属,不能擅自更改抗凝药的剂量。尽量避免盲目服用活血化瘀类中药,教会患者自我监测出血征象,如有不适,及时来院就诊及监测 PT 值,以免抗凝过量引起出血或抗凝不足引起血栓形成。

3. 病情观察指导　身体任何部位有感染,不明原因的发热、呕吐、腹泻;有明显心慌气短,并出现水肿;咳泡沫血痰;有皮下出血、血尿、鼻出血及牙龈出血、大便带血或暗黑色柏油状等出血倾向;巩膜及周身皮肤出现黄染;发生新的心律不齐、突然晕厥、偏瘫或下肢疼痛、发凉、苍白现象发生;女性妊娠或计划妊娠经血或阴道流血量增加或不规则;严重摔伤或遭受严重创伤;某部位疼痛、红肿不适或任何其他不正常症状或体征,应尽快就医复查。

4. 卫生保健

(1)术前月经正常的女性,换瓣术后口服抗凝药,大部分患者的经量可较术前稍增多,经期基本与术前相似。术前有规则性功能性子宫出血的患者,术后抗凝中经期可延长,经量可增多,但周期基本不变,可在医生指导下适当减少华法林用量。如出血量很多,经血失调,出血持续不断,可能需要做其他进一步治疗。

(2)瓣膜置换术后心功能的改善需要一个较长的过程,大多数患者术后早期虽能与正常人一样生活,但心脏功能及全身情况尚未完全恢复,不宜过早进行性生活,以减少心脏负担。

(3)换瓣术后患者心功能和体力均恢复良好,可以结婚;但女性患者术后 2 年内应该避孕,因为过早妊娠和分娩对患者是不利的,婚后避孕不宜选用避孕环以免成为慢性炎症病灶,口服避孕药的患者应注意检查 PT 值,及时调整药量,以利安全。

(4)育龄妇女想生育,在换瓣术至少 2 年后,全身情况良好,在专科医师指导下可妊娠。在整个怀孕过程中必须与医生保持密切联系,并接受孕期保健和生活上的指导。

(5)换瓣患者如因其他疾病需要手术时,应争取在心功能良好的情况下进行,麻醉方法应选择平稳适当不影响心肺功能的方式。

5. 复查指导　华法林抗凝治疗时 PT 值早期波动较大,出院后定期定点检查 PT,开始每周 1 次,逐渐延长至每个月 1 次,6 个月后病情稳定者延长至 3 个月 1 次,1 年后 3～6 个月 1 次,正确记录 PT 的测定值。

第 11 章

冠状动脉粥样硬化性心脏病围手术期护理

冠状动脉粥样硬化性心脏病,简称冠心病,是冠状动脉粥样硬化病变使动脉变窄、闭塞及功能性改变(如痉挛),导致心肌相对性或绝对性缺血、缺氧而引起的心脏病,亦称缺血性心脏病。目前治疗此病的常见外科手术称为冠状动脉旁路移植术(简称搭桥),即在冠状动脉狭窄的近端和远端之间建立一条通道,使血液绕过狭窄部位而达到远端,从而改善心肌缺血、缺氧状态,达到解除心绞痛、改善生活质量、防止严重并发症的目的。冠状动脉旁路移植术后有90％以上的患者症状消失或减轻,心功能改善,可恢复工作,延长寿命。

一、手术前患者的护理

【护理评估】

1. 健康史　评估患者的饮食习惯,有无吸烟史,吸烟持续的时间及数量;是否长期大量饮酒;有无其他疾病、家族史。

2. 临床表现

(1)心绞痛:疼痛是心绞痛的主要症状,典型的发作为突然发生的疼痛,多有诱发因素,如劳力过度、情绪激动、饱餐或突然受冷等。疼痛部位为胸前后,也可在心前区,可放射至颈颌部、左肩胛部、左臂内侧或上腹部。疼痛范围往往是一个区域,很少为一点。疼痛的性质因人而异,往往主诉为沉重、压榨、紧束,呈窒息感。典型表现为濒死的心脏压缩感。疼痛的程度可轻可重,伴有面色苍白,甚至出汗,疼痛持续时间多为1～5分钟。含化硝酸甘油有效。

(2)心肌梗死:①先兆症状:急性心肌梗死多突然发病,50％以上患者发病前1～2天或更长时间有先兆,如乏力、胸部不适、心悸、心绞痛等。②典型症状多为严重而持久(＞半小时)的胸痛,疼痛范围常包括整个心前区,也可放射至下颌或颈背部等处,急性下壁心肌梗死可表现为心绞痛。含用硝酸甘油无明显效果。③全身症状:发热、白细胞增多和红细胞沉降率增快。④心电图:出现异常、持久的 Q 波或 QS 波。⑤血清酶学:先开始升高,随后降低。

(3)心功能不全:心脏增大、心律失常、心力衰竭与休克、猝死。

3. 辅助检查　各项血标本的化验包括:全血常规、血型、凝血象、生化系列、血气分析、尿常规,如近期有心肌梗死者,加做血清酶学检查。辅助检查包括:18导联心电图、胸部 X 线片、超声心动图、核素心肌显像和冠状动脉选择性造影。

4. 心理-社会因素　冠心病是一种心身疾病,其发病、转归均与心理-社会因素有关。由于冠心病发作时患者有濒死感,尤其是病情反复、频繁发作者,易产生焦虑,甚至恐惧的心理反应。

【护理诊断】

1. 疼痛 与心肌缺血、缺氧有关。

2. 活动无耐力 与心肌氧的供需失调有关。

3. 知识缺乏 缺乏控制诱因及预防性药物应用知识。

4. 恐惧 与剧烈疼痛产生的濒死感、处于监护室的陌生环境有关。

5. 焦虑 与担心疾病预后以及疾病造成生活上的种种限制有关。

6. 有便秘的可能 与进食少、活动少、不习惯床上排便有关。

7. 潜在并发症 心律失常,心力衰竭,心源性休克猝死。

【护理目标】

1. 患者疼痛减轻或消失。

2. 患者活动能力逐渐增强,能满足自我护理要求或患者日常需求得到满足。

3. 掌握控制诱因及预防性药物应用知识。

4. 患者恐惧或焦虑减轻,情绪稳定,积极配合手术。

5. 指导患者床上排便,向患者做好解释,取得患者的配合。

6. 患者病情变化能够被及时发现和处理。

【护理措施】

1. 呼吸道准备 患者入院 3 天后,可教会其练习深呼吸和有效咳嗽,每日训练直到手术。病情较平稳的患者(重度左主干狭窄和药物不能控制心绞痛的患者可先不参与此项训练),可进行吹气球训练。患者取卧位或坐位,吸氧氧流量 4~5L/min,深吸气后平稳呼气,吹鼓气球。吹的时间尽量长,但以不感憋气为度,以免诱发心绞痛,每次 5~10 分钟,每天 6~8 次。训练期间,应鼓励患者做腹式呼吸。吹气球训练是一种深呼吸运动操,在吸氧的情况下进行,可增加肺活量和肺部功能残气量,提高血氧饱和度,改善心肌缺氧。

2. 术前功能训练 冠状动脉旁路移植术常取用大隐静脉作为移植用材料,因此,术前必须保证其完好无损。患者入院后,向其健康宣教,了解保护好大隐静脉的重要性。同时指导患者切勿用手抓挠下肢,以免造成表面皮肤的损伤。如有下肢损伤、局部炎症等情况,需制订相应的护理方案。术前进行静脉注射时,为保证手术安全,禁忌选用双下肢血管进行静脉穿刺。对于长时间站立工作的患者,嘱咐其穿长筒弹力袜,休息时双下肢适当抬高,以预防下肢静脉曲张。对已发生下肢静脉曲张的患者,应及早治疗。对于长期卧床的患者,应适当协助其进行床上运动、按摩,经常用温水泡脚,以促进血液循环。

3. 常规准备

(1)一般护理:卧床休息,失眠者适当给予镇静药;进食低脂肪、低胆固醇、高蛋白质、清淡食物。

(2)病情观察:观察患者胸痛情况,判断疼痛的性质,遵医嘱使用硝酸甘油等药物,观察心电图变化。

(3)用药护理:高血压、糖尿病患者,应在术前药物控制病情;服用洋地黄及钙通道阻滞药者,应在术前 36 小时停药;术前 1 周停用阿司匹林等抗凝药;术前 1 天给予抗生素预防感染。

(4)心理护理:向患者及其家属讲解手术目的、过程、注意事项,减轻紧张和恐惧心理,增强信心。

(5)术前指导:术前戒烟 2 周以上,冬季注意保暖,防止上呼吸道感染;指导患者深呼吸、有效咳嗽、床上活动,说明术后翻身的重要性。

二、手术中患者的护理

【麻醉方式】

全身麻醉。

【手术体位】

平卧位。

【手术步骤及护理配合】

1. 体外循环的建立　特殊用物:阻断带、丝带、主动脉插管、静脉插管、左心引流插管、停跳液灌注管等物品。

手术步骤	护理配合
1. 开胸	常规开胸,开胸后用组织剪或电刀打开心包,吸去心包积液,7号丝线悬吊心包固定于胸腔,双叶开胸撑开胸骨,充分显露心脏及大血管
2. 游离血管	组织剪和直角钳分离升主动脉与肺动脉间隙,组织剪和直角钳游离上腔静脉并套阻断带和阻断带用弯钳钳夹。组织剪和肾蒂钳游离下腔静脉并套阻断带和阻断管用弯钳钳夹(心脏过大、下腔静脉套阻断带困难者可于插完主动脉和上腔静脉管转机后游离)
3. 缝荷包	递无损伤镊子和荷包线 2-0 号在主动脉外膜上缝双层荷包,用线引子套细阻套管,蚊式钳固定,同法在主动脉根部缝灌注针荷包。有时根据术者习惯或病情需要,用无损伤涤纶线缝右心耳荷包
4. 备好体外循环管道	递艾利斯和纱布,协助外科医师把体外循环管道固定于手术大单上。艾利斯单独固定主动脉管道及心脏停搏液灌注管道
5. 主动脉插管	1. 递镊子和组织剪剪开主动脉外膜(有时用中弯钳夹主动脉外膜向外牵拉充分显露荷包),主动脉插管用管道钳夹紧,与 11 号手术刀切开主动脉 2. 助手收紧荷包线,递 10 号丝线,将插管和阻断管固定在一起,再缝合固定 1 针 3. 插管与体外循环主动脉供血管排气后连接,递艾利斯将其固定于大单上
6. 停跳液灌注插管	在已缝好的灌注荷包内插入灌注针头,收紧荷包,排气后与灌注管道连接(有时在插好静脉插管后再插灌注针)
7. 上腔静脉插管	用无损伤镊夹住右心耳,尖刀切开右心耳插入上腔静脉插管。或递心耳钳夹住右心耳,组织剪剪开右心耳,插入上腔静脉插管。插管后递 10 号丝线固定
8. 下腔静脉插管	用无损伤镊子或无损伤组织钳提起右心房下部的房壁组织,11 号手术刀切开,插入下腔静脉插管,递 10 号丝线固定
9. 左心插管	递荷包线 2-0 号反针在右上肺静脉缝荷包,剪去针后用线引子勾套细阻断管,蚊式钳固定。尖刀切开荷包内组织插入左心插管。插管与左心吸引管连接
10. 开始体外循环	与体外循环师核对插管连接情况,无误后开始体外循环转机
11. 阻断主动脉,灌注心脏停搏液	转机后通过降低体温使患者全身降温,鼻咽温 32℃时或室颤后递动脉阻断钳阻断主动脉,灌注心脏停搏液,递冰屑进行心脏局部降温

有时左心手术不需要切开右侧心脏,可在右心耳插一根较粗的腔房管进行静脉引流。方法如下:两根静脉管用 Y 形管连接,荷包线 2-0 号无损伤线在右心耳缝一荷包,尖刀切开荷包内组织,插入腔房管。10 号丝线固定后与静脉引流管连接。

2. 体外循环下冠状动脉旁路移植术　特殊用物:旁路移植手术器械,冠状动脉刀,乳内开胸器,钛夹钳,打孔器,罂粟碱肝素溶液,6-0、7-0 Prolene 线。

手术步骤	护理配合
1. 开胸	胸骨正中切口,取左侧乳内动脉;开胸后递乳内开胸器,递电刀及弯头镊子,用钛夹钳钳夹乳内动脉分支血管,术者取完乳内动脉后,断开乳内血管远端,近端用血管阻断夹钳钳夹,罂粟碱肝素溶液浸润后,用罂粟碱纱布包裹备用,远端用 7 号线结扎
2. 取大隐静脉	可与开胸同时开始,准备蚊式钳、手术刀、组织剪、1 号丝线,配罂粟碱肝素溶液(300ml 生理盐水＋罂粟碱 60mg＋肝素 0.5ml)。游离大隐静脉并结扎其分支,取所需长度,用 20ml 注射器带秃头针抽取罂粟碱肝素溶液扩张大隐静脉并检查有无漏口。将取好的静脉放入罂粟碱肝素溶液内备用
3. 建立体外循环	插主动脉插管、停搏液灌注管、房腔管(配合同体外循环建立)
4. 阻断升主动脉	阻断升主动脉后灌注心脏停搏液
5. 寻找旁路移植靶血管	递 15 号手术刀在所需旁路移植部位分离脂肪组织,暴露靶血管
6. 冠状动脉远端吻合	递冠状动脉刀切开冠状动脉,前项剪延长切口,合适型号冠脉探子探查冠脉远端是否畅通,笔式持针器钳夹 7-0 Prolene 线做桥血管远端吻合。吻合完毕用注射器打血水冲洗静脉和吻合口,排气打结后用血管阻断夹钳闭静脉血管远端
7. 主动脉端吻合	心脏复跳后递主动脉侧壁钳钳夹主动脉,组织剪剪切去主动脉外膜,递 11 号手术刀在吻合部位切口,用打孔器打孔,笔式持针器钳夹 6-0 Prolene 线吻合桥血管的近端
8. "桥"排气	吻合完成后,于松开主动脉侧壁钳前,递 1ml 注射器在疑有空气的桥血管上穿刺排出空气,取走血管阻断夹钳
9. 关胸	常规拔除体外循环插管后止血,清点手术用物,无误后关胸

3. 非体外循环下冠状动脉旁路移植术　特殊用物:冠脉旁路移植器械,冠状动脉刀,乳内开胸器,主动脉侧壁钳,钛夹钳,打孔器,秃头针,6-0、7-0Prolene 线,心脏稳定器,分流栓,二氧化碳吹拂器,罂粟碱肝素溶液等。

手术步骤	护理配合
1. 开胸	胸骨正中切口,游离乳内动脉(同体外循环旁路移植术)
2. 取大隐静脉	同体外循环旁路移植术

（续　表）

手术步骤	护理配合
3. 乳内动脉桥吻合	松开血管阻断夹,检查乳内动脉血流情况,递锐利剪刀及角度剪修剪乳内动脉,利用心包牵引线和纱布垫抬高心脏,显露左前降支。递心表固定器固定吻合部位。心表固定器接负压吸引器,递 15 号手术刀与冠脉镊切开心表脂肪层,显露冠状动脉,递冠状动脉刀做一纵切口,角度剪延长切口,冠脉探子探查吻合口近、远端冠脉血管,选择合适的分流栓置入冠状动脉切口内,笔式持针器钳夹 7-0 Prolene 线缝合远端吻合口。操作时使用二氧化碳吹拂器和温盐水成喷雾状吹拂吻合口,显露吻合口,使术野更清晰。吻合完毕松开血管阻断夹钳,排气后打结
4. 切开心包心表探查	切开心包心表探查,并标记靶血管部位;递圆针 7 号丝线吊心包,蚊式钳牵引固定于大单上。递长持针器夹反针 10 号线缝底部心包牵引线 2 根,套粗阻断管弯钳固定,使心脏变浅。递心脏稳定器备用,此时调好二氧化碳吹拂器
5. "桥"血管远端吻合	将取下的大隐静脉修剪备用,寻找靶血管,心表固定器固定吻合部位,冠脉切开置入分流栓,笔式持针器钳夹 7-0 Prolene 线缝合。缝合完毕取出分流栓,静脉充血后,排气、打结,血管阻断夹钳夹闭静脉远端
6. 主动脉端吻合	远端吻合完毕,递组织剪剪切去主动脉吻合部位的外膜。递主动脉侧壁钳钳夹吻合部位动脉壁。递 11 号手术刀在主动脉壁上做一切口,用打孔器打孔。笔式持针器持夹 6-0 Prolene 线做吻合
7. "桥"排气	每条静脉桥开通之前,均用 1ml 穿刺排出"桥"内空气。开放主动脉侧壁钳
8. 关胸	止血,放置引流管,清点用物无误后关胸

【巡回护士的配合】

1. 手术前一日访视患者,了解患者病情、手术体位、手术用物等手术相关信息,消除其恐惧和紧张心理。

2. 提前将手术室温度调至 24℃,等待患者进入手术室,防止术中低温引起心室颤动,备好各种抢救器材、药品。

3. 备好手术所需物品,手术开始前与器械护士共同清点器械、敷料、缝针等数目,并记录于记录单上。调试好各种仪器设备(如电烧、吸引器等)。

4. 用亲切的语言缓解患者紧张情绪,取得其信任与支持,尽量避免患者由于过分紧张出现亢进症状,如心悸、出汗、烦躁不安、呼吸困难等,以免增加心肌耗氧量,诱发心绞痛甚至心肌梗死。

5. 接患者时核对患者携带物品及核磁片数目,严格执行三查七对。

6. 患者入室后建立有效静脉通路,协助患者取仰卧位,胸骨正中对应的背部用小方软垫抬高 15°~20°,双腿微屈,膝关节外展,臀下贴好电极板。安全、合理、舒适的体位是手术成功的保障。

7. 协助麻醉师进行各种麻醉操作,并在全麻后导尿,导尿后插入肛温探头,连同尿管一并固定于床单上,防止挪动患者时尿管及肛温探头脱出。做好麻醉护理,保证工作有条不紊地进行。

8. 术中严密观察手术进展,及时提供手术所需物品,调节无影灯及手术床角度,并保证吸引器及血液回收机管道通畅。随时调节压力大小,及时、准确地调整电凝输出功率,取乳内动脉时调至 30W/s,开胸和取大隐静脉时调至 50W/s。

9. 备好 30～35℃生理盐水冲洗吻合口,术中采取有效保暖措施,使患者体温维持在 36℃以上,避免由于患者体温过低引起心室颤动。

10. 此类手术常需要大量的无损伤缝针,在添加时应及时记录,以免给患者造成不必要的损伤。

11. 根据手术种类备好胸腔闭式引流管和胸瓶,做好引流护理。

12. 手术时间长,术中准确记录出入量,并保证静脉的通畅。备好抢救用物。

13. 术毕再次与刷手护士清点物品并监督留取病理。

14. 手术结束,巡回护士与麻醉医生、手术医生一同护送患者回重症监护室。交接患者的液体、皮肤、引流管等内容并进行登记。

三、手术后患者的护理

【护理措施】

1. 心功能的维护

(1)心率和血压:术后持续进行心率、血压监测,每小时记录 1 次,一般维持心率在 60～80/min,左心功能不全患者心率控制在 100/min 左右为宜;血压控制在 100～140/60～90mmHg,对术前合并高血压的患者,术后血压应控制在不低于术前血压的 20～30mmHg。

(2)中心静脉压和左房压的监测:监测时应核对零点,在腋中线平面各管道保持通畅,用血管活性药时不要经过测压管。保持中心静脉压 4～12cmH$_2$O,左房压 5～15mmHg。

2. 呼吸功能的维护

(1)机械通气的护理:在气管插管期间,应固定好气管插管,每 2～3 小时湿化、膨肺、吸痰一次,保持 PO$_2$ 80～100mmHg,PCO$_2$ 35～45mmHg,SpO$_2$ 96%～100%。

(2)拔除气管插管后的护理:拔除气管插管后,应持续面罩雾化给氧,氧流量 5L/min,并加强体疗,每 2 小时叩背、咳痰一次,以预防肺不张的发生。如 PO$_2$ < 60mmHg 或 SpO$_2$ < 95mmHg 可采取面罩加压供氧。

3. 肾功能的维护　术后早期观察并记录每小时尿量、颜色、性状,每日查尿素氮(BUN)、肌肝(Cr)一次,保持每小时尿量>1ml/kg,术前合并肾功能不全者,补钾应慎重,每日监测 BUN、Cr 两次以上。

4. 胸腔,心包引流管的护理　应保持引流管通畅,每小时挤压引流管一次或持续低负压吸引,注意观察单位时间内引流液的量、性状,如引流液>2ml/(kg·h),色鲜红,有灼热感,应立即汇报医生,并做好开胸止血的准备。

5. 维持水、电解质平衡　应根据心率、血压、中心静脉压,及时补充血容量,维持 Hb120g/L 左右,HCT35%左右,每日查电解质一次,维持血清钾 4～4.5mmol/L,钠 135～145mmol/L,氯 96～106mmol/L。

6. 血糖的监测　因手术可导致应激性血糖升高。血糖过高可导致酮症昏迷,血糖过低可导致脑细胞能量代谢障碍,出现脑细胞死亡和昏迷,因此必须每日测血糖一次,并保持血糖稳定。有糖尿病史的患者,脱离呼吸机前每 1～2 小时检测一次,拔除气管插管后,每天早、中、晚餐前常规检测可持续静脉泵入 1:1 的胰岛素。控制术后高血糖。并逐渐停止泵入胰岛素，改口服用药。

7. 心电图　除持续心电监测外;术后 3 天内应每天做心电图一次,注意观察 Q 波的大小,S-T 段和 T 波的变化,一旦怀疑心肌缺血,应同时查心肌酶谱和肌钙蛋白,以明确是否发生心肌梗死。

8. 患肢的护理

(1)注意观察患肢末梢循环、湿度及颜色变化,抬高患肢 15°～30°。

(2)间断被动或主动活动患肢,防止血栓形成,术后 6 小时松解弹力绷带。

9. 并发症的观察与护理

(1)心律失常:旁路移植术后早期常见快速型心律失常。原因可能是:体温高、疼痛、水电解质平衡紊乱、低氯血症、低血容量、心肌缺血和心功能不全等,一旦出现应对症处理。①窦性心动过速:心功能良好的窦性心动过速,可静脉推注小剂量 β 受体阻断药,如艾司洛尔。左心功能不全的窦性心动过速,可静推洋地黄类药物,如西地兰。②室性心律失常:首选利多卡因静脉推注,首次 50～100mg,稳定后可静脉滴注。③心动过缓:如心率在 50～60/min,循环稳定,患者无不适感,可不必处理。如患者出现胸闷憋气,循环不稳定,应给予静脉注射阿托品或山莨菪碱,或静脉泵入异丙肾上腺素,必要时安装临时起搏器。

(2)低心排血量综合征:常见原因为术前严重心功能不全,巨大室壁瘤,移植血管闭塞或再血管化不全并有心源性休克的急症手术等。表现为心率增快、血压下降、中心静脉压增高,心排血量＜4L/min,尿量减少,四肢湿冷,中心体温与末梢湿度差＞3℃。应及时、合理、有效地使用正性肌力药物,如多巴胺、肾上腺素、多巴酚丁胺、去甲肾上腺素等。

【健康教育】

1. 向患者宣传冠心病发病的危险因素　这些危险因素包括高血压、糖尿病、吸烟、紧张和心理压力、高胆固醇高脂肪饮食、超重、缺乏锻炼等。

2. 维持情绪稳定　实践表明,脾气暴躁、易怒、易紧张的人很容易出现血压增高,冠脉血管张力增加而患心脏病。经历了手术的治疗后,应指导患者时刻保持愉快的心情,避免争吵和过度兴奋。让患者多听音乐,参加社会活动达到精神放松,从而提高生活质量,延长寿命。

3. 饮食指导　术后患者的饮食,主要应降低饱和脂肪酸和胆固醇的摄入量,以及控制总热量和增加体力活动来达到热量平衡。饮食宜清淡、高营养,应限制饮食中的高热量、高胆醇食品如肥肉、动物脂肪、动物内脏、甜食等,可多食蔬菜、水果等富含维生素和膳食纤维的食物。一日三餐要规律,切勿暴饮暴食,合理控制体重,戒烟酒。

4. 活动量要循序渐进,以自己能够耐受为准　最初在室内和房子周围活动,感觉没有困难时,可以开始散步,这个方法可以改善血液循环,增加肌肉和骨骼力量。一天散步 1～2 次,一般每次 30～60 分钟。如果出现胸痛、气短、哮喘和疲劳应立即停止,如果这些症状消失了,可以较慢地再开始恢复活动。

5. 手术后一般的恢复约需 6 周;胸骨愈合约需要 3 个月　在恢复期内,要避免胸骨受到较大的牵张,例如:举重物、抱小孩、拉重物、移动家具等。并应注意:当身体直立或坐位时,胸部应尽可能挺起,将两肩稍向后展,早期会感到不适,但如不保持正确姿势,以后挺胸站立时,胸部会有被勒紧的感觉。

6. 用药指导　患者即将出院,很多患者会认为手术过后,症状消失或改善了就万事大吉了,此时需强调出院后定时服用口服药的重要性:减轻动脉硬化程度,延缓和控制病变的进程和冠状动脉再狭窄的发生。服用口服药应注意:清楚地了解和熟悉常用药物的名称及剂量;遵照医嘱按时服药,禁忌自行调整服药剂量或擅自停药;按照药品的使用说明合理保存药物,防止药物在阳光下暴晒影响药效,延误治疗。

7. 定期复查　一般术后 3～6 个月回手术医院复查一次,以后 1、3、5、10 年复查一次,复查项目包括心电图、X 线胸片、心脏超声、生化系列等。并与医院保持联系,如发生心绞痛或心功能不全等应及时到医院就诊。

第三篇

胸外科围手术期护理

第 12 章

胸部损伤围手术期护理

胸部损伤一般根据是否穿破包括胸膜的全层胸壁,造成胸膜腔与外界沟通而分为闭合性和开放性两大类。闭合性损伤多由于暴力挤压、冲撞或钝器碰击胸部所引起。轻者仅有胸壁软组织挫伤和(或)单纯肋骨骨折,重者多有胸膜腔内器官或血管损伤,导致气胸、血胸,甚至造成心脏挫伤、裂伤而产生心包腔内出血。开放性损伤多因利器、刀、锥所致,战时则由火器、弹片等穿破胸壁所造成。严重者可伤及胸腔内脏器或血管,引起血胸、气胸,甚至呼吸、循环功能障碍或衰竭而死亡。

第一节　肋骨骨折

肋骨骨折在胸部损伤中最为常见,可分为单根和多根多段骨折,同一根肋骨可有一处或多处骨折。肋骨骨折以第 4～7 肋骨多见;第 1～3 肋骨较短,且有锁骨、肩胛骨和肌肉保护,较少发生骨折;第 8～10 肋骨虽较长,但前端与胸骨连成肋弓,弹性较大,不易折断;第 11～12 肋骨前端游离、不固定,较少发生骨折。中老年人因骨质疏松,脆性较大,易发生骨折。

一、手术前患者的护理

【护理评估】

1. 健康史　评估患者的年龄、性别、发育、营养状况;患者有无骨结核、骨肿瘤、骨髓炎、骨质疏松等骨骼疾病史;有无心血管疾病、糖尿病、甲状旁腺功能亢进史。

2. 临床表现

(1)症状:局部疼痛,咳嗽、深呼吸或转动体位时加剧,部分患者可有咯血。有多根多处肋骨骨折者可有气促、呼吸困难、发绀、休克等。

(2)体征:受伤的胸壁有压痛、肿胀,有时可触及骨折断端及骨摩擦感;多根多处肋骨骨折时,伤侧胸壁可有反常呼吸运动;有皮下气肿。

3. 辅助检查　胸部 X 线检查显示肋骨骨折断裂线或断端错位,还可显示有无气胸、血胸的存在,但不能显现前胸肋软骨折断的征象。

4. 心理-社会因素　评估患者及其家属对骨折的心理反应、认知状况、对骨折复位后康复知识的了解及支持程度。

【护理诊断】

1. 气体交换受损　与疼痛、肋骨骨折有关。

2. 心输出量减少　与大出血、心律失常、心力衰竭等有关。

3. 疼痛　与组织损伤有关。

4. 潜在并发症　肺部或胸腔感染，心脏压塞。

5. 恐惧　与突然、强烈的意外创伤有关。

【护理目标】

1. 患者呼吸平稳，能进行有效的气体交换。

2. 患者能维持有效循环血量。

3. 患者能有效运用缓解疼痛的方法，主诉疼痛感减轻。

4. 患者无感染等并发症的发生。

5. 患者能主动说出自己所担心恐惧的问题，积极配合治疗。

【护理措施】

1. 急救护理　立即给予患者吸氧、建立静脉通路，多根多处肋骨骨折者，应用绷带加压包扎固定，控制反常呼吸。

2. 病情观察　密切观察患者的生命体征，尤其是呼吸的频率、幅度及缺氧症状；必要时行胸膜腔闭式引流。

3. 疼痛护理　遵医嘱给予镇痛药物，并教会患者咳嗽时用双手按压患侧胸壁。

4. 做好急诊手术准备。

二、手术中患者的护理

肋骨骨折固定术。

【麻醉方式】

全身麻醉。

【手术体位】

侧卧位。

【手术步骤及护理配合】

手术步骤	护理配合
1. 切皮、皮下组织	递20号刀片以骨折点为中心，沿肋骨走向切开皮肤、皮下组织和肌层，干纱布，电烧止血
2. 牵开并显露术野	递甲状腺拉钩牵开肌层，显露肋骨骨折处
3. 剥离肋骨	递骨膜剥离子将肋骨骨膜剥离
4. 固定肋骨	递可吸收肋骨固定系统，固定肋骨
5. 止血，冲洗	递电烧充分止血后，生理盐水冲洗伤口，吸引器吸净，更换干净纱布
6. 缝合切口	递牙镊，可吸收1号线连续缝合胸壁肌肉，递生理盐水冲洗，酒精纱球消毒周围皮肤；递圆针4号丝线间断缝合皮下组织，递角针4号丝线间断缝合皮肤，酒精纱球消毒，干纱布覆盖伤口

【巡回护士的配合】

1. 手术前一日访视患者，了解患者病情、手术体位、手术用物等相关信息。

2. 接患者时核对患者携带物品及核磁片数目，严格执行三查七对。

3. 解除患者紧张情绪,得到患者配合,严格执行《手术安全核查制度》后,开放静脉。

4. 配合麻醉医生,协助做好麻醉护理,以保证以后的工作有条不紊地进行。

5. 根据手术的情况,必要时在麻醉后给患者进行导尿。

6. 按照手术的特点多为侧卧位,与麻醉医生、手术医生共同摆放手术体位。病变部位在上,防止左右摆动。

7. 协助刷手护士上台,共同清点物品并填写各种手术护理记录单。

8. 胸腔是一个内感受器较为丰富的体腔,手术创伤较大,直接影响循环和呼吸系统,刷手护士和巡回护士要互相密切配合。

9. 保证静脉通畅,做好输血的准备。

10. 呼吸困难者,协助麻醉医生尽快进行气管插管控制呼吸,吸除呼吸道内血液及分泌物。

11. 手术过程中一定要确保负压吸引器的顺畅。

12. 胸腔手术较深,应注意随时调节好灯光。

13. 根据手术种类备好胸腔闭式引流管和胸瓶,做好引流管护理。

14. 术毕再次与刷手护士清点物品。

15. 手术结束,巡回护士与麻醉医生、手术医生一同护送患者回重症监护室。交接清楚患者的液体情况、皮肤情况、引流管情况等内容并进行登记。

三、手术后患者的护理

【护理措施】

1. 卧位　麻醉清醒、血压平稳,给予半卧位。

2. 保持呼吸道通畅　及时清理呼吸道内分泌物,鼓励患者咳嗽、咳痰,遵医嘱给予雾化吸入,必要时吸痰。

3. 病情观察　术后 24 小时严密监测生命体征和血氧饱和度。

4. 定时检查胸带包扎的松紧程度,观察是否影响呼吸功能

5. 营养支持　静脉补液,促进骨骼和伤口的愈合。

6. 胸腔闭式引流管的护理

(1)保持管道密闭:引流装置应衔接紧密,水封瓶长管应插入液面下 3～4cm;搬动患者或更换引流瓶时,应双重夹闭引流管;若引流管从胸腔滑落,立即用手捏闭伤口处皮肤,消毒处理后用凡士林纱布封闭伤口。

(2)妥善固定引流装置:引流管应妥善固定于床旁,引流瓶应低于胸腔引流口平面 60cm。

(3)保持引流管通畅:防止引流管折叠、扭曲、受压;鼓励患者深呼吸、咳嗽、咳痰;定时挤压引流管;观察水封瓶内水柱波动情况,正常水柱波动为 4～6cm,若水柱波动停止,可能为管路堵塞或肺已完全膨胀。

(4)严格无菌操作,防止逆行感染:引流装置应保持无菌;更换引流瓶和引流管时严格无菌操作;引流瓶不可高于胸腔引流口水平面,防止引流液逆流入胸腔导致感染。

(5)观察引流液的颜色、性状及量:术后第 1 天一般不应超过 500ml,术后第 2～3 天逐渐减少。如短时间内每小时超过 100ml,且血色过深或伴有血块,检查引流液血红蛋白超过 5g时,表明有内出血,应及时处理,必要时需再次开胸止血。

（6）拔管：一般术后 36~48 小时，引流管内无气体排出，颜色变淡，24 小时引流量<50ml。患者无呼吸困难，经 X 线检查提示肺膨胀良好，可以先夹管，观察 24 小时以上，无气急等症状可以拔除插管。拔管时，嘱患者深吸气后屏气，迅速拔除，局部敷料覆盖，拔管后观察患者有无胸闷等不适，发现异常应及时报告医生。

【健康教育】

1. 急救知识

（1）急诊手术前指导：当胸部损伤出现大出血、休克、昏迷、极度呼吸困难、急性心力衰竭等危及患者生命的征象时，需急行开胸手术探查抢救。术前应向家属说明，使其做好充分的思想准备，积极配合医护人员，以达到赢得抢救时间、挽救患者生命的目的。

（2）变开放性损伤为闭合性损伤：在胸腔开放性损伤的紧急情况下，应立即使用无菌或干净的敷料加压包扎，以阻止外界空气通过伤口不断进入胸膜腔内、压迫心肺及胸腔内大血管而危及生命。

（3）若刺入心脏的致伤物尚留存在胸壁，不宜急于拔除。

（4）患者送入医院时，患者家属应详细向医护人员叙述受伤时的情况，以利伤情判断。

2. 相关检查、治疗、护理知识

（1）解释吸氧、胸膜腔穿刺、心包穿刺、胸膜腔闭式引流的意义和注意事项，这些操作的意义在于改善缺氧，明确诊断，排出积血、积气，缓解症状，预防感染。

（2）体位指导：胸部损伤合并休克、昏迷者应取平卧位；剖胸探查术后 6 小时，若无异常，取半坐卧位，有利于咳嗽、排痰、呼吸、引流和减轻伤口疼痛。

（3）指导患者操练腹式深呼吸及有效咳嗽排痰：腹式深呼吸方法：患者仰卧、腹部安置 3~5kg 重沙袋，吸气时保持胸部不动，腹部上升鼓起，呼气时尽量将腹壁下降呈舟状；呼吸动作缓慢、均匀。每分钟 8~12 次或更少。

3. 出院指导

（1）注意安全，防止意外事故的发生。

（2）肋骨骨折患者 3 个月后复查 X 线片，以了解骨折愈合情况。

（3）根据损伤的程度注意合理休息和摄入营养素。

第二节　损伤性气胸

胸膜腔内积气称为气胸。在胸部损伤中，气胸的发生率仅次于肋骨骨折。气胸是因利器或肋骨断端刺破胸膜、肺及支气管后，空气进入胸膜腔所致。气胸一般分为闭合性、开放性和张力性 3 类。

一、手术前患者的护理

【护理评估】

1. 健康史　评估患者的年龄、性别、发育、营养状况；患者有无骨结核、骨肿瘤、骨髓炎、骨质疏松等骨骼疾病史；有无心血管疾病、糖尿病、甲状旁腺功能亢进史。

2. 临床表现

（1）闭合性气胸：肺萎陷 30% 以下者，多无明显症状。大量气胸者，可出现胸闷、胸痛和气促等,气管向健侧移位,伤侧胸部叩诊呈鼓音,听诊呼吸音减弱或消失。

(2)开放性气胸:常有气促、发绀、呼吸困难、休克等症状和体征。胸部检查时可见伤侧胸壁伤道,呼吸时可听到空气进入胸膜腔伤口的响声。胸部及颈部皮下可触及捻发音,伤侧胸部叩诊呈鼓音,听诊呼吸音减弱或消失,气管、心脏向健侧移位。

(3)张力性气胸:患者主要表现为极度呼吸困难、大汗淋漓、发绀、烦躁不安、昏迷、休克,甚至窒息。可见气管向健侧偏移;伤侧胸部饱胀,肋间隙增宽,呼吸幅度减小,可见明显皮下气肿。叩诊呈鼓音,听诊呼吸音消失。

3. 辅助检查　胸部 X 线检查:①闭合性气胸:可显示不同程度的肺萎陷和胸膜腔积气,有时尚伴有少量积液。②开放性气胸:示伤侧肺明显萎缩、气胸、气管和心脏等纵隔明显移位。③张力性气胸:示胸膜腔大量积气、肺萎缩,气管和心影偏移至健侧。有高压气体向外冲出,抽气后症状好转,但很快加重,如此反复有助诊断。

4. 心理-社会因素　评估患者的心理紧张程度和情绪。

【护理诊断】

1. 气体交换受损　与疼痛、胸部损伤、胸廓运动受限、肺萎陷等有关。

2. 心输出量减少　与大出血、心律失常、心力衰竭等有关。

3. 疼痛　与组织损伤有关。

4. 潜在并发症　肺部或胸腔感染,心脏压塞。

5. 恐惧　与突然、强烈的意外创伤有关。

【护理目标】

1. 患者呼吸平稳,能进行有效的气体交换。

2. 患者能维持有效循环血量。

3. 患者能有效运用缓解疼痛的方法,主诉疼痛感减轻。

4. 患者无感染等并发症的发生。

5. 患者能主动说出自己所担心恐惧的问题,积极配合治疗。

【护理措施】

1. 急救护理　立即给予患者吸氧、建立静脉通路;判断为开放性气胸者,用凡士林纱布加厚敷料于呼气末封闭伤口,再用胶布或绷带加压包扎固定,使开放性气胸变为闭合性气胸;判断为张力性气胸者,用一根粗针头在伤侧锁骨中线第 2 肋间隙处刺入胸膜腔,立即排气减压,并置胸膜腔闭式引流管连接水封瓶。

2. 病情观察　密切观察患者的生命体征,尤其是呼吸的频率、幅度及缺氧症状;必要时行胸膜腔闭式引流。

3. 疼痛护理　遵医嘱给予镇痛药物,并教会患者咳嗽时用双手按压患侧胸壁。

4. 做好急诊手术准备

二、手术中患者的护理

肺大疱切除术。

【麻醉方式】

全身麻醉。

【手术体位】

侧卧位。

【手术步骤及护理配合】

手术步骤	护理配合
1. 在第 6、7 肋间,腋前、腋中线之间切口	递 20 号刀片切皮,干纱布止血,中直止血钳或中弯止血钳扩大切口
2. 插入套管锥,放入镜头	递 10mm 套管锥插入患侧胸腔,推出内芯,递热盐水泡好的镜头顺套管锥送入胸腔
3. 在腋中线,腋前线各做一切口	递 20 号刀片切皮,干纱布止血,中直止血钳或中弯止血钳扩大切口,插入内镜器械
4. 探查肺表面,找到肺大疱	递弹簧钳,无齿卵圆钳探查肺表面
5. 提起并夹闭肺大疱	递电钩清除粘连带,递无齿卵圆钳夹提肺大疱,递 60 号一次性切割缝合器在距其基底部 0.5～1.0cm 的正常肺组织边缘切除肺大疱
6. 留好病理	将病理放入标本袋中,连同套管锥一同将病理取出
7. 止血,膨肺	递电钩止血,生理盐水冲洗,膨肺,清点物品
8. 放置并固定胸管	递 32 号胸管送入胸腔,圆针 7 号丝线固定胸管 2 次,连接胸瓶
9. 逐层缝合切口	递可吸收 0 号缝合胸壁,递圆针 4 号丝线缝合皮下组织,递酒精纱球消毒周围皮肤;递圆针 1 号丝线间断缝合皮下,递酒精纱球消毒周围皮肤;递角针 1 号丝线缝合皮肤,递酒精纱球消毒周围皮肤后,三个美敷贴贴于切口处

【巡回护士的配合】

同肋骨骨折固定术巡回护士的配合。

三、手术后患者的护理

【护理措施】

1. 卧位　麻醉清醒、血压平稳,给予半卧位。

2. 保持呼吸道通畅　及时清理呼吸道内分泌物,鼓励患者咳嗽、咳痰,遵医嘱给予雾化吸入,必要时吸痰。

3. 病情观察　术后 24 小时严密监测生命体征和血氧饱和度。

4. 定时检查胸带包扎的松紧程度,观察是否影响呼吸功能

5. 营养支持　静脉补液,促进骨骼和伤口的愈合。

6. 胸腔闭式引流管的护理

(1)保持管道密闭:引流装置应衔接紧密,水封瓶长管应插入液面下 3～4cm;搬动患者或更换引流瓶时,应双重夹闭引流管;若引流管从胸腔滑落,立即用手捏闭伤口处皮肤,消毒处理后用凡士林纱布封闭伤口。

(2)妥善固定引流装置:引流管应妥善固定于床旁,引流瓶应低于胸腔引流口水平 60cm。

(3)保持引流管通畅:防止引流管折叠、扭曲、受压;鼓励患者深呼吸、咳嗽、咳痰;定时挤压引流管;观察水封瓶内水柱波动情况,正常水柱波动为 4～6cm,若水柱波动停止,可能为管路

堵塞或肺已完全膨胀。

（4）严格无菌操作，防止逆行感染：引流装置应保持无菌；更换引流瓶和引流管时严格无菌操作；引流瓶不可高于胸腔引流口水平面，防止引流液逆流入胸腔导致感染。

（5）观察引流液的颜色、性状及量：术后第 1 天一般不应超过 500ml，术后第 2～3 天逐渐减少。如短时间内每小时超过 100ml，且血色过深或伴有血块，检查引流液血红蛋白超过 5g 时，表明有内出血，应及时处理，必要时需再次开胸止血。

（6）拔管：一般术后 36～48 小时，引流管内无气体排出，颜色变淡，24 小时引流量＜50ml。患者无呼吸困难，经 X 线检查提示肺膨胀良好，可以先夹管，观察 24 小时以上，无气急等症状可以拔除插管。拔管时，嘱患者深吸气后屏气，迅速拔除，局部敷料覆盖，拔管后观察患者有无胸闷等不适，发现异常立即报告医生。

【健康教育】

1. 出院后应劳逸结合，避免因体力恢复差或肺功能未完全恢复而产生新问题。

2. 经常使室内通风换气，保持空气清新，预防呼吸道感染。

3. 定期遵医嘱到门诊复查，一般术后 2 周复查 1 次，以后每个月 1 次，以求彻底康复。如出现胸闷、气促、胸痛等症状，应及时就诊。

4. 养成良好的生活习惯。每日坚持做呼吸功能锻炼，方法如前所述，降低气胸复发率。

5. 戒烟。吸烟增高气胸的复发率，故一定要戒烟。

第三节　损伤性血胸

胸部损伤引起胸膜腔积血称为血胸。血胸可与气胸同时存在。非进行性血胸小量积血可自行吸收，不必穿刺抽吸。积血量较多者，早期即行胸膜腔穿刺，抽出积血，需要时置胸腔闭式引流，以促进肺膨胀，改善呼吸功能。进行性血胸应立即剖胸止血，及时补充血容量，以防治低血容量性休克。

一、手术前患者的护理

【护理评估】

1. 健康史　评估患者的胸部外伤史和有无发生血胸的可能性。

2. 临床表现　根据出血速度、出血量和患者体质的不同，而有不同的临床表现。

（1）小量血胸（成人 0.5L 以下）：可无明显症状，胸部 X 线检查仅示肋膈角消失。

（2）中量（0.5～1L）和大量（1L 以上）出血：尤其急性失血，可出现脉搏快弱、四肢冷、血压下降、气促等低血容量性休克症状。同时可伴有胸膜腔积液征象，如肋间隙饱满，气管向健侧移位，伤侧胸部叩诊浊音，心界移向健侧，呼吸音减弱或消失。

3. 血胸并发感染　有高热、寒战、疲乏、出汗、血白细胞计数升高等表现。

4. 辅助检查　胸部 X 线检查：胸膜腔有大片积液阴影，纵隔可向健侧移位。如合并气胸则显示液平面。

5. 心理-社会因素　评估患者的心理紧张程度和情绪。

【护理诊断】

1. 气体交换受损　与疼痛、胸部损伤、胸廓运动受限、肺萎陷等有关。

2. 心输出量减少　与大出血、心律失常、心力衰竭等有关。

3. 疼痛　与组织损伤有关。

4. 潜在并发症　肺部或胸腔感染，心脏压塞。

5. 恐惧　与突然、强烈的意外创伤有关。

【护理目标】

1. 患者呼吸平稳，能进行有效的气体交换。

2. 患者能维持有效循环血量。

3. 患者能有效运用缓解疼痛的方法，主诉疼痛感减轻。

4. 患者无感染等并发症的发生。

5. 患者能主动说出自己所担心恐惧的问题，积极配合治疗。

【护理措施】

1. 立即建立静脉通路、补液

2. 密切观察病情变化　若出现以下征象提示出现进行性血胸，应迅速通知医生并配合做好术前准备：①脉搏持续加快，血压下降，或经补充血容量血压仍不稳定；②血红蛋白、红细胞计数、血细胞比容进行性下降；③胸膜腔闭式引流引出的血量超过 200ml/h，并持续 3 小时；④胸膜腔穿刺抽出的血液很快凝固或血液凝固抽不出，但胸部 X 线检查显示胸部阴影逐渐扩大。

3. 心理护理　减轻患者由于失血带来的焦虑、恐惧情绪。

二、手术中患者的护理

开胸探查术。

【麻醉方式】

局麻。

【手术体位】

健侧卧位。

【手术步骤及护理配合】

手术步骤	护理配合
1. 局部浸润麻醉	递 1% 利多卡因溶液 10ml 做局麻
2. 切开皮肤，皮下组织	递 20 号刀片于腋中线第 7～8 肋间做一小切口
3. 分离胸壁肌层，进入胸膜腔	递干纱布钝性分离肌层，中弯血管钳于肋间穿入胸膜腔，见切口有血液溢出
4. 胸腔置入引流管	递中弯血管钳钳夹 28 号胸管送入胸膜腔内
5. 缝合切口，覆盖纱布	递圆针 7 号丝线间断缝合胸壁肌层，圆针 1 号丝线缝合皮下组织，递酒精纱球消毒皮肤；递角针 1 号丝线缝合皮肤，递酒精纱球消毒皮肤，纱布覆盖伤口
6. 固定并连接引流管，防止漏气	递角针 7 号丝线固定引流管，胸腔引流瓶内注入 500ml 生理盐水，协助医生连接引流瓶，搬运患者时应夹闭引流管

【巡回护士的配合】

同肋骨骨折固定术巡回护士的配合。

三、手术后患者的护理

【护理措施】

1. 卧位　麻醉清醒、血压平稳,给予半卧位。

2. 保持呼吸道通畅　及时清理呼吸道内分泌物,鼓励患者咳嗽、咳痰,遵医嘱给予雾化吸入,必要时吸痰。

3. 病情观察　术后 24 小时严密监测生命体征和血氧饱和度。

4. 定时检查胸带包扎的松紧程度　观察是否影响呼吸功能。

5. 营养支持　静脉补液,促进骨骼和伤口的愈合。

6. 胸腔闭式引流管的护理

(1)保持管道密闭:引流装置应衔接紧密,水封瓶长管应插入液面下 3～4cm;搬动患者或更换引流瓶时,应双重夹闭引流管;若引流管从胸腔滑落,立即用手捏闭伤口处皮肤,消毒处理后用凡士林纱布封闭伤口。

(2)妥善固定引流装置:引流管应妥善固定于床旁,引流瓶应低于胸腔引流口水平 60cm。

(3)保持引流管通畅:防止引流管折叠、扭曲、受压;鼓励患者深呼吸、咳嗽、咳痰;定时挤压引流管;观察水封瓶内水柱波动情况,正常水柱波动为 4～6cm,若水柱波动停止,可能为管路堵塞或肺已完全膨胀。

(4)严格无菌操作,防止逆行感染:引流装置应保持无菌;更换引流瓶和引流管时严格无菌操作;引流瓶不可高于胸腔引流口水平面,防止引流液逆流入胸腔导致感染。

(5)观察引流液的颜色、性状及量:术后第 1 天一般不应超过 500ml,术后第 2～3 天逐渐减少。如短时间内超过 100ml/d,且血色过深或伴有血块,检查引流液血红蛋白超过 5g 时,表明有内出血,应及时处理,必要时需再次开胸止血。

(6)拔管:一般术后 36～48 小时,引流管内无气体排出,颜色变淡,24 小时引流量<50ml。患者无呼吸困难,经 X 线检查提示肺膨胀良好,可以先夹管,观察 24 小时以上,无气急等症状可以拔除插管。拔管时,嘱患者深吸气后屏气,迅速拔除,局部敷料覆盖,拔管后观察患者有无胸闷等不适,发现异常立即报告医生。

【健康教育】

1. 讲明胸腔闭式引流的作用和目的。

2. 讲明深呼吸咳嗽排痰的重要性,教会患者如何做有效的咳嗽。

3. 预防感冒,恢复期要加强呼吸功能的训练。

第 13 章

脓胸围手术期护理

脓胸是由致病菌侵入胸膜腔引起感染化脓所致,依据病情发展过程分急性脓胸和慢性脓胸。急性脓胸应尽早、反复实施胸膜腔穿刺抽出脓液,必要时行胸膜腔引流术;慢性脓胸治疗应以祛除病因,消除脓腔,恢复肺功能,改善全身营养状况为主。

一、手术前患者的护理

【护理评估】

1. 健康史　了解患者发病情况及诊治过程,既往有无肺炎久治不愈或反复发作的感染病史。

2. 临床表现

(1)急性脓胸:①症状:常有高热、脉速、胸痛、食欲缺乏、呼吸急促、全身乏力等征象。积脓较多者尚有胸闷、咳嗽、咳痰症状,严重者可出现发绀和休克。②体征:体格检查可见患侧呼吸运动减弱,肋间隙饱满;患侧语颤音减弱;叩诊呈浊音,脓气胸者上胸部叩诊鼓音,下胸部叩诊呈浊音;听诊呼吸音减弱或消失。

(2)慢性脓胸:①症状:常有长期低热、食欲减退、消瘦、贫血、低蛋白血症等慢性全身中毒症状;可有杵状指(趾);有时尚有气促、咳嗽、咳脓痰等症状。②体征:可见胸廓内陷,呼吸运动减弱,肋间隙变窄,听诊示呼吸音减弱或消失。严重者有脊柱侧凸。

3. 辅助检查

(1)血常规:白细胞计数和中性粒细胞比例升高。

(2)胸部 X 线和 B 超检查:可显示胸腔积液。

4. 心理-社会因素　评估患者对疾病的认知程度,有无焦虑、恐惧。

【护理诊断】

1. 气体交换受损　与脓液压迫肺组织、胸壁运动受限有关。

2. 疼痛　与炎症刺激有关。

3. 体温过高　与感染有关。

4. 营养失调,低于机体需要量　与营养摄入不足、代谢增高、消耗增加有关。

【护理目标】

1. 呼吸症状改善。

2. 患者主诉疼痛减轻。

3. 患者体温正常。

4. 患者饮食增加。

【护理措施】

1. 体位　患者一般取半卧位,鼓励并协助患者有效咳嗽、排痰。有支气管胸膜瘘者取患侧卧位,以免脓液流向健侧或发生窒息。

2. 增加营养　给予高热量、高蛋白、高维生素饮食,必要时可给予肠内、肠外营养支持及少量多次输血。

3. 高热护理　高热者给予物理降温,必要时遵医嘱应用药物降温,并鼓励患者多饮水。

4. 其他　穿刺抽脓过程中患者若出现剧烈胸痛、呼吸困难、气短、出大汗,提示可能穿刺过深而划破刺伤肺表面,穿刺后应严密观察患者有无咯血、呼吸困难等症状。

二、手术中患者的护理

胸腔脓肿清除术。

【麻醉方式】

全身麻醉。

【手术体位】

侧卧位。

【手术步骤及护理配合】

手术步骤	护理配合
1. 切皮,皮下组织	递 20 号刀片切皮,电烧切开皮下组织,干纱布中弯钳夹,电烧止血
2. 切开胸壁肌层	递牙镊提起肌肉,电烧,中弯钳夹游离切断各肌群,4 号丝线结扎出血点
3. 切开分离肋骨骨膜	递肩胛拉钩牵开肩胛骨,递剥离子,电烧分离切开骨膜
4. 切开胸膜	递电烧切开胸膜,2 块湿纱垫保护切口,递开胸器牵开,显露术野
5. 胸腔内探查	递生理盐水洗手,探查胸腔内情况
6. 剥离壁层胸膜纤维板	递长弯钳夹肋间肌,用湿纱布做钝性分离,电烧止血或热纱垫压迫止血
7. 剥离肺表面脏层纤维板	递长弯钳夹纤维板,以组织剪、电烧分离,或用纱布钝性分离
8. 处理脓腔	递吸引器头吸净脓腔内液,刮匙刮除脓腔
9. 膨肺,止血,冲洗胸腔	向胸腔内倒入生理盐水鼓肺,看有无破损,递电烧彻底止血后,用碘伏生理盐水反复冲洗胸腔
10. 放置引流管	递酒精纱球消毒皮肤,20 号刀片切一小口,电烧止血,用长弯将胸管引出体外,递角针 7 号丝线固定胸管
11. 关闭胸腔	清点物品后,递可吸收 1 号线间断缝合胸腔,递闭肋器闭合肋骨,再次清点物品
12. 缝合各层肌肉	递生理盐水冲洗伤口,牙镊,圆针 7 号丝线间断缝合肌肉,连接胸瓶
13. 缝合皮下,皮肤,盖伤口	递酒精纱球消毒皮肤,圆针 4 号丝线间断缝合皮下组织;酒精纱球消毒皮肤后,角针 4 号丝线间断缝合;递酒精纱球消毒皮肤,纱布覆盖伤口及引流口

【巡回护士的配合】

同肋骨骨折固定术巡回护士的配合。

三、手术后患者的护理

【护理措施】

1. **卧位**　根据手术方式安置患者体位,胸廓成形术后取术侧向下卧位。

2. **保持呼吸道通畅**　鼓励患者咳嗽、咳痰。

3. **保持胸带包扎的有效性,松紧适宜**

4. **改善营养同术前**

5. **胸膜腔闭式引流护理**　详见第2章第一节;对于胸膜腔开放引流者,应及时更换被脓液渗湿的敷料。

6. **脓胸并发症的观察及护理**

(1)胸腔内出血:密切观察术后早期数小时内的引流量,若引流出大量鲜红色血液,提示胸腔内渗血,应补液、输血,同时做好急症手术准备。

(2)肺部感染和肺不张:主要表现为体温上升、气促、心率增快、气管向手术侧移位,若出现上述症状,应及时通知医生,协助处理。

(3)支气管胸膜瘘:主要表现为高热、呼吸困难、患侧胸痛、咳出脓痰,出现上述症状应立即安置患者于患侧卧位,防止胸膜腔内脓液涌入支气管而发生窒息。

【健康教育】

1. **饮食指导**　说明饮食与疾病康复的关系,指导患者进食高蛋白、高维生素、易消化的饮食,以促进康复。

2. **体位指导**　为保证有效引流,宜取半卧位;支气管胸膜瘘者,取患侧卧位;胸部成形术后患者则取术侧向下卧位。

3. **康复知识**

(1)积极有效地治疗急性脓胸是预防慢性脓胸的根本。

(2)胸廓成形术后患者,应采取正直姿势,坚持练习头部前后左右回转运动,练习上半身的前屈运动及左右弯曲运动。自术后第1天即开始上肢运动,如上肢屈伸、抬高上举、旋转等,使之恢复到健康时的活动水平。

第 14 章

肺癌围手术期护理

肺癌大多起源于支气管黏膜上皮,也称支气管肺癌。按肺癌发病部位可分为中心型肺癌(发生在肺叶及支气管以上位于肺门附近)和周围型肺癌(发生在肺段与段支气管以下位于肺野周围)。临床一般按细胞类型将肺癌分为 4 种类型:鳞状细胞癌、小细胞癌、腺癌、大细胞癌。肺癌的治疗方法以手术为主,结合放疗、化学药物、中医中药以及免疫治疗等。

一、手术前患者的护理

【护理评估】

1. 健康史　仔细询问患者有无吸烟史;生活和职业环境是否长期接触镭等放射性物质及致癌物质等;有无肺癌家族遗传史。

2. 临床表现　与肺癌的部位、大小,是否压迫、侵犯邻近器官以及有无转移等密切相关。

(1)早期:特别是周围型肺癌多无症状。癌肿增大后,常出现刺激性咳嗽,痰中带血点、血丝或断断续续地少量咯血;大量咯血则很少见。少数肺癌患者,由于肿瘤造成较大的支气管不同程度的阻塞,可出现胸闷、哮鸣、气促、发热和胸痛等症状。

(2)晚期:肺癌压迫、侵犯邻近器官、组织或发生远处转移时,可发生与受累组织相关的征象。①压迫或侵犯膈神经:同侧膈肌麻痹。②压迫或侵犯喉返神经:声带麻痹、声音嘶哑。③压迫上腔静脉:面部、颈部、上肢和上胸部静脉怒张,皮下组织水肿,上肢静脉压升高。④侵犯胸膜:胸膜腔积液,常为血性;大量积液可引起气促。⑤癌肿侵犯胸膜及胸壁:有时可引起持续性剧烈胸痛。⑥侵入纵隔,压迫食管,引起吞咽困难。⑦上叶顶部肺癌,亦称 Pancoast 肿瘤:可侵入纵隔和压迫位于胸廓上口的器官或组织,如第 1 肋间、锁骨下动静脉、臂丛神经、颈交感神经等而产生剧烈胸肩痛、上肢静脉怒张、上肢水肿、臂痛和运动障碍,同侧上睑下垂、瞳孔缩小、眼球内陷、面部无汗等颈交感神经综合征(Horner 征)。

少数肺癌组织可自主性产生内分泌物质,患者可出现非转移性的全身症状,如骨关节综合征(杵状指、骨关节痛、骨膜增生等)、Cushing 综合征、重症肌无力,男性乳腺增大、多发性肌肉神经痛等。

3. 辅助检查

(1)胸部 X 线检查:是发现肺癌的最基本方法,通过透视或正侧位胸片发现块状阴影,配合 CT 检查明确病灶。

(2)CT 检查:可以发现普通 X 线检查所不能发现的病变,还可显示早期肺门及纵隔淋巴结肿大,识别肿瘤有无侵犯邻近器官。

(3)磁共振显像(MRI):在明确肿瘤与大血管之间的关系上优于 CT,但在发现 5mm 以下小病灶方面不如 CT 敏感。

(4)正电子发射体层显像(PET):用于肺癌及淋巴结转移的定性诊断。PET 扫描对肺癌的敏感性可达 95%,特异性可达 90%,对发现转移病灶也很敏感,但对肺泡细胞癌的敏感性较差。

(5)纤维支气管镜检查:对诊断、明确手术指征与方式有帮助,经支气管镜肺活检可提高周围型肺癌的诊断率。

(6)癌脱落细胞检查:保证标本新鲜、及时送检,3 次以上的系列痰标本可使中央型肺癌的诊断率提高到 80%,周围型肺癌的诊断率达 50%。

(7)其他:如针吸细胞学检查、纵隔镜检查、胸腔镜检查、肿瘤标志物检查、开胸肺活检等。

4. 心理-社会因素 评估患者心理状态和对诊断及治疗的理解情况,是否有足够的支持力量,有无恐惧的表现,如高血压、失眠、沉思、紧张、烦躁不安、心悸等。

【护理诊断】

1. 焦虑、恐惧 与患者对癌症的恐惧、担心预后有关。

2. 舒适的改变 与疼痛有关。

3. 营养失调,低于机体需要量 与食欲减退、恶性肿瘤所致的消耗增加有关。

4. 潜在并发症 肺部感染、呼吸衰竭、术后出血、化疗药物不良反应、放射性食管炎、放射性肺炎等。

【护理目标】

1. 减轻患者的焦虑与恐惧。

2. 减轻患者疼痛。

3. 营养状况改善。

4. 减少并发症,促进康复。

【护理措施】

1. 减轻焦虑 给患者发问的机会,认真耐心地回答患者所提出的任何问题,以减轻其焦虑不安或害怕的程度。向患者及家属详细说明手术方案及手术后可能出现的问题,各种治疗护理的意义、方法、大致过程、配合要点与注意事项,让患者有充分的心理准备。给予情绪支持,关心、同情、体贴患者,动员亲属给患者以心理和经济方面的全力支持。

2. 纠正营养和水分的不足 建立令人愉快的进食环境,提供色、香、味齐全的均衡饮食,注意口腔清洁,以促进食欲。伴营养不良者,经肠内或肠外途径补充营养。

3. 改善肺泡的通气与换气功能、预防手术后感染

(1)戒烟:劝告患者戒烟。因为吸烟会刺激肺、气管及支气管,使气管、支气管分泌物增加,妨碍纤毛的活动和清洁功能,以致肺部感染。

(2)保持呼吸道通畅:若有大量支气管分泌物,应先行体位引流。若痰液黏稠不易咳出,可行超声雾化,必要时经支气管镜吸出分泌物。注意观察痰液的量、颜色、黏稠度及气味;遵医嘱给予支气管扩张药、祛痰药等药物,以改善呼吸状况。

(3)注意口腔卫生,若有龋齿或上呼吸道感染应先治疗,以免手术后并发肺部感染等合并症。

(4)遵医嘱给予抗生素。

4. 手术前指导

（1）术前指导患者咳嗽排痰，进行深呼吸以及上肢运动锻炼，改善肺功能。①排痰方法：患者取方便体位，以手按压下胸部，使之咳嗽；痰在气管上部时，闭合声门，深吸气后强烈咳嗽；痰在深部时，充分深吸气，连续小声咳嗽，使痰靠近咽部后再大声咳出；用双手从前面与后背保护胸部的伤口，固定胸部，连续几次深呼吸后吸气，再用力咳嗽。②练习深呼吸：吸气动作尽量慢，最好持续 35 秒以上，最大吸气后再缓慢地呼气，每天练习 2 次，每次 10 分钟。③上肢运动：以健肢握住患肢，掌面朝内，把手臂向上，向前伸展，然后举手臂过头做一次深吸气，手臂放下时缓缓地呼气。手臂向两侧，做上、下波浪状运动，每日 2 次，每次 5～10 分钟。

（2）指导患者练习使用深呼吸训练器，以有效配合术后康复，预防肺部并发症的发生。

（3）指导患者在床上进行腿部运动以避免腓肠肌血栓的形成。

（4）手术侧手臂及肩膀振动练习，可维持关节全范围运动及正常姿势。

（5）介绍胸腔引流的设备，并告诉患者在手术后安放引流管（或胸管）的目的及注意事项。

二、手术中患者的护理

右肺上叶切除术。

【麻醉方式】

全身麻醉。

【手术体位】

侧卧位。

【手术步骤及护理配合】

手术步骤	护理配合
1. 切皮，皮下组织	递 20 号刀片切皮，电烧切开皮下组织，干纱布中弯钳夹，电烧止血
2. 切开胸壁肌层	递牙镊提起肌肉，电烧，中弯钳夹游离切断各肌群，4 号丝线结扎出血点
3. 切开分离肋骨骨膜	递肩胛拉钩牵开肩胛骨，递剥离子，电烧分离切骨膜
4. 切开胸膜	递电烧切开胸膜，2 块湿纱垫保护切口，递开胸器牵开，显露术野
5. 胸腔内探查	递生理盐水洗手，探查胸腔内情况
6. 切开纵隔胸膜	递肺叶钳提起肺叶，组织剪剪开纵隔胸膜血管，"花生米"钝性分离血管旁疏松组织
7. 处理肺上叶动、静脉	递中弯游离肺上叶静脉，递直角钳于血管后壁引出 7 号丝线并结扎，长弯 2 把分别钳夹血管，组织剪剪断，递小圆针 4 号丝线缝扎近端，递圆针 7 号丝线结扎或缝扎远端
8. 分离上叶支气管	递组织剪，"花生米"交替分离，直角钳紧贴支气管绕过后壁，分离出上叶支气管，组织剪切断其动脉分支 1 号丝线结扎
9. 处理支气管残端	递小圆针 1 号丝线于支气管两侧缝合，20 号刀片切断，递 0-3 号可吸收线缝合残端
10. 切断下肺韧带	递长弯钳夹下肺韧带，组织剪剪断，4 号丝线结扎并留好病理
11. 清扫淋巴结	递长平镊，长弯钳夹淋巴结外膜，组织剪剪断，4 号丝线结扎
12. 膨肺，包埋残端	递温生理盐水冲洗，鼓肺，递小圆针 1 号丝线包埋支气管残端
13. 止血，冲洗胸腔	递电烧彻底止血后，用温生理盐水冲洗胸腔吸引器吸净

（续　表）

手术步骤	护理配合
14. 放置引流管	递酒精纱球消毒皮肤,20 号刀片切一小口,电烧止血,用长弯将上、下 2 根胸管引出体外,递角针 7 号丝线固定胸管
15. 关闭胸腔	清点物品后,递可吸收 1 号线间断缝合胸腔,递闭肋器闭合肋骨,再次清点物品
16. 缝合各层肌肉	递生理盐水冲洗伤口,牙镊,圆针 7 号丝线间断缝合肌肉,连接胸瓶,胸瓶内倒入 500ml 生理盐水,并在瓶身做标记
17. 缝合皮下、皮肤,盖伤口	递酒精纱球消毒皮肤,圆针 4 号丝线间断缝合皮下组织;酒精纱球消毒皮肤后,角针 4 号丝线间断缝合;递酒精纱球消毒皮肤,纱布覆盖伤口及引流口

【巡回护士的配合】

1. 手术前一日访视患者,了解患者病情、手术体位、手术用物等相关信息。

2. 接患者时核对患者携带物品及核磁片数目,严格执行三查七对。

3. 解除患者紧张情绪,得到患者配合,严格执行《手术安全核查制度》后,开放静脉。

4. 配合麻醉医生,协助做好麻醉护理,以保证以后的工作有条不紊地进行。

5. 根据手术的情况,必要时在麻醉后给患者进行导尿。

6. 按照手术的特点多为侧卧位,与麻醉医生、手术医生共同摆放手术体位。男性患者防止阴囊受压。

7. 协助刷手护士上台,共同清点物品并填写各种手术护理记录单。

8. 胸腔是一个内感受器较为丰富的体腔,手术创伤较大,直接影响循环和呼吸系统,刷手护士和巡回护士要互相密切配合。

9. 保证静脉通畅,做好输血的准备。

10. 手术中输入量过多,有发生肺水肿的危险,故应详细计算输入液量及出血量,随时进行调整。

11. 手术难度大,失血较多,易发生休克,应密切观察患者生命体征的变化,备好抢救用物。

12. 手术过程中一定要确保负压吸引器的顺畅。

13. 在行肿瘤手术中,手术人员应确保无瘤技术得以实施。

14. 胸腔手术较深,应注意随时调节好灯光。

15. 吻合器和闭合器使用前仔细检查其完整性、有效期。

16. 根据手术种类备好胸腔闭式引流管和胸瓶,做好引流管护理。

17. 术毕再次与刷手护士清点物品并监督留取病理。

18. 手术结束,巡回护士与麻醉医生、手术医生一同护送患者回重症监护室。交接清楚患者的液体情况、皮肤情况、引流管情况等内容并进行登记。

三、手术后患者的护理

【护理措施】

1. **卧位**　麻醉作用消失、血压平稳,给予半卧位。肺叶切除后给予完全侧卧位;呼吸功能差的患者,采取患侧卧位;一侧全肺切除患者,采取患侧 1/4 侧卧位。

2. 吸氧　氧流量 4～6L/min，氧浓度维持在 30％～50％，持续血氧饱和度监测。

3. 饮食　麻醉清醒后如无恶心、呕吐，可进流质饮食，逐步恢复至正常饮食。

4. 保持呼吸道通畅　①指导患者使用正确的咳痰方法；②雾化吸入，湿化呼吸道；③翻身、叩背，自下而上；④必要时吸痰。

5. 闭式胸膜腔引流的护理　肺切除术后常在肺上部和下部各置一引流管，上管以排气为主，下管以排液为主。术后连接下引流管于胸腔闭式引流瓶的长玻璃管，上管手术后第 2 天由医师接负压吸引，其压力调节管应保持在水面下 12～16cm。胸腔闭式引流插入水面 2～3cm。

6. 患肢功能康复训练　指导患者进行肩臂上举与后伸运动；肩外展与旋前、旋后运动；肩臂外展与上举运动。

7. 全肺切除术后控制输液量和速度　24 小时补液量在 2000ml 以内，速度以 20～30 滴/min 为宜。

8. 疼痛的护理　术后 3 天内，遵医嘱给予镇痛药，但慎用吗啡类药物，因其有抑制呼吸中枢的作用。

9. 术后并发症的观察及护理

(1)肺部感染和肺不张：主要表现为体温上升、气促、心率增快、气管向手术侧移位，若出现上述症状，应及时通知医生，协助处理。

(2)支气管胸膜瘘：常发生在术后 1 周，表现为高热、胸痛、呼吸困难等，应立即行胸膜腔闭式引流，应用抗生素，做好手术修补瘘口的准备。

【健康教育】

1. 早期诊断：40 岁以上者应定期进行胸部 X 线普查，中年以上，久咳不愈或出现血痰，应提高警惕，做进一步的检查。

2. 使患者了解吸烟的危害，鼓励患者戒烟。

3. 指导患者注意口腔卫生，若有牙周炎或口腔疾病应及时治疗。

4. 指导患者进行康复锻炼

(1)练习腹式深呼吸及有效咳嗽，可减轻疼痛，促进肺扩张，增加肺通气量。

(2)练习使用深呼吸训练器，吹气球等促使肺膨胀。

(3)进行抬肩、抬臂、手达对侧肩部、举手过头或拉床带活动，可预防术侧肩关节强直，有利血液循环，防止血栓形成。

5. 告诉患者手术后 24 小时内会经常被叫醒做各种运动，不可能有长时间休息，应尽量利用机会先做短暂休息。

6. 说明安置各种导管或引流管的目的、注意事项及所引起的不适。

7. 出院前指导

(1)告诉患者出院返家后数周内，仍应进行呼吸运动及有效的咳嗽。

(2)注意保持良好的口腔卫生，避免出入公共场所或与上呼吸道感染者接近，避免居住或工作于布满灰尘、烟雾及化学刺激物品的环境，戒烟。

(3)保持良好的营养状况，每天有充分的休息与活动。

(4)若有伤口疼痛、剧烈咳嗽及咳血等症状，或有进行性倦怠情形，应返院追踪治疗。

(5)化疗药物有抑制骨髓造血功能和胃肠道反应，治疗过程中应注意血象的变化，定期返医院复查血细胞和肝功能等。

第 15 章

食管癌围手术期护理

食管癌是指从下咽到食管胃结合部之间食管上皮来源的癌,发病部位以食管中段居多,下段次之,上段最少。食管癌属于恶性肿瘤,以鳞状上皮癌多见。临床上最典型的症状是进行性吞咽困难。食管癌发病年龄多在 40 岁以上,男性多于女性,其发生与亚硝胺、霉菌、营养不良、微量元素缺乏、食管损伤和慢性炎症、遗传因素等多种原因有关,发病机制较为复杂。根治本病的关键在于对食管癌的早期诊断和治疗。治疗方法包括手术、放疗、化疗、内镜下治疗和综合治疗。食管癌根治术是对食管癌进行手术切除的全称,包括肿瘤切除、肿瘤上下端足够长度的食管切除、受累组织器官的切除、胃切除和周围软组织、淋巴结清扫、消化道重建等。

一、手术前患者的护理

【护理评估】

1. 健康史 ①一般情况:评估患者的年龄、性别、婚姻、职业、居住地和饮食习惯等;②疾病史:评估患者在吞咽食物时,有无哽噎感,胸骨后烧灼样、针刺样或牵拉摩擦样疼痛;有无进行性吞咽困难等病史;③既往史:患者有无糖尿病、冠心病、高血压等病史;④家族史:家族中有无肿瘤患者等。

2. 临床表现

(1)症状:①早期:常无明显症状,仅在吞咽粗硬食物时有不同程度的不适感觉,包括哽噎感、胸骨后烧灼样、针刺样或牵拉摩擦样疼痛。食物通过缓慢,并有停滞感或异物感。哽噎停滞感常通过饮水后缓解消失。症状时轻时重,进展缓慢。②中晚期:表现为进行性吞咽困难,先是难咽干硬食物,继而只能进半流食、流食,最后滴水难进。患者逐渐消瘦、贫血、无力、明显脱水症状及营养不良。癌肿侵犯喉返神经,可发生声音嘶哑;侵入主动脉,溃烂破裂,可引起大量呕血;侵入气管,可形成食管气管瘘;高度阻塞可致食物反流,引起进食时呛咳及肺部感染;持续胸痛或背痛为晚期症状,表示癌肿已侵犯食管外组织,最后出现恶病质。

(2)体征:中晚期病例可有锁骨上淋巴结肿大,肝转移者可触及肝肿块,恶病质者有腹水征。

3. 辅助检查

(1)细胞学检查:拉网细胞学检查采取脱落细胞标本直接涂片是诊断早期食管癌的可靠方法。诊断阳性率可达 80% 以上,目前主要用于对食管癌高危人群进行筛选和普查。

(2)食管内镜检查:①早期食管癌的内镜表现和分型:病变局限于食管黏膜内及黏膜下层,主要特征为局限性充血、浅表性糜烂、粗糙不平等黏膜浅表病变。分为充血型、糜烂型、斑块型、乳头型。内镜下活检病理证实可确诊。②中、晚期食管癌的内镜表现和分型:具有肿块突出或有深溃疡、管腔狭窄的特点,分为肿块型、溃疡型、肿块浸润型、溃疡浸润型和周围狭窄型。食管癌的内镜活检率在 90％以上。③食管癌的特殊内镜检查:染色内镜检查法:卢戈(Lugol)液染色法、甲苯胺蓝染色法和甲苯胺蓝-Lugol 液双重染色法,可大大提高早期病变的检出率。超声内镜检查(EUS):能清楚地显示出癌组织侵犯食管壁的深度和范围、周围器官和淋巴结有无转移。EUS 和 CT 在研究食管癌分期中可以互补。

(3)X 线检查:①中、晚期癌主要表现:食管黏膜皱襞增粗、中断、紊乱以至消失;龛影形成;管腔充盈缺损及狭窄改变;管腔僵硬、食管舒张度及蠕动度减低以至消失;软组织肿块致密阴影;钡剂通过减慢或排空障碍。②早期癌主要表现:黏膜皱襞增粗、中断及纡曲,小的龛影,小的充盈缺损。

(4)CT 检查:食管癌 CT 检查的对象主要是中、晚期食管癌患者。CT 显示为管壁的环行增厚,或偏心的不规则增厚,或呈现整个肿瘤团块。对于食管腔外部分,可显示肿瘤与周围组织、邻近器官的关系。肿瘤可以压迫、推移气管或主支气管,甚而突入气管腔内;也可以侵及包绕主动脉。当肿瘤与周围脏器分界不清时应高度考虑浸润发生。CT 还可显示有无淋巴结转移,以利于对食管癌进行分期。

4. 心理-社会因素　患者对该疾病的认知程度以及主要存在的心理问题;患者家属对患者的关心程度、支持力度、家庭经济承受能力如何等。

【护理诊断】

1. 营养失调,低于机体需要量　与进行性咽下困难,摄入量不足有关。
2. 体液不足　与吞咽困难、水分摄入不足有关。
3. 预感性悲哀　与疾病晚期,对治疗失去信心有关。
4. 潜在并发症　出血、感染、吻合口瘘等。

【护理目标】

1. 患者营养状况得以改善。
2. 患者体液不足得以纠正。
3. 患者自述焦虑减轻,表现为情绪稳定,积极配合治疗。
4. 患者未发生并发症或发生后得到及时发现和控制。

【护理措施】

1. 心理护理　患者有进行性吞咽困难,日益消瘦,对手术的耐受能力差,对治疗缺乏信心,同时对手术存在着一定程度的恐惧心理。因此,应针对患者的心理状态进行解释、安慰和鼓励,建立充分信赖的护患关系,使患者认识到手术是彻底的治疗方法,使其乐于接受手术。

2. 加强营养　尚能进食者,应给予高热量、高蛋白、高维生素的流质或半流质饮食。不能进食者,应静脉补充水分、电解质及热量。低蛋白血症的患者,应输血或血浆蛋白给予纠正。

3. 保持口腔卫生　口腔是食管的门户,口腔内细菌可随食物或唾液进入食管,在梗阻或狭窄部位停留、繁殖,易造成局部感染,影响术后吻合口愈合,故应保持口腔清洁,进食后漱口,并积极治疗口腔疾病。

4. 呼吸道准备　对吸烟者,术前应劝其严格戒烟。指导并训练患者有效咳痰和腹式深呼吸,以利术后减轻伤口疼痛,主动排痰,达到增加肺部通气量、改善缺氧、预防术后肺炎和肺不张的目的。

二、手术中患者的护理

食管癌根治术。

【麻醉方式】

全身麻醉。

【手术体位】

右侧卧位。

【手术步骤及护理配合】

手术步骤	护理配合
1. 切皮、分离皮下、切开肌肉及筋膜	递20号圆刀,干纱布2块拭血,电烧止血,组织剪扩大,沿肋缘间隙分离肌肉组织,递中弯游离止血,备大圆针7号线
2. 剥离骨膜	递扁胛拉钩拉起肩胛骨,电刀切开,骨膜剥离子剥离肋骨骨膜
3. 显露术野	递开胸器,垫2块湿纱垫保护切口,换长电烧头进入胸腔
4. 打开胸膜	递长弯及剪刀剪开胸膜,递食管带穿过食管牵引,直钳固定,暴露食管下段
5. 切开膈肌	递长剪予食管裂孔左前方、脾之间切开膈肌,备大圆针7号线牵引
6. 游离胃体	1. 递长镊提起胃体,中弯分离大网膜,7号线结扎 2. 处理胃网膜左动脉,中弯分离组织,钳夹,刀切断,7号线结扎 3. 递长镊、弯剪分离胃膈韧带 4. 处理小网膜,分离钳夹,切断胃左动脉,双7号线结扎 5. 距贲门3～5cm处使用闭合器断胃
7. 游离食管	自上而下游离,从主动脉弓上将食管拉出,有齿圈钳清扫邻近淋巴组织
8. 胃-食管吻合	在食管肿瘤上缘约5cm处,用小圆针7号线绕食管全周做荷包缝合,将吻合器放入食管腔内,结扎荷包缝线,切除食管,将胃上提至胸腔,将吻合器经贲门处放入胃内,使胃底与残端吻合
9. 清扫胃底淋巴结	递0-3线圆针缝合
10. 减轻吻合口张力	递圆针0-4线将胃与胸壁固定2～3针
11. 关闭膈肌	递1号可吸收线关膈肌,关闭膈肌前后都需清点
12. 冲洗胸腔	备温盐水1000ml冲洗,递吸引器套管
13. 放置胸管	大圆刀切皮,大角针7号线固定
14. 关胸	递1号可吸收线,前后需清点,卸开胸器,上闭肋器
15. 逐层关闭切口	递大圆针4号缝皮下,大角针4号关皮

【巡回护士的配合】

1. 手术前一日访视患者,了解患者病情、手术体位、手术用物等相关信息。

2. 接患者时核对患者携带物品及核磁片数目,严格执行三查七对。

3. 解除患者紧张情绪,得到患者配合,严格执行《手术安全核查制度》后,开放静脉。

4. 配合麻醉医生,协助做好麻醉护理,以保证以后的工作有条不紊地进行。

5. 根据手术的情况,必要时在麻醉后给患者进行导尿。

6. 按照手术的特点多为侧卧位,上肢自然弯曲放于前上方,防止肩部受压,保护好对侧眼、耳防止受压。

7. 协助刷手护士上台,共同清点物品并填写各种手术护理记录单。

8. 胸腔是一个内感受器较为丰富的体腔,手术创伤较大,直接影响循环和呼吸系统,刷手护士和巡回护士要互相密切配合。

9. 保证静脉通畅,做好输血的准备。

10. 手术过程中一定要确保负压吸引器的顺畅。

11. 在行肿瘤手术中,手术人员应确保无瘤技术得以实施。

12. 胸腔手术较深,应注意随时调节好灯光。

13. 吻合器和闭合器使用前仔细检查其完整性、有效期。

14. 根据手术种类备好胸腔闭式引流管和胸瓶,做好引流管护理。

15. 术者多为老年人,心肺储备能力较差,手术中应加强对生命体征、尿量等重点观察。

16. 术毕再次与刷手护士清点物品并监督留取病理。

17. 手术结束,巡回护士与麻醉医生、手术医生一同护送患者回重症监护室。交接清楚患者的液体情况、皮肤情况、引流管情况等内容并进行登记。

三、手术后患者的护理

【护理措施】

1. 体位护理　全麻未清醒给予去枕平卧位,头偏向一侧,待患者清醒后给予半卧位,抬高床头 30°～45°,以利呼吸及胸腔引流。

2. 生命体征监测　密切观察患者的神志、体温、呼吸、血压、心率、血氧饱和度及胸腔引流液的变化。

3. 心理护理　了解患者的思想动态,多安慰、鼓励,以增强其战胜疾病的信心,使其更好地配合治疗。

4. 保持呼吸道通畅　持续吸氧,流量 2～5L/min,监测血氧饱和度的变化。鼓励患者有效咳嗽及深呼吸,及时将痰液排出,防止发生肺不张,痰液黏稠不易咳出时,给予雾化吸入。

5. 胃肠减压的护理　妥善固定食管、十二指肠营养管,记录好长度并向患者及其家属反复交代胃肠减压的重要性,各班严格床旁交接班。胃肠减压持续 7～10 天,待碘制剂造影结果良好方可拔除,若发生意外脱管,避免盲目重插;观察引流液的量、性状,更换引流装置时严格无菌操作;患者若因胃管刺激咽喉部不适,可用温开水漱口,但要将漱口水吐出。

6. 饮食护理　禁食期间不可咽下唾液,以免引起吻合口瘘;胃肠减压期间禁食、禁水,并做好口腔护理;禁食期间静脉补充营养和水分;胃肠减压管拔除 12～24 小时,若无不适可进食;进食原则:少食多餐,由稀到干,食量逐渐增加,固体食物细嚼慢咽,避免进食生、冷、硬食物;进食量过多、过快或吻合口水肿可导致进食时出现呕吐,严重者应禁食,给予肠外营养,3～4 天待水肿消退后再继续进食;注意观察进食反应,有无呛咳、吞咽困难、恶心、呕吐、发热;食管胃吻合术的患者,可能有胸闷、进食后呼吸困难。建议患者少食多餐,经 1～2 个月,此症状多可缓解;进食后务必慢走或端坐 30 分钟,避免睡前或卧位进食,应嘱患者饭后 2 小时内不要平卧,睡眠时垫高枕头。

【健康教育】

1. 活动的意义及注意事项 ①增加肺通气,利于分泌物排出,减少肺部并发症。②促使肠蠕动早期恢复,减少腹胀,增进食欲。③促进血液循环,减少下肢静脉栓塞。④术侧肩关节运动可预防关节强直、失用性萎缩。⑤振奋精神,促进康复。在活动时应注意掌握活动量,避免疲劳,保证充分睡眠。术后早期不宜下蹲大小便,以免引起直立性低血压或发生意外。

2. 康复活动 清醒后即开始做被动肩臂运动。术后第一日开始肩臂主动运动,即过度伸臂、内收和前屈上肢及内收肩胛骨。

3. 定期复查,坚持后续治疗

第四篇

神经外科围手术期护理

第四章

中华人民共和国水污染防治法

第 16 章

颅内压增高围手术期护理

颅内压增高是患者因颅脑疾病引起的颅腔内容物体积增加或颅腔容积减少超过颅腔可代偿的容量,导致颅内压持续高于 $1.96kPa(200mmH_2O)$,并出现头痛、呕吐和视神经乳头水肿三大病症。对于颅内压增高的患者应积极治疗原发病,如颅内压增高造成急性脑疝或有颅内占位性病变的患者应实施手术切除。脑室-腹腔分流术是把一组带有单向阀门的分流装置植入体内,将脑脊液从脑室引入腹腔并被吸收。

一、手术前患者的护理

【护理评估】

1. 健康史　评估患者的健康史和相关因素,如年龄、加重颅内压增高的因素及颅内压急骤升高的相关因素等。

2. 临床表现

(1)头痛:是最常见的症状之一,多位于额部及两颞,程度随颅内压增高而进行性加重,以胀痛和撕裂痛多见。

(2)呕吐:呈喷射状,常出现于剧烈头痛时,可伴有恶心、呕吐,易发生于饭后。

(3)视盘水肿:表现为视盘充血、边缘模糊、中央凹陷变浅或消失。早期视力无明显障碍,晚期可因视神经萎缩而失明。

以上 3 点是颅内压增高的典型表现,称之为颅内压增高的三主征。

(4)意识障碍及生命体征变化:慢性颅内压增高患者,往往神志淡漠,反应迟钝;急性颅内压增高者,常有明显的进行性意识障碍,甚至昏迷;严重患者可因呼吸循环衰竭而死亡。

(5)颅内压增高还可引起外展神经麻痹或复视、头晕、猝倒等。婴幼儿可有头颅增大、颅缝增宽或分裂、前囟饱满。

3. 辅助检查

(1)腰椎穿刺:可以直接测量颅内压力,同时取脑脊液做化验。

(2)影像学检查:头颅 X 线摄片、CT、MRI、脑血管造影和数字减影血管造影(DSA)。

4. 心理-社会因素　了解患者的心理和社会支持状况,使患者对手术有充分的心理准备,消除顾虑和紧张情绪,积极主动配合各项治疗和护理。

【护理诊断】

1. 脑组织灌注量改变　与颅内压增高引起脑组织血流量减少有关。

2. 疼痛　与颅内压增高有关。

3. 体温过高　与体温调节中枢紊乱有关。

4. 营养失调、低于机体需要量　与呕吐、不能进食等有关。

5. 潜在并发症:脑疝

【护理目标】

1. 脑组织灌注量恢复正常。

2. 颅内压有效降低,头痛、呕吐减轻或消失。

3. 体温下降或恢复正常。

4. 营养摄入符合机体需要量。

5. 颅内压增高患者未发生脑疝。

【护理措施】

1. 病情观察　定时监测患者生命体征、意识、瞳孔、肢体活动情况。观察患者呕吐的伴随症状、呕吐物的量和气味、呕吐次数,并做好记录。疑为颅内压增高所致呕吐(喷射性呕吐)者,遵医嘱降低颅内压。

2. 安全护理　视力下降的患者应卧床休息,有专人陪护,防止摔倒。

3. 头痛的护理　指导患者通过听轻音乐、聊天等方法分散注意力。对疼痛剧烈不能忍受者,应遵医嘱使用镇痛药或脱水药。

4. 腰穿检查护理　指导患者配合医生行腰椎穿刺检查,及时留取脑脊液标本送检。

5. 备皮　剃头,腹部及会阴部备皮。

二、手术中患者的护理

脑室-腹腔引流术。

【麻醉方式】

全麻,气管内插管。

【手术体位】

仰卧位,头侧向健侧,患侧肩下垫一小枕或小沙袋,头圈固定。

【手术切口】

标记右额发际内小马蹄形切口,颈部和胸部皮下隧道及剑突下正中长约 5cm 的切口。

【手术步骤及护理配合】

手术步骤	护理配合
1. 局部皮下打水	递 10ml 注射器接 9 号长针,头皮下打水
2. 切开皮肤,皮下组织帽状腱膜	递干纱布按于切口两侧,20 号刀片于右额做一切口,逐层切开皮肤、皮下组织,递头皮夹夹住皮瓣腱膜层出血点,双极电凝止血
3. 分离皮瓣	递20号刀片,骨膜剥离子将皮瓣推开,双极电凝止血,头皮拉钩牵开并固定皮瓣
4. 剥离骨膜	递20号刀片,骨膜剥离子剥离骨膜,暴露颅骨,递牙镊,组织剪垂直分离颞肌
5. 颅骨钻孔,锯开骨瓣	递气钻,颅骨钻孔,铣刀锯开骨瓣,骨蜡止血,生理盐水冲洗,递骨膜剥离子从两侧翘起骨瓣,生理盐水洗净后用湿纱布包裹并放置稳妥位置
6. 止血,冲洗术野	双极电凝止血,递长条明胶海绵填塞于硬膜与颅骨边缘;生理盐水清洁术野

（续　表）

手术步骤	护理配合
7. 切开,悬吊硬脑膜	递蚊式提夹,11 号刀片切开脑膜,脑膜剪扩大切口,递小圆针 1 号丝线悬吊硬脑膜,枪状镊夹棉片覆盖,保护脑组织
8. 置入脑室引流管	选脑皮质无血管区做穿刺点,递带金属导芯的脑室导管穿刺脑室,拔出导芯有脑脊液快速流出,证明在脑室内,递小圆针 1 号丝线将导管与骨膜缝合固定
9. 连接阀门	将阀门近端与脑室导管末端相连,远端与腹腔导管连接
10. 开腹	递20 号刀片腹正中线切皮后更换刀片,电烧切开皮下组织,干纱布或中直钳夹止血,递 20 号刀片切一小口;术者以手指钝性分离后并向外牵开,递电烧或组织剪扩大切口钝性分离腹直肌;递甲状腺拉钩牵开,显露后鞘及腹膜;递中弯 2 把钳夹切口两侧,20 号刀片切一小口,手指探查后以电烧扩大切口,2 块湿纱垫保护切口
11. 打通皮下隧道	递头皮下隧道通条,用 7 号丝线将腹腔导管远端系于通条头端,经顶颞部、耳后、颈部、胸部,最后到达上腹部。因皮肤隧道较长,可分 2～3 次打通,分别为乳突下方,锁骨下和剑突下,并检验装置是否通畅
12. 安放腹腔导管	递中弯将腹腔导管末端放入肝膈面或游离腹腔内,递圆针 1 号丝线在腹膜切口上缝合固定
13. 缝合腹膜	清点用物,递数把中弯钳夹并提起腹膜边缘,可吸收 1 号线连续缝合
14. 缝合腹直肌前鞘	递圆针 4 号丝线间断缝合
15. 冲洗切口	递生理盐水冲洗,吸引器吸引
16. 缝合皮下组织	递酒精纱球消毒切口周围皮肤,递平镊圆针 1 号丝线间断缝合
17. 缝合皮肤	递酒精纱球消毒切口周围皮肤,递牙镊,角针 1 号丝线间断缝合,纱布覆盖伤口及引流管
18. 关闭硬脑膜	递庆大霉素生理盐水冲洗伤口,吸引器吸净,清点用物后,递小圆针 1 号丝线缝合硬脑膜
19. 固定骨瓣	递咬骨钳修剪骨瓣,气锤打孔,用颅骨锁或钛板加螺钉固定骨瓣
20. 缝合颞肌筋膜、帽状腱膜、皮下、皮肤盖伤口	递圆针 4 号丝线逐层间断缝合,递酒精纱球消毒切口周围皮肤,圆针 1 号丝线间断缝合皮下组织;递酒精纱球消毒切口周围皮肤,角针 1 号丝线间断缝合皮肤;递酒精纱球消毒切口周围皮肤,纱布覆盖切口,绷带包扎固定

【巡回护士的配合】

1. 手术前一日访视患者,了解患者病情、手术体位、手术用物等手术相关信息,消除其恐惧和紧张心理。

2. 接患者时核对患者携带物品及核磁片数目,严格执行三查七对。

3. 解除患者紧张情绪,得到患者配合,严格执行《手术安全核查制度》,开放静脉。

4. 配合麻醉医生,协助做好麻醉护理,以保证以后的工作有条不紊地进行。

5. 按照手术的要求,与麻醉医生、手术医生共同摆放手术体位。

6. 根据手术的情况,必要时在麻醉后给患者进行导尿。

7. 协助刷手护士上台,共同清点物品并填写各种手术护理记录单。

8. 由于脑棉片无显影标记,清点时以10块一个包装,脑棉片清点无误后方可关闭伤口。

9. 手术中常用的显微镜、气钻、头架和双极电凝应提前备好并试运行1次,以保证手术顺利进行。

10. 协助手术医生及助手上台,注意观察患者术中情况。

11. 手术中冲洗脑内的生理盐水和蘸湿脑棉片的生理盐水要分开放置,不能混用。

12. 手术中使用显微镜时,刷手护士在传递器械时特别注意无菌操作并做到稳、准、轻。

13. 手术过程中一定要确保负压吸引器的顺畅。

三、手术后患者的护理

【护理措施】

1. 卧位　术后给予平卧位或健侧卧位,防止压迫导管而致引流不畅。病情稳定后,可抬高床头15°～30°以利于颅内静脉血液回流,减轻脑水肿。

2. 病情观察　密切观察患者的生命体征、意识、瞳孔、肢体活动情况,监测颅内压的变化,警惕发生引流管堵塞及慢性硬膜下血肿。如患者出现头痛、反应迟钝、视盘水肿及原有的癫痫发作增多,则为引流管堵塞的早期表现,应及时通知医生处理。若意识清醒转为恍惚及昏迷,且一侧瞳孔进行性散大,则为硬膜下血肿临床表现,应及时通知医生。

3. 维持体温正常、防止感染　高热可使机体代谢率增高,加重脑缺氧,应及时给予高热患者物理降温,遵医嘱应用抗菌药物,预防和控制感染。

4. 饮食　神志清楚者可遵医嘱给予营养丰富的饮食,不能进食者,可给予鼻饲饮食或静脉补液,成人补液量不超过2000ml/d,保持尿量不少于600ml/d。

5. 防止颅内压骤然升高的因素　控制剧烈咳嗽和用力排便,及时控制癫痫的发作,躁动患者应积极寻找原因并处理。

6. 并发症的观察和护理

(1)感染:术后由于引流管皮下途径长,发生感染的机会增多,易引起脑室炎、脑膜炎等颅内感染。也可引起腹膜炎、膈下囊肿、局部皮下感染而出现皮下蜂窝织炎或皮下脓肿。术中处理引流管时应严格无菌操作,术前术后应遵医嘱预防性使用抗生素,出现感染后积极抗炎治疗。同时应避免长时间压迫头部切口部位,防止切口不愈合或裂开。

(2)颅内出血:穿刺时损伤脑组织血管或脑室脉络丛可造成脑内血肿或脑室出血。应严密观察病情变化,除监测意识、瞳孔、生命体征的变化外还应听取患者主诉,观察有无头痛、头晕、脑膜刺激征等症状。

(3)消化道症状:由于脑脊液对腹膜的刺激,术后可出现腹痛、腹胀、恶心、呕吐及食欲下降等症状,应排除腹腔出血的可能。同时遵医嘱对症治疗,1周左右可自行缓解。

(4)分流管梗阻:如患者出现瞳孔不等大等圆、恶心、呕吐甚至意识改变,应考虑分流管梗阻。除采取降颅内压的措施外,还可以按压皮下泵疏通分流管。如症状无法缓解,应配合医生做好重新更换分流管的准备。

(5)切口漏:密切观察患者腰部术区切口缝合情况和敷料情况,如敷料浸湿说明有脑脊液外漏。应嘱患者平卧位,如症状未见好转,应通知医生重新腰椎置管。

【健康教育】

1. 嘱患者卧床休息,避免情绪波动,起坐时禁止用力过猛。

2. 适当保护患者,避免外伤。

3. 避免剧烈咳嗽和便秘,预防并及时治疗感冒、咳嗽,鼓励患者多吃蔬菜、水果,避免油腻食物。

4. 教导患者出院后注意休息,加强营养。

5. 定期门诊复查。

第 17 章

颅脑损伤围手术期护理

颅脑损伤是一种常见的外伤。由于伤及中枢神经系统,其死亡率和致残率均较高。颅脑损伤的主要原因为交通事故,建筑、工矿的工伤事故,运动损伤及自然灾害等一些不可预料的因素。颅脑损伤可分为头皮损伤、颅骨损伤、脑损伤,三者可单独或合并存在。其中脑损伤是指脑膜、脑组织、脑血管及脑神经受外力作用后所发生的损伤。根据脑损伤病理改变时间分为原发性和继发性脑损伤。原发性脑损伤指伤后立即出现相应的临床症状和体征,如脑震荡、脑挫裂伤和原发性脑干损伤等。继发性脑损伤是指脑组织受伤后,经过一段时间,由于脑出血、水肿或血肿造成的临床症状与体征。不同类型的脑损伤其临床特点不一样。根据受伤情况可施行脑室穿刺引流术或开颅血肿清除术及去骨瓣减压术。

一、手术前患者的护理

【护理评估】

1. 健康史

(1)了解患者受伤经过、受伤时间、原因,暴力大小、性质、方向、着力点及次数,头颅是静止还是运动状况下受伤;受伤后的表现,有无癫痫发作等。

(2)了解患者及家族是否有高血压、冠心病、一过性脑缺血发作和癫痫等疾病,是否由此跌倒而引起脑损伤;患者有无各种血液病的出血史,其他脏器的严重疾病史。有无某种药物或食物过敏,有无家族遗传性疾病。是否服用过阿司匹林等抗凝药物,有无接受过治疗及具体用药情况。有无吸烟、饮酒史,饮食习惯及排泄状态。

(3)了解患者在疾病各阶段的自理需要和自理能力,以便采取不同的连续的护理支持系统,满足其需要。

2. 临床表现

(1)颅骨骨折:①颅盖骨折:线性骨折发生率最高,局部压痛、肿胀。凹陷性骨折若位于脑重要功能区浅表,还可出现偏瘫、失语、癫痫等神经系统定位病症。②颅底骨折:常为线性骨折,易产生脑脊液外漏而成为开放性骨折。

(2)脑挫裂伤:①意识障碍:是脑挫裂伤最突出的临床表现,一般伤后立即出现意识障碍,其程度和持续时间与损伤程度、范围直接相关。②生命体征改变:可先出现迷走神经兴奋症状,表现为面色苍白、冷汗、血压下降、脉搏缓慢、呼吸深慢,以后转为交感神经兴奋症状。③神经系统体征:伤灶体征有偏瘫、失语、偏侧感觉障碍,同向偏盲和局灶性癫痫。④外伤性蛛网膜下腔出血可引起脑膜刺激征,表现为头痛、呕吐,闭目畏光,皮肤痛觉过敏,颈强直等。

3. 辅助检查 应迅速、准确地协助医师进行一般的神经系统检查,并根据每个患者的具体情况进行有关检查或准备急救设备。①X 线摄片对于诊断颅骨骨折有重要价值;②头部 CT、MRI、DSA 等检查能清楚显示脑挫裂伤、颅内血肿的部位、范围和程度。

4. 心理-社会因素　因脑损伤多有不同程度的意识障碍和肢体功能障碍,故患者在伤后对脑损伤及其功能的恢复有较重的心理负担,常表现为焦虑、悲观、恐惧等;患者意识和智力的障碍使家属有同样的表现;此外,还要了解家庭对患者的支持程度和经济能力。

【护理诊断】

1. 意识障碍　与脑损伤有关。

2. 有误吸的危险　与清理呼吸道无效有关。

3. 潜在并发症　颅内压低、颅内高压、癫痫。

4. 有颅内感染的危险　与脑脊液漏、鼻漏有关。

【护理目标】

1. 意识障碍逐渐减轻。

2. 呼吸道通畅,无缺氧征象,血氧饱和度≥95%,血气指标正常,无窒息、误吸发生。

3. 并发症能够及时发现,无并发症发生和继发性损伤。

4. 生命体征平稳,无感染发生。

【护理措施】

1. 指导患者卧床休息,避免情绪紧张、激动,以免导致血压和颅内压的骤然升高,加重出血。

2. 加强病情的观察:了解患者的出血及血肿的情况,密切观察意识、瞳孔及生命体征的变化,警惕颅内血肿及脑疝的发生。

3. 皮肤准备:剃除损伤头皮周围的毛发。

4. 预防性应用抗生素,预防伤口及颅内感染。

5. 全麻手术术前 4～6 小时禁食、禁水。

6. 备血:术前备好血液。

7. 做好疾病知识的宣教及告知术后可能出现的情况,减少患者的焦虑和恐惧,做好心理安慰。

二、手术中患者的护理

颅内血肿清除术。

【麻醉方式】

全身麻醉。

【手术体位】

仰卧位,头偏向左侧,头圈固定。

【手术步骤及护理配合】

手术步骤	护理配合
1. 局部皮下打水	递 10ml 注射器接 9 号长针,头皮下打水
2. 切开皮肤,皮下组织帽状腱膜	干纱布按于切口两侧,20 号刀片于右额做一切口,逐层切开皮肤、皮下组织,递头皮夹夹住皮瓣腱膜层出血点,双极电凝止血

（续　表）

手术步骤	护理配合
3. 分离皮瓣	递20号刀片,骨膜剥离子将皮瓣推开,双极电凝止血,头皮拉钩牵开并固定皮瓣
4. 剥离骨膜	递20号刀片,骨膜剥离子剥离骨膜,暴露颅骨,递牙镊,组织剪垂直分离颞肌
5. 颅骨钻孔	递气钻,颅骨钻孔,骨蜡止血,生理盐水冲洗
6. 清除硬脑膜下血肿	尖刀切开硬脑膜,然后递红尿管置于硬膜下抽吸血性液体,枪状镊夹明胶海绵片填塞止血后,用庆大霉素生理盐水冲洗伤口,清点用物
7. 清除硬膜外血肿	递吸引器吸净溢出的血块,双极电凝止血,枪状镊夹明胶海绵片填塞止血后,用庆大霉素生理盐水冲洗伤口,清点用物
8. 缝合颞肌筋膜、帽状腱膜、皮下、皮肤,盖伤口	1. 递圆针4号丝线逐层间断缝合,递酒精纱球消毒切口周围皮肤 2. 圆针1号丝线间断缝合皮下组织 3. 递酒精纱球消毒切口周围皮肤,角针1号丝线间断缝合皮肤 4. 递酒精纱球消毒切口周围皮肤,纱布覆盖切口,绷带包扎固定

【巡回护士的配合】

1. 接患者时核对患者携带物品,严格执行三查七对。

2. 缓解患者紧张情绪,取得患者配合,严格执行《手术安全核查制度》后,开放静脉。

3. 配合麻醉医生,协助做好麻醉护理,以保证以后的工作有条不紊地进行。

4. 按照手术的要求,与麻醉医生、手术医生共同摆放手术体位。

5. 根据手术的情况,必要时在麻醉后给患者进行导尿。

6. 协助刷手护士上台共同清点物品并填写各种手术护理记录单。

7. 协助手术医生及助手上台,注意观察患者术中情况。

8. 术毕再次与刷手护士清点物品并监督留取组织做病理检查。

9. 患者从平车移动到手术床时,应有麻醉医生、手术医生均在场方可移动。手术中打开颅骨骨瓣后会出现血压下降的可能,要随时注意观察患者生命体征的变化,保持外周静脉的顺畅。

10. 保证尿管的通畅并妥善固定。

11. 必要时协助麻醉医师做好有创血压的监测准备及深静脉穿刺。

12. 备好抢救用物。

三、手术后患者的护理

【护理措施】

1. 执行神经外科患者手术后护理常规。

2. 严密观察生命体征的变化及意识、瞳孔的变化,并做好记录。

3. 钻孔引流术后的患者妥善固定头部引流管,保持引流通畅。观察并记录引流液的色、质和量,采取平卧位或者头低足高位,利于引流。更换引流袋时严格无菌操作,以防引起颅内感染。

4. 开颅血肿清除术后患者应抬高床头 15°～30°,以利于静脉回流,减轻脑水肿。

5. 脑脊液耳漏或鼻漏患者平卧或患侧卧位,避免清洁鼻腔或耳道,避免擤鼻、咳嗽及用力屏气,保持排便通畅。严禁填塞或用水冲洗耳、鼻以及经鼻吸痰和插胃管。

6. 遵医嘱给氧,改善脑缺氧,使血管收缩,降低脑血流量。

7. 遵医嘱给予高蛋白、高热量、高维生素的饮食,脑水肿严重的患者应给予低盐饮食。

8. 高热可采用药物或物理降温。中枢性高热多以物理降温为主,必要时行低温冬眠疗法。

9. 预防感染,监测体温变化,遵医嘱合理使用抗生素,注意观察伤口敷料渗出颜色及范围,发现异常及时通知医生。

10. 病室保持安静,光线较暗,温度控制在 18～20℃。备好急救物品及药品。

11. 有失语的患者应与患者有效沟通,及时满足患者的生活需要,并帮助患者进行语言功能锻炼。

12. 心理护理:向患者及其家属讲解疾病相关知识、治疗情况,并将术后可能出现的情况进行简明介绍。

13. 并发症的观察及护理

(1)脑水肿:主要表现为头痛、嗜睡、失语、偏盲、偏瘫等症状和体征。当发生弥漫性脑水肿时则出现颅内压增高的表现,如头痛、呕吐、意识障碍,晚期可能引发脑疝的出现。术后 24 小时应密切观察神志、瞳孔及生命体征。观察患者四肢肌力、伤口疼痛程度及持续时间。遵医嘱按时快速输入脱水药 20% 甘露醇 125～250ml。

(2)脑疝:小脑幕切迹疝表现为意识、瞳孔的改变及生命体征紊乱,同时伴有颅内压增高的表现及运动障碍。枕骨大孔疝表现为剧烈头痛、反复呕吐、生命体征紊乱和颈强直、疼痛,意识改变出现较晚,没有瞳孔的改变而呼吸骤停发生较早。大脑镰下疝表现为对侧下肢轻瘫、排尿障碍等症状。护士应掌握患者颅内占位或脑外伤病情,有预见性地观察患者的病情变化。观察头痛的程度,有无脑疝征象。遵医嘱按时给予各种脱水药物。翻身等护理操作时动作要轻柔,减少头部振动,以创造安静、舒适的修养环境。

(3)颅内压增高或降低:术后 3 天内脑组织水肿易引起颅内压增高,表现为头痛、恶心、呕吐、意识障碍等。如病情允许,可抬高床头 15°～30°。遵医嘱按时给予脱水、利尿药物。避免剧烈咳嗽、屏气、用力排便等引起颅内压增高的因素;引流过多可造成颅内压降低,应注意观察并听取患者主诉有无头晕、头痛等不适,发现异常及时通知医生。

(4)癫痫:由于脑外伤或手术创伤形成新的癫痫灶可引起癫痫发作,应密切观察癫痫症状发作的先兆、持续时间、类型,遵医嘱给予抗癫痫药物。给予舒适、安静的修养环境,避免强烈刺激。设专人陪护,放置床档,确保安全。

【健康教育】

1. 颅脑损伤患者在神志、体力逐渐好转时,鼓励患者生活自理,防止过度依赖医务人员和家属。

2. 告知患者注意安全,以防止发生意外。

3. 教导运动计划的重要性,并能切实执行。

4. 教导家属适时给予患者协助及心理支持,并时常给予鼓励。

5. 教导出院的患者树立战胜疾病的信心,在家应加强功能锻炼,癫痫患者要按时服药,防止癫痫发作时的意外伤害。

6. 告知颅骨缺损的患者半年后进行颅骨修补。

第18章

颅内肿瘤围手术期护理

第一节　垂体腺瘤

垂体腺瘤是发生于垂体前叶的良性肿瘤,是蝶鞍区常见的良性肿瘤。垂体作为一个神经-内分泌器官,包括神经垂体和腺垂体。其中腺垂体可以分泌 6 种激素,所以垂体腺瘤根据肿瘤细胞的不同种类可以分泌一种或多种激素,引起相应的症状。除此之外还会有占位效应,患者感觉头痛、头晕、视力减退和视物模糊,还可有多饮、多尿、精神症状、癫痫、嗅觉障碍等。垂体腺瘤生长缓慢,易诊断,手术是主要的治疗方法,有经鼻蝶垂体腺瘤切除术和经翼点入路的开颅垂体腺瘤切除术。

一、手术前患者的护理

【护理评估】

1. 健康史　询问患者一般情况,包括患者年龄、职业、民族、饮食营养是否合理,有无烟酒嗜好,有无大小便异常,睡眠是否正常,生活是否能自理,有无接受知识的能力。评估患者既往有无癫痫发作史、家庭史、健康史、过敏史、用药史。询问患者是否有颅脑外伤和病毒感染史。

2. 临床表现　根据细胞的分泌功能不同可分为催乳素腺瘤、生长激素腺瘤、促肾上腺皮质激素腺瘤及混合性腺瘤。催乳素腺瘤主要表现为女性闭经、泌乳、不孕等;男性性欲减退、阳萎、体重增加、毛发稀少等。生长激素腺瘤在青春期发病者为巨人症,成年后发病表现为肢端肥大症。促肾上腺皮质激素腺瘤主要表现为皮质醇增多症,如满月脸、"水牛背"、腹壁及大腿皮肤紫纹、肥胖、高血压及性功能减退等。

3. 辅助检查

(1)蝶鞍平片和分层摄片:可见蝶鞍扩大,双鞍底或鞍底变深、倾斜和骨质吸收。

(2)CT 扫描检查:冠状面增强扫描图可见:①正常垂体长 2～9mm,如局部隆起高度＞10mm,结合血中有关激素水平升高,应考虑有微腺瘤可能;②微腺瘤常呈低密度或少许增强的圆形病灶,大腺瘤大多为等或略高密度,均匀及不均匀增强或混合密度,肿瘤有时伴有坏死、囊变、出血等;③鞍底局限下陷、倾斜或局限性骨质吸收破坏;④垂体柄移位;⑤占位征象,如鞍上池充盈缺损、闭塞,第三脑室和侧脑室受压等。

(3)MRI 检查:显示肿瘤大小、形状及生长方向比 CT 检查更清晰。肿瘤在 T_1W 图像为低信号,T_2W 为等或高信号,增强后信号提高。其他表现同 CT 检查。

(4)内分泌学检查:肿瘤小时,三碘甲状腺氨酸(T_3)、甲状腺素(T_4)、甲状腺刺激激素

(TSH)、血浆皮质醇和血糖检查大多正常;血清 PR>200mg/ml(正常值 25～30mg/ml),可确诊为垂体催乳素腺瘤。生长激素腺瘤活动期血磷常增高,血钙减低。促肾上腺皮质激素腺瘤血浆皮质醇和 ACTH 升高。

4. 心理-社会因素 了解患者文化程度或生活环境、宗教信仰、住址、家庭成员,患者在家中的地位和作用,陪护和患者的关系,经济状况及费用支付方式。了解患者及家庭成员对疾病的认识和期望值。了解患者的个性特点,有助于对患者进行针对性心理指导和护理支持。

【护理诊断】

1. 舒适的改变,头痛 与颅内压增高或肿瘤压迫垂体周围组织有关。

2. 自我形象的紊乱 与功能垂体瘤分泌过多激素有关。

3. 感知的改变 视力障碍:与肿瘤压迫视神经、视交叉及视神经束有关。

4. 潜在并发症 尿崩症与垂体功能异常、视丘下部功能受损有关;失用综合征与肢体偏瘫、意识障碍有关。

5. 焦虑、恐惧、预感性悲哀 与垂体腺瘤诊断和担心手术效果有关。

6. 知识的缺乏 缺乏相关疾病及康复锻炼知识。

【护理目标】

1. 患者头痛缓解,能运用有效的方法缓解疼痛。

2. 能正确认识现存的身体外表改变,能使用恰当的应对机制。

3. 患者不发生外伤,日常生活能自理。

4. 无并发症发生。

5. 平稳患者和家属心态,减轻恐惧或焦虑状况,接受疾病的现实。

6. 了解疾病相关知识,明确手术目的。

【护理措施】

1. 心理护理 当患者出现头痛、呕吐、视力障碍、容貌和体型改变时易产生恐惧、自卑心理,而难以接受的医疗费用及手术对生命的威胁又加重患者的恐惧,甚至产生绝望的心理。①应主动关心安慰患者,与患者及家属及时交流,了解患者的心理反应。②针对不同的原因给予相应的心理干预。③对患者出现的不适感给予相应的治疗护理,以减轻不适反应。

2. 饮食护理 ①进食高蛋白、高热量、富营养、易消化的清淡饮食,以提高机体抵抗力和术后组织修复能力。②术前 2 周戒烟酒,避免烟酒刺激呼吸道黏膜,引起上呼吸道感染,使呼吸道分泌物增加而影响手术和麻醉。③术前禁食 10～12 小时,禁饮 6～8 小时,以免麻醉后呕吐造成误吸。

3. 体位护理 ①术前应保证充足的睡眠,以利于增进食欲,恢复体力,增强机体抵抗力,患者睡眠休息时应尽量减少探视。②颅内压增高患者需绝对卧床休息,卧床时抬高床头 15°～30°,以利颅内静脉回流,降低颅内压。避免导致颅内压增高的因素。无颅内压增高患者可取自由卧位。③有癫痫发作史的患者服药不可中断,发作时四肢关节处加以保护以防脱臼、骨折,拉好床档,以防坠床。④训练床上大小便,避免术后因不习惯在床上排便而引起便秘、尿潴留。

4. 视力视野障碍的护理 视力视野障碍影响患者的日常生活自理能力,易发生摔倒、烫伤等意外。应做到:①协助患者刷牙洗脸、如厕等日常生活。除去走道上的障碍物,避免潮湿;将便器放置在患者能取得到的范围内。②不可将日常用物放置于视野障碍患者的盲侧。③指导患者不单独外出,防止摔倒。④患者按信号灯时,立即查看患者。

5. 头痛、呕吐的护理　头痛、呕吐常为手术创伤及麻醉反应。患者出现剧烈头痛、呕吐，甚至伴随意识、瞳孔、生命体征的改变提示脑水肿或继发性颅内出血。应注意：①密切观察意识、瞳孔、生命体征及头痛的性质、部位，呕吐是否喷射性，以及时发现脑危象。②抬高床头15°～30°，以利颅内静脉回流。③不能耐受的头痛，遵医嘱予以罗通定 60mg 口服，呕吐频繁者予以甲氧氯普胺 10mg 肌内注射；必要时予以 20％甘露醇 100ml 静脉滴注，脱水降低颅内压，密切观察用药后头痛、呕吐是否缓解，必要时配合 CT 检查，以排除颅内血肿形成。

6. 尿崩症的护理　尿崩症常因肿瘤或手术操作累及下丘脑或视上核到神经垂体的纤维束所致。应准确记录 24 小时出入水量，当患者连续 2 小时尿量超过 300ml/h（儿童超过150ml/h），尿比重＜1.005 时，应通知医生并遵医嘱用药、观察用药后效果，以及时控制尿崩症。常用加压素 12U 深部肌内注射或垂体后叶素 12～15U 加入 500ml 液体中静脉滴注。低钠血症时，鼓励患者多饮盐开水及含钾、钠高的食物，如橙汁、咸菜，以补充丢失的钾、钠和水分。禁止经胃肠道或静脉摄入糖类物质，以免血糖增高，产生渗透性利尿，加重尿崩症。密切观察患者意识、生命体征及皮肤弹性，保持静脉输液通畅，以及早发现及防止脱水。当患者出现意识淡漠时，及时抽血监测血生化，以了解是否出现高钠血症或低钠血症。根据血生化结果，及时补充水分或电解质，鼓励并指导低钠血症患者饮盐开水或进食高钠食物如咸菜，高钠血症者饮白开水。同时正确记录 24 小时的出入水量，监测尿比重。

7. 皮肤准备　开颅手术的患者术前需剃头、清洁头部皮肤。经蝶鞍手术者，术前 3 日应用抗生素液（0.25％氯霉素）滴鼻，清洁口腔，术前 1 日剪鼻毛，注意观察有无口鼻疾病，如牙龈炎、鼻腔疖肿等。取皮下脂肪填塞蝶鞍的手术需要行右股内侧备皮。

8. 进行疾病指导，减轻心理压力

二、手术中患者的护理

经蝶垂体腺瘤切除术。

【麻醉方式】

全身麻醉。

【手术体位】

仰卧位。

【手术步骤及护理配合】

手术步骤	护理配合
1. 注射局麻药	用5ml 口腔注射器抽取局麻药（1％利多卡因溶液 40ml 加入 4 滴盐酸肾上腺素）
2. 填塞表麻鼻纱条，收缩鼻腔黏膜	用10～15 根鼻纱条浸泡于表麻药中（1％丁卡因溶液 40ml 加入 4ml 盐酸肾上腺素）
3. 开放蝶窦腹侧壁进入蝶窦，清除蝶窦黏膜，咬除蝶窦中隔，显露鞍底硬膜；鞍底开一小骨窗，穿刺无回血后，十字形切开并翻开硬膜，鼠标钳、细吸引器吸出瘤体，明胶海绵压迫止血，填塞创面，双侧鼻腔填塞膨胀海绵	合理摆放所需器械，精细器械要轻拿轻放，及时更换不同角度的鼻内镜及刀头，备双极电凝、黏膜刀，显微刮匙，下甲剪，神经纤维剪，各种角度吸引器头，蝶、筛窦咬骨钳，标本钳，钻头，脑棉片，复合止血绫，凡士林纱条，膨胀海绵

【巡回护士的配合】

1. 手术前一日访视患者,了解患者病情、手术体位、手术用物等手术相关信息,消除其恐惧和紧张心理。

2. 接患者时核对患者携带物品及核磁片数目,严格执行三查七对。

3. 解除患者紧张情绪,得到患者配合,严格执行《手术安全核查制度》,开放静脉。

4. 配合麻醉医生,协助做好麻醉护理,以保证以后的工作有条不紊地进行。

5. 按照手术的要求,与麻醉医生、手术医生共同摆放手术体位。手术体位一定要舒适,防止压疮。

6. 根据手术的情况,必要时在麻醉后给患者进行导尿。

7. 协助刷手护士上台,共同清点物品并填写各种手术护理记录单。

8. 由于脑棉片无显影标记,清点时以 10 块一个包装,脑棉片清点无误后方可关闭伤口。

9. 手术中常用的显微镜、气钻、头架和双极电凝应提前备好并试运行 1 次,以保证手术顺利进行。

10. 协助手术医生及助手上台,注意观察患者术中情况。

11. 手术中冲洗脑内的生理盐水和蘸湿脑棉片的生理盐水要分开放置,不能混用。

12. 手术中使用显微镜时,刷手护士在传递器械时特别注意无菌操作并做到稳、准、轻。

13. 手术过程中一定要确保负压吸引器的顺畅。

三、手术后患者的护理

【护理措施】

1. **心理护理**　患者因为外貌的改变、生殖能力或性功能障碍等影响,常会出现内向、自卑等心理行为的改变,严重时则出现人格改变、行为异常。护士应鼓励患者主动与医护进行交流,正视疾病,亲友应加强心理开导,多鼓励患者积极主动地进行康复训练,建立健康的人格,以提高生活质量,树立其对生活信心。

2. **体位护理**

(1)麻醉未清醒患者去枕平卧,头偏向健侧,防止呕吐物、分泌物引起误吸、窒息。麻醉清醒后,血压平稳患者取抬高床头 15°～30°,头下不宜垫枕头,以利颅内静脉回流,减轻术后脑水肿。体积较大的肿瘤切除术,手术切口应保持在头部上方,以免脑组织突然移位。早期注意避免引流管受压,以免引流不畅。协助患者翻身每 2 小时 1 次,翻身时应扶托患者头部,防止头部突然移位或扭转。

(2)术后 3～4 日,拔除引流管后,患者可半坐卧位,如无不适 5～6 日后下床,鼓励并协助患者下床活动。活动方法为先坐在床沿,足下置一小凳(每日 2～3 次),待适应后协助室内走动,以后逐渐增加活动范围。不可突然离床活动,以免引起虚脱等意外。

(3)术后经蝶手术患者或有脑脊液鼻漏者,全身麻醉清醒后,采用半坐卧位,防止脑脊液反流导致颅内感染。

3. **饮食护理**

(1)麻醉清醒后 4～6 小时不可喝水,以免进食引起呕吐,呕吐时头偏向一侧,排出呕吐物,不可吞下呕吐物,避免呕吐物进入气管或反流入胃内加重呕吐。患者感到口渴时,应做好解释并用棉签蘸水湿润唇舌,以缓解渴感,同时根据尿量多少及电解质情况,从静脉补充水分和电解质。

(2)麻醉清醒 4～6 小时后,无呕吐者可少量进食流食。由于术后胃肠功能未完全恢复,宜先进食米汤,不宜进食牛奶等产气食物,以免引起肠胀气,以后逐渐过渡到去油汤类、牛奶,2日后逐渐过渡到半流食、软食、普食。手术 48 小时后意识障碍者,鼻饲流食,以保证机体营养供给,不足者可经肠外途径补充。

(3)观察患者是否出现腹胀、呃逆、呕吐,呕吐物是否为咖啡色,大便颜色是否正常,防止胃肠道出血。

4. 精神障碍的护理　巨大肿瘤侵犯额叶和(或)手术后常伴有精神障碍,患者可出现兴奋、易激惹、欣快感等表现。

(1)指导家属陪伴不让患者独处,防止单独外出、走失。

(2)患者周围无伤人物品,防止自伤或伤人。

(3)必要时氟哌啶醇 10mg 肌内注射。

(4)避免频繁干扰或刺激患者,让患者心情平静。

5. 视力、视野障碍的护理　垂体腺瘤手术过程中易损伤视通路,以致术后可遗留视力障碍或原有视力障碍加重。护理的重点是:

(1)向患者解释视力障碍发生的原因,以取得理解和配合。

(2)开导患者正视现实,以尽快适应术后生活方式。

(3)协助患者日常个人生活。

(4)对于可能为术后脑水肿引起的暂时性视力障碍,遵医嘱使用甘油果糖 200ml 静脉滴注,2 次/天,并观察患者的视力是否有改善。

6. 尿崩症、高钠血症/低钠血症的护理　尿崩症易诱发高钠血症/低钠血症。

(1)应准确记录 24 小时出入水量,当患者连续 2 小时尿量＞300ml/h(儿童＞150ml/h)、尿比重＜1.005,需向医师请示是否使用垂体后叶素控制尿量,若尿崩症超过 7～10 天,可改用去氨加压素片(弥凝片)或肌内注射鞣酸加压素注射液(尿崩停)。

(2)区分不同类型的水电解质平衡紊乱。丘脑下部-垂体型主要表现为脑性盐耗综合征与尿崩症即低钠血症＋高钠尿症。脑性盐潴留综合征多为反复降颅内压药及利尿药的使用所致,即高钠血症＋低钠尿症。

(3)观察患者皮肤颜色、性状、弹性、潮湿度来评价患者是否有脱水现象,严密观察意识、生命体征变化。患者表现为意识淡漠,系因出现低钠血症或高钠血症所致。

(4)鼓励低钠患者进食含钠高食物,如咸菜、盐开水;高钠患者多饮白开水,利于钠离子排出。

(5)按时输液,禁止摄入含糖液体,防止渗透性利尿,加重尿崩。

7. 头痛、呕吐的护理　头痛、呕吐常为手术创伤及麻醉反应。患者出现剧烈头痛、呕吐,甚至伴随意识、瞳孔、生命体征的改变,提示脑水肿或继发性颅内出血。应注意以下事项。

(1)密切观察意识、瞳孔、生命体征及头痛的性质、部位,呕吐是否喷射性,以及时发现脑危象。

(2)抬高床头 15°～30°,以利颅内静脉回流。

(3)不能耐受的头痛,遵医嘱予以罗通定 60mg 口服,呕吐频繁者予以甲氧氯普胺 10mg 肌内注射;必要时予以 20％甘露醇 100ml 静脉滴注,脱水降低颅内压,密切观察用药后头痛、呕吐是否缓解,必要时配合 CT 检查,以排除颅内血肿形成。

8. **管道护理**　术后患者常有氧气管、创腔引流管、气管插管、导尿管,应保持各种管道的通畅,防止外源性感染的发生。

(1)气管插管:①应随时吸痰,保持呼吸道通畅。②预防和减轻拔管后喉头水肿,予以生理盐水 20ml＋糜蛋白酶 5mg 雾化吸入,每日 2 次。

(2)创腔引流管:引流袋内口应低于引流管出口位置,以免逆行感染;适当制动头部,防止引流管扭曲、脱出,注意引流管是否通畅,观察量、颜色并记录;引流管一般术后第 3 日即拔管,以免引起感染。注意伤口渗血、渗液,一旦发现头部伤口渗湿,应及时报告医生处理。

(3)留置导尿管:①原则上应尽早拔除导尿管。②留置导尿管期间以 0.1％苯扎溴铵溶液消毒尿道口,2 次/天。③神清合作者先夹管 3～4 小时,患者有尿意即可拔管。④如为气囊导尿管,拔管时需先放气囊,以免损伤尿道。

9. **脑脊液漏的护理**　经蝶手术或肿瘤侵犯硬脑膜易发生脑脊液鼻漏。

(1)密切观察脑脊液鼻漏的量、性状、色,并及时报告医生处理。

(2)若为渗出液,一般无需特殊处理,取头高位,卧床休息可消除。若出现严重脑脊液漏,要求患者平卧位,行腰穿(L_{3-4}水平)置管术,给予脑脊液引流,每次释放脑脊液 20ml,每日间隔 8 小时释放 1 次,共连续释放 5～7 日,可减轻头痛。减少脑脊液对鞍区修补物的浸泡和压力,保证漏口安全愈合。脑脊液漏患者需要绝对卧床休息,抬高床头 15°～30°,头下垫无菌巾,保持干燥、清洁。

(3)及时以盐水棉球擦洗鼻腔血迹,禁止做鼻腔冲洗,禁止经鼻留置胃管,防止逆行感染。

(4)告知患者避免一切致颅内压增高的活动,如屏气、咳嗽、打喷嚏、用力擤鼻、用力排便等,以防颅内压增高使颅底受损部位的硬脑膜撕裂加重,加剧脑脊液漏。

(5)防止感染:监测体温 6 次/d,口腔护理 2～3 次/d,限制探视人员。遵医嘱合理使用抗生素。

10. **颅内出血的护理**　颅内出血是术后最严重的并发症,未及时发现和处理可导致患者死亡。术后 48 小时内特别注意患者的意识、瞳孔、生命体征,如患者出现瞳孔不等大、偏瘫或颅内压显著升高表现,应立即报告医生,行脱水治疗的同时及早行 CT 复查,及时发现颅内出血,及早手术处理。

【健康教育】

1. 多进食高蛋白、富含营养饮食以增强机体抵抗力,促进康复。

2. 鼓励患者劳逸结合,加强体育锻炼,以促进骨骼的生长发育,增强体质。

3. 视力障碍者注意防止烫伤。

4. 垂体功能障碍患者遵医嘱坚持激素替代治疗,切不可随意漏服、更改剂量及间隔时间,更不可因症状好转而自行停药。

5. 患者如出现原有症状加重或头痛、呕吐、抽搐、肢体麻木、尿崩症等异常,应及时就诊。

6. 术后 3～6 个月患者应到门诊行 CT 或 MRI 复查。

第二节　颅咽管瘤

颅咽管瘤是由外胚叶形成的颅咽管残余的上皮细胞发展起来的一种常见的胚胎残余组织

肿瘤,为颅内最常见的先天性肿瘤,好发于儿童。首选治疗方法为全切除术。颅咽管瘤为良性肿瘤,手术切除后可望治愈。在肿瘤周围组织内肿瘤细胞依然有残留的可能,全切除数年又可能复发。手术效果与以下条件有关:①肿瘤的大小;②肿瘤的形状,囊性还是实性;③肿瘤与周围结构的关系,粘连程度;④患者一般情况;⑤手术医生的显微操作技术和手术经验。

一、手术前患者的护理

【护理评估】

1. 健康史　询问患者一般情况,包括患者年龄、职业、民族、饮食营养是否合理,有无烟酒嗜好,有无大小便异常,睡眠是否正常,生活是否能自理,有无接受知识的能力。评估患者既往有无癫痫发作史、家庭史、健康史、过敏史、用药史。询问患者是否有颅脑外伤和病毒感染史。

2. 临床表现　属先天性颅内良性肿瘤,多见于儿童和青少年,男性多于女性。主要表现为视力障碍、视野缺损、尿崩、肥胖和发育迟缓等。

3. 辅助检查

(1)头颅 X 线摄片:有时可见蝶鞍后床突及鞍背低下形成短鞍背,鞍底低平,蝶鞍前后径相对增大,如蝶形;可有钙化斑块或囊壁钙化,呈弧线状或蛋壳状。儿童颅内压增高者表现为颅缝分离、脑回压迹增多等变化。

(2)CT 扫描检查:头颅水平及冠状位扫描可显示肿瘤囊变区呈低密度影,钙化灶为高密度影。肿瘤实质部呈均匀略高密度,注射造影剂后肿瘤实质部密度增强,囊肿部仅有囊壁密度增强。

(3)MRI 检查:可见囊肿影,冠状位可见肿瘤向鞍上及第三脑室方向扩张,扩张范围对手术入路有重要意义。矢状位可了解肿瘤与正常垂体间关系,用于与垂体瘤鉴别诊断。

(4)内分泌检查:颅咽管瘤血清 GH、LH、FSH、ACTH 均可降低,有时 PRL 增高。

4. 心理-社会因素　了解患者文化程度或生活环境、宗教信仰、住址、家庭成员,患者在家中的地位和作用,陪护和患者的关系,经济状况及费用支付方式。了解患者及家庭成员对疾病的认识和期望值。了解患者的个性特点,有助于对患者进行针对性心理指导和护理支持。

【护理诊断】

1. 脑组织灌注不足　与疾病引起的局部压迫有关。

2. 体温异常　与下丘脑损伤有关。

3. 焦虑、恐惧、预感性悲哀　与鼻咽管瘤诊断和担心手术效果有关。

4. 知识的缺乏　缺乏相关疾病及康复锻炼知识。

【护理目标】

1. 患者脑组织灌注不足的表现减轻,未出现或少出现神经系统功能障碍及其并发症。

2. 患者住院期间体温保持在正常水平。

3. 平稳患者和家属心态,减轻恐惧或焦虑状况,接受疾病的现实。

4. 了解疾病相关知识,明确手术目的。

【护理措施】

1. 心理护理　患者因各种显隐性功能障碍,常会出现焦虑、自卑等心理,医护人员应注意沟通,讲解疾病知识,使用药物有效缓解其主要存在症状,帮助睡眠,鼓励患者交流与活动等,让其逐步改善症状,并配合手术治疗。

2. **饮食护理**

(1)进食高蛋白、高热量、富营养、易消化的清淡饮食,以提高机体抵抗力和术后组织修复能力。

(2)术前 2 周戒烟酒,避免烟酒刺激呼吸道黏膜,引起上呼吸道感染,使呼吸道分泌物增加而影响手术和麻醉。

(3)术前禁食 10～12 小时,禁饮 6～8 小时,以免麻醉后呕吐造成误吸。

3. **体位护理**

(1)术前应保证充足的睡眠,以利于增进食欲,恢复体力,增强机体抵抗力,患者睡眠休息时应尽量减少探视。

(2)颅内压增高患者需绝对卧床休息,卧床时抬高床头 15°～30°,以利颅内静脉回流,降低颅内压。避免导致颅内压增高的因素,如咳嗽、用力大便、情绪激动等。无颅内压增高患者可取自由卧位。

(3)有癫痫发作史的患者服药不可中断,发作时四肢关节处加以保护以防脱臼、骨折,拉好床档,以防坠床。

(4)训练床上大小便,避免术后因不习惯在床上排便而引起便秘、尿潴留。

4. **视力视野障碍的护理**　视力视野障碍影响患者的日常生活自理能力,易发生摔倒,烫伤等意外。应做到:

(1)协助患者刷牙洗脸、如厕等日常生活。除去走道上的障碍物,避免潮湿;将便器放置在患者能取得到的范围内。

(2)不可将日常用物放置于视野障碍患者的盲侧。

(3)指导患者不要单独外出,防止摔倒。

(4)患者按信号灯时,立即查看患者。

5. **头痛、呕吐的护理**　头痛、呕吐常为手术创伤及麻醉反应。患者出现剧烈头痛、呕吐,甚至伴随意识、瞳孔、生命体征的改变提示脑水肿或继发性颅内出血。应注意:

(1)密切观察意识、瞳孔、生命体征及头痛的性质、部位,呕吐是否为喷射性,以及时发现脑危象。

(2)抬高床头 15°～30°,以利颅内静脉回流。

(3)不能耐受的头痛,遵医嘱予以罗通定 60mg 口服,呕吐频繁者予以甲氧氯普胺 10mg 肌内注射;必要时予以 20％甘露醇 100ml 静脉滴注,脱水降低颅内压,密切观察用药后头痛呕吐是否缓解,必要时配合 CT 检查,以排除颅内血肿形成。

6. **尿崩症的护理**　尿崩症常因肿瘤或手术操作累及下丘脑或视上核到神经垂体的纤维束所致。应准确记录 24 小时出入水量,当患者连续 2 小时尿量超过 300ml/h(儿童超过 150ml/h)、尿比重<1.005 时,应通知医生并遵医嘱用药、观察用药后效果,以及时控制尿崩症。常用加压素 12U 深部肌内注射或垂体后叶素 12～15U 加入 500ml 液体中静脉滴注。低钠血症时,鼓励患者多饮盐开水及含钾、钠高的食物,如橙汁、咸菜,以补充丢失的钾、钠和水分。禁止经胃肠道或静脉摄入糖类物质,以免血糖增高,产生渗透性利尿,加重尿崩症。密切观察患者意识、生命体征及皮肤弹性,保持静脉输液通畅,以及早发现及防止脱水。当患者出现意识淡漠时,及时抽血监测血生化,以了解是否出现高钠血症或低钠血症。根据血生化结果,及时补充水分或电解质,鼓励并指导低钠血症患者饮盐开水或进食高钠食物如咸菜,高钠

血症者饮白开水。同时正确记录 24 小时的出入水量,监测尿比重。

7. 术前准备

(1)皮肤准备:剃光头后用肥皂水和热水洗净并用络合碘消毒,以免术后伤口或颅内感染;天冷时,备皮后戴帽以防感冒。经鼻蝶入路手术的患者术前剪鼻毛,清洁鼻腔,男性患者剃胡须。

(2)连续 3 日测量 24 小时出入水量及基础代谢率。

(3)检查视力视野,抽血作为分泌功能检查,小儿患者测量身高、体重、骨骼及第二性征及性器官发育情况,成人行性腺功能检查,以了解垂体-下丘脑功能是否正常。

(4)常规给予地塞米松口服。

二、手术中患者的护理

颅咽管瘤切除术。

【麻醉方式】

全身麻醉。

【手术体位】

仰卧位,头偏向左侧,头圈固定。

【手术步骤及护理配合】

手术步骤	护理配合
1. 局部皮下打水	递 10ml 注射器接 9 号长针,头皮下打水
2. 切开皮肤,皮下组织帽状腱膜	递干纱布按于切口两侧,20 号刀片于右额发迹内做一小马蹄形切口,逐层切开皮肤,皮下组织,递头皮夹夹住皮瓣腱膜层出血点,双极电凝止血
3. 分离皮瓣	递 20 号刀片,骨膜剥离子将皮瓣推开,双极电凝止血,头皮拉钩牵开并固定皮瓣
4. 剥离骨膜	递 20 号刀片,骨膜剥离子剥离骨膜,暴露颅骨,递牙镊,组织剪剪开垂直分离颞肌
5. 颅骨钻孔,锯开骨瓣	递气钻,颅骨钻孔,铣刀锯开骨瓣,骨蜡止血,生理盐水冲洗,递骨膜剥离子从两侧撬起骨瓣,生理盐水洗净后用湿纱布包裹并放至稳妥位置
6. 止血,冲洗术野	双极电凝止血,递长条明胶海绵填塞于硬膜与颅骨边缘;生理盐水清洁术野
7. 切开,悬吊硬脑膜	递蚊式提夹,11 号刀片切开脑膜,脑膜剪扩大切口,递小圆针 1 号丝线悬吊硬脑膜,枪状镊夹棉片覆盖,保护脑组织
8. 放置显微镜	递无菌显微镜套协助医生套好显微镜,递 11 号刀片在显微镜套上切一小口,暴露镜头,换无菌手套
9. 分离纵列,显露视交叉前间隙	递脑压板轻轻牵开,脑棉片保护脑组织,递双极电凝,神经剥离子显露肿瘤
10. 切除肿瘤	递双极电凝瘤体,神经纤维剪切除肿瘤钙化处及其囊壁,保护下丘脑功能
11. 止血	递脑棉片、明胶海绵、止血纱布彻底止血

（续　表）

手术步骤	护理配合
12. 关闭硬脑膜	递庆大霉素生理盐水冲洗伤口,吸引器吸净,检查无活动出血后,清点用物,递小圆针 1 号丝线缝合硬脑膜
13. 固定骨瓣	递咬骨钳修剪骨瓣,气钻打孔,用颅骨锁或钛板加螺钉固定骨瓣
14. 缝合颞肌筋膜、帽状腱膜、皮下、皮肤、盖伤口	1. 递圆针 4 号丝线逐层间断缝合,递酒精纱球消毒切口周围皮肤 2. 圆针 1 号丝线间断缝合皮下组织,递酒精纱球消毒切口周围皮肤 3. 角针 1 号丝线间断缝合皮肤,递酒精纱球消毒切口周围皮肤,纱布覆盖切口,绷带包扎固定

【巡回护士的配合】

同经蝶垂体腺瘤切除术巡回护士的配合。

三、手术后患者的护理

【护理措施】

1. 心理护理　术后麻醉反应、手术创伤、伤口疼痛及脑水肿,使患者出现头痛、呕吐、头面部肿胀等表现,加之伤口引流管、导尿管、静脉输液等各种管道限制了患者的躯体活动,使患者产生孤独、恐惧的心理反应。应指导患者正确配合,及时了解患者的孤独恐惧心理。

（1）每 1～2 小时改变患者头部位置并向患者解释头痛的原因,必要时给予止痛药减轻头痛。

（2）术后早期及病重期间安排家人或亲友探视,必要时陪护患者,指导其亲友鼓励、安慰患者,分担患者的痛苦,使之消除孤独感。

（3）减少插管、穿刺等物理刺激给患者造成的恐惧,并宣教各种管道的自我护理方法。

2. 饮食护理

（1）麻醉清醒后 4～6 小时不可饮水,以免进食引起呕吐,呕吐时头偏向一侧,排出呕吐物,不可吞下呕吐物,避免呕吐物进入气管或反流入胃内加重呕吐。患者感到口渴时,应做好解释并用棉签蘸水湿润唇舌,以缓解渴感,同时根据尿量多少及电解质情况,从静脉补充水分和电解质。

（2）麻醉清醒 4～6 小时后,无呕吐者可少量进食流食。由于术后胃肠功能未完全恢复,宜先进食米汤,不宜进食牛奶等产气食物,以免引起肠胀气,以后逐渐过渡到去油汤类、牛奶,2日后逐渐过渡到半流食、软食、普食。手术 48 小时后意识障碍者,鼻饲流食,以保证机体营养供给。

（3）观察患者是否出现腹胀、呃逆、呕吐、呕吐物是否为咖啡色,大便颜色是否正常,防止胃肠道出血。

3. 体位护理　术后给予患者去枕平卧位,头偏向一侧,待全麻清醒后,经鼻蝶入路手术者常规平卧 3 天或遵医嘱;开颅手术者血压平稳后采取头部抬高 15°～30°斜坡卧位,以利血液回流,降低颅内压。

4. 病情观察

(1)遵医嘱给予持续心电监护,每 15～30 分钟记录一次,直至病情平稳。密切观察患者生命体征、意识、瞳孔及视力、视野的变化,有异常及时通知医生。

(2)下丘脑损害的观察:由于颅咽管瘤手术对下丘脑有不同程度的损伤,易造成尿崩症及水电解质紊乱。术后应准确记录单位时间的尿量变化,观察尿液颜色,必要时测尿比重。遵医嘱定时抽取血标本,进行血生化的检查。

5. 头痛、呕吐的护理　头痛、呕吐常为手术创伤及麻醉反应。患者出现剧烈头痛、呕吐,甚至伴随意识、瞳孔、生命体征的改变,提示脑水肿或继发性颅内出血。应注意:

(1)密切观察意识、瞳孔、生命体征及头痛的性质、部位,呕吐是否为喷射性,以及时发现脑危象。

(2)抬高床头 15°～30°,以利颅内静脉回流。

(3)不能耐受的头痛,遵医嘱予以罗通定 60mg 口服,呕吐频繁者予以甲氧氯普胺 10mg 肌内注射;必要时予以 20%甘露醇 100ml 静脉滴注,脱水降低颅内压,密切观察用药后头痛呕吐是否缓解,必要时配合 CT 检查,以排除颅内血肿形成。

6. 视力、视野障碍的护理　颅咽管瘤手术过程中易损伤视通路,以致术后可遗留视力障碍或原有视力障碍加重。护理的重点是:

(1)向患者解释视力障碍发生的原因,以取得理解和配合。

(2)开导患者正视现实,以尽快适应术后生活方式。

(3)协助患者日常个人生活。

(4)对于可能为术后脑水肿引起的暂时性视力障碍,遵医嘱使用甘油果糖 200ml 静脉滴注,2 次/d,并观察患者的视力是否有改善。

7. 管道护理　妥善固定好各种管道,保持管道通畅,防止非计划性拔管造成意外或外源性感染的发生。术后患者常有氧气管、创腔引流管、气管插管、导尿管,应保持各种管道的通畅,防止外源性感染的发生。

(1)气管插管:①应随时吸痰保持呼吸道通畅。②预防和减轻拔管后喉头水肿,予以生理盐水 20ml＋糜蛋白酶 5mg 雾化吸入,每日 2 次。

(2)创腔引流管:引流袋内口应低于引流管出口位置,以免逆行感染;适当制动头部,防止引流管扭曲、脱出,注意引流管是否通畅,观察量、颜色并记录;引流管一般术后第 3 日即拔管,以免引起感染。注意伤口渗血、渗液,一旦发现头部伤口渗湿,应及时报告医生处理。

(3)留置导尿管:①原则上应尽早拔除导尿管。②留置导尿管期间以 0.1%苯扎溴铵溶液消毒尿道口,2 次/天。③神清合作者先夹管 3～4 小时,患者有尿意即可拔管。④如为气囊导尿管,拔管时需先放气囊,以免损伤尿道。

8. 潜在并发症的观察与护理

(1)尿崩症:尿崩症常因肿瘤或手术操作累及下丘脑或视上核到神经垂体的纤维束所致。应准确记录 24 小时出入水量,当患者连续 2 小时尿量超过 300ml/h(儿童超过 150ml/h)、尿比重<1.005 时,应通知医生并遵医嘱用药、观察用药后效果,以及时控制尿崩症。常用加压素 12U 深部肌内注射或垂体后叶素 12～15U 加入 500ml 液体中静脉滴注。低钠血症时,鼓励患者多饮盐开水及含钾、钠高的食物,如橙汁、咸菜,以补充丢失的钾、钠和水分。禁止经胃肠道或静脉摄入糖类物质,以免血糖增高,产生渗透性利尿,加重尿崩症。密切观察患者意识、生命体征及皮肤弹性,保持静脉输液通畅,以及早发现及防止脱水。当患者出现意识淡漠时,

及时抽血监测血生化,以了解是否出现高钠血症或低钠血症。根据血生化结果,及时补充水分或电解质,鼓励并指导低钠血症患者饮盐开水或进食高钠食物如咸菜,高钠血症者饮白开水。同时正确记录 24 小时的出入水量,监测尿比重。

(2)中枢性高热:下丘脑严重损伤时,可引起中枢性体温调节失常,患者表现为高热,体温可超过 40℃,高热增加脑耗氧代谢,加重脑水肿,应及时采取物理或药物降温。降温处理措施:①每 4 小时测量 1 次体温,必要时持续体温监测。②注意皮肤的温、湿度,调节室温,及时更换潮湿的衣服,保持床单清洁干燥,注意保暖,根据病情选择适合的降温方法,如药物降温、乙醇擦浴、冰敷、冰液体快速输入、冰盐水保留灌肠、降温毯降温或冬眠低温疗法等。③正确采集血培养标本,及时送检。④嘱多饮水,鼓励咳嗽排痰,保持呼吸道通畅,痰液黏稠时予雾化吸入。⑤记录 24 小时出入水量,定时检测电解质,遵医嘱静脉补充丢失的水、电解质。⑥选择清淡、易消化的高热量、高蛋白流食或半流食。⑦加强口腔护理及皮肤护理,定时翻身拍背。为了降低中枢性高热,必要时采用半导体降温毯降温与冬眠药物相结合的方法进行控制。

同时应注意:①严密观察患者的心率、心律、血压等,如有血压下降、心率缓慢等异常改变,应及时报告医生处理。②用药 30 分钟后使用降温毯,降温速度不宜过快。③持续体温监测,使患者肛温维持在 32～35℃,持续 3～5 日。④加强呼吸道管理,定时翻身、拍背,防止压疮和肺部感染发生。⑤因低温状态下胃肠道功能减弱,一般不从胃肠进食,予以静脉营养支持。⑥对神志尚好、能主动饮水的患者,应避免用冬眠药物,以免影响神志观察。

(3)垂体功能低下:注意保暖,防止受凉感冒,遵医嘱给予激素治疗,并观察用药后的反应,指导患者应严格遵医嘱按时服用甲状腺素等激素类药物,不可自行停药、改药,以免加重病情。

(4)颅内出血:颅内出血是术后最严重的并发症,未及时发现和处理可导致患者死亡。术后 48 小时内特别注意患者的意识、瞳孔、生命体征,如患者出现瞳孔不等大、偏瘫或颅内压显著升高表现,应立即报告医生,行脱水治疗的同时及早行 CT 复查,及时发现颅内出血,及早手术处理。

(5)意识障碍:是由丘脑下部受损或颅内压增高引起,术后应密切观察患者的神志、瞳孔变化,观察患者有无恶心、呕吐及伤口张力增高等症状,保持头部引流通畅,观察引流液的颜色和量。

【健康教育】

1. 心理指导　在与患者沟通交流时委婉告诉患者遗留的视力障碍、生长迟缓、性器官发育不全等不能完全恢复,但通过锻炼或药物治疗可部分改善。亲友应加强心理开导,多鼓励患者积极主动地进行康复训练,建立健全的人格,以提高生活质量,树立其生活信心。

2. 饮食指导　多进食高蛋白、富含营养饮食以增强机体抵抗力,促进康复。

3. 安全指导　视力障碍者,注意防止烫伤。

4. 康复指导　鼓励患者劳逸结合,加强体育锻炼,以促进骨骼的生长发育,增强体质。

5. 用药指导　垂体功能障碍患者遵医嘱坚持激素替代治疗,切不可随意漏服、更改剂量及间隔时间,更不可因症状好转而自行停药。

6. 就诊指导　患者如出现原有症状加重或头痛、呕吐、抽搐、肢体麻木、尿崩症等异常,应及时就诊。

7. 复查　术后 3～6 个月患者应到门诊行 CT 或 MRI 复查。

第三节 脑 膜 瘤

颅内脑膜瘤,多呈良性表现。根据脑膜瘤生长的部位,所表现的症状也不一样,好发部位几乎均分布在中线和近中线两侧,如矢状窦旁、大脑镰旁、嗅沟、鞍结节、蝶骨嵴、大脑半球凸面、颅中窝底、侧脑室、小脑天幕、脑桥小脑角、斜坡、枕大孔等蛛网膜颗粒或静脉窦处。肿瘤通常呈结节状、有完整包膜,绝大多数是实质性,极少数有囊性变。临床治疗方法以手术切除为主。

一、手术前患者的护理

【护理评估】

1. 健康史 评估患者有无癫痫发作史、精神症状、失语及肢体活动情况等。

2. 临床表现

(1)肿瘤生长缓慢,病程长,一般为 2～4 年。

(2)肿瘤长得相当大,症状却很轻微,如眼底视盘(视乳头)水肿,但头痛不剧烈。当神经系统失代偿,才出现病情迅速恶化。

(3)多先有刺激症状,如癫痫等;继有麻痹症状,如偏瘫、视野缺失、失语或其他局灶症状。

(4)颅骨的改变,邻近颅骨的脑膜瘤常可造成骨质的变化,表现为骨板受压变薄或骨板破坏,甚至穿破骨板侵蚀至帽状腱膜下。

3. 辅助检查

(1)X 线片:①肿瘤钙化;②局部颅骨增生或破坏;③板障静脉增粗和增多,脑膜动脉沟增粗。

(2)CT:①肿瘤呈圆形或分叶状,边界清晰;②密度均匀,呈等或偏高密度;③增强后密度均匀增高;④瘤内钙化多均匀,但可不规则;⑤局部颅骨可增生或破坏;⑥半数患者在肿瘤附近有不增强的低密度带,提示水肿、囊变。

(3)MRI 特点:①以硬脑膜为其基底,此处也是肿瘤最大直径;②在 T_1W 图像上约 60％呈略高信号,30％呈低信号;在 T_1W 图像上肿瘤呈低至高信号;③在 T_1W 和 T_2W 图像上常可见肿瘤与脑组织之间一低信号界面,代表受压的蛛网膜或静脉丛;④T_2W 图像可清晰显示瘤周水肿;⑤增强后肿瘤密度均匀增高,伴脑膜尾征。

(4)DSA:①瘤血管成熟,动脉期有增粗的小动脉,毛细血管期肿瘤染色,静脉期有粗大静脉包绕肿瘤;②颈外动脉增粗,血流速度加快。

4. 心理-社会因素 了解患者患病后的心理应激反应,家人的关爱程度,家庭成员的关系是否融洽,患者在家庭、工作单位所处的地位。家庭居住环境、工作环境是否存在空气、水源的污染,有无流行病的接触史。家庭的经济状况,支付医疗费用的方式,高额的医疗费用对于患者是否造成巨大的压力。

【护理诊断】

1. 疼痛 与手术创伤有关。

2. 恐惧、焦虑 与疾病引起的不适及担心预后有关。

3. 自理缺陷 与疾病引起的头痛、呕吐及视力下降等有关。

4. 潜在并发症　癫痫、颅内出血、感染。

5. 营养失调,低于机体需要量　与术中机体消耗及术后禁食有关。

6. 清理呼吸道无效　与咳嗽反射减弱或消失或呼吸道梗阻导致呼吸道分泌物积聚有关。

7. 知识缺乏　与患者从未接受过相关知识的教育有关。

【护理目标】

1. 患者疼痛缓解。

2. 患者恐惧、焦虑程度减轻。

3. 患者的基本生活需求得到满足,自理能力逐渐恢复。

4. 患者无并发症发生。

5. 患者营养均衡,供给量等于机体需要量。

6. 保持患者呼吸道通畅。

7. 患者能复述术前的注意及配合的内容。

【护理措施】

1. 术前宣教:指导患者训练在床上进食,在床上使用便器排尿、排便等;预防感冒、发热,保持排便通畅。

2. 观察并记录头痛的部位、性质和程度,头痛剧烈者遵医嘱给予止痛治疗。

3. 有癫痫发作史的患者应按时服药,不可私自停药、减药,以免诱发癫痫大发作。

4. 避免导致颅内压升高的因素,如咳嗽、用力排便、情绪激动、外伤等。如出现神志改变、头痛、呕吐加重等症状,应立即通知医生。

5. 术前准备:①按常规做好开颅手术的准备工作;②术前应备足血源,至少 800ml 以上。

6. 对症护理:①卧床休息,抬高床头 15°～30°,以利颅内静脉回流,降低颅内压。避免导致颅内压增高的因素,如咳嗽、用力排便等。②有癫痫发作史者不可中断服药,癫痫发作时同脑外伤癫痫的处理。③有精神症状者,应加强巡视,防走失、坠床、自伤等。④出现对侧肢体偏瘫,应加强基础护理,勤翻身,防止压疮;同时应加强肢体功能锻炼。⑤观察各种失语的发生及种类、程度,采用多形式沟通。

7. 心理护理:患者因对肿瘤不明确而感到焦虑、恐惧。医护人员应注意沟通,讲解疾病知识,使用药物有效缓解其主要症状和帮助睡眠,鼓励患者交流与活动等,让其逐步改善症状,并配合手术治疗。

二、手术中患者的护理

脑桥小脑角膜瘤切除术。

【麻醉方式】

全身麻醉。

【手术体位】

仰卧位,头圈固定。

【手术步骤及护理配合】

手术步骤	护理配合
1. 局部皮下打水	递 10ml 注射器接 9 号长针,头皮下打水
2. 切开皮肤,皮下组织帽状腱膜	1. 递干纱布按于切口两侧,20 号刀片于耳后发际内做一线形切口,逐层切开皮肤、皮下组织 2. 递头皮夹夹住皮瓣腱膜层出血点,双极电凝及吸引器交替边吸引边止血
3. 分离皮瓣	递 20 号刀片,骨膜剥离子将皮瓣推开,双极电凝止血,头皮拉钩牵开并固定皮瓣
4. 剥离骨膜	递 20 号刀片,骨膜剥离子剥离骨膜,暴露颅骨,递牙镊,组织剪垂直分离颞肌
5. 颅骨钻孔,锯开骨瓣	1. 递气钻,颅骨钻孔,铣刀锯开骨瓣,骨蜡止血,生理盐水冲洗 2. 递骨膜剥离子从两侧翘起骨瓣,生理盐水洗净后用湿纱布包裹并放至稳妥位置
6. 止血,冲洗术野	1. 双极电凝止血,递长条明胶海绵填塞于硬膜与颅骨边缘 2. 生理盐水清洁术野
7. 切开,悬吊硬脑膜	1. 递蚊式钳提夹,11 号刀片切开脑膜,脑膜剪扩大切口 2. 递小圆针 1 号丝线悬吊硬脑膜于骨窗旁软组织,枪状镊夹棉片覆盖,保护脑组织
8. 翻开小脑,显露桥小脑肿瘤	递窄脑压板将小脑半球轻轻牵开以暴露肿瘤,递脑棉片止血
9. 切除肿瘤	递双极电凝,细吸引器分离并吸除肿瘤,或用鼠标钳、显微组织剪切除肿瘤
10. 冲洗,止血	递冲洗球冲洗伤口,吸引器吸净,脑棉片填塞、明胶海绵、止血纱布彻底止血
11. 关闭硬脑膜	递庆大霉素生理盐水冲洗伤口,吸引器吸净,检查无活动出血后,清点用物,递小圆针 1 号丝线缝合硬脑膜
12. 固定骨瓣	递咬骨钳修剪骨瓣,气钻打孔,用颅骨锁或钛板加螺钉固定骨瓣
13. 缝合颞肌筋膜、帽状腱膜、皮下、皮肤,盖伤口	1. 递圆针 4 号丝线逐层间断缝合,递酒精纱球消毒切口周围皮肤 2. 圆针 1 号丝线间断缝合皮下组织,递酒精纱球消毒切口周围皮肤 3. 角针 1 号丝线间断缝合皮肤,递酒精纱球消毒切口周围皮肤,纱布覆盖切口,绷带包扎固定

【巡回护士的配合】
同经蝶垂体腺瘤切除术巡回护士的配合。

三、手术后患者的护理

【护理措施】

1. 病情观察:严密监测生命体征、神志、瞳孔的变化,观察有无癫痫、偏瘫及颅内压增高等症状,发现异常及时通知医生处理。

2. 患者手术后体位视手术部位而异,一般在术后 24 小时内予以去枕平卧位,如麻醉清醒前有烦躁、躁动者可适当予以约束。术后 24 小时后生命体征平稳时,可给予床头抬高 $15°\sim30°$,以利静脉回流。

3. 保持呼吸道通畅，尤其是颅后窝、小脑脑桥脚肿瘤患者因大部分有舌咽、迷走神经损害，咳嗽及舌咽反射减弱或消失，气管内分泌物不能及时排出，极易并发肺炎，也可发生窒息、脑缺氧、脑水肿。应加强呼吸道护理，必要时吸痰。

4. 注意观察肢体活动情况，术后可能发生肢体偏瘫，急性期过后可开始肢体被动按摩，并辅以针刺穴位治疗，以助肢体功能的恢复。

5. 眼部护理：额部手术患者在术后第 2～3 天会出现颜面部水肿，尤以眼周围为著。应加强眼部护理，日间定时滴眼药水，夜间涂眼膏，并用纱布覆盖眼部，必要时可做眼睑缝合。

6. 切口护理：术后留置颅内硬膜外引流管，常于术后 24～48 小时拔除。硬膜外引流管固定于床旁，无菌治疗巾垫于头下，保持敷料的清洁干燥。引流管的高度根据病情及引流情况进行调节，防止过高引流不畅或过低引流过度引起头痛。每日更换引流袋，保持引流管通畅，定时观察引流液的色、量、性状并详细记录，如引流颜色逐渐变红，提示颅内出血，应及时通知医师处理。头部活动时应注意轻、稳，避免引流管脱出、扭曲、受压。防止引流液反流造成颅内感染。

7. 用药护理：根据癫痫发作的类型选择用药，从小剂量开始逐渐加量，以能控制癫痫发作又不至于引起毒性反应的最小剂量为宜。告诉患者抗癫痫药物治疗的原则、药物疗效及不良反应，如肝功能损害等，指导患者遵医嘱坚持长期服药并定期检测肝功能。

8. 营养与休息：术后清醒 6～8 小时可以进半流食，再逐步过渡到普食。较大脑膜瘤切除术后，局部留有较大腔隙时，应避免患侧卧位，防止脑组织移位及脑水肿发生。

【健康教育】

1. 脑膜瘤易复发，应保证足够休息及营养，养成良好的生活习惯。避免各种诱发因素。

2. 进食高热量、高蛋白、富含维生素和纤维素、低脂肪、低胆固醇饮食。忌浓茶、咖啡和刺激性食物。

3. 伤口拆线后，愈合好 2～3 周可洗头，但动作应轻柔；注意保暖，预防感冒。

4. 适当地进行户外活动，保持乐观的情绪，不能急躁，坚持治疗，定期复查，如出现头痛、呕吐、肢体偏瘫，可能是肿瘤复发或残留的肿瘤继续生长，应及时到医院进行检查治疗。

5. 加强自理生活能力的训练，循序渐进地进行肢体功能锻炼，提高生活质量。多与家人交谈，训练自己的语言表达能力，使各项功能恢复到个人健康的最佳水平。

第四节　神经胶质瘤

胶质瘤是神经外胚叶衍化而来的胶质细胞发生的肿瘤，是最常见的颅内恶性肿瘤。发病年龄在 20—50 岁，以 30—40 岁为发病最高峰，男性多见。本类肿瘤包括星形细胞瘤，多形性胶质母细胞瘤，少突胶质细胞瘤，室管膜瘤，髓母细胞瘤，松果体瘤，脉络丛乳头状瘤，胶样囊肿及神经节细胞瘤。临床以手术治疗为主，术后辅以放射治疗、化学药物治疗、免疫治疗等可延缓复发及延长生存期。恶性程度高的肿瘤，常于短期内复发。

一、手术前患者的护理

【护理评估】

1. 健康史　评估患者的健康史，了解有无头痛、呕吐、视盘水肿、癫痫、偏瘫、失语等症状。

2. 临床表现　临床表现为颅压增高症状,如头痛、呕吐、视力减退、复视、癫痫发作和精神症状等;还表现为脑组织受肿瘤的压迫、浸润、破坏所产生的局部症状,造成神经功能的缺失。

3. 辅助检查

(1)CT 和 MRI 扫描:是最有诊断价值的项目,显示肿瘤的部位、性质、大小及与周围组织的关系等。

(2)腰椎穿刺检查:压力大多增高。

(3)脑电图检查:90%可出现异常脑电波,相对良性的星形细胞瘤、少数胶质细胞瘤等主要表现为局限性 δ 纹,有的可见棘波或尖波等癫痫波形。

(4)放射性核素扫描定位诊断:正确率可达 80%以上。如多形性胶质细胞瘤显示放射性核素浓集影像,中间可有由于坏死囊变的低密度区。

4. 心理-社会因素　了解患者患病后的心理应激反应,家人的关爱程度,家庭成员的关系是否融洽,患者在家庭、工作单位所处的地位。家庭居住环境、工作环境是否存在有空气、水源的污染,有无流行病的接触史。家庭的经济状况,支付医疗费用的方式,高额的医疗费用对于患者是否造成巨大的压力。

【护理诊断】

1. 恐惧　与担心疾病预后有关。

2. 意识障碍　与脑损伤、颅内压增高有关。

3. 自理缺陷　与疾病引起的视力下降、视野缺陷及眼球运动障碍有关。

4. 预感性悲哀　与疾病晚期对疾病治疗丧失信心及担心预后有关。

5. 潜在并发症　癫痫。

【护理目标】

1. 患者恐惧、焦虑程度减轻。

2. 意识障碍逐渐减轻。

3. 患者的基本生活需求得到满足,自理能力逐渐恢复。

4. 平稳患者和家属心态,接受疾病的现实。

5. 患者无并发症发生。

【护理措施】

1. 心理护理

(1)胶质瘤往往采取综合性治疗,疗程长,化疗、放疗副作用多,应加强与患者及家属的交流,详细做好健康宣教,使患者、家属积极配合,克服费用、家庭琐事带来的困扰。

(2)对失语的患者应给予安慰和关心,通过对患者的病情观察及文字交流了解其需要,并耐心给予护理。

2. 饮食护理

(1)进食高蛋白、高热量、富营养、易消化的清淡饮食,以提高机体抵抗力和术后组织修复能力。

(2)术前 2 周戒烟酒,避免烟酒刺激呼吸道黏膜,引起上呼吸道感染,使呼吸道分泌物增加而影响手术和麻醉。

(3)术前禁食 10～12 小时,禁饮 6～8 小时,以免麻醉后呕吐造成误吸。

3. 体位护理

（1）术前应保证充足的睡眠，以利于增进食欲，恢复体力，增强机体抵抗力，患者睡眠休息时应尽量减少探视。

（2）颅内压增高患者需绝对卧床休息，卧床时抬高床头15°～30°，以利颅内静脉回流，降低颅内压。避免导致颅内压增高的因素，如咳嗽、用力大便、情绪激动等。无颅内压增高患者可取自由卧位。

（3）有癫痫发作史的患者应按时服药，不可私自停药、减药，以免诱发癫痫大发作，发作时四肢关节处加以保护以防脱臼、骨折，拉好床档，以防坠床。

（4）训练床上大小便，避免术后因不习惯在床上排便而引起便秘、尿潴留。

4. 头痛的护理　头痛是早期常见症状之一。性质多为跳痛、胀痛，呈阵发性或持续性，主要在患侧，多发生于清晨。大多由于肿瘤增长使颅内压逐渐增高所致，注意头痛性质、部位，尽量避免引起颅内压增高的因素，保持环境安静、患者睡眠充足等以利于减轻头痛。

5. 呕吐的护理　呕吐是由于延髓呕吐中枢或迷走神经受刺激所致，常伴发于严重头痛时，一般与饮食无关。应注意呕吐时头偏向一侧，及时清除呕吐物防止窒息。

6. 视盘水肿的护理　视盘水肿为颅内压增高所致，持续颅内压增高可致视神经继发萎缩，视力下降。应给予日常生活照顾，防止摔倒。

7. 癫痫的护理

（1）一般护理：保持环境安静安全，室内热水壶、火炉、锐利器械等应远离患者，避免强光刺激。癫痫发作时应有专人护理，并加以防护，以免坠床及碰伤。间歇期可以下床活动，出现先兆即刻卧床休息。

（2）饮食护理：饮食以清淡为宜，少食辛辣食物，避免过饱，戒除烟、酒。因发作频繁不能进食者，给鼻饲流食，每日应供给12 500kJ（3000kcal）热量。食盐摄入应偏低，限制饮水量，24小时内不得超过1500ml。

（3）症状护理：①抽搐发作时迅速解开衣领、衣扣，头偏向一侧保持呼吸道通畅，及时给氧。尽快地将外裹纱布的压舌板或筷子、毛巾、小布卷等置于患者口腔的一侧上、下臼齿之间，以防咬伤舌和颊部。对抽搐肢体不能用暴力按压，以免骨折、脱臼等。②如有呼吸困难，及时给低流量吸氧，无自主呼吸者应做人工呼吸，必要时行气管切开术。

（4）用药护理：①有些抗癫痫药物对肝、肾功能有损害，如苯巴比妥、苯妥英钠、丙戊酸钠等，在按医嘱服药后，护理人员应观察患者有无药物的不良反应，如有无恶心、呕吐、食欲下降、全身不适、无力、昏睡等，疑有肝受损，应及时抽血检查肝功能。②抗癫痫药物多是工业合成的有机化合物，可在服药后1～2周出现皮疹，以面部较多见，发痒、发红、压之退色；重者可发生变态反应，低热、白细胞减少，甚至出现剥脱性皮炎。对于上述情况应密切观察，及时通知医生处理。③癫痫持续状态治疗时，地西泮10～20mg静脉注射，其速度不超过2mg/min或用100～200mg溶于5%葡萄糖盐水500ml中缓慢静脉滴注，维持12小时。儿童一次静脉注射量为0.25～1mg/kg，一般不超过10mg。地西泮可抑制呼吸，注射时应注意有无呼吸抑制和血压降低情况，在给药的同时，必须保持呼吸道通畅，经常吸引痰液，必要时气管切开，发现换气不足时，行人工呼吸。患者伴有高热时应采取物理降温，血液酸碱度和电解质紊乱要及时纠正，并用甘露醇和呋塞米防治脑水肿，同时还要重视预防和控制感染。

（5）心理护理：癫痫患者常为服药而苦恼，若少服一次药有可能发病，而突然反复发作常使患者无法正常生活和工作，故精神负担加重，患者感到无能为力。护理人员应了解患者的心理状态,有针对性地提供帮助。向患者介绍癫痫疾病的有关知识,让患者面对现实,做好长期同疾病作斗争的思想准备,鼓励患者正确认识疾病,具备良好的心理素质,努力消除诱发因素,以乐观心态接受治疗。

8. 精神障碍的护理　因进行性颅内压增高及脑实质受肿瘤的压迫和破坏可导致精神障碍,肿瘤位于额叶者易出现。患者表现为性格改变、淡漠、言语及活动减少、注意力不集中、记忆力减退、对事物不关心等。应注意采取保护措施,并指导家属不让患者独处及单独外出。

二、手术中患者的护理

大脑半球神经胶质瘤切除术。

【麻醉方式】

全身麻醉。

【手术体位】

仰卧位。

【手术步骤及护理配合】

手术步骤	护理配合
1. 局部皮下打水	递 10ml 注射器接 9 号长针,头皮下打水
2. 切开皮肤,皮下组织帽状腱膜	递干纱布按于切口两侧,20 号刀片根据肿瘤部位确定切口,逐层切开皮肤,皮下组织,递头皮夹夹住皮瓣腱膜层出血点,双极电凝止血
3. 分离皮瓣	递20 号刀片,骨膜剥离子将皮瓣推开,双极电凝止血,头皮拉钩牵开并固定皮瓣
4. 剥离骨膜	递 20 号刀片,骨膜剥离子剥离骨膜,暴露颅骨,递牙锯,组织剪垂直分离颞肌
5. 颅骨钻孔,锯开骨瓣	递气钻,颅骨钻孔,铣刀锯开骨瓣,骨蜡止血,生理盐水冲洗,递骨膜剥离子从两侧撬起骨瓣,生理盐水洗净后用湿纱布包裹并放至稳妥位置
6. 止血,冲洗术野	1. 双极电凝止血,递长条明胶海绵填塞于硬膜与颅骨边缘 2. 生理盐水清洁术野
7. 切开,悬吊硬脑膜	1. 递蚊式提夹,11 号刀片切开脑膜,脑膜剪扩大切口 2. 递小圆针 1 号丝线悬吊硬脑膜,枪状镊夹棉片覆盖,保护脑组织
8. 确定肿瘤位置、大小	递无菌显微镜套协助医生套好显微镜,递 1 号刀片在显微镜套上切一小口,暴露镜头,换无菌手套协助找灰白色或黄白色肿瘤组织,并妥善保留肿瘤组织
9. 切开蛛网膜	递脑压板轻轻牵开,脑棉片保护脑组织,递双极电凝,神经剥离子显露肿瘤,电凝切除肿瘤血管
10. 切除肿瘤	递双极电凝瘤体,神经纤维剪切除肿瘤钙化处及其囊壁
11. 充分止血	递脑棉片、明胶海绵、止血纱布彻底止血
12. 关闭硬脑膜	递庆大霉素生理盐水冲洗伤口,吸引器吸净,检查无活动出血后,清点用物,递小圆针 1 号丝线缝合硬脑膜
13. 固定骨瓣	递咬骨钳修剪骨瓣,气钻打孔,用颅骨锁或钛板加螺钉圈定骨瓣

【巡回护士的配合】

同经蝶垂体腺瘤切除术巡回护士的配合。

三、手术后患者的护理

【护理措施】

1. 心理护理

(1)了解患者的心理状态,针对存在的心理问题,给予心理疏导和精神上的安慰,耐心讲解疾病的有关知识,稳定患者的情绪,鼓励患者增强战胜疾病的信心,使之积极配合治疗。

(2)保护性医疗措施:在严格执行医疗保护制度的前提下,对一些心理适应能力较差、反应敏感者,应重视患者主观感受,在护患沟通时认真倾听、耐心解释、态度可亲,给患者以心理安慰,取得患者的信任与合作。

2. 饮食护理

(1)麻醉清醒后 6 小时,无吞咽障碍即可进食少量流质饮食。

(2)术后早期胃肠功能未完全恢复,尽量少进牛奶、糖类食物,防止其消化时产气过多,引起肠胀气。以后逐渐过渡到高热量、高蛋白、富营养、易消化饮食。

3. 体位护理

(1)麻醉未清醒前去枕平卧,头偏向健侧,以防呕吐物吸入呼吸道。

(2)清醒后血压平稳者,抬高床头 15°～30°,以利颅内静脉回流。

(3)较大肿瘤切除术后,局部留有较大腔隙时,应禁患侧卧位,以防脑组织移位及脑水肿发生。

4. 精神症状的护理 患者对外界反应较为敏感,在交谈中态度要诚恳、和蔼,做好耐心、细致的解释,以建立良好的护患关系。患者兴奋、狂躁时避免环境不良的刺激,如保持病室安静,安排陪护,同时加强巡视,并指导陪护注意安全防护措施,防止患者自伤及伤人。

5. 营养不良的护理 营养不良和水电解质紊乱是由于颅内压增高引起频繁呕吐与脱水治疗所致。营养不良降低患者对手术的耐受力,并影响组织的修复,从而使手术的危险性增加。因此,手术前后应指导患者进食营养丰富、易消化的高蛋白、高热量饮食如鸡、鱼等,必要时静脉补充营养液,如静脉滴注脂肪乳剂和复方氨基酸。

6. 化疗反应的护理 术后行化学药物治疗应注意:①静脉滴注依托泊苷时可抑制骨髓、引起低血压,要注意治疗前后查血常规,静脉滴注时监测血压。②服用司莫司汀有胃肠道反应,应指导患者饭后服药,并加强观察,饮食以易消化、无刺激食物为宜。

7. 管道护理 需在颅内置放管道行放疗者,除操作者严格无菌操作及管道消毒外,应保持置管的密闭性,防止感染;指导患者勿牵拉管道,防止滑脱。

(1)气管插管:①应随时吸痰,保持呼吸道通畅。②预防和减轻拔管后喉头水肿,予以生理盐水 20ml＋糜蛋白酶 5mg 雾化吸入,每日 2 次。

(2)创腔引流管:引流袋内口应低于引流管出口位置,以免逆行感染;适当制动头部,防止引流管扭曲、脱出,注意引流管是否通畅,观察量、颜色并记录;引流管一般术后第 3 日即拔管,以免引起感染。注意伤口渗血、渗液,一旦发现头部伤口渗湿,应及时报告医生处理。

(3)留置导尿管:①原则上应尽早拔除导尿管。②留置导尿管期间以 0.1%苯扎溴铵溶液消毒尿道口,2 次/天。③神清合作者先夹管 3～4 小时,患者有尿意即可拔管。④如为气囊导尿管,拔管时需先放气囊,以免损伤尿道。

8. **放射治疗的护理**

(1)延迟性颅内高压:放射治疗引起颅内压增高是因为治疗对周围正常脑组织损害而产生脑水肿,比肿瘤切除后颅内压增高发生时间晚。肿瘤切除术后,脑水肿常在术后 3～4 日出现,而放疗后的患者,产生脑水肿常在术后 8～10 日发生,3～4 周后缓慢消失。①应注意观察患者是否有头痛、呕吐等颅内高压表现。②遵医嘱使用脱水疗法,时间相应延长,应注意有计划地安排输液,妥善保护外周静脉,以保证脱水治疗计划的实施。

(2)伤口灼痛:放疗患者切口无红肿,但有头皮肿胀感,甚至疼痛难以忍受,是因为头皮放射性损伤所致。在排除颅内压增高的情况下,应主动关心患者,遵医嘱定时给予止痛药。

(3)伤口愈合不良:伤口周围皮肤血供变差、愈合不佳,伤口易感染,甚至出现脑脊液漏,是因为放射线对组织损伤所致。应保持伤口敷料干燥固定,包扎不宜过紧,并注意防止伤口受压,遵医嘱合理使用抗生素。

(4)视力下降:视力下降是由于颅内压增高持续时间长,压迫视神经或放射线对视神经的损伤。护理上注意观察患者视力情况,与术前对比;遵医嘱早期采用降颅内压措施,以减轻视神经受压与损伤。

9. **潜在并发症的护理**

(1)神经功能缺失:由于肿瘤压迫或手术中牵拉可引起肢体活动障碍等神经功能缺失,应遵医嘱服用促进神经功能恢复的药物,并进行辅助治疗(如高压氧、针灸、理疗等)。

(2)肺部感染:多发生于术后 1 周左右,如未能及时控制可因高热及呼吸功能障碍导致或加重脑水肿,甚至发生脑疝。应合理使用抗生素;鼓励患者咳嗽排痰,以增加肺活量并随时清除口鼻腔分泌物,保持呼吸道通畅;对咳嗽反射减弱或消失,痰多且黏稠不易抽吸的患者,吸痰前先行雾化吸入;$SPO_2 < 90\%$的患者,应做气管切开。

(3)颅内出血:多发生在术后 24～48 小时,患者往往有意识改变,表现为意识清楚后又逐渐嗜睡、反应迟钝甚至昏迷,同时伴有瞳孔及生命体征的变化,有视物不清、视野缺损等。应严密观察,避免增高颅内压的因素,一旦发现患者有颅内出血的征象应及时报告医生,并做好再次手术止血的准备。

(4)失语:①遵医嘱使用促脑功能恢复的药物。②进行语言、智力训练,促进康复。③语言训练时从教发单音节开始,由简单到复杂、循序渐进、发声练习多次重复进行。④智力训练从数数训练开始,不可急于求成。

(5)脑水肿:由于肿瘤长期压迫脑组织,术后脑组织灌注压增加,易发生反应性脑水肿,可抬高床头 15°～30°,利于脑部静脉回流。遵医嘱按时足量使用脱水药,并准确记录尿量,控制输液量及输液速度,避免加重脑水肿。

(6)消化道出血:消化道出血是脑部术后常见的并发症,严格观察并记录消化道是否有出血及出血量,遵医嘱用药预防消化道出血的发生。遵医嘱指导患者进食,清醒的患者,术后 6 小时可给予少量温开水,无呕吐者可少量多餐。术后 3 天未清醒可鼻饲流质饮食,以减轻胃酸对胃黏膜的刺激,减少消化道出血的发生。

【健康教育】

1. **心理护理**　患者在住院期间受到医护人员全方位的治疗、护理和照顾,易产生依赖心理,但出院后,观察病情和自理生活要靠自己,在取得家属的密切配合下,必须进行心理调整,主动适应术后生活;保持积极、乐观的心态,积极自理个人生活。

2. **饮食护理**　进食下列饮食以增强机体的抵抗力,促进康复:①进食高热量、高蛋白(鱼、肉、鸡、蛋、牛奶、豆浆等)、富含纤维素(韭菜、麦糊、芹菜等)、维生素丰富(新鲜蔬菜、水果)、低脂肪、低胆固醇饮食。②少食动物脂肪、腌制品。③限制烟酒、浓茶、咖啡、辛辣等刺激性食物。

3. **药物护理**　遵医嘱按时、按量服药,不可突然停药、改药及增减药量(尤其是抗癫痫、抗炎、脱水及激素治疗),以免加重病情。

4. **康复护理**

(1)适当休息 1～3 个月后可恢复一般体力活动。

(2)坚持体能锻炼(如散步、太极拳等),劳逸结合,避免过度劳累。

(3)肢体活动障碍者,加强肢体功能锻炼:①瘫痪肢体应保持功能位置,防止足下垂。②按摩、理疗患肢,针灸疗法,2 次/天。③练习行走,以减轻功能障碍,防止肌肉萎缩。

(4)指导家属经常鼓励患者树立信心,保持情绪稳定;鼓励适当参加社会活动,消除思想顾虑。但行动不便者需有人陪伴,防止跌伤。

(5)保持个人卫生,每日开窗通风,保持室内空气清新。

5. **特别护理指导**

(1)癫痫:宜进食清淡饮食,避免过饱;不宜单独外出、登高、游泳、驾驶车辆及高空作业;随身带有疾病卡(注明姓名、诊断);发作时就地平卧,头偏向一侧,解开衣领及裤带,上、下齿间放置手帕类物品,不强行按压肢体,不喂水和食物;坚持服抗癫痫药 2 年以上。按时应用脱水药物,防止脑水肿,降低颅内压,保持呼吸道通畅。

(2)意识障碍:预防压疮(定时翻身按摩,在骨突处垫软枕,有条件可卧气垫床);保持皮肤、口腔、会阴部清洁,留置胃管者,管喂流食 6～7 次/天,加强营养供给,活动肢体大小关节 2～3 次/天,每次 30 分钟。

(3)神经功能缺损:患者可进行辅助治疗(如高压氧、针灸、理疗、按摩、中医药、助听器等)。

(4)复查:术后 3 个月复查,并行化疗一疗程,化疗前后检查血常规,以了解化疗药物对骨髓造血功能抑制程度。

6. **出现以下症状及时就诊**　①原有症状加重;②头痛、头晕、恶心、呕吐;③抽搐;④不明原因持续高热;⑤肢体乏力、麻木;⑥手术部位发红、积液、渗液等。

第五节　听神经瘤

听神经瘤发生于听神经的前庭段,少数发生于该神经的耳蜗部,随着肿瘤生长变大,压迫脑桥外侧面和小脑前缘,充满于小脑脑桥角凹内,大多数为单侧性,少数为双侧性,可行听神经瘤切除术。

一、手术前患者的护理

【护理评估】

1. **健康史**　评估患者的家庭史、健康史、过敏史、用药史,询问患者是否有颅脑外伤和病毒感染史。

2. **临床表现**

（1）耳鸣或发作性眩晕：耳鸣多为首发症状，继而出现一侧听力进行性减退、失聪。

（2）同侧角膜反射减退或消失：继听力减退之后，常伴一侧面部麻木和角膜反射减退或消失。

（3）小脑症状：眼球水平震颤，向病侧注视更为明显，肢体肌张力减低，共济障碍。

（4）后组脑神经麻痹：进食呛咳、咽反射消失、声音嘶哑等。

（5）锥体束征：常为病变同侧肢体无力、反射亢进和病理征。

（6）其他：高颅内压症状、面瘫。

3. 辅助检查　诊断首选 MRI 或 CT 等影像学检查，如患侧残留有听力时，可行听力测定及耳科学检查。

4. 心理-社会因素　了解患者患病后的心理应激反应，家人的关爱程度，家庭成员的关系是否融洽，患者在家庭、工作单位所处的地位。家庭居住环境、工作环境是否存在空气、水源的污染，有无流行病的接触史。家庭的经济状况，支付医疗费用的方式，高额的医疗费用对于患者是否造成巨大的压力。

【护理诊断】

1. 舒适的改变　与耳鸣或发作性眩晕有关。

2. 潜在并发症　角膜溃疡与角膜反射减退或消失有关。

3. 知识缺乏　缺乏疾病相关知识。

4. 有窒息的危险　与疾病引起的呕吐、饮水呛咳有关。

5. 焦虑/恐惧　与患者担心疾病预后有关。

6. 自我形象紊乱　与面肌瘫痪、口角歪斜有关。

【护理目标】

1. 患者耳鸣、发作性眩晕症状缓解。能运用有效的方法缓解耳鸣、眩晕。

2. 患者无并发症的发生。

3. 了解疾病相关知识，明确手术目的。

4. 呼吸道通畅，无缺氧征象，血氧饱和度≥95％，血气指标正常，无窒息、误吸发生。

5. 患者恐惧、焦虑程度减轻。

6. 能正确认识现存的身体外表改变，能使用恰当的应对机制。

【护理措施】

1. 术前适应性训练　练习在床上使用便器排便行为，保持排便通畅，协助练习轴线翻身。训练患者做深呼吸运动及有效咳嗽排痰。

2. 营养护理　给予高热量、高蛋白质、高维生素、低脂肪、易消化的糊状食物，加强营养，提高手术耐受力。

3. 对症护理　①观察患者呼吸及意识变化，嘱其卧床，限制头部的剧烈运动；②了解患者听力情况，使用多种交流方式与患者交流；③有神经麻痹者注意饮食、饮水、洗澡水的温度，预防烫伤；对于动作不协调、头晕、平衡障碍的患者尽量卧床休息，防止跌倒，做好安全防范措施。

4. 心理护理　加强沟通，给患者讲解疾病知识，缓解手术带来的焦虑和担忧。

二、手术中患者的护理

听神经瘤切除术。

【麻醉方式】

全身麻醉。

【手术体位】

仰卧位,三钉头架固定。

【手术步骤及护理配合】

手术步骤	护理配合
1. 切开患侧乳突后,直达枕骨	递20号刀片由项上线5cm倒钩切口,干纱布,双极电烧止血,中弯血管钳分离
2. 局部皮下打水	递10ml注射器接9号长针,头皮下打水
3. 切开皮肤,皮下组织帽状腱膜	递干纱布按于切口两侧,20号刀片于额颞部做一切口,逐层切开皮肤、皮下组织,递头皮夹夹住皮瓣腱膜层出血点,双极电凝止血
4. 分离皮瓣	递20号刀片,骨膜剥离子将皮瓣推开,双极电凝止血,头皮拉钩牵开并固定皮瓣
5. 剥离骨膜	递20号刀片,骨膜剥离子剥离骨膜,暴露颅骨,递牙镊,组织剪垂直分离颞肌
6. 开颅	递气钻,颅骨钻孔,视肿瘤大小扩大骨窗,骨蜡止血,生理盐水冲洗;递骨膜剥离子从两侧撬起骨瓣,生理盐水洗净后用湿纱布包裹并放至稳妥位置
7. 切开硬脑膜	双极电凝止血,1号丝线悬吊牵开,递长条明胶海绵填塞于硬膜与颅骨边缘;生理盐水清洁术野
8. 小脑脑桥探查	必要时用显微镜寻找灰褐色或紫色肿瘤
9. 切除肿瘤	递双极电凝肿瘤包膜,用细吸引器、活检钳、显微剪切除瘤体组织
10. 游离面神经,破坏瘤组织	面神经靠近内耳处,勿损伤。保留瘤组织,并注意无瘤操作
11. 仔细止血,关闭硬脑膜	递庆大霉素生理盐水冲洗伤口,吸引器吸净,检查无活动出血后,清点用物,递小圆针1号丝线缝合硬脑膜
12. 固定骨瓣	递咬骨钳修剪骨瓣,气钻打孔,用颅骨锁或铁板加螺钉固定骨瓣
13. 缝合颞肌筋膜、帽状腱膜、皮下、皮肤,盖伤口	递圆针4号丝线逐层间断缝合,递酒精纱球消毒切口周围皮肤;圆针1号丝线间断缝合皮下组织,递酒精纱球消毒切口周围皮肤;角针1号丝线间断缝合皮肤,递酒精纱球消毒切口周围皮肤,纱布覆盖切口,绷带包扎固定

【巡回护士的配合】

同经蝶垂体腺瘤切除术巡回护士的配合。

三、手术后患者的护理

【护理措施】

1. 病情观察　手术会直接或间接影响脑干功能,术后出现呼吸、心率、血压改变及意识障碍等。术后应观察患者意识、瞳孔等神经系统体征及生命体征变化。定期观察患者听力、饮水呛咳等情况。

2．**呼吸道护理**　后组脑神经损伤患者因咳嗽反射、吞咽反射减弱易引起误吸，排痰困难造成呼吸道和肺部并发症。及时评估咳嗽、吞咽情况，并定时翻身、叩背，鼓励患者咳嗽咳痰。若排痰不畅应及时吸出呼吸道分泌物，同时给予呼吸道雾化吸入，必要时行气管切开。

3．**心理护理**　术后脑神经损伤修复过程漫长，患者容易因单侧面瘫而产生烦躁、焦虑等情绪，护士应与患者多沟通交流，进行知识宣教，取得患者的积极配合。

4．**基础护理**　对生活不能自理患者，护士要主动给予生活护理，如翻身、喂食、排尿、排便护理等，加强口腔护理，防止继发感染。

【健康教育】

1．嘱患者加强营养，进食高热量、高蛋白、富含纤维素、维生素饮食，避免食用过硬或易致误咽的食物，不用吸管进食、饮水，以免误入气管引起呛咳、窒息。

2．合并神经功能缺损的患者，术后 6～12 个月可有部分恢复，可选择必要的辅助治疗，如针灸、理疗、中医药等。

3．听力障碍的患者尽量不单独外出，以免发生意外，必要时可配备助听器。

4．步态不稳者应进行平衡功能训练，外出需有人陪同，防止摔伤。

5．眼睑闭合不全患者外出时需佩戴墨镜或眼罩保护，夜间睡觉时用干净毛巾覆盖或涂眼膏，以免眼睛干燥。

6．有面瘫、声音嘶哑而产生悲观心理的患者，家属及朋友应安慰、开导，鼓励其参加社会活动。

7．术后 3～6 个月门诊复查。

第 19 章

椎管内肿瘤围手术期护理

椎管内肿瘤又称脊髓肿瘤,是指发生于脊髓本身和椎管内与脊髓邻近组织的原发性或转移性肿瘤,发生率仅为颅内肿瘤的 1/10。可发生于任何年龄,以 20－50 岁多见;除脊膜瘤外,男性多于女性。肿瘤发生于自颈髓到马尾的任何节段,以胸段者最多,颈、腰段次之。根据肿瘤与硬脊膜及脊髓的关系,分为髓外硬脊膜下、硬脊膜外和髓内肿瘤 3 类,以髓外硬脊膜下肿瘤最常见,占椎管内肿瘤的 65％～70％,多为良性。手术切除椎管内肿瘤是唯一有效的治疗手段,恶性椎管内肿瘤经手术大部切除并作充分减压后辅以放疗,可使病情得到一定程度的缓解。

一、手术前患者的护理

【护理评估】

1. 健康史　评估患者既往有无癫痫发作、家庭史、健康史、过敏史、用药史。询问患者是否有颅脑外伤和病毒感染史。

2. 临床表现　随肿瘤增大,脊髓和神经根受到进行性压迫和损害,临床表现分为 3 期。

(1)刺激期:属早期,肿瘤较小。主要表现相应结构的刺激症状,其最常见症状为神经根痛,疼痛部位固定且沿神经根分布区域扩散,咳嗽、打喷嚏和用力排便时加重,部分患者可出现夜间痛和平卧痛。

(2)脊髓部分受压期:肿瘤增大直接压迫脊髓,出现脊髓传导束受压症状,表现为受压平面以下肢体的运动和感觉障碍。

(3)脊髓瘫痪期:脊髓功能因肿瘤长期压迫而完全丧失,表现为压迫平面以下的运动、感觉和括约肌功能完全丧失,直至完全瘫痪。

3. 辅助检查

(1)腰穿及脑脊液检查:①压力常较正常为低。②颜色改变:呈黄色,肿瘤部位愈低,颜色越深。③蛋白增加:完全阻塞、梗阻部位愈低、肿瘤位于硬脊膜内者,蛋白含量愈增高。脑脊液蛋白含量增高,而脑脊液细胞计数正常,即所谓蛋白细胞分离现象,是诊断脊髓瘤的重要依据。

(2)X 线片检查:椎弓根间距增宽,椎间孔扩大,椎体变形、破坏及肿块。

(3)脊髓造影:可以确定肿瘤平面与脊膜和硬脊髓的关系。

(4)CT 检查:脊髓明显局限性增粗,对称性或非对称性;瘤组织多呈等密度。

(5)MRI 检查:可清晰显示肿瘤的形态、大小及与邻近结构的关系,其信号依肿瘤的性质不同而变化。

4. 心理-社会因素　了解患者患病后的心理应激反应,家人的关爱程度,家庭成员的关系是否融洽,患者在家庭、工作单位所处的地位。家庭居住环境、工作环境是否存在空气、水源的污染,有无流行病的接触史。家庭的经济状况,支付医疗费用的方式,高额的医疗费用对于患者是否造成巨大的压力。

【护理诊断】

1. 低效型呼吸型态　与脊髓损伤造成呼吸肌麻痹有关。

2. 清理呼吸道低效　与呼吸肌无力及气管切开有关。

3. 有失用综合征的危险　与肢体瘫痪,神经功能障碍有关。

4. 躯体移动障碍　与肌无力、肢体瘫痪有关。

5. 有皮肤完整性受损的危险　与长期卧床、神经功能障碍有关。

6. 有感染的危险　与长期卧床、留置尿管及气管切开有关。

7. 有外伤的危险　与肢体瘫痪,神经功能障碍有关。

8. 体温过高　与手术创伤有关。

9. 急性疼痛　与肿瘤压迫脊髓、神经有关。

10. 语言沟通障碍　与气管切开有关。

11. 自理能力缺陷或部分缺陷　与肢体瘫痪有关。

12. 腹胀　与脊髓损伤有关。

13. 有营养失调、低于机体需要量的危险　与长期卧床、鼻饲有关。

14. 焦虑　与担心疾病预后有关。

15. 知识缺乏　与缺乏手术前后相关的知识有关。

【护理目标】

1. 患者不发生组织缺氧或二氧化碳潴留。

2. 有效清除呼吸道分泌物,保持呼吸道通畅。

3. 患者不发生关节僵直,肌肉萎缩。

4. 患者家属能认识翻身及活动关节的意义,不发生关节僵直及失用性肌萎缩。

5. 保持患者皮肤的完整性。

6. 患者不发生感染。

7. 患者不发生意外受伤。

8. 患者不发生高热导致的并发症。

9. 患者疼痛时得到及时处理。

10. 和患者建立有效的沟通方式。

11. 患者卧床期间生活需要能够得到满足。

12. 患者腹胀时得到及时的妥善处理。

13. 患者的营养状况良好。

14. 患者能对疾病有所了解,焦虑减至最低。

15. 患者能配合完成各项术前检查,对疾病和手术有所了解。

【护理措施】

1. 心理护理　由于疼痛、感觉障碍、肢体活动受限或大小便障碍等,患者承受躯体和心理痛苦,产生悲观心理。①应主动关心患者、耐心倾听患者的主观感受、协助患者的日常生活。②介绍手术经过及术后康复的病例,鼓励其以乐观的心态配合治疗与护理。向患者及家属介绍疾病的相关知识、手术的配合及注意事项,解除紧张、恐惧心理。③遵医嘱使用镇痛药物促进睡眠,增进食欲,提高机体抵抗力。

2. 饮食护理　术前1~2日进流质或半流质饮食,减少粪便形成,避免手术区因麻醉后肛门括约肌松弛被大便污染。手术前晚及术日晨各行清洁灌肠1次。

3. 体位护理　睡硬板床适当休息,保证充足的睡眠,以增进食欲,提高机体抵抗力;训练床上大小便;肢体活动障碍者勿单独外出,以免摔倒。

4. 症状护理

(1)呼吸困难:密切注意呼吸情况,呼吸费力,节律不齐等表现提示高位颈髓肿瘤,使膈肌麻痹。①应备气管切开包和呼吸机于床旁。②遵医嘱输氧。③指导并鼓励患者有意识地深呼吸,保持呼吸次数12/min,防止呼吸停止。

(2)瘫痪:瘫痪是因脊髓损伤所致,表现为损伤平面以下感觉、运动障碍和被动体位。护理上要预防压疮发生;保持大小便通畅;鼓励和指导患者最大限度地自理部分生活;指导患者功能锻炼,改善肢体营养,防止肌肉萎缩。

(3)疼痛:了解并避免加重患者疼痛的因素,如协助患者采取适当的体位,减少神经根刺激;或指导患者掌握放松的要领,分散注意力;必要时给予镇痛药物。

(4)感觉异常:嘱其勿擅自使用热水袋、冰袋,防止烫伤、冻伤。

(5)尿失禁:给予留置导尿管,便秘者给予缓泻药,腹胀严重者给予肛管排气,注意保持会阴部的清洁。

5. 术前准备

(1)指导术前晚排空粪便,必要时给予缓泻药或开塞露。

(2)术前训练:术前排尿及排便适应性训练,对于高颈段肿瘤患者应侧重机械通气的配合,指导有效咳嗽、排痰、颈部制动及轴线翻身的技巧;腰膨大肿瘤患者应侧重手术体位训练(俯卧位)、括约肌功能的训练(排尿、排便的控制)。

二、手术中患者的护理

椎管内肿瘤切除术。

【麻醉方式】

全身麻醉。

【手术体位】

仰卧位。

【手术步骤及护理配合】

手术步骤	护理配合
1. 切开皮肤、皮下组织、筋膜,显露棘上韧带	递20号刀片沿后背正中线做纵切口,干纱布保护切口两侧,电烧依次切开,银夹钳夹闭或双极电凝烧灼切口两旁的血管
2. 切开棘上韧带,显露、切除椎板	递骨膜剥离子分离椎旁肌,递电烧沿棘突正中切开棘间韧带,11号尖刀切开黄韧带,递骨膜剥离子在椎板下分离硬脊膜,用椎板咬骨钳咬除椎板,逐渐扩大显露,椎板切面渗面应用骨蜡止血
3. 切并硬脊膜,暴露肿瘤	递11号尖刀切一小口,递精细脑膜剪扩大切口,小圆针细丝线悬吊硬膜

（续　表）

手术步骤	护理配合
4. 分离、切除肿瘤	递脑压板轻轻牵开脊髓,用剥离子分离出肿瘤边缘与脊髓的分界后,速双极电凝烧灼后,显微组织剪剪断,圈镊取出肿瘤
5. 止血,冲洗伤口	用小脑棉片和明胶海绵填塞止血后,递冲洗球吸庆大霉素生理盐水冲洗伤口,吸引器吸净,清点物品
6. 缝合硬脊膜	递平镊,小圆针细丝线缝合硬脊膜
7. 缝合肌层	递圆针 7 号丝线缝合肌层
8. 缝合皮下、皮肤,盖纱布	递酒精纱球消毒周围皮肤,递圆针 1 号丝线依次缝合皮下组织、皮肤后,酒精纱球消毒,干纱布覆盖切口

【巡回护士的配合】

同经蝶垂体腺瘤切除术巡回护士的配合。

三、手术后患者的护理

【护理措施】

1. 心理护理　术后麻醉反应、手术创伤,伤口疼痛及脑水肿,使患者出现呕吐等表现,加之伤口引流管、导尿管、静脉输液等各种管道限制了患者的躯体活动,使患者产生孤独、恐惧的心理反应。

（1）及时了解患者的孤独、恐惧心理。

（2）指导患者正确配合,如呕吐时头偏向一侧,排出呕吐物,不可吞下呕吐物,避免呕吐物进入气管或反流入胃内加重呕吐。

（3）术后早期安排家人或亲友探视,必要时陪护患者,指导其亲友鼓励、安慰患者,分担患者的痛苦,使之消除孤独感。

（4）减少插管、穿刺等物理刺激给患者造成的恐惧,并宣教各种管道的自我保护法。

2. 饮食护理　腰骶部肿瘤术后肛门排气后方可进食少量流质饮食,以后逐渐加量。给予高蛋白、高能量、易消化多纤维的食物,补充维生素及水分,以促进机体康复。

3. 体位护理

（1）睡硬板床以保持脊柱的功能位置。

（2）术毕平卧 4～6 小时后按时翻身。呈卷席样翻身,保持颈、躯干在同一个水平,防止扭转造成损伤,受压部进行按摩。翻身时动作须轻柔、协调,杜绝强行的拖拉动作,减轻伤口疼痛,保持床单平整、干燥清洁;防止继发损伤。

（3）慎用热水袋,因患者皮肤感觉障碍,易导致烫伤。

（4）颈部手术者用沙袋置头部两侧,输氧并注意呼吸情况。腰部手术者用平枕置于腰部,并检查患侧瘫痪肢体运动感觉恢复情况。

4. 症状护理

（1）呼吸困难:密切注意呼吸情况,呼吸费力,节律不齐等表现提示高位颈髓肿瘤,使膈肌麻痹。①应备气管切开包和呼吸机于床旁。②遵医嘱输氧。③指导并鼓励患者有意识地深呼吸,保持呼吸次数 12/min,防止呼吸停止。

(2)便秘:便秘是由于脊髓损伤使神经功能障碍、卧床、进食不当、不适应床上排便等因素所致。促进肠蠕动的护理措施有:①合理进食,增加纤维素、水果摄入,补充足够水分。②指导并教会患者顺肠蠕动方向自右下腹-右上腹-上腹-左上腹-左下腹由轻而重,再由重而轻按摩腹部。③指导患者病情允许时活动肢体及做收腹活动。④督促患者养成定时排便的习惯。⑤必要时用润滑剂、缓泻剂通便、灌肠等方法解除便秘。

(3)压疮:压疮发生与截瘫平面以下失去知觉,骨突起处皮肤持续受压有关:①勤翻身,防止局部长时间受压。②常按摩骨突部位,以改善局部血液循环。③加强支持疗法,包括增加蛋白质和维生素摄入量,适量输血,调整水电解质平衡,增强受压局部的抵抗力。

5. 留置导尿管护理

(1)尿道口每日用 1∶1000 苯扎溴铵清洗消毒,女性患者月经期随时保持会阴部清洁。

(2)不长期开放导尿管,避免膀胱挛缩。

(3)训练膀胱功能,每 4 小时开放 1 次,每次 30 分钟。

(4)膀胱高度充盈时不能完全排空膀胱,避免膀胱内压力突然降低而引起充血性出血。

(5)使用气囊导尿管者每 2～3 周更换一次导尿管,并注意无菌操作。

(6)怀疑有泌尿系感染时,以 1∶5000 呋喃西林 250ml 膀胱冲洗,2 次/天,冲洗前排空膀胱,冲洗后保留 30 分钟再开放。

(7)对尿失禁男性患者用男式接尿器或尿袋接尿,女性患者可用接尿器。

6. 潜在并发症的观察及护理

(1)感染:感染常与腰骶部肿瘤术后大小便失禁、伤口污染、留置导尿管和引流管等因素有关。护理上要注意:①术前晚、术晨灌肠后应指导患者彻底排尽肠道粪便,以防止术中排便污染术区。②骶部手术患者,术后 3 日内给予流质饮食,以减少术后大便污染的机会。③大小便污染、渗湿后及时更换敷料,保持伤口敷料干燥。

(2)腹胀:患者常因术后胃肠功能紊乱、弛缓性肠麻痹而出现腹胀。应指导患者排气后即可进半流质饮食,少量多餐,促进胃肠功能恢复。在病情允许的情况下指导患者在床上或下床活动,促进肠蠕动。腹胀严重者可遵医嘱给予肛管排气或胃肠减压。

(3)脑脊液漏:严密观察引流液的颜色、性状和量,保持引流管通畅并固定良好,严格无菌操作。一旦发现脑脊液漏,应嘱患者绝对卧床,床头抬高 30°,避免剧烈咳嗽或打喷嚏,保持排便通畅,避免用力排便。适当应用祛痰、止咳药物。

(4)脊髓压迫症:表现为患者麻醉清醒后主诉背部及四肢疼痛难忍,烦躁不安或感觉平面上升,双下肢瘫痪加重。应密切观察术后伤口及四肢运动情况,如有异常及时通知医生处理。疼痛剧烈的患者要注意观察疼痛的性质、持续时间。定时给予轴式翻身,动作轻柔,术后佩戴颈托、腰围以保护脊椎,避免脊神经受损和预防呼吸窒迫。

(5)失用性肌萎缩和骨、关节的强直、足下垂:截瘫患者应保持肢体的功能位,尽早功能锻炼。

【健康教育】

1. 饮食指导 合理进食以提高机体抵抗力,保持大小便通畅,促进疾病康复。

(1)多进食高热量、高蛋白(鱼、肉、鸡、蛋、牛奶、豆浆等)、富含纤维素(韭菜、麦糊、芹菜等)、维生素丰富(新鲜蔬菜、水果)饮食。

（2）应限制烟酒、浓茶、咖啡、辛辣等刺激性食物。

2. 康复指导

（1）出院时戴有颈托、腰托者,应注意翻身时保持头、颈、躯干一致,翻身时呈卷席样,以免脊柱扭曲引起损伤。

（2）肢体运动感觉障碍者,加强功能锻炼,保持肢体功能位置,用"L"形夹板固定脚踝部以防止足下垂。必要时行辅助治疗,如高压氧、针灸、理疗、按摩、中医药等帮助功能恢复。下肢运动障碍者尽量避免单独外出,以免发生摔伤等意外。

（3）截瘫患者应正视现实,树立生活的信心;学会使用轮椅,并尽早参与社会生活及从事力所能及的活动。

（4）卧床者应预防压疮发生。方法为:定时翻身、按摩(每 2 小时 1 次),保持床上被服干燥、整洁、柔软,体瘦者骨突处垫软垫或柔软衣物、枕头等,防止皮肤破损。

3. 药物指导　嘱患者要遵医嘱按时、按量服药。

4. 及时就诊指征

（1）原有症状加重。

（2）手术部位发红、积液、渗液等。

5. 特别护理指导

（1）保持大便通畅:便秘者可口服果导、番泻叶等药物导泻,或使用开塞露塞肛。大便失禁者,应及时更换污染衣服,注意保持肛周会阴部皮肤清洁、干燥,可涂用湿润烧伤膏或麻油等保护肛周皮肤。

（2）留置导尿管:每日清洗消毒尿道口 2 次,引流袋每日更换,导尿管应每周更换,注意引流袋低于膀胱位置,防止逆行感染。留置尿管期间定时夹闭开放尿管,锻炼膀胱收缩功能。

（3）复查:告知患者定期门诊复查。

第 20 章

脑血管疾病围手术期护理

第一节 颅内动脉瘤

颅内动脉瘤是指颅内动脉管壁上的异常膨出部分,多呈囊状,少数呈梭状或蛇状盘曲。好发于组成颅底 Willis 动脉环的大动脉分支或分叉部,由于这些动脉都位于颅底的脑池中,所以动脉瘤破裂出血后,血液流入蛛网膜下腔,常引起自发性蛛网膜下腔出血(subarachnoid hemorrhage,SAH)。手术是最根本的治疗方法,可行开颅动脉瘤夹闭术或颅内动脉瘤介入栓塞术。

一、手术前患者的护理

【护理评估】

1. 健康史　询问患者既往是否患有原发性高血压、糖尿病、心脏病等慢性病及肝炎、结核等传染性疾病。是否有手术、外伤及住院史,有无药物、食物的过敏史。患者家族成员中有无患有同类疾病的人员。

2. 临床表现

(1)前驱症状:有头痛、单侧眼眶或球后痛伴动眼神经麻痹、恶心、呕吐、头晕等。

(2)典型表现:为动脉瘤破裂出血引起蛛网膜下腔出血的症状,此外约 20% 患者出现癫痫大发作。①头痛:见于大多数患者,表现为骤发劈裂般剧痛,可向肩、颈、腰背和下肢延伸。②恶心、呕吐:可伴面色苍白、出冷汗。③意识障碍:见于半数以上患者,可短暂意识模糊至深度昏迷。少数患者无意识改变、畏光、淡漠等。④癫痫:见于 20% 患者,多为大发作。

3. 辅助检查

(1)腰椎穿刺:怀疑蛛网膜下腔出血时,常需行腰穿检查。脑脊液呈粉红色或血色,红细胞在每立方毫米几十至几十万不等,甚至高达百万。无红细胞者亦不能完全除外动脉瘤的出血存在。注意腰穿前应首先确定患者是否存在颅内压增高及脑疝,以免行腰穿检查造成病情恶化而死亡。腰椎穿刺可能诱发动脉瘤破裂出血,故不再作为确诊 SAH 的首选。

(2)CT 检查:可明确有无蛛网膜下腔出血(SAH),为确诊 SAH 首选。

(3)MRI 检查:可初步了解动脉瘤的大小及位置。

(4)脑血管造影:是确诊颅内动脉瘤的"金标准",对判明动脉瘤的准确位置、形态、内径、数目、血管痉挛和确定手术方案都十分重要。

4. 心理-社会因素　了解患者患病后的心理应激反应,家人的关爱程度,家庭成员的关系是否融洽,患者在家庭、工作单位所处的地位。家庭居住环境、工作环境是否存在空气、水源的污染,有无流行病的接触史。家庭的经济状况,支付医疗费用的方式,高额的医疗费用对于患者是否造成巨大的压力。

【护理诊断】

1. 舒适的改变　与疼痛有关。

2. 焦虑、恐惧　与患者对疾病的恐惧、担心预后有关。

3. 知识缺乏　缺乏颅内动脉瘤破裂的防治知识。

4. 潜在并发症　颅内动脉瘤破裂、颅内压增高、脑血管痉挛、脑缺血。

【护理目标】

1. 患者疼痛减轻,主诉不适感减轻或消失。

2. 患者焦虑、恐惧程度减轻,配合治疗及护理。

3. 患者及家属了解相关知识。

4. 术后未发生并发症或并发症发生后能得到及时治疗与处理。

【护理措施】

1. 术前评估　收集资料,进行详细的体格检查及神经系统检查。

2. 术前适应性训练　术前指导患者练习深呼吸,训练在床上使用便器排尿、排便,保持排便通畅。

3. 术前准备　①除常规术前准备外,术前遵医嘱给予静脉泵入尼莫地平注射剂或口服尼莫地平片,以预防脑血管痉挛;②术前备罂粟碱 4 支带入手术室,有脑室外引流者应夹管至手术室;③拟采用支架辅助栓塞脑动脉瘤者,术前 3 天遵医嘱给予口服抗血小板药物,如阿司匹林肠溶片 100mg 和硫酸氢氯吡格雷片(波立维)75mg,每日 1 次。

4. 术前特殊用药的护理

(1)甘露醇快速静脉滴注以降低颅内压,观察头痛、呕吐是否减轻。

(2)使用尼莫地平,以 4ml/h 微量泵持续静脉泵入,注意患者有无心率增快、面部潮红、胸闷不适、血压下降等用药后反应。

(3)应用纤溶抑制药,使动脉瘤破口处血块的纤溶过程延长,形成瘢痕而修复。

(4)给予冬眠药物治疗,根据患者的情况给予一定剂量的异丙嗪及氯丙嗪或冬眠Ⅰ号肌内注射,同时配合物理降温。观察患者用药效果,及时调整药物剂量。监测体温变化,防止冻伤。

5. 对症护理

(1)绝对卧床休息,保持排便通畅,遵医嘱给予便乃通泡水饮,也可给予酚酞口服。

(2)密切观察意识、瞳孔、生命体征及神经系统体征的变化,警惕再出血引起颅内压增高及脑疝的形成。

(3)严格控制血压是预防和减少动脉瘤再出血的重要措施。血压较高者遵医嘱静脉滴入降血压药。使血压波动在患者基础血压±(10%~20%),避免诱发血压升高的相关因素,减少颅内动脉瘤再出血的风险。

(4)有脑室外引流者,按脑室外引流护理常规。

(5)心理护理:消除因恐惧手术而导致的不良心理反应,使之积极配合治疗。

二、手术中患者的护理

颅内动脉瘤夹闭术。

【麻醉方式】

全身麻醉。

【手术体位】

仰卧位,头圈固定。

【手术步骤及护理配合】

手术步骤	护理配合
1. 局部皮下打水	递10ml注射器接9号长针,头皮下打水
2. 切开皮肤,皮下组织帽状腱膜	递干纱布按于切口两侧,20号刀片于额颞部做一切口,逐层切开皮肤、皮下组织,递头皮夹夹住皮瓣腱膜层出血点,双极电凝止血
3. 分离皮瓣	递20号刀片,骨膜剥离子将皮瓣推开,双极电凝止血,头皮拉钩牵开并固定皮瓣
4. 剥离骨膜	1. 递20号刀片,骨膜剥离子剥离骨膜,暴露颅骨 2. 递牙镊,组织剪垂直分离颞肌
5. 颅骨钻孔,锯开骨瓣	1. 递气钻,颅骨钻孔,铣刀锯开骨瓣,骨蜡止血,生理盐水冲洗 2. 递骨膜剥离子从两侧翘起骨瓣,生理盐水洗净后用湿纱布包裹并放置稳妥位置
6. 止血,冲洗术野	双极电凝止血,递长条明胶海绵填塞于硬膜与颅骨边缘;生理盐水清洁术野
7. 切开,悬吊硬脑膜	递蚊式提夹,11号刀片切开脑膜,脑膜剪扩大切口,递小圆针1号丝线悬吊硬脑膜,枪状镊夹棉片覆盖,保护脑组织
8. 放置显微镜	递无菌显微镜套协助医生套好显微镜,递11号刀片在显微镜套上切一小口,暴露镜头,换无菌手套
9. 游离载瘤动脉	递脑棉片,脑压板轻轻牵开肿瘤两侧,递神经剥离子剥离瘤颈的近端和远端,范围以能上阻断夹为宜
10. 夹闭动脉瘤	递双极电凝瘤颈,使其变小,再选择合适的动脉瘤夹,张开瘤夹的叶片伸到瘤颈的两侧然后缓缓夹闭
11. 解除血管痉挛	递脑棉片蘸以3%的罂粟碱敷在痉挛的动脉上,数分钟后去除痉挛
12. 解除有无出血	夹闭后观察位置是否满意,如有出血,可用明胶海绵、止血纱布彻底止血
13. 关闭硬脑膜	递庆大霉素生理盐水冲洗伤口,吸引器吸净,检查无活动出血后,清点用物,递小圆针1号丝线缝合硬脑膜
14. 固定骨瓣	递咬骨钳修剪骨瓣,气钻打孔,用颅骨锁或铁板加螺钉固定骨瓣
15. 缝合颞肌筋膜、帽状腱膜、皮下、皮肤,盖伤口	1. 递圆针4号丝线逐层间断缝合,递酒精纱球消毒切口周围皮肤 2. 圆针1号丝线间断缝合皮下组织,递酒精纱球消毒切口周围皮肤 3. 角针1号丝线间断缝合皮肤,递酒精纱球消毒切口周围皮肤,纱布覆盖切口,绷带包扎固定

【巡回护士的配合】

1. 手术前一日访视患者，了解患者病情、手术体位、手术用物等手术相关信息，消除其恐惧和紧张心理。

2. 接患者时核对患者携带物品及核磁片数目，严格执行三查七对。

3. 解除患者紧张情绪，得到患者配合，严格执行《手术安全核查制度》后，开放静脉。

4. 配合麻醉医生，协助做好麻醉护理，以保证工作有条不紊地进行。

5. 按照手术的要求，与麻醉医生、手术医生共同摆放手术体位。

6. 根据手术的情况，必要时在麻醉后给患者进行导尿。

7. 协助刷手护士上台，共同清点物品并填写各种手术护理记录单。

8. 由于脑棉片无显影标记，清点时以 10 块一个包装，脑棉片清点无误后方可关闭伤口。

9. 手术中常用的显微镜、气钻、头架和双极电凝应提前备好并试运行 1 次，以保证手术顺利进行。

10. 协助手术医生及助手上台，注意观察患者术中情况。

11. 手术中冲洗脑内的生理盐水和蘸湿脑棉片的生理盐水要分开放置，不能混用。

12. 手术中使用显微镜时，刷手护士在传递器械时特别注意无菌操作并做到稳、准、轻。

13. 手术过程中一定要确保负压吸引器的顺畅。

三、手术后患者的护理

【护理措施】

1. 病情观察　①术后观察患者意识、瞳孔、肢体感觉、运动、语言等神经系统体征及生命体征变化；②密切观察颅内动脉瘤栓塞术患者局部穿刺点有无血肿或渗血，穿刺侧下肢末梢血液循环情况，如皮肤的色泽、温度，每隔 15 分钟测双侧足背动脉搏动 1 次，持续 2 小时。

2. 切口及引流护理　行开颅手术患者，保持引流管持续通畅，观察引流液的色、质、量。注意保持头部切口敷料干燥，发现渗血、渗液情况应做好记录，并及时更换敷料，注意无菌操作。搬运患者时注意夹管，防止引流液反流。硬膜外引流管于术后 48～72 小时拔管，脑室外引流管一般不超过 7～10 天亦可拔管。

3. 体位护理　抬高床头 30°，既有降低颅内压的效果又不致影响脑供血。

4. 药物护理　采用支架辅助技术栓塞动脉瘤的患者术后继续遵医嘱口服抗凝药，如阿司匹林肠溶片 100mg 和硫酸氢氯吡格雷片（波立维）75mg，每日 1 次，注意观察患者有无出血倾向，定期监测出凝血时间。

5. 心理护理　告知留置各种管道的目的，讲解必须积极配合术后各项治疗和护理的必要性。对于术后偏瘫或失语的患者应积极安慰，告知目前偏瘫或失语只是暂时的神经功能障碍，后期的康复理疗会很大程度地促进肢体功能及语言功能的恢复，提高患者自信心。

【健康教育】

1. 心理指导　多鼓励患者坚持进行康复训练，保持乐观的情绪和心态的平衡。无功能障碍或轻度功能障碍的患者，尽量要从事一些力所能及的工作，不要强化患者角色。

2. 用药指导　嘱患者坚持服用抗高血压、抗癫痫、抗痉挛等药物，不可擅自停药、改药，以免病情波动。

3. 病情监测　应教会患者测量血压，便于血压的观察和控制。

4. 饮食指导　宣教患者饮食要清淡、少盐、富含纤维素,保持大便通畅。

5. 就诊指导　嘱患者若再次出现症状,及时就诊。

6. 复查　嘱患者每3～6个月复查1次。

第二节　高血压脑出血

高血压脑出血是由于高血压伴发的脑小动脉病变在血压骤升时破裂所致。起病急剧,发病前常无明显先兆,常在数分钟到数小时达到高峰。表现为头痛、恶心、呕吐等颅内压增高的症状,继而出现局灶性神经系统功能障碍,多在数分钟内出现昏迷,伴鼾症,尿、便失禁,血压升高,如不及时救治,可迅速死亡。高血压脑出血治疗应以内科治疗为主,手术为辅。手术方法分为钻孔血肿腔引流术和开颅血肿清除术。

一、手术前患者的护理

【护理评估】

1. 健康史　详细询问患者有无原发性高血压,病程及具体的血压数值,使用哪些药物控制,服药后的效果等,血压增高是造成该病的主要原因,是否有手术、外伤及住院史,有无药物、食物的过敏史。了解患者家庭中是否有患有同类疾病的人员。

2. 临床表现

(1)壳核、基节核(基底节)区出血:是最常见的高血压脑出血,多损及内囊。患者常有头和眼转向出血病灶侧,呈"凝视病灶"状和"三偏"症状,即出血灶对侧的偏瘫、偏身感觉障碍和同向偏盲。早期偏瘫侧肢体肌张力、腱反射降低或消失,以后逐渐转高,上肢呈屈曲内收,下肢伸展强直,腱反射转为亢进,可出现阵挛,病理反射阳性,为典型的上运动神经元性偏瘫。若血肿破入侧脑室,甚至充填整个侧脑室即侧脑室铸形,则预后不良。

(2)脑桥出血:常突然起病,在数分钟内进入深度昏迷,病情危重,脑桥出血往往先自一侧脑桥开始,迅即波及两侧,出现四肢瘫痪,大多数呈弛缓性,少数呈痉挛性或呈去脑强直,双侧病理反射阳性。两侧瞳孔极度缩小呈"针尖样"改变,为脑桥出血的特征性体征。部分患者可出现中枢性高热、不规则呼吸、呼吸困难,常在1～2天死亡。

(3)小脑出血:轻型患者起病时神志清楚,常诉一侧后枕部剧烈头痛和眩晕,呕吐频繁,发音含糊,眼球震颤。肢体常无瘫痪,但病变侧肢体出现共济失调。当血肿逐渐增大破入第四脑室,可引起急性脑积水。严重者出现枕骨大孔疝,患者突然昏迷,呼吸不规则,甚至停止,最终因呼吸、循环衰竭而死亡。

(4)脑叶皮质下出血:症状与血肿大小有关,一般出现头痛、呕吐、畏光和烦躁不安等症状,相应的脑叶神经缺损表现也比较突出。血肿扩大,颅内高压症状明显。

3. 辅助检查

(1)头颅CT平扫:首选检查,可迅速明确脑内出血部位、范围和血肿量,以及血肿是否破入脑室等。

(2)MRI检查:可鉴别诊断脑血管畸形、肿瘤、颅内巨大动脉瘤等。

(3)其他:磁共振血管成像(MRA)、CT血管成像(CTA)或数字减影血管造影(DSA:可明确诊断动脉瘤或血管畸形)。

4. 心理-社会因素　了解患者的性格特征和有无引起精神紧张的心理-社会因素。

【护理诊断】

1. 清理呼吸道无效　与意识障碍有关。

2. 低效型呼吸型态　与出血压迫呼吸中枢有关。

3. 意识型态的改变　与脑组织损害有关。

4. 脑组织灌注不足　与出血致脑组织肿胀有关。

5. 潜在并发症　脑疝、颅内再出血、消化道出血、感染、深静脉血栓等。

【护理目标】

1. 呼吸道通畅,患者不发生组织缺氧或二氧化碳潴留。

2. 呼吸型态得到改善。

3. 患者不发生外伤和误吸,患者显示稳定的生命体征,意识逐渐好转。

4. 脑水肿减轻。

5. 术后未发生相关并发症或并发症发生后能得到及时治疗与处理。

【护理措施】

1. 心理护理　高血压脑出血为急性发作,患者出现偏瘫、失语等神经功能症状时缺乏足够的精神准备,突然遭受到如此严重的打击,清醒患者极易出现烦躁、焦虑的情绪,而意识障碍患者的家属也易产生无助甚至迁怒情绪。

(1)患者入院时热情接待、安慰患者,使患者或家属情绪稳定。

(2)指导患者家属克制紧张不安情绪,以免影响患者,使患者激动、紧张造成血压升高,加重出血,使病情恶化。

(3)立即完善术前相关准备,控制高血压,增加患者及家属的安全感。

2. 饮食护理

(1)需要手术的患者严格禁食禁饮,防止术中误吸。非手术治疗且意识清楚、吞咽状况好的患者可给予半流食,吞咽障碍的患者给予鼻饲饮食。

(2)面瘫患者进食时食物残渣易残留于口腔内,需特别注意该侧颊黏膜的清洁。

3. 体位护理　肢体偏瘫的患者,尽量避免患侧卧位,患肢摆放功能位,加放床档,及时予以翻身。颅内压增高患者,呕吐时侧卧位或平卧位头偏向一侧。

4. 颅内压增高的护理

(1)严密注意患者意识、瞳孔、血压、呼吸、脉搏的变化及神经功能损害程度的变化,以了解病情进展和严重程度,防止脑危象形成。高血压脑出血是脑血管疾病患者中病死率和致残率都很高的一种疾病,通常发病后20～30分钟即形成血肿,出血逐渐停止;出血后6～7小时,血肿周围开始出现血清渗出及脑水肿,随着时间延长,这种继发性改变不断加重,甚至形成恶性循环。

(2)遵医嘱定时给予脱水药,降低颅内压。

(3)限制探视人员,保持病房安静及患者情绪的稳定,告诫家属不要刺激患者。

(4)做好皮肤护理,防止压疮形成,进行呼吸道管理以防止肺炎的发生。

(5)高热的患者,尽量使用物理降温方法控制体温,常用冰袋、冰囊、乙醇擦浴、冰毯机持续降温等。

(6)持续吸氧,防止缺氧加重脑水肿。

（7）准备好吸痰、气管切开、气管内插管以及各种抢救药品，以备急用。

（8）凡颅内高压、呕吐频繁的患者，除应注意补充营养外，还需纠正水、电解质平衡。因意识障碍或后组脑神经受损导致吞咽困难者，应防止进食时误入气管导致肺部感染或不慎咬伤舌头。

5. 其他症状的护理

（1）对神志不清、躁动或有精神症状的患者，床应加护栏，并适当约束，防止跌伤。

（2）注意保持呼吸道通畅，必要时吸痰；留置导尿，防止因尿潴留引起躁动、出血；留置胃管，避免因呕吐导致误吸，同时经胃管给药，以防消化道出血；建立并保持静脉通路，以备抢救时用。

（3）协助患者完成生活护理。按时翻身，保持床单干燥整洁，保持皮肤清洁卫生，预防压疮的发生；如有闭眼障碍的患者，应涂四环素眼膏，并用湿纱布盖眼，保护角膜；昏迷和鼻饲患者应做好口腔护理，2次/天。有大小便失禁的患者，注意及时用温水擦洗外阴及臀部，保持皮肤清洁、干燥。

（4）有吞咽障碍的患者，喂饭喂水时不宜过急，遇呕吐或反呛时应暂停喂食喂水，防止食物呛入气管引起窒息或吸入性肺炎，对昏迷等不能进食的患者可酌情予以鼻饲流食。

（5）注意保持瘫痪肢体功能位置，防止足下垂，被动运动关节和按摩患肢，防止手足挛缩、变形及神经麻痹，病情稳定后应尽早开始肢体功能锻炼和语言康复训练，以促进神经功能的早日康复。

（6）中枢性高热的患者先行物理降温，如温水擦浴、乙醇擦浴、冰敷等，效果不佳时可给予退热药，并注意监测和记录体温的情况。

（7）密切观察意识、瞳孔、生命体征及神经系统体征的变化，警惕再出血引起颅内压增高及脑疝的形成。适当控制血压，可使用降血压药物，如佩尔（盐酸尼卡地平注射液）30mg，注射泵静脉注入。

（8）语言、视力、听力障碍的患者，应及时了解患者需求，加强护理并给予满足。

6. 术前准备

（1）急诊手术准备：由于高血压脑出血大多为急性发作，手术前需要进行快速的准备，立即采血进行血型、凝血象等检查，备血、剃头，清理患者呼吸道分泌物，禁食禁饮。

（2）控制高血压，防止再出血。

（3）术前适应性训练：术前指导患者练习深呼吸，训练在床上使用便器排尿、排便，保持排便通畅。

二、手术中患者的护理

血肿清除术。

【麻醉方式】

全身麻醉。

【手术体位】

仰卧位，头偏向左侧，头圈固定。

【手术步骤及护理配合】

手术步骤	护理配合
1. 局部皮下打水	递 10ml 注射器接 9 号长针,头皮下打水
2. 切开皮肤,皮下组织帽状腱膜	递干纱布按于切口两侧,20 号刀片于额部做一切口,逐层切开皮肤,皮下组织,递头皮夹夹住皮瓣腱膜层出血点,双极电凝止血
3. 分离皮瓣	递 20 号刀片,骨膜剥离子将皮瓣推开,双极电凝止血,头皮拉钩牵开并固定皮瓣
4. 剥离骨膜	递 20 号刀片,骨膜剥离子剥离骨膜,暴露颅骨,递牙锯,组织剪垂直分离颞肌
5. 颅骨钻孔,锯开骨瓣	递气钻,颅骨钻孔,铣刀锯开骨瓣,骨蜡止血,生理盐水冲洗,递骨膜剥离子从两侧翘起骨瓣,生理盐水洗净后用湿纱布包裹并放置稳妥位置
6. 止血,冲洗术野	双极电凝止血,递长条明胶海绵填塞于硬膜与颅骨边缘;生理盐水清洁术野
7. 切开,悬吊硬脑膜	递蚊式提夹,11 号刀片切开脑膜,脑膜剪扩大切口,递小圆针 1 号丝线悬吊硬脑膜,枪状镊夹棉片覆盖,保护脑组织
8. 进入血肿腔,彻底清除血肿	递细吸引器清除血肿,递双极电凝烧灼出血点,如遇活动性出血,可只烧灼出血的分支血管,以保证其主干不受损伤,同时递明胶海绵,止血纱布彻底止血
9. 关闭硬脑膜	递庆大霉素生理盐水冲洗伤口,吸引器吸净,检查无活动性出血后,清点用物,递小圆针 1 号丝线缝合硬脑膜
10. 固定骨瓣	递咬骨钳修剪骨瓣,气钻打孔,用颅骨锁或钛板加螺钉固定骨瓣
11. 缝合颞肌筋膜、帽状腱膜、皮下、皮肤,盖伤口	1. 递圆针 4 号丝线逐层间断缝合,递酒精纱球消毒切口周围皮肤 2. 圆针 1 号丝线间断缝合皮下组织,递酒精纱球消毒切口周围皮肤 3. 角针 1 号丝线间断缝合皮肤,递酒精纱球消毒切口周围皮肤,纱布覆盖切口,绷带包扎固定

【巡回护士的配合】

同颅内动脉瘤夹闭术巡回护士的配合。

三、手术后患者的护理

【护理措施】

1. 心理护理　患者多数为急诊手术,手术后要向患者家属简要讲明手术经过,指导家属配合术后护理的实施。患者清醒后鼓励其配合医务人员进行各种治疗,如待病情稳定后进行瘫痪肢体功能锻炼,以改善生活自理能力等。

2. 饮食护理　术后 24 小时意识清楚的患者给予清淡、低脂、低钠饮食。意识障碍者 48 小时后给予鼻饲流食。

3. 体位护理

(1)麻醉未清醒前去枕平卧,头偏向健侧,以防呕吐物吸入呼吸道。

(2)清醒后,血压平稳者,抬高床头 15°～30°,以利颅内静脉回流。头部应处于中间位,避免转向两侧。

(3)行气管切开者,注意防止气管导管受压,天冷时避免被褥遮堵气管导管。

4. 症状护理

（1）对神志不清、躁动或有精神症状的患者，床应加护栏，并适当约束，防止跌伤。

（2）注意保持呼吸道通畅：及时清除口鼻分泌物，协助患者轻叩背部，以促进痰痂的脱落排出，但急性期应避免刺激咳嗽，必要时可给予负压吸痰、吸氧及定时雾化吸入。

（3）协助患者完成生活护理：按时翻身，保持床单干燥整洁，保持皮肤清洁卫生，预防压疮的发生；如有闭眼障碍的患者，应涂四环素眼膏，并用湿纱布盖眼，保护角膜；昏迷和鼻饲患者应做好口腔护理，2次/天。有大小便失禁的患者，注意及时用温水擦洗外阴及臀部，保持皮肤清洁、干燥。

（4）有吞咽障碍的患者，喂饭喂水时不宜过急，遇呕吐或反呛时应暂停喂食喂水，防止食物呛入气管引起窒息或吸入性肺炎，对昏迷等不能进食的患者可酌情予以鼻饲流食。

（5）注意保持瘫痪肢体功能位置，防止足下垂，被动运动关节和按摩患肢，防止手足挛缩、变形及神经麻痹，病情稳定后应尽早开始肢体功能锻炼和语言康复训练，以促进神经功能的早日康复。

（6）中枢性高热的患者先行物理降温，如温水擦浴、乙醇擦浴、冰敷等，效果不佳时可给予退热药，并注意监测和记录体温的情况。

（7）密切观察病情，尤其是生命体征、神志、瞳孔的变化，及早发现脑疝的先兆表现，一旦出现，应立即报告医生及时抢救。

（8）颅内引流管的护理：保持引流管通畅，防止打折、受压及引流物堵塞，准确记录引流液的性状、量、颜色，保持出入量平衡。每日更换引流袋，严格无菌操作，防止颅内感染。注意头部敷料是否干燥，如有浸湿及时通知医生更换。如引流管内有新鲜血液流出要考虑有再出血可能，应及时通知医生处理。

（9）有效缓解或解除头痛：术后如患者诉头痛，应了解和分析头痛的原因、性质和程度，对症处理和护理。

5. 并发症的观察及护理

（1）脑脊液漏：密切观察切口敷料及引流情况。如发生脑脊液漏应协助患者取半卧位，抬高头部以减少漏液。使用无菌绷带包扎头部，枕上垫无菌巾，定时观察敷料浸湿的范围，估计渗出量。

（2）消化道出血：消化道出血是脑出血术后常见的并发症，清醒的患者，术后6小时可给予少量温开水，无呕吐者可少量多餐。术后3天未清醒可鼻饲流质饮食，以减轻胃酸对胃黏膜的刺激，减少消化道出血的发生。严格观察并记录消化道是否有出血及出血量，以遵医嘱给予预防性用药。

（3）颅内压增高、脑疝：密切观察患者的生命体征、意识、瞳孔、肢体活动的情况，保持排便通畅，注意有无颅内压增高的表现，避免引起颅内压增高的活动。术后严格控制输液量，成人以1500～2000ml/d为宜，脑水肿期需使用强力脱水药，并维持水、电解质平衡，有异常及时通知医生处理。

（4）颅内出血：同神经胶质瘤内容。

（5）中枢性高热：多出现在术后12～48小时，体温可达40℃以上，伴意识障碍、瞳孔缩小、脉搏快速、呼吸急促等自主神经功能紊乱的症状，应及时通知医生并遵医嘱采取冬眠低温治疗和护理。

（6）癫痫：多发生在术后2～4日，因术后脑组织缺氧及皮质运动区受激惹所致。术前应常规给予抗癫痫药预防。癫痫发作时,应及时给予药物控制。嘱患者卧床休息,保证睡眠,避免情绪激动,注意保护患者避免意外伤害。

(7)感染:同神经胶质瘤术后并发症。

【健康教育】

1. 应进低盐、低脂肪、低胆固醇、低热量饮食。

2. 根据医嘱用药,按时服药,切忌突然停药,如有不良反应应及时就医。

3. 肢体瘫痪者,保持肢体功能位,由被动锻炼到主动锻炼。失语者,教患者锻炼发音,由简单的字到词组,再到简单的句子。

4. 减轻体重,坚持适当的运动;戒烟;保持稳定的情绪;定期监测血压,维持血压的稳定。

第三节　颈内动脉海绵窦瘘

颈内动脉海绵窦瘘是指颅内海绵窦段的颈内动脉本身或其在海绵窦段内的分支破裂,与海绵窦之间形成异常的动、静脉沟通,导致海绵窦内的压力增高而出现的一系列表现。颈内动脉海绵窦瘘按发生原因分为外伤性、自发性和先天性 3 种情况;按血流动力学分为直接型(又称高流量瘘)和间接型(又称低流量型)。若瘘孔不大,可能自愈。手术治疗多需结扎颈总动脉颈内动脉或颈外动脉,堵塞瘘口,消除颅内杂音,保存视力,改善血供。

一、手术前患者的护理

【护理评估】

1. **健康史**　评估患者的健康史和相关因素,了解有无外伤史、吸烟史、饮酒史及家族遗传史等。

2. **临床表现**

(1)搏动性突眼:患侧眼球向前突出。

(2)震颤与杂音:夜晚及安静时尤为明显。

(3)眼结膜水肿和充血。

(4)眼球运动受限(不多见)。

(5)视力障碍:患侧视力下降,甚至失明。

(6)神经功能障碍及蛛网膜下腔出血。

(7)鼻出血:可能与假性动脉瘤有关。

(8)头痛:多见于早期,位于眼眶部位。

3. **辅助检查**

(1)全脑血管造影:诊断颈内动脉海绵窦瘘最可靠的方法。

(2)CT 检查。

(3)MRI 检查。

(4)超声波检查。

(5)经颅多普勒检查:了解颈内动脉海绵窦瘘的血流动力学参数。

4. **心理-社会因素**　了解患者文化程度或生活环境、宗教信仰、住址、家庭成员,患者在家中的地位和作用,陪护和患者的关系,经济状况及费用支付方式。了解患者及家庭成员对疾病的认识和期望值。了解患者的个性特点。有助于对患者进行针对性心理指导和护理支持。

【护理诊断】

1. 焦虑、恐惧　与患者对病情不熟悉、担心预后有关。

2. 自我形象紊乱　与眼球突出有关。

3. 舒适的改变　与搏动性头痛有关。

4. 潜在并发症　与出血、感染有关。

【护理目标】

1. 患者焦虑、恐惧程度减轻,配合治疗及护理。

2. 患者眼球突出得到改善。

3. 患者主诉不适感减轻或消失。

4. 术后未发生相关并发症或并发症发生后能得到及时治疗与处理。

【护理措施】

1. 心理护理

(1)解释颈内动脉海绵窦瘘手术的必要性、手术方式、注意事项。

(2)鼓励患者表达自身感受。

(3)教会患者自我放松的方法。

(4)对个体情况进行有针对性的心理护理。

(5)鼓励患者家属和朋友给予患者关心和支持。

2. 营养护理　根据情况给予高蛋白、高热量、高维生素、低脂肪、易消化食物。

3. 胃肠道准备　术前 8 小时禁食禁饮。

4. 眼部护理

(1)观察并记录患者眼部体征:眼球突出情况;眼结膜充血;眼球活动。

(2)观察视力情况:如有视力下降或失明,要加强安全护理。

(3)加强眼部护理:以防角膜溃疡和眼结膜炎。白天用眼药水滴眼,晚上涂红霉素眼药膏并覆盖湿盐水纱布,用消毒棉签擦拭眼内分泌物。对眼结膜感染患者,先用 0.9% 氯化钠溶液清洗眼内分泌物,然后再滴眼药水。

(4)Matas 试验:其目的是评估患者对脑缺血的耐受力。

5. 脑血管造影后的护理

(1)严密观察股动脉伤口敷料情况。

(2)拔管后按压局部伤口 4～6 小时,先用手压 2 小时,再用纱袋压 4 小时,压力要适度;或者用动脉压迫器压迫穿刺点,以不影响下肢血液循环为宜。

(3)注意观察双侧足背动脉搏动。

(4)密切观察患侧足背皮肤温度及末梢血供情况。

(5)嘱患者穿刺侧肢体伸直,不可弯曲 24 小时。

6. 术前常规准备

(1)术前进行抗生素皮试,术晨遵医嘱带入术中用药。

(2)协助完善相关术前检查:心电图、B超、出凝血试验等。

(3)术晨更换清洁病员服。

(4)术晨备皮:术前 2 小时剃头。

（5）术晨建立静脉通道。

（6）术晨与手术室人员进行患者、药物核对后，送入手术室。

（7）麻醉后置尿管。

二、手术中患者的护理

颈内动脉海绵窦瘘修补术。

【麻醉方式】

全身麻醉。

【手术体位】

仰卧位，头偏向左侧，头圈固定。

【手术步骤及护理配合】

手术步骤	护理配合
1. 切开患侧颈部，显露颈内动脉	递 20 号刀片，干纱布，电烧止血，中弯血管钳分离，如有出血点用 1 号丝线结扎，显露颈内动脉后湿纱布覆盖备用
2. 局部皮下打水	递 10ml 注射器接 9 号长针，头皮下打水
3. 切开皮肤，皮下组织帽状腱膜	递干纱布按于切口两侧，20 号刀片于额颞部做一切口，逐层切开皮肤，皮下组织，递头皮夹夹住皮瓣腱膜层出血点，双极电凝止血
4. 分离皮瓣	递 20 号刀片，骨膜剥离子将皮瓣推开，双极电凝止血，头皮拉钩牵开并固定皮瓣
5. 剥离骨膜	递 20 号刀片，骨膜剥离子剥离骨膜，暴露颅骨，递牙镊，组织剪垂直分离颞肌
6. 颅骨钻孔，锯开骨瓣	递气钻，颅骨钻孔，铣刀锯开骨瓣，骨蜡止血，生理盐水冲洗，递骨膜剥离子从两侧撬起骨瓣，生理盐水洗净后用湿纱布包裹并放至稳妥位置
7. 止血，冲洗术野	双极电凝止血，递长条明胶海绵填塞于硬膜与颅骨边缘；生理盐水清洁术野
8. 切开硬脑膜，排出侧裂池脑脊液	递蚊式提夹，11 号刀片切开脑膜，脑膜剪扩大切口，递小圆针 1 号丝线悬吊硬脑膜，递吸引器吸引脑脊液
9. 显露视神经	递双极，细吸引器显露视神经，显微剪，尖刀切除部分眶顶及视神经管上壁
10. 阻断颈内动脉，减少逆流供血	递银夹钳夹闭颈内动脉
11. 关闭硬脑膜	递庆大霉素生理盐水冲洗伤口，吸引器吸净，检查无活动出血后，清点用物，递小圆针 1 号丝线缝合硬脑膜
12. 固定骨瓣	递咬骨钳修剪骨瓣，气钻打孔，用颅骨锁或铁板加螺钉固定骨瓣
13. 缝合颞肌筋膜、帽状腱膜、皮下，皮肤，盖伤口	1. 递圆针 4 号丝线逐层间断缝合，递酒精纱球消毒切口周围皮肤 2. 圆针 1 号丝线间断缝合皮下组织，递酒精纱球消毒切口周围皮肤 3. 角针 1 号丝线间断缝合皮肤，递酒精纱球消毒切口周围皮肤，纱布覆盖切口，绷带包扎固定

（续　表）

手术步骤	护理配合
14. 阻断并切开颈内动脉,置管	递尖刀于颈内动脉上切一小口,插入一内径 4～5mm 的塑料管,用 7 号丝线结扎以免漏血
15. 注入肌栓,堵塞瘘孔	递肌栓向颈内动脉海绵窦段注入,以堵塞窦孔
16. 结扎颈内及颈总动脉	递尖刀切开结扎线,拔出塑料管后,结扎颈内动脉
17. 冲洗伤口,逐层缝合	递生理盐水冲净伤口后,小圆针细丝线逐层缝合皮下组织、皮肤,酒精纱球消毒皮肤后,纱布覆盖伤口

【巡回护士的配合】

1. 手术前一日访视患者,了解患者病情、手术体位、手术用物等手术相关信息,消除其恐惧和紧张心理。

2. 接患者时核对患者携带物品及核磁片数目,严格执行三查七对。

3. 解除患者紧张情绪,得到患者配合,严格执行《手术安全核查制度》后,开放静脉。

4. 配合麻醉医生,协助做好麻醉护理,以保证工作有条不紊地进行。

5. 按照手术的要求,与麻醉医生、手术医生共同摆放手术体位。

6. 根据手术的情况,必要时在麻醉后给患者进行导尿。

7. 协助刷手护士上台,共同清点物品并填写各种手术护理记录单。

8. 由于脑棉片无显影标记,清点时以 10 块一个包装,脑棉片清点无误后方可关闭伤口。

9. 手术中常用的显微镜、气钻、头架和双极电凝应提前备好并试运行 1 次,以保证手术顺利进行。

10. 协助手术医生及助手上台,注意观察患者术中情况。

11. 手术中冲洗脑内的生理盐水和蘸湿脑棉片的生理盐水要分开放置,不能混用。

12. 手术中使用显微镜时,刷手护士在传递器械时特别注意无菌操作并做到稳、准、轻。

13. 手术过程中一定要确保负压吸引器的顺畅。

三、手术后患者的护理

【护理措施】

1. *外科手术常规护理*

(1)全麻术后护理常规:①了解麻醉和手术方式、术中情况、切口和引流情况。②持续低流量吸氧。③持续心电监护。④床档保护防坠床。⑤严密监测生命体征。

(2)伤口观察及护理:观察伤口或穿刺点敷料有无渗血渗液,若有应及时通知医生并更换敷料。

(3)各管道观察及护理:①输液管保持通畅,留置针妥善固定,注意观察穿刺部位皮肤。②尿管按照尿管护理常规进行,一般术后第 2 日可拔除尿管,拔管后注意观察患者自行排尿情况。

(4)疼痛护理:①评估患者疼痛情况。②遵医嘱给予镇痛药物或降压药物。③提供安静舒适的环境。

(5)基础护理：做好口腔护理、尿管护理、定时翻身、雾化、患者清洁等工作。

2. **饮食护理**　术后清醒患者当天禁食，第 2 天可进半流质饮食，以后逐渐过渡到普食；昏迷患者则于第 2 天安置保留胃管，给予管饲流质饮食。饮食以高蛋白、高维生素、低糖、清淡易消化的食物为宜。

3. **体位与活动**　患者清醒后抬高床头 30°，能改善颈静脉回流和降低颅内压，头部应处于中间位，避免转向两侧。患者术后活动应循序渐进，首先在床上坐，后在床边坐，再在陪护搀护下地活动，避免突然改变体位引起脑部供血不足致头晕或昏倒。

4. **并发症的观察及护理**

(1)脑血管痉挛：表现为术后头痛、四肢麻木等症状。术后应严密观察患者的病情，鼓励患者多饮水，促进造影剂排出，遵医嘱应用扩容、脱水、解痉的药物并观察疗效。

(2)过度灌注综合征：术后因瘘口被栓塞，患侧脑血流突然增加，正常脑血管的调节机制失调所致，可出现严重的脑水肿、肿胀甚至不可控制的颅内出血。应密切观察患者的生命体征、意识、语言功能、肢体活动情况，注意患者有无头痛、恶心、呕吐等颅内压增高的症状。有异常应及时通知医生并遵医嘱使用药物。对于高血流瘘闭塞后可能发生过度灌注综合征者，给予控制性低血压，降血压降至基础血压的 2/3 水平。

(3)球囊移位、脱落：球囊移位、脱落会导致颈内动脉主支及其分支栓塞，如对侧颈内动脉代偿不好，则出现大脑半球缺血、缺氧甚至梗死，患者可出现肢体麻木、活动不灵活、语言障碍等，如患者出现类似情况应及时通知医生处理。

【健康教育】

1. **饮食**　清淡、易消化食物。

2. **眼部护理**　①用 3% 硼酸湿纱布覆盖，直至眼球充血、水肿完全消失。做好健康宣教，保持眼部卫生，洗脸用清洁柔软毛巾，勿揉眼部。②日间戴太阳镜或眼罩保护。③夜间用干净湿纱布覆盖。④眼睛干燥时可用眼药水。

3. **用药指导**　坚持术后抗凝和抗血小板治疗。

4. **复查**　术后 3 个月、6 个月、1 年后分别复查。

5. **自我保健**　①保持稳定的情绪。②保持良好的生活习惯：活动规律；睡眠充足；劳逸结合等。

6. **心理护理**　根据患者不同的心理情况进行不同的心理护理，解释病情；介绍相关疾病知识；给予患者支持。

第五篇

泌尿外科围手术期护理

第21章

泌尿系统损伤围手术期护理

第一节 肾 损 伤

肾深埋于肾窝,受到肋骨、腰肌、脊椎和腹壁、腹腔内脏器、膈肌的保护,故不易受损。只有当暴力直接伤及肾区或肾脏本身有病变时才易发生损伤。肾损伤常是严重多发性损伤的一部分。在泌尿系损伤中,肾损伤发病率仅次于尿道损伤,位居第2位,多见于青壮年男性。多为闭合性损伤,1/3常合并其他脏器损伤,当肾存在结石、积水、囊肿、肿瘤等病理改变时,损伤可能性更大。严重肾裂伤、肾碎裂、肾蒂损伤及肾开放性损伤,应尽早施行手术。

一、手术前患者的护理

【护理评估】

1. 健康史　了解患者的年龄、性别、职业及运动爱好等;了解受伤史,包括受伤的原因、时间、地点、部位,暴力性质、强度和作用部位,受伤至就诊期间的病情变化及就诊前采取的急救措施。

2. 临床表现

(1)休克:常发生休克,严重时甚至危及生命。

(2)血尿:肾挫伤时血尿轻微,严重肾裂伤则呈大量肉眼血尿。血尿与损伤程度可不一致。

(3)疼痛:肾区疼痛,血液或尿液渗入腹腔或合并腹内脏器损伤时,出现全腹疼痛和腹膜刺激症状。

(4)腰腹部肿块:肾周围血肿和尿外渗使局部形成肿块,有明显触痛和肌强直。

(5)发热:尿外渗易继发感染并形成肾周脓肿,出现全身中毒症状。

3. 辅助检查

(1)B超检查:诊断肾损伤具有快捷、无损伤、可重复等优点,能初步显示肾损伤的程度,包膜下和肾周血肿及尿外渗情况。并有助于了解对侧肾的情况。

(2)CT检查:清晰显示肾皮质裂伤、尿外渗和血肿范围。

(3)静脉肾盂造影:明确损伤程度、范围,指导治疗;了解对侧肾的情况,是否缺陷、发育不全、异常等;了解有无肾的其他疾病,如结石、积水等。

(4)动脉造影:了解伤肾血供及有无肾动脉损伤或栓塞。

(5)腹部X线摄片:了解体内有无金属利器,断裂刀具以及子弹或碎弹片的残留。

(6)血常规及尿常规:尿常规可见大量红细胞。血常规检查时,血红蛋白与血细胞比容持续降低提示有活动性出血;血白细胞增多则提示有感染。

4.心理-社会因素　家属和患者对伤情的认知程度、对突发事故及预后的心理承受能力、对治疗费用的承受能力和对疾病治疗的知晓程度。

【护理诊断】

1.舒适的改变　与疼痛、卧床有关。

2.组织灌注量不足　与肾裂伤、肾蒂裂伤或其他脏器损伤引起的大出血有关。

3.部分生活自理能力缺陷　与医疗限制,绝对卧床休息有关。

4.皮肤完整性受损的危险　与外伤、绝对卧床休息、局部皮肤持续受压有关。

5.焦虑、恐惧　与患者受外伤打击、担心预后有关。

6.潜在并发症　感染、出血或再出血、高血压、尿漏、肾积水、下肢深静脉血栓形成等。

【护理目标】

1.患者主诉不适感减轻或消失。

2.患者生命体征稳定,四肢温暖。

3.患者生活需要得到满足。

4.皮肤完整或受损区域好转未扩大。

5.患者焦虑、恐惧程度减轻,积极配合治疗及护理。

6.未发生相关并发症或并发症发生后能得到及时治疗与处理。

【护理措施】

1.心理护理　主动关心、安慰患者及其家属,稳定情绪,减轻焦虑与恐惧。加强交流,帮助患者和家属了解治愈疾病的方法,解释肾损伤的病情发展情况、手术治疗的必要性,主要的治疗护理措施,鼓励患者及家属积极配合各项治疗和护理工作。

2.饮食护理

(1)对严重肾断裂伤,肾蒂伤及严重合并伤者,应禁饮禁食,静脉补充水、电解质、热量及其他营养。

(2)保守治疗者,指导患者进食高蛋白、高热量、高维生素、易消化、富含粗纤维的蔬菜、水果,适当多饮水。保持排便通畅,避免腹压增高导致继发性出血。

3.休息　绝对卧床休息2~4周,待病情稳定、血尿消失1周后可离床活动。通常损伤后4~6周,肾挫裂伤才趋于愈合,下床活动过早、过多,有可能再度出血。

4.病情观察

(1)定时测量血压、脉搏、呼吸,并观察其变化。

(2)观察尿液颜色的深浅变化,若血尿颜色逐渐加深,说明出血加重。

(3)观察腰、腹部肿块的大小变化。

(4)动态监测血红蛋白和血细胞比容变化,以判断出血情况。

(5)定时观察体温和血白细胞计数,判断有无继发感染。

(6)观察疼痛的部位及程度。

(7)观察抗生素、止痛、镇静、止血药物的效果及副作用。

5.维持体液平衡、保证组织有效灌注量　建立静脉通道,遵医嘱及时输液,必要时输血,以维持有效循环血量。合理安排输液种类,以维持水、电解质及酸碱平衡。

6.感染的预防与护理

(1)保持伤口清洁、干燥,敷料渗湿时及时更换。

(2)遵医嘱应用抗生素,并鼓励患者多饮水。

(3)若患者体温升高、伤口处疼痛并伴有血白细胞计数和中性粒细胞比例升高,尿常规示有白细胞时,多提示有感染,应及时通知医师并协助处理。

7. 术前常规准备

(1)完善相关检查:B超、CT、X线检查、静脉肾盂造影检查、出凝血试验等。

(2)术前行抗生素皮试,遵医嘱带入术中用药。

(3)饮食:术前禁食12小时,禁饮4小时。灌肠:术前1天清洁灌肠一次。对于需急诊手术的患者,不需灌肠。

(4)术前备皮。

(5)更换清洁病员服。

(6)与手术室人员进行患者、药物及相关信息核对后,送入手术室。

二、手术中患者的护理

肾裂伤修补术。

【麻醉方式】

全麻或连续硬膜外麻醉。

【手术体位】

侧卧位。

【手术步骤及护理配合】

手术步骤	护理配合
1. 切皮、皮下、各层肌肉组织	递20号刀片于12肋下缘1cm处切开皮肤、皮下组织,甲状腺拉钩牵开,依次切开背阔肌、腹外斜肌和部分腹内斜肌,干纱布电凝止血
2. 切开肾周筋膜	递平镊,电烧切开肾周筋膜,避免损伤腹膜
3. 游离肾	递S形拉钩暴露术野,湿纱布钝性分离肾,先从肾后面,再到上、下极和前面
4. 探查损伤性质	一般肾裂伤用7号线间断缝合,用游离的脂肪垫于肾表面
5. 损伤严重	递心耳钳阻断肾蒂,切除肾下极,用7号线缝合裂
6. 止血,冲洗	递热盐水纱布填塞肾窝内止血,组织剪、长弯、电烧清除残余病变组织,生理盐水冲洗,吸引器吸净
7. 放置引流	递20号刀片于肋下切口处切一小口,中弯将引流管引出体外,角针1号丝线固定引流管,接引流袋
8. 逐层缝合切口	递圆针7号丝线逐层缝合肾周筋膜及腰背筋膜及各层肌肉组织
9. 缝合皮下、皮肤	递酒精纱球消毒皮肤,圆针1号丝线间断缝合皮下组织;递酒精纱球消毒皮肤,角针1号丝线间断缝合皮肤;酒精纱球消毒皮肤,干纱布覆盖伤口及引流管口

【巡回护士的配合】

1. 手术前一日访视患者，了解患者病情、手术体位、手术用物等手术相关信息，消除其恐惧和紧张心理。

2. 接患者时核对患者携带物品及核磁片数目，严格执行三查七对。

3. 解除患者紧张情绪，得到患者配合，严格执行《手术安全核查制度》后，开放静脉。

4. 配合麻醉医生，协助做好麻醉护理，以保证工作有条不紊地进行。

5. 手术常采用侧卧位（肾手术专有体位），患者肾部位要对应手术床腰桥处，与手术医生、麻醉医生核对无误后共同摆好体位，并妥善固定。

6. 根据手术的情况，必要时在麻醉后给患者进行导尿。

7. 协助刷手护士上台，共同清点物品，并填写各种手术护理记录单。

8. 手术中密切观察患者生命体征及尿量。

9. 手术中随时调整灯光，使手术野清晰，便于手术的顺利进行。

10. 对饱胃的患者在进行腹腔探查时，巡回护士应加强心理护理；对出现呕吐者，尽快处理呕吐物，防止发生误吸及反流。

11. 手术中保证外周静脉通畅，防止液体外渗。

12. 术毕再次与刷手护士清点物品并监督留取病理。

13. 根据手术需要备好各种型号带气囊的尿管或双 J 管，做好引流管护理。

三、手术后患者的护理

【护理措施】

1. 卧床休息　肾切除术后需卧床休息 2～3 天，肾修补术、肾部分切除术或肾周引流术后需卧床休息 2～4 周。

2. 饮食　一般术后需禁食 2～3 天，待肠蠕动恢复后开始进食，减少产气类食物的摄入，以减轻患者的腹胀。

3. 病情观察　密切观察患者生命体征、尿液的颜色和量；定时监测血、尿常规和肾功能情况。肾切除者，输液速度不宜过快。

4. 引流管护理　妥善固定肾周围引流管，执行引流管的护理常规，一般术后 3～4 天拔除，若出现感染或尿瘘，应适当延长拔管时间。

5. 并发症的观察　尿瘘时应保持引流通畅和局部清洁，防止感染，加强营养，促进愈合。

【健康教育】

1. 心理健康教育　肾损伤患者往往由于遭受意外，生命受到威胁，心理创伤极大，情绪波动明显，护士要以同情、理解的态度，耐心倾听患者的主诉，引导其正视现实，树立战胜疾病的信心，同时指出情绪的波动可直接影响人体血液循环，引起神经、内分泌系统的紊乱和免疫力低下，会对肾损伤后的治疗和康复有负作用。

应指导患者通过听音乐、谈心、看书、休息等方式来分散注意力，嘱家属以平和、友善、体贴的态度影响和照顾患者。使他们具备良好的心态配合治疗和护理。

2. 疾病知识教育

(1)大部分肾挫裂伤患者经非手术疗法可痊愈，绝对卧床休息是因为肾组织脆弱，损伤后4～6 周肾挫裂伤才趋于愈合，过早活动易使血管内凝血块脱落，发生继发出血。恢复期 2～3

个月不宜参加体力劳动或竞技活动。

（2）严重损伤致肾切除后，患者应注意保护对侧肾，尽量不服用对肾有损害的药物，如氨基糖苷类抗生素。必要时在医生指导下服药，以免造成健侧肾功能损害。

3. **饮食健康教育** 因较长时间的卧床致患者胃肠功能减弱、食欲不佳。应根据患者饮食习惯与其家属商讨饮食种类、营养配方、注意事项，嘱其进食易消化、营养丰富的食品，多食水果和粗纤维食物，以保持大便通畅，必要时口服缓泻药，防止因大便干燥，患者排便时腹部用力而再次引起血尿。

4. **出院指导** 向患者进行出院后有关休息、营养、用药、复诊等知识的教育。出院后2个月内应避免体力劳动，不能骑自行车及不能做使腹压增高的运动，散步要缓慢，并注意多饮水，注意观察尿液颜色变化，如出现血尿，应立即卧床休息并尽快就医。注意定期复查。

第二节 膀胱损伤

膀胱损伤是指膀胱壁在受到外力的作用时发生膀胱浆膜层、肌层、黏膜层的破裂，引起膀胱腔完整性破坏、血尿外渗。膀胱为囊状器官，能够储存和排泄尿液，其大小、位置和形状随储尿量而变化。根据损伤的程度分为膀胱挫伤和膀胱裂伤，较重的膀胱破裂，需尽早手术清除外渗尿液，修补膀胱裂口，在腹膜外做耻骨上膀胱造瘘，充分引流膀胱周围尿液。

一、手术前患者的护理

【护理评估】

1. **健康史** 评估患者有无下腹部及骨盆外伤、盆腔、腹股沟疝、尿道、阴道等手术史及尿道扩张、膀胱镜检查史。

2. **临床表现**

（1）休克：骨盆骨折合并大出血，膀胱破裂致尿外渗或腹膜炎，常发生休克。

（2）腹痛：腹膜内破裂时，满腹压痛、反跳痛及肌紧张，并有移动性浊音等。腹膜外破裂时，下腹部疼痛，压痛及肌紧张。膀胱壁轻度挫伤仅有下腹部疼痛和少量终末血尿。

（3）血尿和排尿困难：膀胱破裂后，尿液流入腹腔或膀胱周围，有尿意，但不能排尿或仅排出少量血尿。

（4）尿瘘：膀胱破裂与体表、直肠或阴道相通时，引起伤口漏尿、膀胱直肠瘘或膀胱阴道瘘。

3. **辅助检查**

（1）导尿试验：经导尿管注入无菌生理盐水200ml至膀胱，片刻后吸出。液体外漏时，吸出量少于注入量；腹腔液体回流时，吸出量多于注入量。若引流出的液体量明显少于或多于注入量，提示膀胱破裂。

（2）膀胱造影：是诊断膀胱破裂最具有价值的方法，尤其对于骨盆骨折合并肉眼血尿的患者。可根据造影剂有无外溢来确切判断有无膀胱破裂、破裂的类型和程度。

（3）CT及MRI：临床应用价值低于膀胱造影，不推荐使用。但患者合并其他伤需行CT或MRI检查，有时可发现膀胱破口或难以解释的腹部积液，应考虑到膀胱破裂的可能。

4. **心理-社会因素** 评估患者及家属对伤情的认知程度，对突发事故及预后的心理承受能力，对治疗费用的承受能力和对疾病治疗的知晓程度。

【护理诊断】

1. 疼痛　与创伤、尿外渗或手术切口有关。

2. 有感染的危险　与血肿、尿外渗及免疫力低下有关。

3. 排尿形态改变　与创伤、尿路感染或手术有关。

4. 恐惧、焦虑　与外伤打击、担心预后不良、害怕手术有关。

5. 组织灌流量改变　与膀胱破裂、骨盆骨折损伤血管引起出血、尿外渗或腹膜炎有关。

6. 潜在并发症——出血　与损伤后出血或手术创伤有关。

7. 潜在并发症——尿瘘　与损伤或手术有关。

8. 潜在并发症——腹膜炎　与尿外渗有关。

【护理目标】

1. 患者主诉疼痛减轻。

2. 患者感染的危险性降低。

3. 患者排尿形态改变的危险性降低。

4. 患者主诉恐惧、焦虑的程度减轻。

5. 术后未发生相关并发症或相关并发症发生后能得到及时有效的护理。

【护理措施】

1. 心理护理　主动关心、安慰患者及家属,稳定情绪,减轻焦虑与恐惧。加强交流,解释膀胱损伤的病情发展和预后、主要的治疗护理措施、解释手术治疗的必要性,解除患者顾虑,鼓励患者及家属积极配合各项治疗和护理工作。

2. 维持体液平衡、保证组织有效灌注量　①密切观察病情:定时测量患者的呼吸、脉搏、血压,准确记录尿量;②输液护理:遵医嘱及时输液,必要时输血,以维持有效循环血量和水、电解质及酸碱平衡;注意保持输液管路通畅;观察有无输液反应。

3. 感染的预防与护理　①伤口护理:保持伤口的清洁、干燥,敷料浸湿时及时更换。②尿管护理:膀胱破裂后,尿液流入腹腔引起急性腹膜炎症状,为减少尿液外渗,术后需留置尿管,尿管应妥善固定,防止脱落,并保持通畅以防阻塞。固定好各种导管,每 30～60 分钟巡视一次,指导患者翻身活动时勿牵拉引流管,观察引流液的颜色、性状;观察引流管有无折曲、血块阻塞,每 2 小时挤压一次。引流不畅可使膀胱内压增高,不利于膀胱吻合口愈合;每日用消毒棉球擦洗尿道外口及尿道外口的尿管两次,预防感染;尿管留置 7～10 天后拔除。③遵医嘱应用抗生素,并鼓励患者多饮水,每日 3000ml 以上,增加内冲洗作用,防止感染。④及早发现感染征象:若患者体温升高、伤口疼痛并伴有血白细胞计数和中性粒细胞比例升高,尿常规示有白细胞时,多提示感染,及时通知医师并协助处理。⑤密切观察血尿的变化:膀胱损伤后伴有血尿,因此,应观察尿的颜色及量,准确记录 24 小时尿量及每小时尿量,遵医嘱给予止血药。

4. 休克护理　膀胱损伤多由直接或间接暴力所致,常合并其他脏器损伤及骨盆骨折,易发生失血性休克;膀胱破裂尿外渗常引起感染性休克。因此,应积极、有效地行抗休克治疗。

5. 心电监护　密切观察血压、脉搏变化,保证静脉输液通畅,必要时给予两路静脉输液,遵医嘱输血、输液补充血容量,给予止血药、升压药及抗生素等,对症止痛。

6. 观察腹部变化　膀胱损伤多由外伤所致,病情复杂严重,常合并其他脏器损伤,尿外渗可引起腹部剧痛。因此,除严密观察生命体征外,还应注意有无压痛、反跳痛、肌紧张等腹膜炎症状,还需观察有无腹胀,慎用止痛药,以免造成误诊和漏诊。

7. **术前准备**　有手术指征者,在抗休克治疗的同时,紧急做好各项术前准备。完善术前检查:除常规检查外,应注意患者的凝血功能是否正常。备皮、配血,条件允许时,术前行肠道清洁。

二、手术中患者的护理

膀胱损伤修补术。

【麻醉方式】

硬膜外麻醉。

【手术体位】

仰卧位。

【手术步骤及护理配合】

手术步骤	护理配合
1. 切皮、皮下、各层肌肉组织	递20号刀片下腹正中切开皮肤、皮下组织,甲状腺拉钩牵开,依次切开腹外斜肌和部分腹内斜肌,干纱布电凝止血
2. 探查腹腔,找到裂口	递腹部拉钩暴露术野
3. 缝合膀胱裂口	递 S 形控钩暴露术野,7 号线间断缝合
4. 放置导尿管	留置粗大三腔导尿管,便于术后冲洗
5. 止血,冲洗	递生理盐水冲洗,吸引器吸净
6. 关腹	递圆针 1 号可吸收线连续间断缝合
7. 逐层缝合切口	递圆针 7 号丝线逐层缝合腹外筋膜及各层肌肉组织
8. 缝合皮下、皮肤	1. 递酒精纱球消毒皮肤,圆针 1 号丝线间断缝合皮下组织 2. 递酒精纱球消毒皮肤,角针 1 号丝线间断缝合皮肤 3. 酒精纱球消毒皮肤,干纱布覆盖伤口及引流管口

【巡回护士的配合】

同肾损伤修补术巡回护士的配合。

三、手术后患者的护理

【护理措施】

1. **麻醉术后护理常规**　了解麻醉和手术方式、术中情况、切口和引流情况;持续低流量吸氧;持续心电监护;床档保护防坠床;严密监测生命体征。

2. **体位**　根据麻醉方式选择合适的体位,一般取去枕平卧位 6 小时,头偏向一侧,保持呼吸道通畅,6 小时后取半卧位。由于膀胱破裂后尿液进入腹腔,可能引起腹膜炎。半卧位可以使尿液和腹腔渗液积聚在盆腔,可利于引流,同时减轻腹壁张力,利于伤口愈合。术后患者若留置导尿管或膀胱造瘘管,躯体移动受限,可协助翻身,并保证冲洗管有足够的长度,以防翻身时脱出。在允许的情况下,尽量鼓励患者早期下床活动,以防止肠粘连的发生。

3. **饮食的护理**　根据手术方式的不同选择相应的饮食指导,膀胱造瘘术患者术后 6 小时可进食流质饮食,膀胱破裂修补术患者应在肠蠕动恢复后方能进食。给予高能量饮食,由流质饮食逐步恢复至半流食和普食,适当增加纤维素的摄入,保持排便通畅。

4.疼痛的护理

(1)使用疼痛评分量表评估患者疼痛程度。

(2)做好心理疏导,使患者精神放松,转移和分散患者的注意力。

(3)根据医嘱合理使用止痛药物并评估效果。

(4)使用自控镇痛泵(patient controlled analgesia,PCA)时做好相应护理:自控镇痛泵可有效抑制膀胱痉挛、减少渗血、促进伤口愈合。用药期间应注意观察患者有无恶心、呕吐情况发生,并及时进行相应处理。

(5)膀胱痉挛痛护理:由于膀胱内手术创面以及留置导尿管气囊牵引压迫的刺激,可引起膀胱痉挛。患者精神紧张、烦躁恐惧也是诱发膀胱痉挛的因素。应密切观察膀胱痉挛的出现,若患者自诉下腹坠胀,有便意,给予心理疏导。合理调整留置导尿管的气囊,保持导尿管引流通畅。遵医嘱应用一般解痉止痛药,如山莨菪碱、吲哚美辛等,并注意观察用药后反应及其疗效。

5.留置导尿管的护理

(1)定时挤捏导尿管,妥善固定,避免折叠、受压,保持有效引流。

(2)无菌集尿袋应低于尿路引流部位,防止尿液倒流。更换引流袋每周1~2次,引流袋不能高于耻骨联合。

(3)观察尿液的颜色、量及性状并进行记录。

(4)术后每日两次用0.5%碘伏棉球擦拭尿道外口会阴护理,保持尿道口及会阴部清洁干燥。

(5)观察有无睾丸炎发生,排气后鼓励患者多饮水,每日尿量达2000~3000ml。

(6)若行膀胱持续冲洗时,应注意调节膀胱冲洗液的速度。膀胱冲洗的速度不可过快,以防止冲洗液快速进入膀胱,会引起膀胱过度充盈,冲洗液从膀胱破裂缝合处渗出,影响伤口愈合。一般采用持续低压冲洗,避免压力过大。应注意观察腹部有无腹胀、腹痛等不适。观察进出量是否平衡。

6.膀胱造瘘管护理

(1)保持引流管通畅,定时挤捏导尿管,妥善固定,避免折叠、受压。

(2)引流袋不能高于尿液引流部位,防止逆行感染。

(3)注意观察引流液的量、色、性状及气味。

(4)保持造瘘口周围清洁、干燥。

(5)膀胱造瘘管一般留置10天左右拔除,拔管前需先夹闭此管,待患者的排尿情况良好后再行拔管,拔管后用纱布堵塞并覆盖造瘘口。

(6)长期留置者,可采取适时夹管、间歇引流方式,以训练膀胱排尿、储尿功能,避免发生膀胱肌无力。应定期更换,一般首次换管时间为术后3~4周,之后可根据患者情况每4~6周更换1次。

7.合并症护理

(1)合并骨盆骨折:术后需平卧硬板床,搬动患者时应特别注意,以防引起继发性损伤。术后卧硬板床3个月。

(2)合并脾破裂:表现为腹腔内出血,血压、脉搏下降,腹膜刺激症状等。除严密观察生命体征外,如有休克应积极行抗休克治疗,还应做好术前准备,及时行急诊手术。

(3)合并阴道损伤:主要表现为阴道出血、阴道瘘等,应用抗生素防止感染,保持尿管及造瘘管通畅,多饮水以增加尿量冲洗膀胱。

【健康教育】

1. 饮食指导　清淡易消化、高蛋白、高维生素饮食,避免刺激性食物,多食水果、蔬菜,防止便秘。指导拔管后多饮水,每日饮水量不少于 2500ml,达到冲洗尿路、防止感染的目的。

2. 活动指导　术后身体恢复后可适当运动。①指导患者活动双下肢,并按摩腿部肌肉,预防静脉血栓形成。②对于骨盆骨折的患者给予轴式翻身,双侧髋部垫枕,防止骨盆外翻。

3. 并发症的观察　观察并记录血压情况,告知患者有哪些异常表现时应及时就诊。

4. 复查　术后 1 个月门诊随访;以后 3 个月复查一次,半年后再复查一次。

5. 保持各引流管通畅　翻身活动时防止引流管扭曲受压,引流袋位置必须位于膀胱以下,防止尿液逆流,让患者了解保持各管通畅的重要性,不可自行拔除引流管,以免导致手术失败。

6. 出院指导　教会留置膀胱造口管患者自我护理的方法,保持尿管通畅,观察尿液情况,如发现尿液浑浊、血尿、尿流不畅时,应及时来院就诊。

第三节　尿 道 损 伤

尿道损伤是泌尿系统最常见的损伤,由于女性尿道短而直,不易损伤,因此尿道损伤多见于男性。男性尿道以尿生殖膈为界,分为前、后两段。前尿道包括球部和阴茎体部,后尿道包括前列腺部和膜部。男性尿道损伤是泌尿外科常见的急症,可分为前尿道损伤和后尿道损伤,前尿道损伤较后尿道损伤更多见,多发生于球部,后尿道损伤 90％以上合并骨盆骨折。早期处理不当,易产生尿道狭窄、尿瘘等并发症。前尿道裂伤导尿失败或尿道断裂:立即行经会阴尿道修补或断端吻合术。骨盆骨折致后尿道损伤:经抗休克治疗病情稳定后,局麻下做耻骨上高位膀胱造瘘。

一、手术前患者的护理

【护理评估】

1. 健康史　评估患者有无会阴部、骨盆外伤病史。

2. 临床表现

(1)休克:骨盆骨折所致后尿道损伤,可引起损伤性或失血性休克。

(2)疼痛:尿道球部损伤时会阴部肿胀、疼痛,排尿时加重。后尿道损伤表现为下腹部疼痛,局部肌紧张、压痛。伴骨盆骨折者,移动时疼痛加剧。

(3)尿道出血:前尿道破裂时可见尿道外口流血,后尿道破裂时可无尿道口流血或仅少量血液流出。

(4)排尿困难:尿道挫裂伤后因局部水肿或疼痛性括约肌痉挛,可发生排尿困难。尿道断裂时,则可发生尿潴留。

(5)血肿及尿外渗:尿道骑跨伤或后尿道损伤引起尿生殖膈断裂时,会阴、阴囊部出现血肿及尿外渗,并发感染时则出现全身中毒症状。

　　3. 辅助检查

　　(1)导尿检查:检查尿道是否连续、完整。严格无菌操作下轻缓插入导尿管,若能顺利插入至膀胱,说明尿道连续而完整。若一次插入困难,不应勉强反复试插,以免加重局部损伤、导致感染。后尿道损伤伴骨盆骨折时,一般不宜导尿。

　　(2)X线检查:骨盆前后位X线摄片显示骨盆骨折。尿道造影可显示尿道损伤部位及程度,尿道断裂可有造影剂外渗,而尿道挫伤则无外渗征象。

　　(3)尿道造影:怀疑尿道损伤时逆行尿道造影是首选的诊断方法。逆行尿道造影可以清晰和确切地显示尿道损伤部位、程度和各种可能的并发症,是一种最为可靠的诊断方法。

　　4. 心理-社会因素　评估患者及家属对伤情的认知程度,对突发事故及预后的心理承受能力,对治疗费用的承受能力和对疾病治疗的知晓程度。

【护理诊断】

　　1. 焦虑、恐惧　与患者对损伤的恐惧、担心预后有关。

　　2. 体液不足　与合并损伤、出血、禁食有关。

　　3. 舒适的改变　与疼痛及局部损伤有关。

　　4. 躯体移动障碍　与骨盆骨折活动受限有关。

　　5. 排尿形态异常　与损伤后尿道连续性改变有关。

　　6. 有皮肤完整性受损的危险　与卧床、活动受限有关。

　　7. 潜在并发症　出血、感染、尿外渗、尿道狭窄、尿瘘。

【护理目标】

　　1. 患者焦虑、恐惧程度减轻,配合治疗及护理。

　　2. 患者体液循环及营养状况得到改善或维持。

　　3. 患者主诉不适感减轻或消失。

　　4. 患者躯体保持良好姿位,肢体及关节功能障碍影响最小。

　　5. 保持引流通畅,防止尿路感染,患者局部伤口愈合,尿道连续性得到恢复。

　　6. 患者皮肤完整,无因护理不当发生的皮肤完整性受损。

　　7. 术后未发生相关并发症或并发症发生后能得到及时治疗与处理。

【护理措施】

　　1. 心理护理　尿道损伤以男性青壮年为主,常合并骨盆骨折、大出血,甚至休克,伤情重,故患者担心术后能否恢复排尿功能、能否过正常的性生活,患者及家属的精神负担大,极易产生恐惧、焦虑心理。护士应主动关心、安慰患者及家属并做好思想工作,稳定情绪,减轻焦虑与恐惧,解除心理负担,告诉患者及家属尿道损伤的病情发展、主要的治疗护理措施,鼓励患者及家属积极配合。

　　2. 维持体液平衡、保证组织有效灌注量

　　(1)迅速建立2条静脉通路:遵医嘱合理输液、输血,并确保输液通道通畅。

　　(2)急救止血:迅速止血是抢救的关键。骨盆骨折后易出血,短时间内可出现失血性休克。因此必须有效止血,及时进行骨折复位固定,减少骨折断端的活动,防止进一步损伤血管。

　　3. 感染的预防与护理

　　(1)嘱患者勿用力排尿,避免引起尿外渗而致周围组织继发感染。

　　(2)保持伤口的清洁、干燥,敷料渗湿时应及时更换。

(3)遵医嘱应用抗生素;鼓励患者多饮水,以起到稀释尿液、冲洗尿路的作用。

(4)早期发现感染征象:尿道断裂后血、尿外渗容易导致感染;若患者体温升高、伤口处肿胀疼痛并伴有血白细胞计数和中性粒细胞比例升高、尿常规示有白细胞时,多提示感染,应及时通知医师并协助处理。

4. 抗休克护理　后尿道损伤常合并骨盆骨折,由于出血较多,术前可发生失血性休克,故应积极有效地行抗休克治疗,遵医嘱输血输液,补充血容量,给予止血药物,对症止痛及相应的护理。

5. 病情观察及护理

(1)观察并记录患者腹部体征,局部出血和尿外渗情况,必要时会阴局部压迫止血。

(2)注意观察生命体征、出血量、尿量及尿液性状。

(3)观察休克、疼痛及使用止血、止痛药物的效果。

(4)后尿道损伤合并骨盆骨折宜平卧硬板床。

(5)出血患者积极做好急诊手术及备血准备。

(6)排尿困难和尿潴留,及时配合医生导尿或膀胱造瘘手术准备。

(7)有其他脏器合并伤,同时进行相应观察护理。

6. 床位护理　骨盆骨折者须卧硬板床,勿随意搬动,以免加重损伤。

7. 术前准备　有手术指征者,在抗休克的同时紧急做好各项术前准备。完善常规检查,除常规检查外,应注意患者的凝血功能是否正常。备皮、配血,条件允许时,术前行肠道清洁。

二、手术中患者的护理

尿道损伤修补术。

【麻醉方式】

连续硬膜外麻醉或腰麻。

【手术体位】

截石位。

【手术步骤及护理配合】

手术步骤	护理配合
1. 切开皮肤、皮下组织	递 10 号刀片在会阴部做一弧形切口
2. 直达浅筋膜	切开皮下组织和筋膜,电凝止血
3. 切开海绵球体肌	递 10 号刀片纵行切开海绵球体肌,吸引器清除血肿,显露尿道海绵体
4. 显露尿道裂口	递尿道探子,在损伤部位露出,显露尿道裂口
5. 探查,游离尿道断端	递平镊,显露尿道断端,递蚊式钳依次钳夹尿道组织,组织剪剪断 1 号丝线结扎,以游离尿道
6. 插入尿管,吻合尿道	递 20 号双腔尿管经两断端插入尿道,囊内注入 10ml 生理盐水作为支架,以免脱出,递 0-3 可吸收缝线间断全层缝合两断端
7. 缝合海绵球体肌	递小圆针 2 号丝线间断缝合
8. 冲洗,放置引流	递冲洗球用生理盐水冲洗创面,递中弯放置橡皮引流条
9. 缝合会阴部切口	递 0-2 可吸收缝线连续缝合伤口,酒精纱球消毒皮肤,干纱布覆盖伤口

【巡回护士的配合】

同肾损伤修补术巡回护士的配合。

三、手术后患者的护理

【护理措施】

1. **尿管的护理**　尿道吻合术与尿道会师术后均留置尿管,引流尿液。

(1)妥善固定:尿管一旦滑脱均无法直接插入,须再行手术放置,直接影响损伤尿道的愈合。妥善固定尿管、减缓翻身动作,防止尿管脱落。

(2)有效牵引:尿道会师术后行尿管牵引,有利于促进分离的尿道断面愈合。为避免阴茎阴囊交界处尿道发生压迫性坏死,需掌握牵引的角度和力度。牵引角度以尿管与体轴呈45°为宜,尿管固定于大腿内侧;牵引力度以0.5kg为宜。维持1～2周。

(3)引流通畅:血块堵塞是导致尿管堵塞的常见原因,需及时清除。可在无菌操作下,用注射器吸取无菌生理盐水冲洗、抽吸血块。

(4)预防感染:严格无菌操作,定期更换引流袋。留置尿管期间,每日清洁尿道口。

(5)拔管:尿道会师术后尿管留置时间一般为4～6周,创伤严重者可酌情延长留置时间。

2. **膀胱造瘘管的护理**　按引流管护理常规做好相应的护理。暂时性膀胱造瘘管一般留置7～14天拔除,如要拔除,必须先夹管,观察是否能自行排尿,只有在通畅的情况下才能拔除。长期保留的膀胱造瘘管,每隔4～6周按无菌操作原则更换造瘘管1次,观察尿道恢复及排尿通畅情况。后尿道损伤合并骨盆骨折造瘘管保留3个月,待二期施行尿道狭窄解除术。

3. **尿外渗区切开引流的护理**　保持引流通畅;定时更换切口浸湿敷料;抬高阴囊,以利外渗尿液吸收,促进肿胀消退。

4. **饮食的护理**

(1)术后6小时内:禁食。

(2)术后6小时开始:饮水,适量。

(3)术后6小时～5天:饮水,少量流质食物。

(4)术后5天以后:含粗纤维多,忌辛辣刺激及胀气食物。

(5)合并内脏损伤:禁食,静脉补充营养,根据肠功能恢复情况给予适当饮食。

5. **并发症的观察及护理**

(1)出血:①临床表现:尿道口持续有新鲜血液流出,导尿管引流出血性尿液,腹腔脏器内出血,伤口敷料持续有新鲜血液渗出。②处理:保守治疗,止血、输血、补液,保持引流通畅。保守治疗无效时应及时行再次手术。

(2)逆行感染:术后一般均需留置尿管及造瘘管,其作用为支撑尿道,因此要妥善固定好尿管,并保持通畅,勿使脱落,并教会患者自我防护。每日用0.5%碘伏棉球消毒尿道外口2次,并鼓励患者多饮水,每日2000～3000ml,以利排尿。置造瘘管后,细菌可能从瘘口周围缝隙、皮肤等处进入膀胱而致感染,因此要随时更换造瘘口处污染的敷料,保持瘘口清洁干燥,防止感染。

(3)伴有骨盆骨折:对于骨盆骨折的患者在术前、术后均需卧硬板床,搬动患者时应特别小心,对于合并脊椎骨折的患者应轴式翻身,以防因搬动引起继发损伤。后尿道损伤、骨盆骨折行会师术的患者一般术后3个月可离床活动,前尿道损伤行吻合术的患者应卧床1周。

（4）尿道狭窄：尿道损伤尤其是后尿道损伤的患者，尿道缺损部位被瘢痕组织替代时恢复了尿道连续性，但术后必然引起瘢痕性尿道狭窄，影响排尿，影响患者日后生活和工作，造成患者心理负担，应及时做好心理护理及出院指导，向患者说明定期行尿道扩张术。坚持定期尿道扩张十分重要，是保证手术成功的关键。一般术后 1 个月开始扩张尿道，1 个月一次，以后逐步延长扩张间歇，一般持续 1 年左右。

（5）尿道扩张术的护理：①尿道扩张后出现尿流细、排尿痛，多为局部充血所致，一般 2～3 天可自行缓解，应及时向患者做好解释工作。如合并尿道口出血，多为黏膜损伤所致，应观察出血量，量少可自行缓解，量多则应注意是否出现假道并及时通知医生。②行尿道扩张术后如有发热应给予抗炎治疗，等待炎症消退、体温正常后间歇 1～2 周再行扩张。如有急性炎症改变或继发附睾及睾丸炎则不能扩尿道。③拔管后的护理：前尿道损伤术后尿管一般 7 天拔出，后尿道损伤术后尿管 2 周拔除，膀胱造瘘管拔除前闭管 2 天，无排尿困难即可拔除。拔管后患者可出现：瘘口溢尿：这是拔管后常见症状，一般 2～3 天即可愈合，应向患者解释清楚。不能顺利排尿：由于膀胱收缩功能尚未恢复，故应鼓励患者加强膀胱收缩功能训练，消除患者的紧张情绪。

【健康教育】

1. 定期行尿道扩张术　经手术修复后，尿道损伤患者尿道狭窄的发生率较高，需要定期进行尿道扩张以避免尿道狭窄。尿道扩张术较为痛苦，应向患者说明该治疗的意义，鼓励患者定期返院行尿道扩张术。

2. 自我观察　若发现有排尿不畅、尿线变细、滴沥、尿液浑浊等现象，可能为尿道狭窄，应及时来医院诊治。

3. 定期复查　术后带管出院期间定期门诊随访，检查尿常规，排尿情况。术后每 3 个月复查 1 次，半年后每半年复查 1 次，需二期手术者遵医嘱准备。

第22章

泌尿系统结石围手术期护理

泌尿系统结石,又称尿路结石、尿石症、尿路石,是指发生于泌尿系统的一些结晶物体和有机基质在泌尿道异常积聚而发生的结石,是泌尿系统的病理性矿化。根据结石的部位不同可以分为上尿路结石(肾、输尿管)和下尿路结石(膀胱、尿道),是最常见的泌尿外科疾病之一,复发率高。尿石原发于肾和膀胱,输尿管和尿道结石均为排出导致。尿路结石男性多于女性,为(4~5):1,25-40岁为发病高峰,女性在50-65岁会出现第二个发病高峰。与种族、地理环境、饮食习惯、遗传、某些疾病等因素有关。

第一节 肾和输尿管结石

肾和输尿管结石是泌尿外科常见的疾病,根据不同病情选用肾盂切开取石术、肾实质切开取石术、肾部分切除术、肾切除术、肾造瘘术和体外肾切开取石术等。随着微创泌尿外科的发展,传统的开放性肾盂切开取石术已经较少采用。

一、手术前患者的护理

【护理评估】

1. 健康史 有无泌尿系病史、甲亢、痛风病史、用药史。

2. 临床表现

(1)静态结石仅为患侧局部酸胀钝痛,呈间歇性,剧烈运动和劳动可促使疼痛发作和加重。

(2)肾绞痛,较小的结石容易活动,常诱发近端尿路平滑肌的强烈痉挛性疼痛,通常称为肾绞痛。肾绞痛常突然发作,疼痛剧烈,多放射至会阴部,肾区叩击痛明显。患者疼痛难忍,伴有面色苍白、大汗淋漓、恶心、呕吐、腹胀等症状。肾绞痛发作后小结石可自行排出,临床检查不出阳性结果。

(3)镜下血尿,几乎见于所有的病例,少数可为肉眼血尿,偶有因无痛性血尿而就医者。

(4)合并感染时有尿痛、尿频、尿急等。偶尔可表现为反射性急性无尿,称为结石性无尿。

3. 辅助检查

(1)腹部 X 线摄片可见结石。

(2)排泄性尿路造影可确定结石影像,肾盂、输尿管扩张与否以及肾功能状况。

(3)超声波检查对肾结石,肾盂、输尿管有无扩张,对鉴别结石有一定意义,需与其他检查方法配合应用。

(4)膀胱镜检及逆行肾盂造影,用于排泄性尿路造影显影欠佳及碘过敏者。

4. 心理-社会因素　评估患者对疾病知识的掌握程度,对治疗方法的知晓和配合程度。

【护理诊断】

1. 疼痛　与疾病、排石过程有关。

2. 舒适度改变　与手术打击、术后管道牵拉等有关。

3. 焦虑、恐惧　与患者对手术的恐惧、担心预后有关。

4. 排尿形态障碍　与结石阻塞引致尿频、尿急、尿痛或留置尿管有关。

5. 潜在并发症　感染、出血、尿外渗等,与尿路梗阻、手术创伤有关。

6. 知识缺乏　与患者缺乏疾病预防及治疗知识有关。

7. 部分生活自理缺陷　与疾病、手术有关。

【护理目标】

1. 患者主诉疼痛减轻或缓解。

2. 患者舒适度提高。

3. 患者焦虑、恐惧程度减轻,配合治疗及护理。

4. 患者排尿形态获得改善。

5. 未发生相关并发症或并发症发生后能得到及时治疗与处理。

6. 患者了解结石的预防方法和治疗,预防结石复发。

7. 患者生活自理得到满足。

【护理措施】

1. 心理护理　给患者讲解有关尿路结石的治疗方法,消除患者紧张、焦虑的情绪。

2. 完善各项检查　如心电图、胸片、腹部平片、静脉肾盂造影等。为了避免肠管积气影响术中定位的准确性,要求患者术前 3 日内禁食易产气食物,术日晨禁食、禁水。

3. 体外碎石术患者的护理　首先告诉患者不要随便更换体位,避免定位不准确,造成碎石不理想。治疗时有较响的像放鞭炮的声音,事先应向患者说明,必要时可在治疗前先请患者听此声音,消除紧张、恐惧心理。同时密切观察患者生命体征的变化。评估患者的身心状态,确定患者需要,给予相应的护理措施。

二、手术中患者的护理

肾盂切开取石术。

【麻醉方式】

连续硬膜外麻醉。

【手术体位】

侧卧位。

【手术步骤及护理配合】

手术步骤	护理配合
1. 切皮、皮下、各层肌肉组织	递20号刀片于第12肋下缘1cm处切开皮肤、皮下组织,甲状腺拉钩牵开,依次切开背阔肌、腹外斜肌和部分腹内斜肌,干纱布电凝止血
2. 切开肾周筋膜	递平镊,电烧切开肾周筋膜
3. 显露肾盂	2块湿纱垫保护切口,自动拉钩牵开暴露术野

（续 表）

手术步骤	护理配合
4. 切开肾盂	小拉钩牵开,递小圆针 1 号丝线在肾盂适当部位悬吊 2 条牵引线,蚊式钳夹线尾,递 11 号刀片于牵引线中间纵行切开肾盂
5. 取石	术者手指探查肾盂,结石位置,递不同角度的取石钳轻取结石
6. 冲洗肾盂	递 8 号红尿管插入肾盂,生理盐水冲洗
7. 放置双 J 管	递双 J 管插入至输尿管及肾
8. 缝合肾盂	递无损伤镊,0-3 可吸收线缝合肾盂,肾盂周围的脂肪组织用小圆针 1 号丝线间断缝合固定
9. 止血,冲洗	递电烧,纱布彻底止血,生理盐水冲洗腹腔后吸引器吸净,清点物品
10. 放置引流	递 20 号刀片于肋下切口处切一小口,递中弯将引流管引出体外,角针 1 号丝线固定引流管,接引流袋
11. 逐层缝合切口	递圆针 7 号丝线逐层缝合肾周筋膜及腰背筋膜及各层肌肉组织
12. 缝合皮下、皮肤	递酒精纱球消毒皮肤,圆针 1 号丝线间断缝合皮下组织;递酒精纱球消毒皮肤,角针 1 号丝线间断缝合皮肤;酒精纱球消毒皮肤,干纱布覆盖伤口及引流管口

【巡回护士的配合】

同肾损伤修补术巡回护士的配合。

三、手术后患者的护理

【护理措施】

1. **卧位** 肾、肾盂、输尿管取石术后安置患者侧卧位或半卧位;肾实质切开者,卧床 2 周。

2. **饮食** 肠蠕动功能恢复后,可逐渐进食。

3. **病情观察**

(1)观察术后尿量,若<30ml/h,应警惕患者有无肾功能障碍。

(2)观察尿液的颜色,术后早期尿液中有血色是正常现象,应逐渐减轻,若持续加重或呈鲜红色,应立即通知医生。

4. **引流的护理**

(1)执行引流管的护理常规。

(2)肾盂造瘘管一般需留置 10 天以上,拔管前应夹管 1~2 天,无异常后行肾盂造影,证实尿路通畅方可拔管,拔管后瘘口用凡士林纱布覆盖。指导患者健侧卧位,以防漏尿。

5. **鼓励患者多饮水**,每日应在 3000ml 以上。

6. **行体外冲击波碎石术后护理** 遵医嘱给予补液、抗感染、止血治疗;如发生肾绞痛,遵医嘱给予镇痛药物。术后如无恶心、剧烈疼痛等不适症状,鼓励患者多饮水,必要时给予利尿药,利于结石排出。术后次日做心电图及 X 线片检查,观察结石排出情况,如无特殊,模拟单双脚跳绳运动、慢跑等运动,根据年龄、性别及碎石排出情况决定运动的强度。碎石后观察尿量、血尿程度及结石排出情况。

7. **经皮肾镜或经膀胱输尿管肾盂镜取石或超声碎石术后护理**

（1）出血的观察及护理：观察肾造瘘管及留置尿管引流液的颜色、量及性质，并做好记录，发现异常及时报告。术后如肾造瘘管引流液颜色鲜红，可采用夹闭肾造瘘管 5～10 分钟，再放开，观察血尿有无停止。同时进行床旁 B 超检查，观察肾周及肾内情况及双 J 形管的位置。术后嘱患者绝对卧床 48 小时，相对卧床 7 天无明显出血即可在床上活动，如有出血应延长卧床时间，可做适量的床上运动，多饮水，一般饮水量在 2000ml/d 以上，以减轻血尿。另外，多食新鲜含粗纤维的蔬菜、水果，适量进食蜂蜜，防止便秘。

（2）有效固定肾造瘘管，严防脱落：如肾造瘘管滑脱，必须保证尿液引流通畅。指导患者翻身前先将造瘘管留出一定长度，然后再转向对侧，下床或活动时必须先将造瘘管固定好。

（3）双 J 形管的护理：放置的双 J 形管通行输尿管的全长，上端位于肾盂，下端位于膀胱，双 J 形管本身有许多侧孔，有助于保护和恢复肾功能，有利于尿液的引流，但对机体来说是异物，有利的同时，同样也有弊。患者改变体位或活动时，必须动作慢、轻，以免双 J 形管刺激输尿管黏膜发生出血（表现为小便可见血尿）。另外，置双 J 形管后，患者由于膀胱输尿管抗反流的机制消失，尿液容易随着膀胱与输尿管、肾盂的压力差反流，导致逆行感染，故术后患者要尽早取半坐卧位。

8. 并发症的观察及处理

（1）感染：应用敏感抗生素；嘱患者多饮水；保持肾内低压状态，保持留置尿管及肾造瘘管的通畅，导尿管堵塞时予以膀胱冲洗。防止倒流，指导患者引流管的自我护理方法。

（2）邻近器官的损伤：①胸膜损伤：术后严密观察患者的呼吸情况，有无胸痛、呼吸困难，及时报告医生，必要时予以胸腔闭式引流。②肠管穿孔：术后观察腹部体征，有无腹痛、反跳痛、腹肌紧张、肠管穿孔，给予足量的抗生素、禁食等处理。

【健康教育】

1. 鼓励患者多饮水，至少每日饮水 3000～4000ml，除白天大量饮水外，睡前也需饮水 500ml，睡眠中起床排尿后再饮水 200ml。

2. 增加体育活动，如跳跃等，使结石易排出。

3. 适当调节饮食，可以预防结石的再生。含钙结石患者应少吃牛奶等含钙高的饮食，草酸盐结石患者应少吃菠菜、马铃薯、豆类和浓茶等。磷酸盐结石患者宜用低磷、低钙饮食，并口服氯化铵使尿液酸化。尿酸盐结石患者应少吃含嘌呤的食物，如动物内脏、肉类及豆类，口服碳酸氢钠使尿液碱化，亦利于尿酸盐结石的溶解。

第二节　膀胱和尿道结石

膀胱结石多在膀胱内形成，少数自上尿路移行而来。膀胱结石有地区性，多见于 10 岁以下的男孩，似与营养有关。近年来，随着我国人民生活水平的不断提高，膀胱结石的发病率已有减少趋势。老年人膀胱结石常为前列腺增生症的并发症。尿道结石绝大多数来自膀胱和肾，结石可停留于尿道前列腺部、球部及舟状窝处；少数原发于尿道狭窄近侧或尿道憩室处。小的结石可经尿道自行排出，较大的结石不能自行排出者可行膀胱内碎石术。碎石方法有体外冲击波碎石及液电冲击碎石、超声波碎石及碎石钳碎石。较大结石且无碎石设备者可行耻骨上膀胱切开取石术，对合并有膀胱感染者，应同时积极治疗炎症。

一、手术前患者的护理

【护理评估】

1. 健康史　了解患者一般情况,有无与活动有关的血尿、疼痛、尿石等身体状况;有无因结石梗阻造成发热,而导致肾积水;了解有无家族史、地域及饮食习惯。

2. 临床表现

(1)膀胱结石:主要表现为尿路刺激症状,如尿频、尿急和终末性排尿疼痛,尿流突然中断伴剧烈疼痛且放射至会阴部或阴茎头,改变体位后又能继续排尿或重复出现尿流中断。患儿每当排尿时啼哭不止,用手牵拉阴茎,结石损伤膀胱黏膜可引起终末血尿,合并感染时出现脓尿。

(2)尿道结石:典型症状为排尿困难(尿流变细,呈点滴状);结石嵌顿可引起急性尿潴留及感染,少数发生尿外渗或尿瘘。前尿道结石,常沿尿道扪到结石;后尿道结石,则在直肠指检时触及。插入尿道探子能触到结石。平片可显示结石阴影。

3. 辅助检查

(1)膀胱结石:①膀胱区摄 X 线片多能显示结石阴影。②B 超检查可探及膀胱内结石声影,检查可以确定有无结石,结石大小、形状、数目,而且还能发现 X 线透光的阴性结石以及其他病变,如膀胱炎、前列腺增生、膀胱憩室等。

(2)尿道结石:①触诊:前尿道结石常可用手触摸到并有疼痛。后尿道结石经直肠指检可能触及。②金属尿道探子:可探及结石并能感到与结石摩擦感。③B 超:经会阴或直肠超声可显示尿道结石声影。④X 线检查:X 线片可显示尿道结石大小及部位。尿道造影则可发现有无尿道狭窄和尿道憩室等。⑤尿道镜检查:可直接观察到结石及尿道合并症等。

4. 心理-社会因素　评估患者对疾病知识的掌握程度,对治疗方法的知晓和配合程度。

【护理诊断】

1. 舒适的改变　与疼痛有关。

2. 焦虑、恐惧　与患者担心手术有关。

3. 排尿障碍　与结石阻塞膀胱出口有关。

4. 潜在并发症　尿潴留、出血、感染、膀胱穿孔等。

【护理目标】

1. 患者疼痛程度减轻或消失。

2. 患者焦虑、恐惧程度减轻,积极配合治疗及护理。

3. 患者排尿困难症状缓解。

4. 未发生相关并发症或并发症发生后能得到及时治疗与处理。

【护理措施】

1. 膀胱结石

(1)心理护理:向患者解释膀胱结石的治疗方法,争取患者的配合。

(2)完善各种检查,增强营养,术前一天晚上给予灌肠,为预防术中呕吐,术前 12 小时禁食,术前 8 小时禁饮。

(3)病情观察及护理:①观察并记录患者下腹部体征。②观察患者排尿情况。

(4)术前常规准备:①术前行抗生素皮试,术晨遵医嘱带入术中用药。②协助完善相关术前检查:心电图、B 超、出凝血试验等。③术晨更换清洁病员服。④备皮。⑤术晨与手术室人员进行患者、药物核对后,送入手术室。

2. 尿道结石

(1)心理护理:讲解尿道结石的相关知识及治疗手段,减轻患者焦虑。

(2)术前准备:①局麻下经尿道取石术前准备无特殊。②麻醉下经尿道镜取石或经会阴切开取石手术前准备与一般外科手术相同。术前需禁食 12 小时,禁饮 4 小时;手术前一天口服灌肠剂清洁肠道;术前备皮、更衣。

二、手术中患者的护理

膀胱切开取石术。

【麻醉方式】

全麻或连续硬膜外麻醉。

【手术体位】

仰卧位略头低足高位。

【手术步骤及护理配合】

手术步骤	护理配合
1. 术前留置导尿管,使膀胱充盈	递生理盐水 300～400ml 注入膀胱,递中直血管钳钳夹导尿管
2. 耻骨上正中切口	递20 号刀片自脐至耻骨上做一切口,切皮后更换刀片,电烧切开皮下组织,干纱布或中直钳夹止血,1 号丝线结扎,递甲状腺拉钩牵开
3. 切开浅筋膜,腹白线	递中弯血管钳夹持,递电烧或组织剪扩大切口
4. 显露膀胱前壁	递湿纱布钝性分离腹膜前脂肪与腹膜反折,显露膀胱前壁
5. 切开膀胱,显露结石	递中弯血管钳钳夹膀胱壁中线两旁,提起膀胱壁,递 11 号刀片切开膀胱,递吸引器吸净膀胱内灌洗液,显露结石
6. 取出结石	递取石钳取出结石,探查膀胱内残留结石,生理盐水冲洗膀胱
7. 缝合膀胱壁	递 3-0 可吸收缝线连续缝合膀胱,递圆针 1 号丝线间断缝合肌层
8. 止血,冲洗	递电烧,纱布彻底止血,生理盐水冲洗伤口,清点用物
9. 放置引流管	递引流管放于膀胱前间隙,从切口处引出,连接引流袋
10. 缝合腹白线,浅筋膜	递圆针 4 号丝线间断缝合后冲洗
11. 缝合皮下组织	递酒精纱球消毒切口周围皮肤,递平镊,圆针 1 号丝线间断缝合
12. 缝合皮肤	递酒精纱球消毒切口周围皮肤,递牙镊,角针 1 号丝线间断缝合,纱布覆盖伤口及引流口

【巡回护士的配合】

同肾损伤修补术巡回护士的配合。

三、手术后患者的护理

【护理措施】

1. 膀胱结石

(1)病情观察:严密观察生命体征变化,遵医嘱给予持续心电监护,包括体温、血压、脉搏、呼吸。观察并记录生命体征,每4小时1次。

(2)引流液的观察:术后引流液的观察是重点,每日记录和观察引流液的颜色、性质和量,如在短时间内引流出大量血性液体(一般>200ml/h),应警惕发生继发性大出血的可能,同时密切观察血压和脉搏的变化,发现异常及时报告医生给予处理。

(3)引流管的护理:术后患者留置膀胱造瘘管及尿管,保持引流通畅,妥善固定尿管,每日须对尿道口进行护理,观察尿液的颜色、量。其余按尿管的常规进行护理。活动、翻身时要避免引流管打折、受压、扭曲、脱出等。引流期间保持引流通畅,定时挤压引流管,避免因引流不畅而造成感染、积液等并发症。每天更换引流袋。

(4)基础护理:患者术后清醒后,可改为半卧位,以利于伤口引流及减轻腹压,减轻疼痛。患者卧床期间,定时翻身,按摩骨隆突处,防止皮肤发生压疮。满足患者生活上的合理需求,给予晨晚间护理,雾化吸入每天2次。

2. 尿道结石

(1)病情观察及护理:①尿道结石推入膀胱后,按膀胱结石进行治疗和护理。②经尿道取出结石后,注意观察并记录患者排尿是否通畅,是否有血尿、尿痛等症状。症状较轻者,可鼓励患者多饮水,症状可逐渐缓解;症状较重者,需通知医生对症处理。③经会阴切开取石术后,需观察伤口渗血情况,保持会阴部伤口清洁干燥。

(2)尿管的护理:①尿道口护理:留置尿管期间注意保持尿道口清洁,每天用0.5%碘伏清洁尿道口2~3次,分泌物多时需及时清洁,预防感染。②妥善固定:术后需妥善固定尿管,注意保持尿管通畅,避免牵拉,防止尿液反流。③保持引流系统密闭:保持整个尿液引流系统密闭,不要随意打开接头。④拔管时间:根据手术方式,尿管留置时间有所不同,遵医嘱规定操作。

(3)饮食护理:局麻手术后对饮食无特殊要求,如在全身麻醉下取石,则术后6小时方可进食。鼓励患者进食高蛋白,易消化,富含纤维食物,防止便秘。多饮水,忌辛辣,保持每日尿量在2000ml以上。

(4)并发症的观察及处理:①出血:临床表现:尿道口渗血;留置尿管引出鲜红色尿液。预防处理:鼓励患者多饮水,症状轻者随着排尿次数增加,可缓解。必要时需行膀胱冲洗。②感染:临床表现:发热;尿道口分泌物增多;会阴伤口脓性分泌物。预防处理:监测体温,及时处理,预防菌血症;做好尿管护理,保持尿道口清洁;保持会阴部清洁干燥,避免大便污染伤口;抗生素抗感染。

【健康教育】

1. 饮食指导　①草酸盐结石患者,宜少吃土豆、菠菜等,口服维生素B_6,口服氧化镁。②磷酸盐结石患者宜低磷低钙饮食,口服氯化铵。③尿酸盐结石的患者,禁食肝、肾及豆类,口服枸橼酸合剂或碳酸氢钠。④多饮水,保持尿量2500ml/d以上。

2. 活动指导　根据体力,适当运动。

3. 复查　定期复查。

4. 病情观察　尿道结石取出后可能发生尿道狭窄,应注意观察排尿情况,出现异常及时就诊。

5. 随访　定期行X线片、B超及尿液检查。

第 23 章

泌尿系统梗阻围手术期护理

第一节 肾 积 水

尿液从肾盂排出受阻,蓄积后肾内压力升高、肾盏肾盂扩张、肾实质萎缩,造成尿液积聚在肾内称为肾积水。成人肾积水超过 1000ml 或小儿超过 24 小时的正常尿量,称为巨大肾积水。泌尿系统及其邻近各种病变均可引起尿路梗阻,最终都可造成肾积水。若不及时解除尿路梗阻,肾积水可导致肾实质严重破坏,萎缩变薄,肾功能逐渐减退,直至衰竭。治疗应根据病因及病变的性质,采取不同的手术方式,如肾盂输尿管成形术等。

一、手术前患者的护理

【护理评估】

1. 健康史　了解患者的一般情况,既往有无梗阻性疾病,有无泌尿系结石及感染病史;患者有无腹部肿块、疼痛及血尿。

2. 临床表现

(1)腰部疼痛:轻度肾积水多无症状,中至重度肾积水可出现腰部疼痛。一些先天性疾病,如先天性肾盂输尿管连接部狭窄、肾下极异位血管或纤维束压迫输尿管等引起的肾积水,发展常较缓慢,症状不明显或仅有腰部隐痛不适。

(2)腹部包块:肾积水至严重程度时,可出现腹部包块。

(3)发作期症状:部分患者肾积水呈间歇性发作。发作时患侧腰腹部剧烈绞痛,伴恶心、呕吐、尿量减少,患侧腰部可扪及肿块;经一定时间后,梗阻自行缓解,排出大量尿液,疼痛可缓解,腰部肿块明显缩小或消失。

(4)原发病症状:上尿路结石致急性梗阻时,可出现肾绞痛、恶心、呕吐、血尿及肾区压痛等;下尿路梗阻时,主要表现为排尿困难和膀胱不能排空,甚至出现尿潴留。

(5)并发症:肾积水如并发感染,则表现为急性肾盂肾炎症状,出现寒战、高热、腰痛及膀胱刺激症状等。如梗阻不解除,感染的肾积水很难治愈,或可发展为脓肾,腹部可扪及包块,患者常有低热及消瘦等。尿路梗阻引起肾积水若长时间不能解除,或双侧肾、孤立肾完全梗阻,可出现肾功能减退,甚至肾衰竭。

3. 辅助检查

(1)实验室检查:①尿液检查,如尿常规、尿细菌培养、尿结核分枝杆菌及脱落细胞检查。②血液检查,如血常规和生化检查,了解有无感染、氮质血症、酸中毒等。

　　(2)影像学检查:①B超检查:B超是诊断肾积水的首选方法,可明确增大的肾是实质性肿块还是肾积水,并可确定肾积水的程度和肾皮质萎缩情况。②腹部平片(KUB):可观察肾轮廓,积水侧肾轮廓增大,同时可发现不透X线的尿路结石。③静脉尿路造影(IVU):可显示肾盂肾盏的扩张情况及梗阻部位,对严重肾积水还可估计肾功能情况。严重肾积水由于肾功能减退,可采用大剂量造影剂延缓造影(60分钟、90分钟、120分钟等分别摄影)或许可获得较好的显影效果。但需考虑造影剂对肾功能的损害,可在造影后水化。④逆行尿路造影:能进一步明确梗阻部位与积水原因,但有引起逆行感染的可能,因此要谨慎从事,并严格执行无菌操作。⑤肾穿刺造影:在B超引导下进行,可显示积水与梗阻病变情况。⑥泌尿系统CT三维重建及MRI水成像:可清楚显示肾积水的程度及肾实质萎缩情况,还可以明确梗阻部位与病因等。⑦放射性核素肾显像:可区别肾积水与肾囊肿,并可了解肾实质损害的程度。利尿性肾图对判定上尿路有无梗阻及梗阻的性质有一定帮助。

　　4. 心理-社会因素　评估患者及家属对疾病的认知程度,治疗方法的知晓及配合程度,及预后的心理承受能力。

【护理诊断】

　　1. 急性疼痛　与尿路梗阻相关。

　　2. 排尿障碍　与尿液潴留于肾盂,导致排尿减少或无尿相关。

　　3. 潜在并发症　肾脓肿、肾衰竭。

【护理目标】

　　1. 患者疼痛程度减轻或消失。

　　2. 患者排尿困难症状缓解。

　　3. 未发生相关并发症或并发症发生后能得到及时治疗与处理。

【护理措施】

　　1. 饮食护理:单纯肾积水可进普食。肾衰竭应严格限制入水量,采用低盐、低蛋白、高热量饮食,并记录24小时出入量。

　　2. 严重肾积水,应指导患者活动适度,避免肾区碰撞,导致肾损伤甚至肾出血。

　　3. 肾积水合并感染时,可出现脓尿、高热,应医嘱物理降温并应用抗生素。

二、手术中患者的护理

输尿管成形术。

【麻醉方式】

全麻或连续硬膜外麻醉。

【手术体位】

侧卧位。

【手术步骤及护理配合】

手术步骤	护理配合
1. 切皮、皮下、各层肌肉组织	递20号刀片于第12肋下缘1cm处切开皮肤、皮下组织,甲状腺拉钩牵开,依次切开背阔肌、腹外斜肌和部分腹内斜肌,干纱布电凝止血
2. 切开肾周筋膜	递平镊,电烧切开肾周筋膜,避免损伤腹膜

（续　表）

手术步骤	护理配合
3. 探查肾盂	递注射器向肾盂内注入生理盐水,观察能否排空
4. 切开,探查输尿管	递 10 号刀片纵行切开输尿管上段,以探针探查输尿管
5. 切开肾盂	递 10 号刀片向上沿切口 Y 形切开肾盂,显露肾盂输尿管连接部
6. 切除狭窄部纤维肌肉环	递组织剪切除纤维肌肉环
7. 吻合肾盂输尿管	递 3-0 可吸收缝线间断缝合肾盂及输尿管后壁肌层
8. 肾盂造瘘	递尿管和引流管经肾实质切口分别放入肾盂及输尿管,递长弯血管钳将引流管通过缝合口放入输尿管内,V 形缝合肾盂、输尿管前壁
9. 止血,冲洗	递电烧彻底止血,如遇出血点用 1 号丝线结扎或缝扎,生理盐水冲洗,吸引器吸净
10. 放置引流	递 20 号刀片于肋下切口处切一小口,中弯将引流管引出体外,角针 1 号丝线固定引流管,接引流袋
11. 逐层缝合切口	递圆针 7 号丝线逐层缝合肾周筋膜、腰背筋膜及各层肌肉组织
12. 缝合皮下、皮肤	递酒精纱球消毒皮肤,圆针 1 号丝线间断缝合皮下组织;递酒精纱球消毒皮肤,角针 1 号丝线间断缝合皮肤;酒精纱球消毒皮肤,干纱布覆盖伤口及引流管口

【巡回护士的配合】

同肾损伤修补术巡回护士的配合。

三、手术后患者的护理

【护理措施】

1. 根据手术方式,采取不同的术后护理措施。

2. 输尿管成形术后,护理应注意:

(1)观察吻合口漏的发生:密切观察引流管内引流液的性状和量,若引流出较多淡黄色液体、患者尿量少,伤口敷料有较多淡黄色液体渗出,提示有吻合口漏的可能。

(2)肾造瘘管的护理:术后常规放置肾造瘘管,2~4 周暂时夹闭。若夹闭造瘘管后患者出现腹痛、发热等不适,提示吻合口不通畅,应重新开放造瘘管,查明原因,遵医嘱在无菌操作下用生理盐水进行低压冲洗,每次不多于 5ml。冲洗时要缓慢,以免压力过高,导致漏尿。待吻合口通畅再拔出肾造瘘管。

3. 并发症的观察、预防和护理

(1)观察和预防感染:①注意患者的排尿情况、腹部肿块大小和体温变化。②保持各引流管通畅。肾盂输尿管成形术后应保持各引流管通畅及切口清洁。若无漏尿,肾周引流管于术后 3~4 日拔除,肾盂输尿管支架引流管一般于术后 3 周拔除,证实吻合口通畅后拔除肾造瘘管。若切口处或肾周引流管内流出较多的淡黄色液体,提示有吻合口漏的发生,应及时与医师联系,予以相应处理和护理。③遵医嘱用药。高热者给予物理降温,对并发感染者合理使用抗菌药。

（2）观察和预防肾衰竭：①严格限制入水量，记录 24 小时出入量。②及时处理肾衰竭。③予以低盐、低蛋白、高热量饮食。

【健康教育】

1. 嘱患者进食低盐、低蛋白质、高热量食物，忌食豆制品。

2. 若出现肾区疼痛、尿量减少、排尿困难等表现，及时就诊。

第二节　良性前列腺增生

良性前列腺增生，简称前列腺增生，俗称前列腺肥大，其病理改变主要为前列腺组织及上皮增生。梗阻较轻或难以耐受手术治疗的患者，可采用非手术疗法或姑息性手术。膀胱残余尿超过 50ml 或曾经出现过急性尿潴留者，应手术治疗。手术只切除包膜以内的增生部分，方式有经尿道前列腺切除术、耻骨上经膀胱前列腺切除术、耻骨后前列腺切除术。其中耻骨上前列腺摘除术为开放手术中泌尿外科医师采用最多的方法。

一、手术前患者的护理

【护理评估】

1. 健康史　了解患者年龄和生活习惯，有无烟、酒嗜好；饮水习惯，摄入液体是否足够；有无定时排尿的习惯。既往有无尿潴留、尿失禁、腹股沟疝、内痔或脱肛等情况；有无其他慢性病，如高血压、糖尿病、脑血管疾病等。

2. 临床表现

（1）尿频：是最初症状，夜间较明显。随梗阻加重，残余尿量增多，尿频更加明显。

（2）排尿困难：进行性排尿困难是前列腺增生最重要的症状，发展缓慢。轻度梗阻时排尿迟缓、断续、尿后滴沥。梗阻严重时排尿费力、射程缩短，尿线细而无力，终成滴沥状。

（3）尿潴留：梗阻严重者膀胱残余尿增多，长期可导致收缩无力，发生尿潴留，并可出现充溢性尿失禁。前列腺增生的任何阶段，可因受凉、劳累、饮酒等使前列腺突然充血、水肿，发生急性尿潴留。

（4）其他症状：前列腺增生时因局部充血可发生无痛血尿。若并发感染或结石，可有尿急、尿痛等膀胱刺激症状。少数患者晚期可出现肾积水和肾功能不全。

3. 辅助检查

（1）直肠指诊：将膀胱排空后，患者取站立弯腰位或截石位，直肠指检可以对前列腺大小、突入直肠的程度、中央沟是否存在以及前列腺之硬度、有无压痛、是否存在结节、腺体是否固定等做客观了解，使医师取得第一手临床资料，有助于前列腺增生的诊断和其他疾病的鉴别。

（2）尿流率：正常值：$Q_{max} > 15ml/s$，尿流率是指在 1 次排尿过程中单位时间内排出的尿量，从尿流率的变化能间接测知下尿路的功能。前列腺增生主要以下尿路、膀胱部梗阻为主要病理改变，前列腺增生可以影响尿流量，从而在尿流曲线上反映出来，曲线的主要特征是梗阻，最大尿流率及平均尿流率均比正常低，排尿时间延长。若 $Q_{max} < 10ml/s$ 为手术指征。

（3）B 超：通过 B 超可测量残余尿，残余尿测定作为诊断前列腺增生的重要指标，广泛应用于临床，它对判断梗阻程度的轻重和了解膀胱功能有重要意义。残余尿正常应 $<10ml$，一般残余尿达 50ml 以上即提示膀胱逼尿肌已处于早期失代偿状态，可作为手术指征之一。

(4)前列腺特异抗原测定(PSA)：是诊断前列腺癌的特异性指征,正常为 0～4ng/ml,前列腺体积较大、有结节或较硬时,应测定血清 PSA,以排除合并前列腺癌的可能性。

4. 心理-社会因素　评估患者是否有焦虑及生活不便;患者及家属是否了解治疗方法及护理方法。

【护理诊断】

1. 焦虑　与患者对手术的惧怕、担心预后有关。

2. 睡眠型态紊乱　与尿频、夜尿增加有关。

3. 排尿型态紊乱　与留置尿管有关。

4. 舒适的改变　与留置尿管及手术的打击有关。

5. 潜在并发症　出血、感染、尿道穿孔与尿外渗、TUR 综合征、尿道狭窄、尿失禁、逆行射精。

【护理目标】

1. 患者焦虑程度减轻,配合治疗及护理。

2. 患者睡眠状况得到改善。

3. 留置尿管能保持有效引流。

4. 患者主诉不适感减轻或消失。

5. 术后未发生相关并发症或并发症发生后能得到及时治疗与处理。

【护理措施】

1. 心理护理　患者求治心切,一方面寄予过高期望,另一方面对手术并发症思虑较多。护士要运用心理学知识,向患者讲解手术方式的优缺点,并发症的预防及转归,围手术期的配合,自我护理的知识与技能,给予心理上的支持,使其减轻焦虑,树立信心。

2. 术前完善各项相关检查　前列腺增生患者多数为老年人,多伴有高血压、糖尿病、尿路感染等并发症,术前需切实完善各项检查,包括血常规、尿常规、血糖、心电图、凝血时间、胸部 X 线正位片、肝功能、肾功能、血清前列腺特异抗原(PSA)等。

3. 术前引流管护理　合并尿潴留、尿路感染的患者应留置尿管或行耻骨上膀胱造瘘,保持尿液引流通畅,以改善肾功能,指导患者多饮水。

4. 术前适应性训练　教会患者深呼吸,有效咳嗽、咳痰的方法,术前训练患者在床上使用便器排便,降低术后患者因用力排便而导致前列腺窝出血等并发症的发生率。

5. 术前准备　术前常规备血 400～600ml,行下腹部、耻骨上及会阴部备皮,术前晚普通灌肠。

6. 术前用药安全　如有高血压病史,术晨嘱患者按平时剂量正确口服降血压药。如有糖尿病病史,术晨测空腹及手指血糖,如为正常值,不必口服降血糖药物或注射胰岛素。

二、手术中患者的护理

耻骨上前列腺摘除术。

【麻醉方式】

全身麻醉或连续硬膜外麻醉。

【手术体位】

膀胱截石位。

【手术步骤及护理配合】

手术步骤	护理配合
1. 消毒与铺巾	消毒范围:会阴部皮肤
2. 连接管路设备	1. 连接各种管路 2. 组装电切设备 3. 调节电切功率120W、电凝功率80W
3. 经尿道插入膀胱镜	递利多卡因凝胶润滑管鞘
4. 检查膀胱和后尿道	递镜头经尿道入路膀胱
5. 切除组织	递电切镜进行组织电切
6. 吸出切除组织	1. 递装满5%葡萄糖的Ellik冲洗器 2. 协助留取粘于电切镜上的病理组织
7. 准确止血	递电切镜进行止血操作
8. 检查膀胱	递电切镜对出血点进行止血
9. 留置尿管	1. 递三腔球囊导尿管置入、球囊内注入20ml生理盐水 2. 连接尿袋与冲洗液
10. 称量切下的前列腺组织	1. 称量后记录前列腺组织重量 2. 处理后送检

【巡回护士的配合】
同肾损伤修补术巡回护士的配合。

三、手术后患者的护理

【护理措施】
1. **卧位**　麻醉作用消失,病情平稳,给予半卧位。
2. **饮食**　术后禁食,待肠蠕动功能恢复后,进流食,逐步过渡到普食。
3. **留置尿管的护理**　执行尿管的护理常规,气囊导尿管应妥善固定,以达到压迫前列腺窝的目的,起到止血作用。根据不同的手术方式,决定拔除尿管的时间。
4. **膀胱冲洗护理**　生理盐水持续膀胱冲洗3～7日。
(1)冲洗速度:根据尿色而定,色深则快,色浅则慢。随着不断的冲洗,血尿的颜色逐渐变浅;若尿色深红或逐渐加深,说明有活动性出血,应及时通知医生。
(2)保持冲洗及引流管道通畅,若引流不畅应及时通知医生处理,以免造成膀胱充盈、痉挛而加重出血。
(3)准确记录尿量、冲洗量和排出量,尿量=排出量-冲洗量。
5. **膀胱痉挛的护理**　疼痛发作时,遵医嘱给予镇静、止痛、解痉药物。
6. **耻骨后引流管的护理**　术后患者耻骨后置负压引流管,目的是引流出耻骨后间隙的残留渗血、渗液,以减少术后感染,促进伤口愈合。应注意保持引流通畅,观察引流物的色和量,引流液多为鲜红色和淡红色,48小时后逐渐减少。一般术后72小时拔除负压引流管。引流管连接无菌引流袋,固定于床旁,不能高于腹部,每日更换 1 次,保持伤口干燥,如有渗湿及时通知医生予以更换,防止感染。

7. **观察患者有无 TUR 综合征**　经尿道切除术后患者可出现 TUR 综合征,主要表现为烦躁、恶心、呕吐、抽搐、昏迷,严重者出现肺水肿、脑水肿、心衰等,出现上述症状应及时通知医生,给予处理。

8. **病情观察**　观察患者的生命体征,早期发现术后出血的指征。

9. **拔管后的护理**　常发生尿失禁或尿频现象,术后 2～3 天要练习收缩腹肌、臀肌、肛门括约肌的运动;也可以辅以理疗,此现象一般于术后 1～2 周可缓解。

【健康教育】

1. **术前专科知识教育**　术前应适当活动,增加手术耐受性。饮食清淡易消化,避免便秘,忌烟酒,以免诱发急性尿潴留。帮助患者戒烟并指导患者练习有效咳嗽。对于长期梗阻已损坏肾功能者,讲解术前留置导尿可解除梗阻,改善肾功能。有感染者,鼓励患者多饮水,并行膀胱冲洗。讲解术后留置气囊尿管引起的不适及膀胱冲洗可能引起的膀胱痉挛,使患者心理上有所准备。

2. **手术后指导**

(1)饮食指导:根据肠功能恢复情况调整饮食,进食含优质蛋白、高维生素、粗纤维的食物,禁食生冷刺激性食物。鼓励患者多饮水,进食后可适当加服缓泻药,防止因便秘引起腹压增加,导致膀胱颈口肠线断裂引起大出血。

(2)活动指导:术后第 1 天,患者宜平卧,因为留置导尿管及膀胱造瘘管有轻度不适并有便意。可逐步进行床上运动,肌肉放松进行四肢活动,但不宜过早下床,防止创面出血。2 天后可适当下床活动,避免过度劳累或扯动尿管引起出血。术后常需留置尿管 1 周左右,此期间间歇开放尿管,并训练膀胱逼尿肌功能。

第24章

泌尿系统肿瘤围手术期护理

第一节 肾 癌

肾癌通常指肾细胞癌,又称肾腺癌,是指起源于肾实质泌尿小管上皮系统的恶性肿瘤,是最常见的肾实质恶性肿瘤,占原发肾肿瘤的85%,占成年人恶性肿瘤的3%。肾细胞癌在泌尿系统肿瘤中的发病率在膀胱癌、前列腺癌之后,居第3位。肾癌一经确诊,应尽早行肾癌根治性切除术。手术切除范围包括患肾、肾周围的正常组织、同侧肾上腺、近端1/2输尿管、肾门旁淋巴结。手术入路取决于肿瘤分期和肿瘤部位等。近年开展了腹腔镜肾癌根治性切除术,此方法具有创伤小、出血少、患者术后恢复快等优点,已成为肾癌根治性切除术的首选方法。

一、手术前患者的护理

【护理评估】

1. 健康史 了解患者的年龄、性别、职业、吸烟史;有无泌尿系统肿瘤的家庭史;了解有无合并其他系统疾病。

2. 临床表现

(1)血尿:无痛性全程肉眼血尿常是患者就诊的初发症状,常无任何诱因,也不伴有其他排尿症状。数次血尿后常自行停止,再次发作后病情逐渐加重。

(2)肿块:肿瘤长大后,可在肋缘下触及包块,包块较硬,表面不平,如肿瘤和周围组织粘连则因固定不随呼吸上下活动,双手合诊时,肾肿块触诊更为清晰。

(3)疼痛:肾肿瘤早期,常无任何疼痛不适,因肾肿瘤本身引起的疼痛仅占患者的40%。病变晚期则可由于肿瘤包块压迫肾包膜或牵拉肾蒂而引起腰部酸胀坠痛,出血严重时偶可因血块梗阻输尿管引起绞痛。

(4)并发症表现:左肾肿瘤可伴继发性左侧精索静脉曲张,癌栓侵及下腔静脉时可出现下肢水肿,病灶远处转移患者,可出现转移病灶的症状,如肺转移可出现咳嗽、咯血,骨骼转移可出现病理性骨折等。约有43%的患者出现高血压表现,晚期患者常出现明显消瘦、贫血、低热、食欲缺乏、失重等恶病质表现。

3. 辅助检查

(1)B超:能够准确地区分肿瘤和囊肿,查出直径1cm以上的肿瘤,一般为低回声,境界不清晰,发现肾癌的敏感性高。目前已经作为普查肾肿瘤的方法。

(2)X线片检查:泌尿系统平片(KUB)可见肾外形增大。静脉尿路造影(IVU)可见肾盏肾盂因肿瘤挤压或侵犯,出现不规则变形、狭窄、拉长、移位或充盈缺损。肿瘤较大、破坏严重时患肾不显影,做逆行肾盂造影可显示患肾情况。

(3)CT:CT 是目前诊断肾癌最可靠的影像学方法,征象为肾形扩大,肿瘤向肾外突出,平扫时肿瘤密度比实质密度略低,可明确肾肿瘤大小、部位、邻近器官有无受累等,有助于肿瘤的分期和手术方式的确定。

(4)MRI:MRI 对肾癌诊断的准确性与 CT 相仿,但在显示邻近器官有无受侵犯,肾静脉或下腔静脉内有无癌栓效果则明显优于 CT。

(5)静脉肾盂造影:可以了解双侧肾的功能以及肾盂、输尿管和膀胱的情况,对治疗有参考价值。

(6)肾动脉造影及栓塞:可发现泌尿系造影时肾盂肾盏未变形的肿瘤。

4.心理-社会因素　了解患者患病后的心理应激反应,家人的关爱程度,家庭成员的关系是否融洽,患者在家庭、工作单位所处的地位。家庭居住环境、工作环境是否存在空气、水源的污染,有无流行病的接触史。家庭的经济状况,支付医疗费用的方式,高额的医疗费用对于患者是否造成巨大的压力。

【护理诊断】

1.疼痛　肾癌压迫周围组织或侵犯周围神经所致。

2.营养失调,低于机体需要量　与长期血尿、癌肿消耗、手术创伤有关。

3.恐惧与焦虑　与对疾病和手术的恐惧、担心疾病预后有关。

4.潜在并发症　出血、感染。

【护理目标】

1.患者主诉疼痛减轻或消失。

2.患者营养状况得到改善或维持。

3.患者恐惧与焦虑程度减轻,配合治疗及护理。

4.未发生相关并发症或并发症发生后能得到及时治疗与处理。

【护理措施】

1.营养支持　肾脏疾病常见的营养代谢障碍主要有水、电解质平衡失调、低蛋白血症与高氮质血症,故应根据肾功能情况给予高热量、高维生素、低脂肪、优质蛋白质的易消化饮食,改善就餐环境和提供色、香、味较佳的饮食,以促进患者食欲,改善营养状况,提高手术耐受性。对胃肠功能障碍者,通过静脉途径给予营养,贫血者可予少量多次输血以提高血红蛋白水平及患者抵抗力,保证术后顺利康复。

2.心理护理　患者因担心肾切除术后仅一侧肾对未来生活质量的影响,心理压力较大,护士应主动与患者沟通、关心患者,倾听患者诉说、耐心解答其疑惑,减轻其思想压力,适当解释病情,告知手术治疗的必要性和可行性,以稳定患者情绪,增强康复治疗的信心,争取患者的积极配合。

3.病情观察　注意观察患者的血尿程度,可嘱患者多饮水,以起到稀释尿液,防止血块堵塞的目的。当血尿严重,血块梗阻输尿管出现绞痛时,应报告医生给予解痉镇痛处理。

4.药物护理　术前停用抗凝血药和血管扩张药至少 2 周;合并感染者,遵医嘱给予抗感染治疗。

5.术前准备　协助患者完善各项辅助检查。因腹腔镜手术是在全身麻醉人工气腹下进行,术前应重视患者心肺功能。吸烟患者应戒烟,告知术后深呼吸及有效咳嗽、咳痰的方法;术前备皮,术前禁食 8 小时、禁水 4 小时,术前晚灌肠,术晨置胃管、尿管。嘱患者保持情绪稳定,避免过度紧张、焦虑,备皮后洗头、洗澡、更衣。准备好术后需要的各种物品如一次性尿垫、痰杯等。术晨取下义齿,贵重物品交由家属保管等。

二、手术中患者的护理

肾切除术。

【麻醉方式】

全麻或连续硬膜外麻醉。

【手术体位】

侧卧位。

【手术步骤及护理配合】

手术步骤	护理配合
1. 切皮、皮下、各层肌肉组织	递20号刀片于第 12 肋下缘 1cm 处切开皮肤、皮下组织,甲状腺拉钩牵开,依次切开背阔肌、腹外斜肌和部分腹内斜肌,干纱布电凝止血
2. 切开肾周筋膜	递平镊,电烧切开肾周筋膜,避免损伤腹膜
3. 游离肾	递S形拉钩暴露术野,湿纱布钝性分离肾,先从肾后面,再到上、下极和前面,分离时递长弯钳夹,组织剪剪断,4 号丝线结扎
4. 游离切断输尿管	递长弯钳夹输尿管组织,将其从腰段分离,组织剪剪断,1 号丝线结扎,递湿纱布提起输尿管,用长弯 2 把钳夹最低处,组织剪剪断,递圆针、7 号丝线缝扎残端
5. 处理肾动、静脉	递拉钩显露肾蒂周围组织,用肾蒂钳依次钳夹肾血管,组织剪剪断,7 号丝线结扎,圆针 4 号丝线缝扎
6. 止血,冲洗	递热盐水纱布填塞肾窝内止血,组织剪,长弯,电烧清除残余病变组织,生理盐水冲洗,吸引器吸净
7. 放置引流	递20 号刀片于肋下切口处切一小口,中弯将引流管引出体外,角针 1 号丝线固定引流管,接引流袋
8. 逐层缝合切口	递圆针 7 号丝线逐层缝合肾周筋膜、腰背筋膜及各层肌肉组织
9. 缝合皮下、皮肤	递酒精纱球消毒皮肤,圆针 1 号丝线间断缝合皮下组织;递酒精纱球消毒皮肤,角针 1 号丝线间断缝合皮肤;酒精纱球消毒皮肤,干纱布覆盖伤口及引流管口

【巡回护士的配合】

同肾损伤修补术巡回护士的配合。

三、手术后患者的护理

【护理措施】

1. 严密观察患者生命体征的变化 包括体温、血压、脉搏、呼吸。观察并记录生命体征,每 4 小时 1 次。给予心电监测及持续低流量氧气吸入,密切观察生命体征变化,尤其是呼吸和血氧饱和度的变化,注意倾听患者主诉,发现异常及时通知医师处理,避免出现呼吸性酸中毒。

2. 卧床与休息

(1)术后宜采取去枕平卧、头偏向一侧体位,待患者麻醉清醒、生命体征平稳后,可给予半卧位,有利于切口引流,使患者舒适,避免过早下床。

(2)行肾全切术的患者术后一般需卧床 3～5 天,行肾部分切除术者常需卧床 1～2 周。

(3)腹腔镜手术 24 小时后应鼓励患者下床活动,向患者讲解下床活动可增加肺活量,促进肠蠕动,减少肺部感染和便秘等并发症的发生。

3. 饮食护理　患者术毕返回病房后给予禁食、禁水,待胃肠道功能恢复后方可进食。进食宜循序渐进,少食多餐,避免摄入奶类等产气食物及刺激性食物。

4. 引流管的护理　术后患者留置切口引流管及尿管,活动、翻身时要避免引流管打折、受压、扭曲、脱出等。引流期间保持引流通畅,定时挤压引流管,避免因引流不畅而造成感染、积液等并发症。维持引流装置无菌状态,防止污染,引流管皮肤出口处必须按无菌技术换药,每天更换引流袋。

5. 引流液的观察　术后引流液的观察是重点,每日记录和观察引流液的颜色、性状和量,如在短时间内引流出大量血性液体(一般＞200ml/h),应警惕发生继发性大出血的可能,同时密切观察血压和脉搏的变化,发现异常及时报告医生给予处理。

6. 对症护理

(1)术前从股动脉插管行肾动脉栓塞术者,术后应密切观察穿刺侧足背动脉搏动情况,防止因穿刺部位血栓形成影响下肢血供。同时行栓塞术后,患者可出现腹痛、恶心、腹胀、发热等症状,应密切观察,发现异常及时报告医师处理。

(2)肾肿瘤术后按照其病理检查结果,辅助行放疗或抗癌药物治疗。

7. 心理护理　根据患者的社会背景、个性及不同手术类型,对每位患者提供个体化心理支持,并给予心理疏导和安慰,以增强战胜疾病的信心。

8. 并发症的观察和护理

(1)出血:术后定时测量血压、脉搏、呼吸及体温的变化,观察意识。若患者术后引流液量较多、色鲜红且很快凝固,同时伴血压下降、脉搏增快,常提示有出血,应立即通知医师处理。护理措施:遵医嘱应用止血药物;对出血量大、血容量不足的患者给予输液和输血;对经处理出血未能停止者,积极做好手术止血准备。

(2)感染:保持切口的清洁、干燥,敷料渗湿时予及时更换;遵医嘱应用抗生素,并鼓励患者多饮水;若患者体温升高、伤口处疼痛并伴有血白细胞计数和中性粒细胞比例升高、尿常规示有白细胞时,多提示有感染,应及时通知医师并协助处理。

【健康教育】

1. 活动与休息指导:向肾部分切除患者说明手术后 3 个月内不能参加体力劳动和剧烈的活动,要保证充足的睡眠。肾切除患者 1 个月后适当从事轻体力活动和康复锻炼,防止疲劳和体力过多消耗,保证充足的睡眠。

2. 饮食与用药指导:嘱进食高蛋白、高热量、高维生素饮食,以提高机体抵抗力。免疫治疗患者应定期检测肝功能(每个月 1 次),嘱患者尽量避免服用对肾有损害的药物。

3. 复诊指导:告知患者每 2～3 个月复查 1 次腹部 B 超、X 线胸片、核素骨扫描、CT,了解肿瘤有无复发及转移,终身随访,如出现血尿、腰痛等不适症状立即就医。

第二节　膀　胱　癌

　　膀胱癌是泌尿系统中最常见的肿瘤,本病发病男性多于女性,大多数患者的肿瘤仅局限于膀胱,复发率高是本病的特点之一。根治性膀胱切除术适用于反复发作或侵犯膀胱颈、三角区的膀胱肿瘤,除切除全膀胱外,尚需进行淋巴清扫术,是肌层浸润性膀胱癌的首选治疗方案。膀胱切除术后需进行尿流改道和膀胱代替。最常用的术式为回肠或结肠代膀胱术。近年来,随着腹腔镜技术在泌尿外科应用的逐渐成熟和腹腔镜器械的改进,腹腔镜下全膀胱切除加原位回肠新膀胱术已逐渐凸显出其优势。

一、手术前患者的护理

【护理评估】

　　1. 健康史　了解患者的年龄、性别、吸烟史以及是否有食用咖啡、腌制品等习惯,是否为橡胶、印刷、塑料、皮具、燃料等行业的工作人员;既往是否有过血尿、膀胱炎、血吸虫病、宫颈癌等疾病;有无泌尿系统肿瘤的家族史。

　　2. 临床表现

　　(1)血尿:多数患者的首发症状是无痛性血尿,如肿瘤位于三角区或其附近,血尿常为终末出现。如肿瘤出血较多时,亦可出现全程血尿。血尿可间歇性出现,血尿严重者因血块阻塞尿道内口可引起尿潴留。

　　(2)膀胱刺激症状:肿瘤坏死、溃疡、合并炎症以及形成感染时,患者可出现尿频、尿急、尿痛等膀胱刺激症状。

　　(3)其他:当肿瘤浸润达到肌层时,可出现疼痛症状,肿瘤较大影响膀胱容量或肿瘤发生在膀胱颈部,或出血严重形成血凝块等影响尿流排出时,可引起排尿困难,甚至尿潴留。膀胱肿瘤位于输尿管口附近影响上尿路尿液排空时,可造成患侧肾积水。晚期膀胱肿瘤患者有贫血、水肿、下腹部肿块等症状,盆腔淋巴结转移可引起腰骶部疼痛和下肢水肿。

　　3. 辅助检查

　　(1)尿液脱落细胞检查:可查见肿瘤细胞,该检查方法简便,可作为血尿患者的初步筛选,但如果肿瘤细胞分化良好,常难以与正常移行细胞相鉴别,故检出的阳性率不高。

　　(2)膀胱镜检查:通过该项检查,可直接看到肿瘤生长的部位、大小、数目,可根据肿瘤表面形态,初步估计其恶性程度,并进行活检以明确诊断。

　　(3)B超、CT扫描、静脉肾盂造影等:对全面了解本病及排除上尿路有无肿瘤等都有一定价值。

　　4. 心理-社会因素　了解患者患病后的心理应激反应,家人的关爱程度,家庭成员的关系是否融洽,患者在家庭、工作单位所处的地位。家庭居住环境、工作环境是否存在空气、水源的污染,有无流行病的接触史。家庭的经济状况,支付医疗费用的方式,高额的医疗费用对于患者是否造成巨大的压力。

【护理诊断】

　　1. 焦虑　与患者对手术治疗及预后缺乏信心有关。

　　2. 营养失调,低于机体需要量　与长期血尿、癌肿消耗及手术创伤有关。

3. 自我形象紊乱　与术后尿流改道有关。

4. 自理缺陷　与术后管道限制不能独立护理腹壁造口有关。

5. 清理呼吸道无效　与全麻术后痰液黏稠不易咳出有关。

6. 皮肤完整性受损的危险　与长期佩戴尿路造口袋有关。

7. 疼痛　与手术切口有关。

8. 知识缺乏　与缺乏术后预防复发和康复知识有关。

9. 潜在并发症　肠梗阻、肠瘘、尿瘘、感染。

【护理目标】

1. 患者焦虑明显减轻,能接受手术。

2. 患者水、电解质失衡及贫血得以纠正,机体抵抗力增加。

3. 患者对自我形象有健康、现实的认识。

4. 患者在家属和护士的协助下可进行腹壁造口的护理。

5. 患者能正确有效地咳嗽、咳痰,保持呼吸道通畅。

6. 住院期间患者造口周围皮肤完好无破损。

7. 患者疼痛减轻,舒适感增加。

8. 患者已经了解膀胱肿瘤疾病的相关知识。

9. 未发生相关并发症或并发症发生后能得到及时处理。

【护理措施】

1. 心理护理　告知患者术后尿流改道可自行护理且不影响正常生活,其家属应多关心支持患者,还可鼓励患者与做过该手术的患者沟通交流,增加患者应对疾病的信心。

2. 饮食与营养　进高热量、高蛋白质、高维生素及易于消化的食物,必要时通过静脉补充营养,纠正营养失调的状态。

3. 肠道准备　术前 3 天进少渣半流食(稀饭、面条);术前 2 天起进无渣流食(能全素),口服肠道不吸收的抗生素(甲硝唑),口服番泻叶导泻;术前 1 天禁食,静脉补液,口服硫酸镁或灌洗粉导泻,当晚及术日晨行清洁灌肠。肠道准备过程中鼓励患者多饮水,观察患者排便情况,预防患者脱水,保证患者安全,出现头晕、心悸等情况及时处理。

4. 术前准备　术前 2 周开始戒烟,积极控制和预防呼吸道感染。训练在床上使用便器排尿、排便,训练术中体位(平卧位,头略低)。术前 1 天遵医嘱备皮、备血。术日晨留置胃管。

二、手术中患者的护理

回肠代膀胱手术。

【麻醉方式】

全身麻醉。

【手术体位】

仰卧位。

【手术步骤及护理配合】

手术步骤	护理配合
1. 切皮、皮下、各层肌肉组织	递20号刀片下腹正中切开皮肤、皮下组织,甲状腺拉钩牵开,依次切开腹外斜肌和部分腹内斜肌,干纱布电凝止血
2. 切开腹膜,探查腹腔	用电刀切开腹膜,递腹部拉钩暴露术野
3. 切除阑尾	递4号线间断缝合阑尾残端
4. 游离输尿管	输尿管在进入膀胱前2～3cm离断,远端4号线缝扎,近端放8号红色导尿管
5. 游离回肠	在回肠瓣10～15cm取回肠,两把肠钳夹闭两端用刀断开
6. 冲洗肠段	用氯己定溶液冲洗回肠段,用1号线将回肠两端吻合,恢复肠道连续性
7. 修补肠系膜裂隙	在回肠襻近端用刀切开两个切口,用1号线直接与两侧输尿管吻合
8. 肠端固定	用1号线将回肠固定在腹膜边缘
9. 酒精擦拭右下腹麦氏点处皮肤,切开	电烧切断腱膜和肌肉,用长弯穿过腹壁引出约5cm的肠段,用1号线将肠管与皮缘做外缝合
10. 缝合回肠膀胱	18号三腔导尿管插入回肠膀胱,在其末端剪开0.7cm,用1号线做外翻缝合
11. 固定回肠膀胱	1号线将回肠膀胱固定在盲肠的下外侧,防止回肠末端被回肠膀胱压迫
12. 充分冲洗,检查每个吻合口	探查吻合口
13. 止血,冲洗	递生理盐水冲洗,吸引器吸净
14. 关腹	递圆针1号可吸收线连续间断缝合
15. 逐层缝合切口	递圆针7号丝线逐层缝合腹外筋膜及各层肌肉组织
16. 缝合皮下、皮肤	1. 递酒精纱球消毒皮肤,圆针1号丝线间断缝合皮下组织 2. 递酒精纱球消毒皮肤,角针1号丝线间断缝合皮肤 3. 酒精纱球消毒皮肤,干纱布覆盖伤口及引流管口

【巡回护士的配合】
同肾损伤修补术巡回护士的配合。

三、手术后患者的护理

【护理措施】
1. 体位与休息　术后6～8小时去枕平卧,指导患者床上活动的具体方法,协助患者床上活动。

2. 营养支持　术后禁食、禁水时间较长,故需要静脉高营养治疗,应合理制订静脉治疗方案,保证足够营养供给。术后恢复饮食采用"3,6,9"方案,即术后2～3天胃肠蠕动逐渐恢复,排气后可逐渐恢复饮食,进流食3天后改为半流食,3天后逐渐过渡至普食。

3. 病情观察　遵医嘱密切监测生命体征,观察病情变化。观察切口敷料情况,发现异常,及时报告医师。

4. 引流管的护理　膀胱全切除、尿流改道术后留置的引流管较多,包括:

(1)输尿管支架管:术后双侧输尿管放置支架管的目的是支撑输尿管、引流尿液。护理时应妥善固定,定时挤捏代膀胱的引流管以保持引流通畅,引流袋位置低于膀胱以防止尿液反流。观察引流尿液颜色、量、性状,发现异常立即通知医师处理。输尿管支架管一般于术后10～14 天后拔除。

(2)代膀胱造瘘管:原位新膀胱术后留置代膀胱造瘘管的目的为引流尿液及代新膀胱冲洗。术后 2～3 周,经造影新膀胱无尿瘘及吻合口无狭窄后可拔除。

(3)导尿管:原位新膀胱术后常规留置导尿管,目的包括引流尿液、代膀胱冲洗及训练新膀胱的容量;护理时应经常挤压,避免血块及黏液堵塞。待新膀胱容量达 150ml 以上可拔除。

(4)盆腔引流管:目的是引流盆腔的积血积液,也是观察有无发生活动性出血与尿瘘的重要途径,一般术后 3～5 天拔除。

5. 造口护理　回肠代膀胱术及尿流改道患者腹壁均有造口,密切观察患者的造口情况,包括造口的颜色、高度、形状及造口周围皮肤状况。指导患者掌握正确更换造口袋的方法及发生异常时的相应处理措施,以及出院后日常生活指导。

6. 胃管的护理

(1)通畅:胃管接负压持续吸引,0.9％氯化钠溶液冲胃管每 2 小时一次;定时挤捏管道,保持通畅;勿折叠、扭曲、压迫管道;及时倾倒胃液,保持有效负压。

(2)固定:每班检查胃管安置的长度;每日更换固定胃管的胶布;胶布注意正确粘贴,确保牢固;告知患者胃管的重要性,切勿自行拔出。

(3)观察并记录:观察胃液性状、颜色、量;正常情况下引流液为草绿色,若引流液异常,应通知医生,给予止血、制酸等药物;观察安置胃管处鼻黏膜情况,调整胃管角度,避免胃黏膜受压;观察患者腹部体征,有无腹胀;标签贴于各引流袋上,并标明安置时间、更换时间以明确区分。

(4)拔管:肛门排气后拔管。

【健康教育】

1. 加强劳动保护,减少外源性致癌物质的接触,平时多饮水,可能起到一定的预防作用。

2. 向患者说明尿流改道的意义及学会自我护理的重要性。

3. 向患者说明进食高蛋白及高营养饮食的意义。

4. 避免穿紧身衣裤(裙),以免摩擦或压迫造口,影响肠造口的血液循环。

5. 对已行手术治疗的患者,膀胱内药物灌注、定期随访膀胱镜检查十分重要。

6. 表浅膀胱肿瘤手术后 1 年内有 50％～70％的患者复发,继续进展到浸润性病变者占10％～30％,一旦癌肿侵及深肌层,大部分患者预后不佳。故应向患者说明膀胱癌治疗后的易复发倾向,定期复查可以早期发现及时处理。说明要坚持综合治疗的意义,正确的综合治疗应是手术切除肿瘤,然后行化疗或放疗,同时辅以免疫治疗,方能达到最佳效果。

第三节　前 列 腺 癌

前列腺癌是男性生殖系统最常见的恶性肿瘤,多发生在 50 岁以上,其发病率随年龄增长而增高。前列腺癌根治术是治疗早期前列腺癌的"金标准",该手术治疗的目的是彻底切除前列腺及包膜、尽快地恢复控尿功能和阴茎的勃起功能。该手术可以通过以下几种途径进行:开放前列腺癌根治术、腹腔镜下前列腺癌根治术和机器人辅助腹腔镜下前列腺癌根治术,在我国目前主要以前两种手术途径为主。

一、手术前患者的护理

【护理评估】

1. 健康史　包括患者一般情况，家族中有无前列腺癌发病者，初步判断前列腺癌的发生时间，患者有无排尿困难、尿潴留、刺激症状，有无骨痛、排便失禁。本次发病是体检时无意发现还是出现排尿困难、尿潴留而就医。不适是否影响患者的生活质量。

2. 临床表现

(1)排尿功能障碍症状：排尿功能障碍一般呈渐进性或短时间内迅速加重，表现为尿频、排尿困难、尿线变细、排尿不尽感、夜尿增多、尿潴留、疼痛、血尿或尿失禁。

(2)局部浸润性症状：膀胱直肠间隙常被最先累及，这个间隙内包括前列腺精囊、输精管、输尿管下端等脏器结构，如肿瘤侵犯并压迫输精管会引起患者腰痛以及患侧睾丸疼痛，部分患者还诉说射精痛。

(3)其他转移症状：前列腺癌容易发生骨转移，开始可无症状，也有因骨转移引起神经压迫或病理性骨折。

(4)体征：直肠指检可触及前列腺结节。淋巴结转移时，患者可出现下肢水肿。脊髓受压可出现下肢痛、无力。

3. 辅助检查

(1)直肠指检：应在抽血检查 PSA 后进行，可触及前列腺结节。

(2)影像学检查：①经直肠超声检查(TRUS)：在 TRUS 上典型的前列腺癌征象是在外周带的低回声结节。目前 TRUS 的最主要作用是引导进行前列腺的系统性穿刺活检。②CT 检查：目的主要是协助肿瘤的临床分期。③MRI 检查：可以显示前列腺包膜的完整性、是否侵犯前列腺周围组织及器官，还可以显示盆腔淋巴结受侵犯的情况及骨转移的病灶，在临床分期中具有重要作用。④全身核素骨显像检查(ECT)：显示骨转移情况。

(3)实验室检查：血清前列腺特异性抗原(PSA)作为前列腺癌的标志物，在临床上有很重要的作用。可作为前列腺癌的筛选检查方法。正常情况下，血清：$PSA < 4ng/ml$，前列腺癌常伴有血清 PSA 升高，极度升高者多数有转移病灶。

(4)病理检查：前列腺穿刺活检取病理学检查是诊断前列腺癌最可靠的检查。

4. 心理-社会因素　了解患者患病后的心理应激反应，家人的关爱程度，家庭成员的关系是否融洽，患者在家庭、工作单位所处的地位。家庭居住环境、工作环境是否存在空气、水源的污染，有无流行病的接触史。家庭的经济状况，支付医疗费用的方式，高额的医疗费用对于患者是否造成巨大的压力。

【护理诊断】

1. 营养失调，低于机体需要量　与癌肿消耗、手术创伤有关。

2. 恐惧与焦虑　与对癌症的恐惧、害怕手术及手术引起性功能障碍等有关。

3. 舒适的改变　与疼痛有关。

4. 睡眠型态紊乱　与疼痛、尿失禁、尿路刺激症状有关。

5. 潜在并发症　术后出血、感染、尿失禁、勃起功能障碍及内分泌治疗不良反应等。

【护理目标】

1. 患者营养状况得到改善或维持。

2. 患者恐惧与焦虑程度减轻,配合治疗及护理。

3. 患者主诉不适感减轻或消失。

4. 患者睡眠状况得到改善。

5. 术后未发生相关并发症或并发症发生后及时得到治疗及处理。

【护理措施】

1. 心理护理　前列腺癌患者早期多无症状,多数是体检时无意发现,患者多数难以接受,要多与患者沟通,解释病情,反复耐心讲解手术的必要性、手术方法及注意事项,对患者给予同情、理解、关心、帮助,告诉患者前列腺癌恶性程度属中等,经有效治疗后疗效尚可,5年生存率较高。减轻患者思想压力,稳定情绪,使患者保持良好心态,积极配合治疗和护理。

2. 饮食护理　由于前列腺癌患者多为年老体弱者,且患者就医时多属中晚期,多有不同程度的机体消耗。对这类患者在有效治疗的同时,需给予营养支持,告知患者保持丰富的膳食营养,尤其多食富含多种维生素的食物,多饮绿茶。必要时给予肠外营养支持。

3. 协助患者做好术前相关检查工作　如影像学检查、心电图检查、血液检查、尿便检查等。

4. 肠道准备　为避免术中损伤直肠,需做肠道准备,术前3天进少渣半流质饮食,术前1～2天起进无渣流质饮食,口服肠道不吸收抗生素,术前晚及术晨进行肠道清洁。

5. 术前适应性功能锻炼　指导患者有效咳痰及深呼吸的方法,增强盆底肌训练以预防术后尿失禁。

二、手术中患者的护理

耻骨后根治性前列腺切除术。

【麻醉方式】

全身麻醉。

【手术体位】

仰卧位。

【手术步骤及护理配合】

手术步骤	护理配合
1. 自耻骨联合上缘至脐部稍下,切开皮肤,皮下组织	递20号刀片于下腹正中线切皮后更换刀片,电烧切开皮下组织,干纱布或中直钳钳夹止血,1号丝线结扎,递甲状腺拉钩牵开
2. 切开腹直肌前鞘	递20号刀片切一小口,术者以手指钝性分离后并内外牵开,递电烧或组织剪扩大切口
3. 牵开腹直肌	钝性分离腹直肌,递甲状腺拉钩牵开,显露后鞘及腹膜,如有小血管,可用1号丝线结扎或电烧止血
4. 切开后鞘及腹膜	递中弯2把钳夹切口两侧,20号刀片切一小口,手指探查后以电烧扩大切口,2块湿纱垫保护切口
5. 探查腹腔	生理盐水洗手后更换干净湿纱布,递腹部自动拉钩牵开暴露术野
6. 留置导尿	递双腔导尿管,前端用甘油润滑

（续　表）

手术步骤	护理配合
7. 游离,清扫髂淋巴结	递长平镊,组织剪清扫淋巴结,纱布、电烧止血或用 1 号丝线结扎止血
8. 显露膀胱颈	递"S"形拉钩或压肠板推开膀胱前脂肪和反折腹膜
9. 切断耻骨前列腺韧带	递中弯血管钳钳夹,组织剪剪断,递小圆针 1 号丝线缝扎
10. 分离前列腺	递纱布,长弯止血钳钝性分离前列腺与其周围组织的附着处
11. 切断前列腺尖部尿道	递 11 号刀片切开尖部尿道,吸引器吸净尿液,取出尿管
12. 切断尿道	递组织剪环周切除尿道的后半部,电烧止血,递圆针 4 号丝线缝扎止血
13. 游离精囊	递纱布,长弯止血钳游离精囊
14. 切断输精管	递直角血管钳分离输精管,组织剪剪断,递 4 号丝线结扎
15. 切除前列腺	递长平镊,组织剪切断膀胱颈,一并将前列腺、精囊、输精管切除,留好病理
16. 止血	递纱布,电烧或 1 号丝线结扎止血
17. 吻合膀胱颈和尿道	递 3/0 可吸收缝线连续缝合膀胱颈及尿道,固定缝线,暂不打结
18. 留置导尿管	递双腔导尿管经尿道放入膀胱,递 10ml 生理盐水打入水囊,将膀胱拉向尿道打结
19. 检查吻合口	递 50ml 生理盐水经尿管打入膀胱,检查吻合口是否渗漏,连接尿袋
20. 止血,冲洗腹腔	递纱布,电烧充分止血后,用温盐水冲洗腹腔,吸引器吸引,递止血纱布放于吻合口周围止血
21. 放置引流管	递 20 号刀片于下腹切一小口,电烧止血,递 24 号潘氏引流管,用中弯将引流管引出体外,递角针 1 号丝线固定引流管,连接引流袋
22. 缝合腹膜	清点用物,递数把中弯钳夹并提起腹膜边缘,可吸收 1 号线连续缝合
23. 缝合腹直肌前鞘	递圆针 4 号丝线间断缝合
24. 缝合皮下组织	递酒精纱球消毒切口周围皮肤,递平镊,圆针 1 号丝线间断缝合
25. 缝合皮肤	递酒精纱球消毒切口周围皮肤,递牙镊,角针 1 号丝线间断缝合,纱布覆盖伤口及引流口

【巡回护士的配合】

同肾损伤修补术巡回护士的配合。

三、手术后患者的护理

【护理措施】

1. 生命体征监测　观察并记录生命体征,每 4 小时 1 次。术后给予持续心电监护,严密监测意识、血压、脉搏、呼吸、血氧饱和度及神志、意识的变化。

2. 体位与休息　全麻清醒后改为半卧位,患者术后卧床 3～4 天后逐渐增加床旁活动。

3. 饮食护理　术后留置胃管期间禁食、禁水,肠道功能恢复、拔除胃管后开始少量饮水,无恶心、呕吐等不适症状后进流食、半流食,逐渐过渡为普食。

4. **出血的护理**　根治手术后有继发出血的可能,密切观察病情,定时测量血压、脉搏、呼吸和体温变化。若血压下降、脉搏增快、引流管内引流出鲜血,立即凝固,每小时量超过 100ml 以上,提示继发出血,应立即通知医师处理。

5. **切口引流管的护理**

(1)引流期间保持引流通畅,定时挤压引流管,避免因引流不畅而造成感染、积液等并发症。活动、翻身时要避免引流管打折、受压、扭曲、脱出等。

(2)维持引流装置无菌状态,防止污染,每天定时更换引流袋。

(3)每日准确记录和观察引流液的颜色、性状和量,如在短时间内引流出大量血性液体(一般>200ml/h),应警惕发生继发性大出血的可能,同时密切观察血压和脉搏的变化,发现异常及时报告医师给予处理。前列腺癌根治术后患者会出现漏尿现象,表现为引流液突然增多,颜色为清亮的尿液颜色,此为正常现象,随术后恢复,会逐渐消失。

6. **尿管的护理**

(1)术后患者留置尿管时间较长,留置尿管期间每日用 0.5% 碘伏消毒尿道外口,保持会阴部清洁,更换尿袋每周 1~2 次。

(2)给予妥善固定尿管,活动、翻身时要避免引流管打折、受压、扭曲、脱出等。

(3)要及时排空尿液,并观察尿液的颜色。行前列腺癌根治术后患者尿色初为淡红色,数日后恢复为清亮。若尿色突然转为鲜红色,应警惕出血,需及时报告医师,并密切观察生命体征。

7. **胃管的护理**　行机器人辅助腹腔镜下前列腺癌根治术后,患者需胃肠减压 1~3 天,直到胃肠蠕动恢复,持续胃肠减压期间要保持胃管通畅,每日记录胃液的量、颜色、性状。

8. **心理护理**　告知患者术后体温可略升高,属于外科吸收热,2 天后逐渐恢复正常。麻醉作用消失后,患者开始感觉切口疼痛,告知患者 24 小时内疼痛最剧烈,3 天后会逐渐减轻。根据患者的文化程度、个性,给予患者关于疾病恢复的知识,解答患者恢复过程中的疑问,给予心理疏导,增强患者战胜疾病的信心。

9. **并发症的观察与护理**

(1)尿失禁:①保持会阴部的清洁干燥,及时清洗尿道口分泌物,避免泌尿系感染。②指导患者正确选择和使用接尿装置引流尿液,如阴茎夹、阴茎套等。③对于早期急迫性尿失禁,可给予选择性抗胆碱能药物,如托特罗定等。④前列腺癌根治术后尿失禁多采用非手术治疗,包括药物治疗、生物回馈、电刺激及行为治疗等。

(2)感染:密切监测体温变化,保持切口清洁,敷料渗湿及时更换,保持引流管通畅。遵医嘱应用广谱抗生素预防感染。发现感染征象时及时报告医师处理。

(3)勃起功能障碍:也是术后常见的并发症。遵医嘱使用西地那非(万艾可)治疗,期间注意观察有无心血管并发症。

(4)下肢静脉血栓:行机器人辅助腹腔镜前列腺癌根治术的患者术后需穿抗血栓压力袜,预防下肢静脉血栓形成。

(5)尿瘘:①术后行分泌物细菌培养和药敏试验,应用敏感抗生素预防感染。②加强引流管护理:保持耻骨上引流管呈负压状态,切勿成角扭曲,导致引流不畅,耻骨上引流管拔除时间应以引流管内无引流液 3 天为宜,不可过早拔除。③密切观察切口、引流管口有无渗血、渗液,勤换敷料、保持切口、引流管口干燥。④肿瘤患者较多为恶病质,术后鼓励患者多进食富含维生素的高蛋白质、高热量饮食。必要时可应用静脉高营养治疗,如氨基酸、中长链脂肪乳、白蛋白等药物,以促进吻合口愈合。⑤疼痛护理:轻至中度疼痛者给予心理支持,严重时可给予少量镇痛药物。

(6)尿道直肠瘘:①发现直肠损伤后,留置肛管,保持引流通畅,定时挤压肛管,防止肠道分泌物堵塞管腔。②饮食指导:术后进低渣饮食以减少肠道蠕动。遵医嘱加强全身抗感染治疗。③防止增加腹压的因素:预防感冒,患者咳嗽时可轻按住切口;避免用力排便,应用粪便软化药,如麻仁丸等,禁止灌肠。④疼痛护理:患者自诉腹部疼痛时要认真对待,不能盲目使用镇痛药物以免掩盖病情。诊断明确后可遵医嘱给予解痉药物,准确评估镇痛效果。⑤较小的尿道直肠瘘在确保导尿管通畅引流的情况下可自行愈合,较大的瘘管必须再次行修补手术。

(7)高碳酸血症:①给予低流量氧气吸入,保持吸氧管道通畅。②加强监测患者各项生命体征、血清电解质及神志的变化,并准确记录。③指导患者有效咳嗽、咳痰及深呼吸以改善呼吸功能。④应用碱性药物,如5%碳酸氢钠125ml静脉滴注,可对抗酸中毒。⑤按医嘱给予对症处理,如给予血管活性药、抗心律失常药等。必要时使用呼吸机辅助治疗。

【健康教育】

1. 出院前指导　出院前向患者及家属详细介绍出院后有关事项,并将有关资料交给患者或家属,告知患者出院后1个月来院复诊。

2. 活动与休息指导　告知患者术后注意劳逸结合,避免过度劳累,适当进行户外活动及轻度体育锻炼,以增强体质,防止感冒及其他并发症,戒烟、禁酒。

3. 饮食指导　避免进食高脂肪饮食,特别是动物脂肪、红色肉类;豆类、谷物、蔬菜、水果等富含纤维素的食物以及维生素E、雌激素等有预防前列腺癌的作用,可增加摄入。

4. 定期随诊复查　根治术后定期检测PSA、直肠指诊以判断预后、复发情况。去势治疗者,每个月返院进行药物治疗,并复查PSA、前列腺B超、肝功能及血常规。

第六篇

骨伤科围手术期护理

第 25 章

上肢骨折围手术期护理

第一节　锁　骨　骨　折

锁骨为 1 个 S 形的长骨，横形位于胸部前上方，有 2 个弯曲，内侧 2/3 呈三棱棒形，向前凸起，外侧 1/3 扁平，凸向后方。其内侧端与胸骨柄构成胸锁关节，外侧端与肩峰形成肩锁关节，从而成为上肢与躯干之间联系的桥梁。锁骨骨折多发生于锁骨中、外 1/3 交界处，是常见的骨折之一，约占全身骨折的 6%。直接暴力和间接暴力均可造成锁骨骨折，但多为间接暴力，如跌倒时手掌着地或肘、肩着地，暴力均可传达至锁骨引起骨折。锁骨骨折可发生于各种年龄，但多见于儿童及青壮年，约有 2/3 为儿童患者，其中以幼儿多见。儿童青枝骨折及成年人的无移位骨折，用三角巾或颈腕吊带固定 3～6 周即可。有位移的中段骨折，采用手法复位，肩横 8 字绷带或棉捆 T 形板固定。上述方法无效或损伤严重的骨折应采取切开复位内固定法。

一、手术前患者的护理

【护理评估】

1. 健康史

(1)评估患者受伤的原因、时间；受伤的姿势；外力的方式、性质；骨折的轻重程度。

(2)评估患者皮肤、伤口的情况，肢体的温度、肿胀程度、肢端颜色、感觉运动功能。

(3)了解伤后急救处理措施。

(4)了解患者既往病史、过敏史。

2. 临床表现　局部肿胀、疼痛，锁骨中外 1/3 畸形。肩关节活动受限，患肩下垂，患者常以健手扶托患肘以减轻因牵拉造成的疼痛。局部压痛，可摸到移位的骨折端，可触及异常活动与骨摩擦感。

3. 辅助检查

(1)触摸检查：检查时，可扪及骨折端，有局限性压痛，有骨摩擦感。

(2)X 线检查：上胸部的正位 X 线检查一般能发现骨折线，即可确诊。

(3)CT 检查：无位移的骨折 X 线诊断困难时可行 CT 检查明确诊断。

4. 心理-社会因素　由于损伤发生突然，给患者造成的痛苦大，而且患病时间长，并发症多，就需要患者及家属积极配合治疗。因此应评估患者的心理状况，了解患者及家属对疾病、治疗及预后的认知程度，家庭的经济承受能力，对患者的支持态度及其他社会支持系统情况。

【护理诊断】

1. 有体液不足的危险　与创伤后出血有关。

2. 疼痛　与损伤、牵引有关。

3. 有周围组织灌注异常的危险　与神经血管损伤有关。

4. 有感染的危险　与损伤有关。

5. 躯体移动障碍　与骨折脱位、制动、固定有关。

6. 潜在并发症　脂肪栓塞综合征、骨筋膜室综合征、关节僵硬等。

7. 知识缺乏　缺乏康复锻炼知识。

8. 焦虑　与担忧骨折预后有关。

【护理目标】

1. 患者生命体征平稳。

2. 患者主诉疼痛减轻。

3. 维持正常的组织灌注,皮温皮色正常,末梢动脉搏动有力。

4. 未发生骨或软组织感染的危险。

5. 患者能独立行走。

6. 未发生并发症或并发症发生后得到及时发现和处理。

7. 患者掌握自我护理及功能锻炼的康复知识。

8. 患者焦虑减轻,积极配合治疗及护理。

【护理措施】

1. 休克护理:对于创伤患者如伴有休克应先处理休克,后处理创伤。开放性损伤的伤口以无菌敷料包扎,以减少污染。密切观察休克指征的变化,协助医生处理大血管损伤引起的出血。

2. 骨折处理:骨折的患者如合并其他组织器官的损伤,出现呼吸困难、窒息、大出血等应立即抢救。疑有骨折的患者应先固定再搬动。对颈椎骨折、脱位的患者需在颈两侧加垫固定。脊柱骨折的患者搬运时应保持头颈与躯干成一条直线,给予轴式翻身。较肿胀肢体搬动时,可剪开衣袖或裤管。对于四肢骨折明显移位的伤员,可临时用小夹板固定,再行搬动。

3. 饮食护理:除急诊手术禁食禁饮外,应给予患者高蛋白、富含维生素、易消化的高钙食物,以增加机体的抵抗力,耐受手术。

4. 保暖:注意室内温度适宜及躯体保暖,以改善微循环。

5. 卧位:根据病情正确安置体位,休克患者取平卧位;患肢肿胀者应抬高患肢(高于心脏水平)以促进静脉回流、减轻水肿。制动后应固定关节于功能位。疑有骨筋膜室综合征发生的患者则应避免患肢高于心脏水平,以免影响局部血供。

6. 功能锻炼:向患者讲解术后功能锻炼的重要性,指导患者功能锻炼的方法,对患者进行床上大小便及术后体位的训练。

7. 术前一日给患者备皮,根据麻醉方式指导患者术前禁食水;遵医嘱做抗生素过敏试验。

8. 术日晨检查患者有无发热,女性患者有无月经来潮,一切正常遵医嘱给患者注射术前用药并进行术区消毒准备,嘱患者家属保管好贵重物品及义齿,备齐药物、病历及 X 线片,与接手术人员共同核对、签字后带入手术室。

9. 锁骨骨折不能立即行整复固定者,如粉碎性骨折合并血管神经损伤或内脏损伤,以及局部已固定的患者,应给予去枕平卧位,卧硬板床,两肩胛间垫一窄枕使两肩后伸、外展。在患侧胸壁侧方垫一软枕,防止患肢肘部及上臂下坠,离床活动时,加用颈腕吊带悬吊患肢。"8"字绷带包扎时嘱患者禁忌做肩关节前屈、内收动作,以免腋部血管神经受压。

10. 局部使用外固定的患者,应经常检查固定情况,避免压迫腋窝过紧,防止压疮发生。

11. 密切观察局部血供和手指活动情况,如出现肿胀、发绀、麻木、皮温降低等情况应及时通知医生处理。

二、手术中患者的护理

锁骨骨折切开复位术。

【麻醉方式】

臂丛麻醉或全麻。

【手术体位】

仰卧位。

【手术步骤及护理配合】

手术步骤	护理配合
1. 消毒	递酒精纱球消毒
2. 切开	20号大刀以骨折为中心,在锁骨前上缘做横切口、两块干纱布拭血
3. 显露骨折端	电烧沿皮肤切口切开皮下组织及颈阔肌,纱布拭血、拉钩拉开、一号带线结扎血管。平行于锁骨切开骨膜,将胸锁乳突肌的锁骨头及斜方肌由锁骨上缘做骨膜下剥离,再沿其下缘剥离胸大肌及三角肌,即可显露骨折端
4. 复位骨折端	持骨器拉开手法复位
5. 钢板螺钉内固定	钢板固定,在骨折复位后,依锁骨的外形将选择好的钢板折弯或用解剖钢板,使其跨越骨折线并置于锁骨的前侧。递骨膜剥离器保护好锁骨下血管、神经及胸膜顶。递持板器固定位置后,钻头钻骨道,测深器测量所需钉子的长度、丝锥攻丝、递钉子、改锥固定钉子。重复固定钉子步骤,直到所需钉子固定完毕
6. 冲洗	递注满生理盐水的冲洗球冲洗。弯盘接流下的水,以免弄湿无菌敷料
7. 逐层缝合	1号可吸收线逐层缝合至皮下,0号可吸收线缝合皮下,酒精纱球消毒皮缘,0/3尼龙线缝皮
8. 消毒、包扎	酒精纱球消毒创面,无菌纱布覆盖伤口,绷带包扎

【巡回护士的配合】

1. 手术前一日访视患者,了解患者病情、手术体位、手术用物等手术相关信息,消除其恐惧和紧张心理。

2. 接患者时核对患者携带物品及核磁片数目,严格执行三查七对。

3. 解除患者紧张情绪,得到患者配合,严格执行《手术安全核查制度》后,开放静脉。

4. 配合麻醉医生,协助做好麻醉护理,以保证工作有条不紊地进行。

5. 按照手术的要求,与麻醉医生、手术医生共同摆放手术体位,既要保证患者舒适、安全,又要便于术者的手术操作。手术中调整体位是骨科手术特点之一。

6. 根据手术的情况,必要时在麻醉后给患者进行导尿。

7. 协助手术医生及助手上台,注意观察患者术中情况。

8. 手术过程中一定要确保负压吸引器的顺畅。

9. 协助手术医生固定好止血带,并记录起止时间。

10. 密切关注手术进程,及时传递手术器械及所需物品,保证手术顺利进行。

11. 提前备好照相系统(C 臂)及防护用物。

12. 随时监测皮肤的温度及颜色,如有异常及时通知医生。

13. 严格执行无菌操作制度。

14. 手术中使用的外来器械、植入器械均按照《医院消毒供应中心管理规范》的有关规定进行灭菌并进行监测登记备案。

15. 手术中使用一次性钢板、螺钉等植入物,一定做好登记。

16. 手术结束时协助手术医生打石膏并包扎好患肢。

三、手术后患者的护理

【护理措施】

1. 病情观察:密切观察患者的生命体征、出入量、末梢循环情况,注意患者术后有无神经压迫症状及循环、皮肤温度、感觉、运动障碍,切口出血情况,如出血量多应及时通知医生更换敷料,防止感染。

2. 体位:根据病情安置正确的体位,卧硬板床或使用气垫床,保持关节的功能位。

3. 饮食护理:指导患者术后 6 小时可饮水或进流食,术后第一日进半流食或普食。饮食应以高蛋白、高钙、高热量、富含维生素、易消化饮食为主。

4. 疼痛护理:根据疼痛的原因,遵医嘱对症处理。

5. 活动受限、卧床时间长的患者,应做好皮肤护理、呼吸道护理、泌尿系护理,防止压疮、肺部感染、泌尿系感染的发生。

6. 根据病情特点指导患者进行主动或被动的功能锻炼,以恢复受伤部位的功能。

7. 了解患者的心理状态,有针对性地做好心理护理。

8. 术后患侧上肢用前臂吊带或三角巾悬吊于胸前,卧位时去枕,在肩胛区垫枕使两肩后伸;同时在患侧胸壁侧方垫枕,防止患侧上肢下垂,保持上臂及肘部与胸部处于平行位。

9. 密切观察局部敷料包扎的松紧度及伤口情况,如上肢皮肤颜色发白或发绀,温度降低或感觉麻木,应及时通知医生处理。

10. 功能锻炼:指导患者固定及限制活动期间应进行健侧肢体的抗阻力训练和双下肢床上运动;同时在固定患侧肩关节的情况下,进行患侧肘关节主动屈伸活动,腕关节各方向的运动及用力抓握拳练习,以促进患肢血供,促进愈合,防止患侧上肢失用性萎缩。

11. 并发症的观察及护理

(1)气胸:患者出现憋气、呼吸频率加快、呼吸困难等症状时,应立即通知医生,遵医嘱给予患者吸氧,鼓励和协助患者深吸气、有效咳嗽以促进肺复张。协助患者取半坐卧位,病情许可时可健侧卧位。痰液黏稠不易排出时,可行雾化吸入。必要时行胸腔闭式引流。

(2)臂丛神经损伤:表现为上肢麻痹、各关节主动运动减弱或消失,上肢温度略低,肢体远端肿胀等。应注意观察患侧肢体,手指的感觉及运动功能,有异常时及时报告医生。

(3)血管损伤(主要是锁骨下动静脉、腋动脉损伤):表现为局部皮下血肿、瘀斑,肢体远端动脉搏动减弱或消失。术后应密切观察局部皮肤及肢体远端动脉搏动的情况,有异常及时通知医生。

(4)感染:表现为切口疼痛,局部有红肿、压痛及皮下积液的表现,所属淋巴结肿大、压痛。术后应注意监测体温变化,观察伤口皮肤有无红、肿、热、痛等感染迹象,保持敷料清洁干净,遵医嘱正确使用抗生素。

【健康教育】

1. 患者早期以卧床休息为主,可间断下床活动。

2. 向患者讲解去枕仰卧位的治疗意义。

3. 多食高蛋白、高维生素、含钙丰富、刺激性小的食物。

4. 告诉患者锁骨骨折以非手术治疗为主,即使手法复位有时难以达到解剖复位的要求,但骨折端重叠愈合后,不会影响上肢的功能,消除患者的疑虑。

5. "8"字绷带或锁骨带固定后,嘱患者经常保持挺胸提肩姿势,双手叉腰以缓解对双侧腋下神经、血管的压迫。

6. 强调功能锻炼的重要性。指导患者进行正确的功能锻炼。愈合期禁忌做肩前屈、内收动作,以免影响骨折愈合,并防止腋部血管神经受压。伤口愈合良好,术后 10 天拆除缝线。

7. 出院指导

(1)保持患侧肩部及上肢于有效固定位,并维持 3 周。

(2)循序渐进地进行肩关节的锻炼。先练习肩关节每个方向的动作,再进行各个方向的综合练习,如肩关节环转运动、两臂做划船动作等。

(3)如出现患肢麻木、手指颜色改变、温度低时需随时复查。

(4)术后 1 个月、3 个月、6 个月需进行 X 线摄片复查,了解骨折愈合情况。有内固定者,于骨折完全愈合后取出。对于手法复位外固定患者,如出现下列情况须随时复查:骨折处疼痛加剧,患肢麻木,手指颜色改变,温度低于或高于正常等。

第二节　肱骨干骨折

肱骨干骨折是发生在肱骨外科颈下 1～2cm 至肱骨髁上 2cm 段内的骨折。直接暴力和间接暴力均可造成肱骨干骨折,直接暴力常由外侧打击肱骨干中段,致横行或粉碎性骨折。间接暴力常由于手部着地或肘部着地,力向上传导,加上身体倾倒所产生的剪式应力,导致中下1/3骨折。有时因投掷运动或"掰腕"也可导致中下 1/3 骨折,多为斜行或螺旋形骨折。肱骨干中、下 1/3 交界处后外侧有桡神经自内上斜向外下行走,此处骨折易伤及桡神经。肱骨干骨折常见于青年人和中年人,肱骨近端的骨折,尤其是嵌插和移位性骨折多见于老年人。根据骨折的位置和移位情况可采取手法复位内、外固定,切开复位和内固定的方法进行治疗。

一、手术前患者的护理

【护理评估】

1. 健康史

(1)评估患者受伤的原因、时间;受伤的姿势;外力的方式、性质;骨折的轻重程度。

（2）评估患者受伤时的身体状况及病情发展情况。

（3）了解伤后急救处理措施。

2.临床表现　患侧上臂出现疼痛、肿胀、皮下瘀斑，上肢活动障碍。患侧上臂可见畸形，反常活动，骨摩擦感/骨擦音。若合并桡神经损伤，可出现患侧垂腕畸形，各手指掌指关节不能背伸，拇指不能伸直，前臂旋后障碍，手背桡侧皮肤感觉减退或消失。

3.辅助检查

（1）X线正侧位片可显示骨折的部位和类型。X线片内应包括肩关节及肘关节，以排除关节内的骨折及脱位。

（2）还应常规检查上肢神经功能及肱动脉有无损伤。

（3）病理性骨折的患者，应行CT或MRI检查，以便进一步了解病变的性质及范围。

4.心理-社会因素　由于损伤发生突然，给患者造成的痛苦大，而且患病时间长，并发症多，就需要患者及家属积极配合治疗。因此应评估患者的心理状况，了解患者及家属对疾病、治疗及预后的认知程度，家庭的经济承受能力，对患者的支持态度及其他社会支持系统情况。

【护理诊断】

1.有体液不足的危险　与创伤后出血有关。

2.疼痛　与损伤、牵引有关。

3.有周围组织灌注异常的危险　与神经血管损伤有关。

4.有感染的危险　与损伤有关。

5.躯体移动障碍　与骨折脱位、制动、固定有关。

6.潜在并发症　脂肪栓塞综合征、骨筋膜室综合征、关节僵硬等。

7.知识缺乏　缺乏康复锻炼知识。

8.焦虑　与担忧骨折预后有关。

【护理目标】

1.患者生命体征平稳。

2.患者主诉疼痛减轻。

3.维持正常的组织灌注，皮温皮色正常，末梢动脉搏动有力。

4.未发生骨或软组织感染的危险。

5.患者能独立行走。

6.未发生并发症或并发症发生后得到及时发现和处理。

7.患者掌握自我护理及功能锻炼的康复知识。

8.患者焦虑减轻，积极配合治疗及护理。

【护理措施】

1.休克护理：对于创伤患者如伴有休克应先处理休克，后处理创伤。开放性损伤的伤口以无菌敷料包扎，以减少污染。密切观察休克指征的变化，协助医生处理大血管损伤引起的出血。

2.骨折处理：骨折的患者如合并其他组织器官的损伤，出现呼吸困难、窒息、大出血等应立即抢救。疑有骨折的患者应先固定再搬动。对颈椎骨折、脱位的患者需在颈两侧加垫固定。脊柱骨折的患者搬运时应保持头颈与躯干成一条直线，给予轴式翻身。较肿胀肢体搬动时，可剪开衣袖或裤管。对于四肢骨折明显移位的伤员，可临时用小夹板固定，再行搬动。

3. 饮食护理:除急诊手术禁食禁饮外,应给予患者高蛋白、富含维生素、易消化的高钙食物,以增加机体的抵抗力,耐受手术。

4. 保暖:注意室内温度适宜及躯体保暖,以改善微循环。

5. 卧位"根据病情正确安置体位,休克患者取平卧位;患肢肿胀者应抬高患肢(高于心脏水平)以促进静脉回流、减轻水肿。制动后应固定关节于功能位。疑有骨筋膜室综合征发生的患者则应避免患肢高于心脏水平,以免影响局部血供。

6. 功能锻炼:向患者讲解术后功能锻炼的重要性,指导患者功能锻炼的方法,对患者进行床上大小便及术后体位的训练。

7. 术前一日给患者备皮,根据麻醉方式指导患者术前禁食水;遵医嘱做抗生素过敏试验。

8. 术日晨检查患者有无发热,女性患者有无月经来潮,一切正常遵医嘱给患者注射术前用药并进行术区消毒准备,嘱患者家属保管好贵重物品及义齿,备齐药物、病历及 X 线片,与接手术人员共同核对、签字后带入手术室。

9. 观察前臂及手部末梢血供、温度、运动及感觉功能,指导患者做握拳动作。每日用温水擦洗患肢,保持患肢清洁,促进血液循环。定时变换体位,避免压疮。必要时给予冰敷减轻肿胀。

10. 采用手法复位的患者,复位后可用悬臂石膏或小夹板固定。指导患者正确使用石膏。

(1)"U"形石膏固定的患者可平卧,患侧肢体用软枕垫起,保持复位后骨折端不移动。

(2)悬臂石膏固定后只能取坐位或半卧位,以维持其下垂牵引作用。

(3)石膏外固定后应抬高患肢高于心脏水平,保持肢体功能位,以促进静脉回流,同时防止石膏断裂或压迫局部软组织。

(4)石膏未干前避免移动肢体,勿用手指托起石膏,以免导致石膏凹陷引起局部皮肤或血液循环障碍。

11. 吊带使用方法:前臂屈曲 90°,悬吊患肢固定于胸前,起到托扶作用,减少移位引起的疼痛。

12. 备皮:肩关节至前臂中段,臂丛麻醉则剃去腋毛。

二、手术中患者的护理

肱骨干骨折切开复位术。

【麻醉方式】

臂丛麻醉。

【手术体位】

仰卧位。

【手术步骤及护理配合】

手术步骤	护理配合
1. 消毒	递酒精纱球消毒
2. 切皮	20 号大刀 S 形前切口,起自肘上内侧 8cm,沿肱二头肌、肱三头肌间隙下行,至肘横纹横切达肘关节外侧,再沿肱桡肌内缘下行 4cm、两块干纱布拭血

（续　表）

手术步骤	护理配合
3. 显露骨折端	递弯钳钝性分离显露肱动、静脉、拉钩将皮瓣向两侧翻开,递弯钳带 1 号线结扎正中静脉,后换新刀,切断影响显露的正中静脉、沿肱二头肌内缘仔细切开肘前深筋膜（切开时注意勿损伤其下的肱动、静脉）,清除深筋膜下的血肿,向下分离肱动、静脉和在其内侧下行的正中神经。在肘窝中心,动脉前方有肱二头肌腱膜覆盖。切断腱膜,即可完全显露肱动、静脉,并可进行探查。拉钩向外侧拉开肱二头肌及其腱膜,即可显露位于其后的肱肌。肱骨髁上骨折时,肱肌多有断裂,骨折端可以突出肌外。骨膜起子纵行分离肱肌,向两侧拉开,即可见到肱骨髁上骨折的情况
4. 复位骨折端	助手握住前臂牵引,克服重叠移位;递骨膜剥离器撬开骨折端,手法复位,并用骨膜剥离器向后顶住骨折近端,暂时保持复位（注意骨折端间不要夹入软组织）。递持骨器,持骨保持骨折复位
5. 钢板螺钉内固定	选合适的钢板钻、持板器固定于合适的位置后,钻头钻骨道,测深器测量所需钉子的长度、丝锥攻丝、递钉子、改锥固定钉子。重复固定钉子步骤,直到所需钉子固定完毕
6. 冲洗	递注满生理盐水的冲洗球冲洗。弯盘接流下的水,以免弄湿透无菌敷料
7. 逐层缝合	1 号可吸收线逐层缝合至皮下,0 号可吸收线缝合皮下,酒精纱球消毒皮缘,0/3 尼龙线缝皮
8. 消毒包扎	酒精纱球消毒创面,无菌纱布覆盖伤口,绷带包扎

【巡回护士的配合】

同锁骨骨折切开复位术巡回护士的配合。

三、手术后患者的护理

【护理措施】

1. 病情观察:密切观察患者的生命体征、出入量、末梢循环情况,注意患者术后有无神经压迫症状及循环、皮肤温度、感觉、运动障碍,切口出血情况,如出血量多应及时通知医生更换敷料,防止感染。

2. 体位:根据病情安置正确的体位,卧硬板床或使用气垫床,保持关节的功能位。

3. 饮食护理:指导患者术后 6 小时可饮水或进流食,术后第 1 日进半流食或普食。饮食应以高蛋白、高钙、高热量、富含维生素、易消化饮食为主。

4. 疼痛护理:根据疼痛的原因,遵医嘱对症处理。

5. 活动受限、卧床时间长的患者,应做好皮肤护理、呼吸道护理、泌尿系护理,防止压疮、肺部感染、泌尿系感染的发生。

6. 根据病情特点指导患者进行主动或被动的功能锻炼,以恢复受伤部位的功能。

7. 了解患者的心理状态,有针对性地做好心理护理。

8. 术后遵医嘱正确卧位,抬高患侧前臂,患肢屈肘放于胸前。下地活动时患肢用颈腕吊带制动。遵医嘱给予冰敷 24～48 小时减轻肿胀及疼痛。

9. 病情观察

(1)臂丛阻滞麻醉的患者如出现面色苍白、烦躁不安、声音嘶哑、呼吸困难、胸闷、气短等，应及时给予吸氧并通知医生处理。

(2)密切观察伤口敷料和引流液的颜色、性状及量，如伤口敷料浸湿应及时给予更换。

(3)严密观察患肢的血供、皮温、感觉、运动情况，如出现患肢肿胀、发绀、剧痛等应及时通知医生处理。

10. 疼痛的护理：术后观察伤口疼痛的部位、性质，分析原因，针对病因给予相应的措施。

11. 复位固定后可指导患者开始练习指、掌、腕关节活动，并做上臂肌肉主动舒缩练习。2～3 周开始练习肩、肘关节活动。4 周后全面练习肩关节活动，逐渐增加活动量及活动范围。

12. 并发症的观察及护理

(1)血管损伤：外伤后可能引起肱动脉及肱静脉的损伤，应密切观察肢体远端动脉搏动及末梢血供情况，如出现上肢远端缺血、肿胀、无脉、扩张性血肿、血胸及压迫性臂丛神经等症状，应及时通知医生处理。

(2)桡神经损伤：密切观察患肢指端有无神经压迫症状，如出现手指麻木、感觉异常，应及时对症处理。

(3)血管痉挛：表现为远侧动脉搏动减弱或消失，肢体可出现麻木、发冷、苍白等缺血症状，而局部无大出血或张力性血肿现象，长时间血管痉挛可导致血管栓塞。出现血管痉挛的表现应严格卧床休息，减少刺激，注意患肢保暖，不在患肢测量血压，镇痛并严格戒烟。遵医嘱用药，保持血管的扩张状态。

【健康教育】

1. 患者多食高蛋白、高维生素、含钙丰富、刺激性小的食物。

2. 患者需注意休息，保持心情愉快，勿急躁。

3. 肱骨干骨折的复位要求较其他部位骨折低，遗留 20°以内的向前成角和 30°以内的向外成角畸形并不影响功能；斜形骨折愈合即使有缩短 2.5cm，也不会发现明显的异常。应向患者及家属讲解明确，以减轻心理负担。

4. 肱骨干骨折伴有桡神经损伤时，患肢伸腕、伸指功能障碍，短期内症状改善不明显，治疗周期长，患者心理压力大，易产生急躁悲观的情绪。可介绍治疗措施，对患者感觉和运动恢复的微小变化予以重视，并以此激励患者，主动配合治疗。

5. 对桡神经损伤后行外固定者，应确保外固定的稳定，以保持神经断端于松弛状态有利于恢复。悬吊石膏固定的患者 2 周内不能平卧，只能取坐位或半卧位。并向患者讲解该体位的治疗意义。

6. 手法复位行外固定患者，指导其进行肌肉等长收缩训练，握拳伸掌运动，可加强两骨折端在纵轴上的压力，有利于愈合。

7. 出院指导

(1)伴桡神经损伤者，口服营养神经药物并配合理疗 1～2 个月。

(2)告知患者出院后继续功能锻炼的意义及方法，指导患者出院后继续上肢功能锻炼。防止出现两种倾向：一种是放任自流，不加强锻炼；另一种是过于急躁，活动幅度过大，力量过猛，造成软组织损伤。

(3)复查指征及时间：术后 1 个月、3 个月、6 个月需进行 X 线摄片复查，了解骨折愈合情况。有内固定者，于骨折完全愈合后取出。对于手法复位外固定患者，如出现下列情况须随时复查:骨折处疼痛加剧,患肢麻木,手指颜色改变,温度低于或高于正常等。

第三节　尺、桡骨骨折

前臂骨由尺、桡两骨组成。尺骨上端为构成肘关节的重要组成部分,桡骨下端为构成腕关节的主要组成部分,两骨由上、下尺桡关节和骨膜相连。尺桡骨干双骨折较多见,易发生于幼儿和青少年。治疗上可给予手法闭合复位,石膏或夹板外固定。对于手法复位或复位后不稳定的患者可行切开复位,用钢板螺丝钉或髓内针内固定。

一、手术前患者的护理

【护理评估】

1. 健康史

(1)评估患者受伤的原因、时间;受伤的姿势;外力的方式、性质;骨折的轻重程度。

(2)评估患者受伤时的身体状况及病情发展情况。

(3)了解伤后急救处理措施。

2. 临床表现　前臂外伤后疼痛,局部肿胀有压痛,功能障碍,不能进行旋转活动。伤侧前臂有明显畸形、骨擦音和反常活动。

3. 辅助检查　X线片检查:包括肘关节和腕关节,可发现骨折的准确部位、类型和移位方向,以及是否合并桡骨小头脱位或尺骨小头脱位。尺骨上1/3骨干骨折合并桡骨小头脱位,称孟氏骨折。桡骨干下1/3骨折合并尺骨小头脱位,称盖氏骨折。

4. 心理-社会因素　由于损伤发生突然,给患儿造成的痛苦大,而且患病时间长,并发症多,就需要患儿及家属积极配合治疗。因此应评估患儿的心理状况,了解患儿及家属对疾病、治疗及预后的认知程度,家庭的经济承受能力,对患儿的支持态度及其他社会支持系统情况。

【护理诊断】

1. 有体液不足的危险　与创伤后出血有关。

2. 疼痛　与损伤、牵引有关。

3. 有周围组织灌注异常的危险　与神经血管损伤有关。

4. 有感染的危险　与损伤有关。

5. 躯体移动障碍　与骨折脱位、制动、固定有关。

6. 潜在并发症　脂肪栓塞综合征、骨筋膜室综合征、关节僵硬等。

7. 知识缺乏　缺乏康复锻炼知识。

8. 焦虑　与担忧骨折预后有关。

【护理目标】

1. 患者生命体征平稳。

2. 患者主诉疼痛减轻。

3. 维持正常的组织灌注,皮温皮色正常,末梢动脉搏动有力。

4. 未发生骨或软组织感染的危险。

5. 患者能独立行走。

6. 未发生并发症或并发症发生后得到及时发现和处理。

7. 患者掌握自我护理及功能锻炼的康复知识。

8. 患者焦虑减轻,积极配合治疗及护理。

【护理措施】

1. 病情观察:严密观察前臂及手部末梢血供、运动及感觉功能,指导患者做手掌的伸手、握拳运动。

2. 协助患者做好术前检查:如影像学检查、心电图检查、X 线胸片、血液检查、尿便检查等。

3. 基础护理:协助患者生活护理,指导并鼓励患者做些力所能及的自理活动。

4. 做好术前指导

(1)备皮:上臂下 1/3 至手部,臂丛麻醉则剃去腋毛。

(2)洗澡、更衣,抗生素皮试等。

(3)术前 1 天晚 22:00 后嘱患者禁食、水,术晨取下义齿,贵重物品交家属保管等。

(4)嘱患者保持情绪稳定,避免过度紧张、焦虑,必要时遵医嘱给予镇静药物,以保证充足的睡眠。

5. 指导患者保持患肢抬高,以促进静脉回流,减轻肿胀。使用石膏及夹板固定的患者,患肢保持在肘关节屈曲 90°,前臂中立位,有利于骨折的稳定。

6. 保持有效固定,定时检查石膏或夹板固定松紧是否合适,如有移位或松动及时给予调整。

二、手术中患者的护理

尺、桡骨骨折切开复位术。

【麻醉方式】

臂丛麻醉或全麻。

【手术体位】

仰卧位。

【手术步骤及护理配合】

手术步骤	护理配合
1. 消毒	递酒精纱球消毒
2. 切皮	采用两个切口,分别显露桡、尺骨;桡骨上段的显露要注意保护桡神经(一般先显露和处理尺骨后再处理桡骨);20 号大刀切开尺侧皮肤,切口以骨折端为中点,长 5~6cm。两块干纱布拭血
3. 显露骨折端,处理陈旧性骨折	电烧分离皮下组织、拉钩暴露、换 10 号刀分离肌层,切开筋膜;骨膜起子剥离骨膜暴露术野,用刮勺刮肉芽组织
4. 骨折复位	持骨器固定骨折两端,牵拉复位
5. 钢板螺钉内固定	选择合适钢板、持板器固定钢板;钻头钻骨道,测深器测量所需钉子的长度、丝锥攻丝、递钉子、改锥固定钉子;重复固定钉子步骤,直到所需钉子固定完毕
6. 切皮、显露桡侧	方法同尺侧

（续　表）

手术步骤	护理配合
7. 骨折复位	一般情况下,尺侧复位、内固定合适时,桡侧自然会复位
8. 钢板螺钉内固定	选择合适钢板、持板器固定钢板;钻头钻骨道,测深器测量所需钉子的长度,丝锥攻丝、递钉子、改锥固定钉子;重复固定钉子步骤,直到所需钉子固定完毕
9. 冲洗	递注满生理盐水的冲洗球冲洗;弯盘接流下的水,以免弄湿无菌敷料
10. 逐层缝合（双侧）	1 号可吸收线逐层缝合至皮下,0 号可吸收线缝合皮下,酒精纱球消毒皮缘,0/3 尼龙线缝皮（双侧一致）
11. 消毒、包扎	酒精纱球消毒创面,无菌纱布覆盖伤口,绷带包扎

【巡回护士的配合】

同锁骨骨折切开复位术巡回护士的配合。

三、手术后患者的护理

【护理措施】

1. 保持有效固定　钢板固定后,用长臂石膏托将患肢固定于肘关节屈曲 90°、前臂中立位 3～4 周。髓内钉固定者,则用管型石膏固定 4～6 周。

2. 体位　术后给予患者抬高患肢,以促进静脉回流,减轻肿胀。

3. 病情观察　观察患者指端的皮温、皮色、感觉及运动功能,如出现剧烈疼痛、手部皮肤苍白、麻木、发凉、伸指疼痛、桡动脉搏动减弱或消失等前臂缺血的表现,应立即通知医生处理。

4. 功能锻炼

(1)早、中期:从复位固定后开始。2 周内可进行前臂和上臂肌肉收缩活动。①第 1 日:用力握拳,充分屈伸拇指,对指、对掌。站立位前臂用三角巾悬吊胸前,做肩前、后、左、右摆动及水平方向的绕圈运动。②第 4 日:开始用健肢帮助患肢做肩前上举、侧上举及后伸动作。③第 7 日:增加患肢肩部主动屈、伸、内收、外展运动。手指的抗阻练习,可以捏橡皮泥、拉橡皮筋或弹簧等。④第 15 日:增加肱二头肌等长收缩练习。用橡皮筋带做抗阻及肩前屈、后伸、外展、内收运动。3 周内,禁忌做前臂旋转活动,以免干扰骨折的固定,影响骨折的愈合。⑤第 30 日:增加肱三头肌等长收缩练习,做用手推墙的动作,使两骨折端之间产生纵轴向挤压力。

(2)晚期:从骨折基本愈合,外固定除去后开始。①第 1 日做肩、肘、腕与指关节的主动运动。用橡皮筋做阻力的肩屈、伸、外展、内收运动,阻力置于肘以上部位。手指的抗阻练习有捏握力器、挑橡皮筋等。②第 4 日增加肱二头肌抗阻肌力及等长、等张、等速收缩练习。③第 8 日增加前臂旋前、旋后的主动练习,助力练习,肱三头肌与腕屈伸肌群的抗阻肌力练习。有肩关节功能障碍时,做肩关节外旋与内旋的牵引,腕关节屈与伸的牵引。④第 12 日增加前臂旋前、旋后的肌力练习,可用等长、等张、等速收缩练习等方法。前臂旋前、旋后的牵引。⑤还可增加作业练习,如玩橡皮泥、玩积木、洗漱、进餐、穿脱衣服、上厕所、沐浴等,以训练手的灵活性和协调性。

5. 并发症的护理

(1)前臂肌筋膜间室综合征:由于前臂高度肿胀或外固定包扎过紧,或组织肿胀加剧后造成相对过紧,致使骨与筋膜封闭的区域内压力增高,阻碍或阻断了间室内的血液循环,导致间室内容物(主要是肌肉和神经)进行性缺血变性的一组综合征。患者表现为患肢持续性剧烈疼痛、皮肤苍白、皮温升高、患肢肿胀、感觉麻痹,被动伸指时疼痛加剧,动脉搏动减弱或消失。如出现上述情况,应立即通知医生,协助医生拆除一切外固定,行切开减压术并给予消肿治疗。

(2)前臂缺血性痉挛:因患者术后肢体高度肿胀或外包扎过紧所致,表现为腕、指屈曲活动受限,肌力减退,正中神经功能减退或丧失。应注意观察患肢的运动及感觉情况,有异常及时通知医生处理。

(3)骨不连:患者因骨折固定不稳定、局部骨萎缩、骨折术后感染等可出现假关节形成。应注意观察患者术后的恢复情况,出现异常及时通知医生。

(4)交叉愈合:系尺、桡骨同一平面的双骨折骨间膜破裂,骨折端血肿相沟通,机化成骨。应注意观察骨折端有无血肿,出现血肿及时协助医生抽除并加压包扎。

【健康教育】

1. 心理指导　告诉患者及家属出院后继续功能锻炼的意义及方法。向患者宣传功能锻炼的重要意义,使患者真正认识其重要性,制订锻炼计划。锻炼要比骨折愈合的时间长,应使患者有充分的思想准备,做到持之以恒。

2. 功能锻炼　按计划进行功能锻炼,指导患者进行握、伸拳练习和肘肩关节运动,最大限度地恢复患肢功能。4 周后可进行各关节的全面运动。

3. 饮食调理　多食高蛋白、高维生素、含钙丰富且易消化、刺激性小的食物,多食蔬菜及水果。

4. 休息　注意休息,保持心情愉快,勿急躁。行长臂石膏托固定后,卧床时患肢垫枕与躯干平行,头肩部抬高;离床活动时,用三角巾或前臂悬吊于胸前。

5. 复查时间及指征　术后 1 个月、3 个月、6 个月需进行 X 线摄片复查,了解骨折的愈合情况以便及时调整固定,防止畸形愈合。有内固定者,于骨折完全愈合后取出。对于手法复位外固定患者,如出现下列情况须随时复查:骨折处疼痛加剧,患肢麻木,手指颜色改变,温度低于或高于正常等。

第四节　桡骨远端骨折

桡骨远端骨折指发生在桡骨远端,距关节面 3cm 以内的骨折。临床上多见于老年人,尤其是女性。根据骨折部位和移位方向不同可分为伸直型骨折(Colles 骨折)、屈曲型骨折(Smith 骨折)、关节面骨折伴腕关节脱位(Barton 骨折)。治疗上可采用手法复位外固定或切开复位内固定法。

一、手术前患者的护理

【护理评估】

1. 健康史　评估患者,尤其是中、老年妇女,是否有跌倒摔伤史。了解受伤时的姿势,跌倒时是手掌撑地还是手背着地,以便估计骨折的类型。

2. 临床表现　伤后腕关节局部疼痛和皮下瘀斑、肿胀、功能障碍。患侧腕部压痛明显,腕关节活动受限。伸直型骨折由于远折端向背侧移位,从侧面看腕关节呈"银叉"畸形;又由于其远折端向桡侧移位,从正面看呈"枪刺样"畸形。屈曲型骨折者受伤后腕部出现下垂畸形。

3. 辅助检查　X线摄片可见典型移位。伸直型骨折者可见骨折远端向背侧和桡侧移位;屈曲型骨折者可见骨折远端向掌侧和桡侧移位。由于屈曲型骨折与伸直型骨折移位方向相反,也称为反Colles骨折。骨折还可合并下尺桡关节损伤、尺骨茎突骨折和三角纤维软骨损伤。

4. 心理-社会因素　由于损伤发生突然,给患者造成的痛苦大,而且患病时间长,并发症多,就需要患者及家属积极配合治疗。因此应评估患者的心理状况,了解患者及家属对疾病、治疗及预后的认知程度,家庭的经济承受能力,对患者的支持态度及其他社会支持系统情况。

【护理诊断】

有外周神经血管功能障碍的危险　与骨和软组织损伤、外固定不当有关。

【护理目标】

患者骨折部位固定可靠,未发生外周神经血管功能障碍的危险。

【护理措施】

1. 心理护理:因骨折固定而限制了手的活动,给生活带来不便,易产生焦虑和烦躁心理。应主动关心、体贴他们,帮助其完成部分自理活动。

2. 饮食护理:宜进食高蛋白、高热量、含钙丰富的易消化食物,多饮水、多食蔬菜和水果,防止便秘。

3. 维持有效的固定:夹板和石膏固定松紧应适宜,特别是肿胀高峰期和消退后,应随时加以调整。过紧,将影响患肢的血液循环;过松,达不到固定的作用。维持远端骨折段掌屈尺偏位,患肢抬高,减轻肿胀。

4. 预防急性骨萎缩:Sudeck萎缩的典型症状是疼痛和血管舒缩紊乱所致的皮肤改变,晚期可致手指肿胀,关节僵硬。一旦发生,治疗十分困难,应以预防为主。骨折后,早期应抬高患肢,加强功能锻炼。当出现疼痛、皮温升高或降低、多汗或脱毛等症状时,可进行对症处理,同时加强皮肤护理,防止溃疡形成。还可做理疗,必要时进行交感神经封闭。

5. 骨折固定后,应注意维持远端骨折段掌屈尺偏位。保持石膏或夹板固定松紧适宜,随时调整松紧度。卧位时将患肢抬高,以利于静脉及淋巴回流,减轻肿胀。下床活动时将患肢悬吊于胸前,防止骨折端再移位。

6. 指导患者练习伸屈掌指关节活动,鼓励老年患者尽早活动肩肘关节,以免发生关节僵硬等并发症。

二、手术中患者的护理

桡骨远端骨折切开复位术。

【麻醉方式】

臂丛麻醉或全麻。

【手术体位】

仰卧位。

【手术步骤及护理配合】

手术步骤	护理配合
1. 消毒	递酒精纱球消毒
2. 切开	20 号刀取桡骨远端掌侧入路,在掌长肌与正中神经之间切入,拉钩将正中神经拉向桡侧以保护鱼际感觉支和桡侧腕屈肌及桡动脉;干纱布拭血
3. 显露桡腕关节面、骨折断端	换刀切开旋前方肌至桡骨掌侧,切开关节囊,拉钩拉开显露桡腕关节面,显露骨折断端;用刮勺将肉芽组织和瘀血仔细清除
4. 复位、克氏针临时固定	持骨器持骨折两端牵拉复位骨折,恢复桡骨茎突长度、掌倾角和尺偏角;递克氏针钻,用克氏针临时固定
5. 钢板螺钉内固定	选合适的钢板钻、持板器固定于合适的位置后,钻头钻骨道,测深器测量所需钉子的长度、丝锥攻丝、递钉子、改锥固定钉子;重复固定钉子步骤,直到所需钉子固定完毕
6. 彻底止血	电烧弯钳彻底止血
7. 冲洗	递注满生理盐水的冲洗球冲洗;弯盘接流下的水,以免弄湿无菌敷料
8. 逐层缝合(双侧)	0 号可吸收线逐层缝合至皮下,3/0 号可吸收线缝合皮下,酒精纱球消毒皮缘,0/3 尼龙线缝皮(双侧缝合)
9. 消毒包扎	酒精纱球消毒创面,无菌纱布覆盖伤口,绷带包扎

【巡回护士的配合】

同锁骨骨折切开复位术巡回护士的配合。

三、手术后患者的护理

【护理措施】

1. 体位与固定　患肢前臂石膏托固定,平卧时抬高患肢以促进静脉回流,减轻肿胀;离床活动时用三角巾或前臂吊带悬挂于胸前。

2. 观察伤口及患肢的血供情况

3. 加强功能锻炼　早、中期手术当日或手术后次日,做肩部悬吊位摆动练习。术后 2～3 日后做肩、肘关节主动运动,手指屈伸、对指、对掌主动练习,逐日增加动作幅度及强度。术后第 2～3 周,做手握拳屈腕肌静肌力收缩练习。术后第 3 周增加屈指、对指、对掌的抗阻练习,捏橡皮泥或拉橡皮筋。晚期开始腕部的屈、伸主动练习,腕屈曲抗阻练习。3～4 日后增加前臂旋前、旋后练习,两手相对进行腕关节屈伸练习,手掌平放于桌面向下用力,做腕关节背伸抗阻练习。1 周后增加前臂旋转抗阻练习和腕背伸牵引。10 日后增加前臂旋前牵引。2 周后增加前臂旋后牵引。

4. 并发症的护理

(1)腕管综合征:患者表现为正中神经受压,示指、中指和环指麻木、刺痛或呈烧灼样痛,疼痛可放射到肘部及肩部,拇指外展肌力减弱。应严密观察,如有类似症状应及时通知医生并协助做好切开减轻张力的准备。

(2)急性骨萎缩:患者表现为疼痛和血管舒缩混乱所致的皮肤改变,严重时可致手指肿胀,关节僵硬。术后应密切观察,如出现患肢疼痛、皮温升高或降低、多汗或脱毛等症状,应及时通知医生处理。同时伤后应注意抬高患肢,加强功能锻炼。

(3)骨折畸形愈合:常见畸形为长尺短桡、前倾角变负。应保持石膏固定于功能位,防止松动或移位。

(4)手指血供障碍:患者表现为指端皮肤颜色变深、麻木。应注意观察指端感觉及血液循环情况,避免石膏包扎过紧,如出现异常应及时通知医生及时松开石膏包扎。

【健康教育】

1. 向患者介绍疾病相关知识　桡骨下端为骨松质,血供丰富,骨折愈合快。但 Colles 骨折靠近腕关节,愈合不好易影响腕关节的功能,应给予重视。

2. 做好心理安慰　因骨折后固定而限制了手的活动,造成自理能力缺陷,给患者造成很大压力,特别是中老年妇女更易产生焦虑和烦躁心理。应体谅患者的心情,通过各种方法帮助患者完成部分和全部自理活动。

3. 做好饮食调养　多食高蛋白、高热量、含钙丰富、易消化的饮食,多食蔬菜、水果。

4. 向患者介绍功能锻炼的方法及注意点　积极进行手指及肩、肘关节活动的锻炼。由于远侧骨折段常向背侧和桡侧移位,因此,2周内不做腕背伸和桡偏活动,以防止复位的骨折端再移位,2周后进行腕关节活动,并逐渐做前臂旋转活动。

5. 注意休息与体位　石膏固定的患者,卧位时将患肢垫高,以利静脉和淋巴回流;离床活动时用三角巾或前臂吊带将患肢悬挂于胸前,勿下垂和随步行而甩动,以免造成复位的骨折再移动。

6. 出院健康教育　①保持正确的体位,维持有效的固定。②严格按锻炼计划进行功能锻炼。③复查指征和时间:当固定的肢体皮肤发绀或苍白、感觉过敏或消退、肿胀和麻木等,立即来院就诊。如患者的石膏固定是维持在掌屈尺偏位,则自固定之日算起,2~3周来复诊,更换石膏托固定于功能位,再过2~3周拆除石膏。骨折后1个月、3个月、6个月来医院复查 X 线片,了解骨折愈合情况,以便早期发现异常及时调整石膏固定,避免畸形愈合。

第 26 章

下肢骨折围手术期护理

第一节　股骨颈骨折

股骨颈骨折是指股骨头下端至股骨颈基底部之间的骨折。多发生在中、老年人，与骨质疏松导致的骨质量下降有关。患者的平均年龄在 60 岁以上，年龄越高，骨折愈合越困难。对于身体一般情况差，难以接受手术的患者，可采用中轴和侧方牵引或闭合复位石膏固定的方法进行治疗。如身体状况允许，可采取闭合复位穿针外固定、切开复位加内固定、人工髋关节置换术进行治疗。

一、手术前患者的护理

【护理评估】

1. 健康史

(1)评估患者受伤的原因、时间；受伤的姿势；外力的方式、性质；骨折的轻重程度。

(2)评估患者受伤时的身体状况及病情发展情况。

(3)了解伤后急救处理措施。

2. 临床表现　中老年人有摔倒受伤史，伤后感髋部疼痛，下肢活动受限，不能站立和行走。嵌插骨折患者受伤后仍能行走，但数日后髋部疼痛逐渐加重，活动后更痛，甚至完全不能行走，提示可能由受伤时的稳定骨折发展为不稳定骨折。患肢缩短，出现外旋畸形，一般在45°～60°。患侧大转子突出，局部压痛和轴向叩击痛。患者较少出现髋部肿胀和瘀斑。

3. 辅助检查　髋部正侧位 X 线片可明确骨折的部位、类型、移位情况，是选择治疗方法的重要依据。

4. 心理-社会因素　由于损伤发生突然，给患者造成的痛苦大，而且病程时间长，并发症多，就需要患者及家属积极配合治疗。因此应评估患者的心理状况，了解患者及家属对疾病、治疗及预后的认知程度，家庭的经济承受能力，对患者的支持态度及其他社会支持系统情况。

【护理诊断】

1. 有体液不足的危险　与创伤后出血有关。

2. 疼痛　与损伤、牵引有关。

3. 有周围组织灌注异常的危险　与神经血管损伤有关。

4. 有感染的危险　与损伤有关。

5. 躯体移动障碍　与骨折脱位、制动、固定有关。

6. 潜在并发症　脂肪栓塞综合征、骨筋膜室综合征、关节僵硬等。

7. 知识缺乏　缺乏康复锻炼知识。

8. 焦虑　与担忧骨折预后有关。

【护理目标】

1. 患者生命体征平稳。

2. 患者主诉疼痛减轻。

3. 维持正常的组织灌注,皮温皮色正常,末梢动脉搏动有力。

4. 未发生骨或软组织感染的危险。

5. 患者能独立行走。

6. 未发生并发症或并发症发生后得到及时发现和处理。

7. 患者掌握自我护理及功能锻炼的康复知识。

8. 患者焦虑减轻,积极配合治疗及护理。

【护理措施】

1. 休克护理:对于创伤患者如伴有休克应先处理休克,后处理创伤。开放性损伤的伤口以无菌敷料包扎,以减少污染。密切观察休克指征的变化,协助医生处理大血管损伤引起的出血。

2. 骨折处理:骨折的患者如合并其他组织器官的损伤,出现呼吸困难、窒息、大出血等应立即抢救。疑有骨折的患者应先固定再搬动。对颈椎骨折、脱位的患者需在颈两侧加垫固定。脊柱骨折的患者搬运时应保持头颈与躯干成一条直线,给予轴式翻身。较肿胀肢体搬动时,可剪开衣袖或裤管。对于四肢骨折明显移位的伤员,可临时用小夹板固定,再行搬动。

3. 饮食护理:除急诊手术禁食禁饮外,应给予患者高蛋白、富含维生素、易消化的高钙食物,以增加机体的抵抗力,耐受手术。

4. 保暖:注意室内温度适宜及躯体保暖,以改善微循环。

5. 功能锻炼:向患者讲解术后功能锻炼的重要性,指导患者功能锻炼的方法,对患者进行床上大小便及术后体位的训练。

6. 术前一日给患者备皮,根据麻醉方式指导患者术前禁食水;遵医嘱做抗生素过敏试验。

7. 术日晨检查患者有无发热,女性患者有无月经来潮,一切正常遵医嘱给患者注射术前用药并进行术区消毒准备,嘱患者家属保管好贵重物品及义齿,备齐药物、病历及 X 线片,与接手术人员共同核对、签字后带入手术室。

8. 体位:协助患者保持患肢于外展 30°中立位,脚尖朝上,以免压迫腓总神经,引起下肢麻木。患肢忌外旋、内收,以免加重骨折移位。

9. 牵引护理:保持患肢与牵引力在同一轴线上,牵引重量为体重的 1/10～1/7,不可随意增减重量,调整牵引、松开皮套检查足跟及内外踝处有无压疮时均应妥善牵拉以固定肢体。每日用 75% 乙醇滴针眼 2 次;足跟部垫一软垫,每小时更换部位一次,避免一个部位持续受压超过 2 小时,指导患者活动踝关节、抬臀、做股四头肌的肌力收缩练习等。

10. 检查患者有无全身感染灶,如疖子、毛囊炎等,如存在应及时治疗,防止术后感染。

11. 备皮:肋缘至膝关节,前后过正中线,剃阴毛。

12. 长期卧床护理:指导患者正确有效咳嗽、咳痰,减少肺部感染。督促患者多饮水,防止便秘及泌尿系统感染。骨隆突处及易受压部位给予保护,定时按摩,预防压疮。指导患者进行患肢功能锻炼,防止下肢静脉血栓形成。

二、手术中患者的护理

股骨颈骨折切开复位术。

【麻醉方式】

硬膜外麻醉或全麻。

【手术体位】

仰卧位(使用牵引床)。

【手术步骤及护理配合】

手术步骤	护理配合
1. 消毒	递酒精纱球消毒
2. 切皮	递20号大刀在大转子侧方做弧形切口,长 8~10cm,起自大转子上前方, 向后绕过其侧面达肌外侧上、中 1/3 交界处
3. 显露	单烧切开髂胫束,拉钩向两侧拉开;换新刀在大转子下横断股外侧肌的起点处沿其后缘切开,拉钩向前拉开,后在转子下方将骨膜Ⅰ型切开、骨膜剥离子剥离,显露股骨上段的外侧骨皮质
4. 克氏针暂时固定位置	递克氏针钻上 2.5 克氏针在大转子下骨皮质进针点(多在大转子下 2cm 处)钻入
5. 查看骨折端是否恢复解剖位	C 形臂透视机套好无菌保护套,透视,位置满意后继续
6. 内固定	选滑动式鹅颈钉固定,钻孔、测深器测深、丝锥攻丝、选合适的钉子、改锥固定钉子;C 形臂透视机透视钉子位置是否合适,如合适继续上钉子直到上完所需钉子;再次透视查看滑动式鹅颈钉位置是否合适,如合适方可进行下一步
7. 冲洗	递注满生理盐水的冲洗球冲洗;弯盘接流下的水,以免弄湿无菌敷料
8. 逐层缝合	1 号可吸收线逐层缝合至皮下,0 号可吸收线缝合皮下,酒精纱球消毒皮缘,0/3 尼龙线缝皮
9. 消毒、包扎	酒精纱球消毒创面,无菌纱布覆盖伤口,绷带包扎

【巡回护士的配合】

同锁骨骨折切开复位术巡回护士的配合。

三、手术后患者的护理

【护理措施】

1. 体位　保持患肢外展中立位,膝关节可屈曲30°,卧床时可在两大腿之间放一软枕以防内收。使用鹅头钉或克氏针行内固定的患者应穿抗外旋鞋以保持患肢外展中立位,严禁侧卧、患肢内收、外旋、盘腿坐,以防移位或畸形愈合。

2. 病情观察　注意观察患肢末梢血液循环、温度、颜色、感觉运动及有无肿胀等情况,如发现患肢远端肿胀甚至发凉、剧痛、感觉麻木,应及时报告医生做相应的处理。

3. 功能锻炼　术后一日即可开始行患肢股四头肌收缩训练,逐渐增加髋部、膝踝关节的锻炼,以恢复患肢功能。

4. 并发症的观察及护理

(1)下肢深静脉血栓、动脉血栓及肺栓塞:术后应加强患肢功能锻炼,指导患者做踝泵运动(踝关节背伸、跖屈运动)及股四头肌舒缩锻炼;使用弹力绷带包扎及下肢动静脉泵促进血液回流;遵医嘱使用抗凝药物,密切观察患肢肿胀的程度,与健侧对比,如出现下肢静脉血栓,及时进行溶栓治疗;保持患肢妥善固定、制动。经常观察患肢血液循环状况,当肢体疼痛进行性加重,被动牵拉指(趾)可引起疼痛,严重时肢体坏死为动脉栓塞;如肢体明显肿胀,严重时肢端坏死则为静脉栓塞,应及时通知医生。同时应注意观察早期肺栓塞症状,如有无呼吸急促、口唇发绀、脉搏细速、意识模糊等症状,一旦出现应及时通知医生并做好抢救准备。

(2)切口感染:密切观察术后伤口皮肤有无红、肿、热、痛等感染迹象,体温、血象是否正常;术中严格无菌操作;术后保持引流通畅,充分引流;遵医嘱正确使用抗生素;观察体温变化,有异常及时通知医生。

(3)出血:指导患者术后 24 小时内患肢制动,保持引流管固定良好、通畅,严密观察伤口的出血量,密切观察生命体征,准确记录出入量,尽早发现出血性休克的征象。

【健康教育】

1. 饮食调养　多进食含钙质的食物,防止骨质疏松,但应控制体重增加。

2. 活动安排　避免增加关节负荷量,如长时间站或坐、长途旅行、跑步、爬山等。

3. 日常生活　注意不坐矮凳或软沙发,不跷"二郎腿",不盘腿,禁止蹲位,不侧身弯腰或过度前弯腰。下床方法:先移身体至健侧床边,健侧先离床并使足部着地,患肢外展屈髋小于45°,由他人协助抬起上身,使患肢离床并使足部着地,再扶住助行器站立。上楼梯时,健肢先上,拐随其后或同时跟进。下楼梯时,拐先下,患肢随后,健肢最后,屈髋角度避免大于90°。洗澡用淋浴不可用浴缸;如厕用坐便器不用蹲式。患者翻身两腿间应夹一个枕头,取物、下床的动作应避免内收屈髋。

4. 功能锻炼　①术后 6~8 周内屈髋不应超过 90°,且以卧、站或行走为主,坐的时间尽量缩短。可以进行直腿抬高、髋关节的伸展及外展练习、单腿平衡站立练习,直至术侧下肢能单腿站立。②患者使用助行器行走 6 周后再改为单拐或手杖辅助行走 4 周,然后逐渐弃拐行走。

5. 预防感染　关节局部出现红、肿、痛及不适,应及时复诊。

6. 随时复诊　遵医嘱定期复查,完全康复后,每年复诊 1 次。

第二节　股骨干骨折

股骨干骨折是指转子下 2~5cm 的股骨骨折。青壮年和儿童常见,约占全身骨折的 6%。多由强大的直接暴力或间接暴力造成。儿童股骨干骨折多采用手法复位、小夹板固定,皮肤牵引维持方法治疗。成人股骨干骨折闭合复位后,可采用 Braun 架固定持续牵引,或 Thomas 架平衡持续牵引。如果非手术疗法失败、多处骨折、合并神经血管损伤、老年人不宜长期卧床者、陈旧骨折不愈合或有功能障碍的畸形愈合等患者,可行切开复位内固定。

一、手术前患者的护理

【护理评估】

1. 健康史

(1)评估患者受伤的原因、时间;受伤的姿势;外力的方式、性质;骨折的轻重程度。

(2)评估患者受伤时的身体状况及病情发展情况。

(3)了解伤后急救处理措施。

2. 临床表现 受伤后患肢疼痛、肿胀,远端肢体异常扭曲,不能站立和行走。患肢明显畸形,可出现反常活动、骨擦音。单一股骨干骨折因失血量较多,可能出现休克前期表现;若合并多处骨折,或双侧股骨干骨折,发生休克的可能性很大,甚至可以出现休克表现。若骨折损伤腘动脉、腘静脉、胫神经或腓总神经,可出现远端肢体相应的血液循环、感觉和运动功能障碍。

3. 辅助检查

(1)X 线片:包括髋、膝关节的股骨全长正、侧位 X 线片,可明确诊断并排除股骨颈骨折。

(2)血管造影:如末梢循环障碍,应考虑血管损伤的可能,必要时做血管造影。

4. 心理-社会因素 由于损伤发生突然,给患者造成的痛苦大,而且患病时间长,并发症多,就需要患者及家属积极配合治疗。因此应评估患者的心理状况,了解患者及家属对疾病、治疗及预后的认知程度,家庭的经济承受能力,对患者的支持态度及其他社会支持系统情况。

【护理诊断】

1. 有体液不足的危险 与创伤后出血有关。

2. 疼痛 与损伤、牵引有关。

3. 有周围组织灌注异常的危险 与神经血管损伤有关。

4. 有感染的危险 与损伤有关。

5. 躯体移动障碍 与骨折脱位、制动、固定有关。

6. 潜在并发症 脂肪栓塞综合征、骨筋膜室综合征、关节僵硬等。

7. 知识缺乏 缺乏康复锻炼知识。

8. 焦虑 与担忧骨折预后有关。

【护理目标】

1. 患者生命体征平稳。

2. 患者主诉疼痛减轻。

3. 维持正常的组织灌注,皮温皮色正常,末梢动脉搏动有力。

4. 未发生骨或软组织感染的危险。

5. 患者能独立行走。

6. 未发生并发症或并发症发生后得到及时发现和处理。

7. 患者掌握自我护理及功能锻炼的康复知识。

8. 患者焦虑减轻,积极配合治疗及护理。

【护理措施】

1. 急救的护理 股骨干骨折的同时常伴有严重的软组织损伤、大量出血、内脏损伤等,常可危及生命。应详细了解健康史,进行必要的检查,全面了解病情,有的放矢地护理。创伤早期应注意有无颅脑、内脏损伤及休克的发生并详细记录;密切观察患者的神志、瞳孔、呼吸、血压、腹部症状和体征,发现异常情况立即通知医生并作出相应处理。

2. 心理护理　由于股骨干骨折多由强大的暴力所致,骨折时常伴有严重软组织损伤,大量出血、内脏损伤、颅脑损伤等可危及生命安全,患者多恐惧不安,应稳定患者的情绪,配合医生采取有效的抢救措施。

3. 饮食护理　高蛋白、高钙、高维生素饮食,需急诊手术者则禁食。

4. 体位护理　给予患者患肢抬高,并维持患肢于外展中立位,可用外展夹板固定,患足穿防外旋鞋。卧床期间可坐起,但不能盘腿、患侧卧位及负重。

5. 病情观察

(1)全身情况:包括神志、瞳孔、脉搏、呼吸、腹部情况以及失血征象。创伤初期应警惕颅脑、内脏损伤及休克发生。

(2)肢体情况:观察患肢末梢血液循环、感觉和运动情况,尤其对于股骨下 1/3 骨折的患者,应注意有无刺伤或压迫腘动脉、静脉和神经征象。

6. 小儿悬吊牵引的护理

(1)儿童垂直悬吊牵引时应经常检查两足的血液循环和感觉有无异常,以防止并发症,因为牵引带容易向上移动而压迫腘窝处血管,严重时可产生小腿的缺血性挛缩;压迫足踝部,可出现皮肤破损、溃疡。因此,要密切观察被牵引肢体的血供,经常触摸患儿足部的温度及足背动脉的搏动,观察足趾的颜色,注意倾听小儿主诉,遇到小儿无故哭闹时要仔细查找原因,调整牵引带,预防血液循环障碍及皮肤破损。

(2)悬吊牵引时臀部必须离开床面,以产生反牵引力。

(3)两腿的牵引重量要相等,一般用 3～4kg 的重量牵引。

7. 成人骨牵引的护理

(1)保持牵引有效效能:不能随意增、减牵引重量,以免导致过度牵引或达不到牵引效果。小儿悬吊牵引时,牵引重量以能使臀部稍稍悬离床面为宜,且应适当约束躯干,防止牵引装置滑脱至膝下而压迫腓总神经。在牵引过程中,要定时测量肢体长度和进行床旁 X 线片检查,了解牵引重量是否合适。

(2)定期测量下肢的长度和力线,以免造成过度牵引和骨端旋转。

(3)注意骨牵引针是否有移位。若有移动,应消毒后调整,针眼处应每日用酒精消毒,针孔处形成血痂严禁去除。

(4)随时注意肢端血液循环:包括皮肤颜色、皮肤温度、足背动脉搏动、毛细血管充盈情况、足趾活动情况以及患者的主诉,如有疼痛、麻木的感觉等,及时报告医生并做相应处理。

(5)预防腓总神经损伤:在膝外侧腓骨头处垫以纱布或棉垫,防止腓总神经受压;经常检查足背伸肌的功能,询问患者有无异常感觉,以便及时处理。

(6)因长期卧床,骶尾部易受压而发生压疮。应在受压部位垫以气圈、水波垫,定时按摩受压部位皮肤。保持床铺干燥、清洁,排尿、排便后会阴都要擦洗干净。鼓励患者利用牵引架拉手抬起身体,使局部减轻压力。足跟要悬空,不可使托马斯带压迫足跟或跟腱,避免出现压疮。

8. 备皮　肋缘至膝关节,前后过正中线,剃阴毛。

二、手术中患者的护理

股骨干骨折切开复位术。

【麻醉方式】

硬膜外麻醉或全麻或腰麻。

【手术体位】

仰卧位。

【手术步骤及护理配合】

手术步骤	护理配合
1. 消毒	递酒精纱球消毒
2. 切皮	20号大刀切皮多选用股骨前外侧或外侧切口;两块干纱布拭血、两把弯钳止血
3. 暴露骨折端	换新刀、弯钳分离皮下、肌层,避开血管神经;电烧止血,拉钩拉开,骨膜起子拨开骨膜
4. 骨折端复位	显露骨折端后,刮匀清除血肿、肉芽或骨痂;检查骨折移位情况,确定复位方法;复位时助手执伤肢踝部向下牵引,另一助手在伤员头侧拉住事先置放的会阴部牵引带做对抗牵引,术者用骨膜剥离器撬开骨折端,持骨器牵拉使其复位;复位后,检查股骨后侧的一条粗线(股骨嵴)是否解剖复位,以防旋转移位
5. 钢板螺钉内固定	选合适的钢板钻、持板器固定于合适的位置后,钻头钻骨道,测深器测量所需钉子的长度、丝锥攻丝、递钉子、改锥固定钉子;重复固定钉子步骤,直到所需钉子固定完毕
6. 冲洗	递注满生理盐水的冲洗球冲洗;弯盘接流下的水,以免弄湿无菌敷料
7. 逐层缝合	1号可吸收线逐层缝合至皮下,0号可吸收线缝合皮下,酒精纱球消毒皮缘,0/3尼龙线缝皮
8. 消毒包扎	酒精纱球消毒创面,无菌纱布覆盖伤口,绷带包扎

【巡回护士的配合】

同锁骨骨折切开复位术巡回护士的配合。

三、手术后患者的护理

【护理措施】

1. **体位**　股骨中段以上骨折患者下床活动时,应始终保持患肢的外展位,以免因负重和内收肌的作用而发生继发性向外成角突起畸形。

2. **术后功能康复锻炼**　耐心宣教术后功能康复的重要性,解除患者焦虑心理,增强患者信心,积极配合治疗。

(1)术后第2天开始股四头肌收缩锻炼、踝泵运动,促进肢体血液循环,有利于患肢消肿及预防下肢静脉血栓。

(2)术后第3天练习深呼吸,利用吊环抬起上半身,以锻炼上肢肌肉和扩胸运动,预防肺部感染;练习伸直膝关节,但膝关节屈曲应遵医嘱执行。

(3)术后1周可练习下地站立,逐步进行扶拐行走,患肢锻炼由不负重－部分负重－全负重。由于股骨干骨折后的愈合及重塑时间延长,因此需较长时间扶拐锻炼。扶拐方法的正确与否与发生继发性畸形、再损伤,甚至臂丛神经损伤等有密切关系。因此,应教会患者正确使用双拐。

3. 病情观察　监测生命体征、患肢及伤口局部情况。

4. 并发症的观察及护理

(1)足下垂、腓总神经受压:协助患者保持患肢外展中立位,避免外旋压迫腓骨颈处;加强腓骨颈处的保护,可在膝关节下垫软枕,暴露腓骨颈处;每日定时按摩腓骨小头。

(2)下肢深静脉血栓及肺栓塞、伤口感染:①下肢深静脉血栓、动脉血栓及肺栓塞:术后应加强患肢功能锻炼,指导患者做踝泵运动(踝关节背伸、跖屈运动)及股四头肌舒缩锻炼;使用弹力绷带包扎及下肢动静脉泵促进血液回流;遵医嘱使用抗凝药物,密切观察患肢肿胀的程度,与健侧对比,如出现下肢静脉血栓,及时进行溶栓治疗;保持患肢妥善固定、制动。经常观察患肢血液循环状况,当肢体疼痛进行性加重,被动牵拉指(趾)可引起疼痛,严重时肢体坏死为动脉栓塞;如肢体明显肿胀,严重时肢端坏死则为静脉栓塞,应及时通知医生。同时应注意观察早期肺栓塞症状,如有无呼吸急促、口唇发绀、脉搏细速、意识模糊等症状,一旦出现应及时通知医生并做好抢救准备。②切口感染:密切观察术后伤口皮肤有无红、肿、热、痛等感染迹象,体温、血象是否正常;术中严格无菌操作;术后保持引流通畅,充分引流;遵医嘱正确使用抗生素;观察体温变化,有异常及时通知医生。

【健康教育】

1. 生活规律,心情愉快,保证睡眠。

2. 避免感冒,室内经常通风换气,保持空气清新。

3. 鼓励患者进食高蛋白、高热量、高维生素饮食,食物中多食粗纤维食物,避免大便秘结。指导患者多食含钙高的食物,如牛奶、海米、虾皮等以促进骨折愈合。

4. 出院 1 个月后复查。2～3 个月后行 X 线片复查。若骨折已骨性愈合,可酌情使用单拐而后弃拐行走。

第三节　胫、腓骨骨折

胫、腓骨骨干骨折是指自胫骨平台以下至踝关节以上部位发生的骨折,占全身骨折的13％～17％,是长骨骨折中最常见的一种。成人以胫骨、腓骨骨干双骨折多见,儿童以胫骨骨干骨折最多,胫骨、腓骨骨干双骨折次之,腓骨骨干骨折少见。多由直接暴力引起。对于闭合性骨折可采取切开复位内固定、外固定架固定、闭合复位髓内针内固定等方法进行治疗。开放性骨折的患者除选用上述方法之一固定骨折外,还应遵循以下原则:彻底清创、合理应用抗生素、中期闭合伤口、中期植骨治疗。

一、手术前患者的护理

【护理评估】

1. 健康史

(1)评估患者受伤的原因、时间;受伤的姿势;外力的方式、性质;骨折的轻重程度。

(2)评估患者受伤时的身体状况及病情发展情况。

(3)了解伤后急救处理措施。

2. 临床表现　胫腓骨干骨折表现为小腿疼痛、肿胀、活动受限,有骨擦音,肢体成角、旋转畸形。

(1)对于儿童的青枝骨折、成人的单纯腓骨骨折,主要表现为局部的肿胀、压痛,活动受限不明显,甚至可以行走。如骨折有明显的移位,可表现为小腿的畸形、反常活动,有骨擦音、骨擦感。

(2)由于胫腓骨骨折经常合并血管、神经损伤,故临床应常规检查足背动脉和胫后动脉搏动及足背、足趾的感觉和运动状况。对于软组织损伤严重者,要认真判断其存活的可能性;对于潜行性剥离的皮肤要判断其剥离范围;对于小腿肿胀严重者,应警惕有无骨筋膜室综合征。

3. 辅助检查　X线检查包括膝、踝关节的胫腓骨全长 X 线片检查,可了解骨折的部位和严重程度。

4. 心理-社会因素　由于损伤发生突然,给患者造成的痛苦大,而且患病时间长,并发症多,就需要患者及家属积极配合治疗。因此应评估患者的心理状况,了解患者及家属对疾病、治疗及预后的认知程度,家庭的经济承受能力,对患者的支持态度及其他社会支持系统情况。

【护理诊断】

1. 有体液不足的危险　与创伤后出血有关。

2. 疼痛　与损伤、牵引有关。

3. 有周围组织灌注异常的危险　与神经血管损伤有关。

4. 有感染的危险　与损伤有关。

5. 躯体移动障碍　与骨折脱位、制动、固定有关。

6. 潜在并发症　脂肪栓塞综合征、骨筋膜室综合征、关节僵硬等。

7. 知识缺乏　缺乏康复锻炼知识。

8. 焦虑　与担心骨折预后有关。

【护理目标】

1. 患者生命体征平稳。

2. 患者主诉疼痛减轻。

3. 未发生骨或软组织感染的危险。

4. 未发生并发症或并发症发生后得到及时发现和处理。

5. 患者掌握自我护理及功能锻炼的康复知识。

6. 患者焦虑减轻,积极配合治疗及护理。

【护理措施】

1. 体位:抬高患肢,促进静脉回流。

2. 石膏护理指导:密切观察患肢的疼痛程度,有无麻木感。石膏固定 24 小时内应注意足趾的背伸和跖屈的情况,以判断腓总神经是否受压,有异常及时通知医生。

3. 小夹板固定的护理指导:注意观察小夹板的松紧度及肢体有无麻木、疼痛等,防止局部压疮、肢体坏死等并发症。

4. 牵引护理:保持患肢与牵引力在同一轴线上,不可随意增减重量,调整牵引时应妥善牵拉以固定肢体。每日用 75% 乙醇滴针眼 2 次;足跟部垫一软垫,每小时更换部位一次,避免一个部位持续受压超过 2 小时。保持创面的无菌及敷料清洁干燥,肢体肿胀者,可使用 50% 硫酸镁湿敷。

二、手术中患者的护理

胫、腓骨骨折切开复位内固定术。

【麻醉方式】

硬膜外麻醉或腰麻。

【手术体位】

仰卧位。

【手术步骤及护理配合】

手术步骤	护理配合
1. 消毒	递酒精纱球消毒
2. 切皮	20 号大刀于胫骨骨折部位前外侧切开一 3～4cm 长的小切口,两块干纱布拭血,两把弯钳止血
3. 临时固定骨折端	小刮匙清除断端间凝血块,用持骨器复位
4. 切皮、暴露胫骨平台前缘	20 号刀取髌骨下缘髌韧带前正中切口,长约 4cm,电烧、弯钳止血、纱布拭血;弯钳在髌韧带中线分开韧带,骨膜起子推开脂肪垫
5. 髓内钉内固定	用尖锥在胫骨平台前缘开孔,插入导针;C 形臂透视机透视导针位置是否合适;合适后递钻、扩髓钻从小到大依次扩髓,每一次直径增加 0.5cm 直到合适的型号;递髓内钉、锤子,插入髓内钉;C 形臂透视机,透视髓内钉是否合适,位置合适后安装外置瞄准器,定位锁定钉位置;酒精纱球消毒锁定钉位置,10 号刀切开 0.5cm 左右小口,弯钳分离皮下组织一直到骨质,递钻,钻头钻一隧道,固定锁定钉,上第 3 颗锁定钉
6. 缝合锁定钉切口	0/3 号尼龙线缝合两个锁定钉的切口
7. 冲洗髌骨下缘的伤口	递注满生理盐水的冲洗球冲洗;弯盘接流下的水,以免弄湿无菌敷料
8. 止血	电烧、弯钳彻底止血
9. 逐层缝合	1 号可吸收线逐层缝合至皮下,0 号可吸收线缝合皮下,酒精纱球消毒皮缘,0/3 尼龙线缝皮
10. 消毒包扎	无菌纱布覆盖伤口,膝关节大棉垫包裹,弹力绷带包扎

【巡回护士的配合】

同锁骨骨折切开复位术巡回护士的配合。

三、手术后患者的护理

【护理措施】

1. 体位髂骨植骨的患者,术后第 2 天给予半卧位,以减轻疼痛。

2. 采用单纯螺丝钉内固定和普通钢板内固定术后仍需用石膏外固定,一般 8～10 周后去除石膏开始进行膝、踝关节的功能锻炼。

3. 密切观察患肢血液循环及感觉、运动情况,如有麻木、疼痛或足趾端活动、皮肤色泽变化,应及时通知医生处理。

4. 使用外固定架固定的患者,术后应置小腿中立位并抬高,因渗血较多,针眼暴露在外界,应使用 75％乙醇消毒针眼,2 次/日,预防感染。患肢下垫消毒棉垫,如有浸湿应及时更换。

5. 防止肌肉萎缩、关节僵硬,术后第 2 日应指导患者开始进行股四头肌、足趾及髌骨、膝关节的功能锻炼,逐渐增加活动量,但应避免做患肢旋转活动,以免影响骨折端的稳定性。

6. 并发症的观察及护理

(1)神经损伤、足下垂:密切观察患肢末梢的感觉、运动情况,保持患肢功能位,鼓励患者尽早进行功能锻炼,给予局部按摩、理疗以促进血液循环,有异常及时通知医生。

(2)血管损伤:密切观察肢体远端动脉搏动及末梢血供。伤口肿胀者,要密切观察渗血量,防止活动性出血,及时更换敷料并记录出血量。

(3)骨筋膜间室综合征:患者表现为患肢持续性剧烈疼痛、皮肤苍白、皮温升高、患肢肿胀、感觉麻痹,被动伸趾时疼痛加剧,动脉搏动减弱或消失。术后应协助患者抬高患肢,给予周围肌肉的按摩促进血液循环,防止过度肿胀使筋膜间隔区压力增高。一旦出现上述症状,应将肢体放平,协助医生拆除一切外固定,行切开减压术并给予消肿治疗。

(4)感染:外固定架术后应预防针眼感染。保持伤口敷料清洁干燥,监测体温变化,遵医嘱正确使用抗生素,定时用 75％乙醇消毒针眼处,如针眼处有红肿、疼痛、分泌物等,应及时报告医生处理,加强换药。

(5)肌肉萎缩、关节僵硬:指导患者外固定架术后应尽早活动髋、膝、踝关节,防止关节的僵直和肌肉硬化或萎缩发生。

【健康教育】

1. 小腿部肌肉丰富,骨折时常合并软组织挫伤、血管损伤,加上骨折后的固定,很容易造成骨筋膜室综合征的发生。向患者及家属介绍本征的发生机制、主要临床表现,特别强调其危害性,使之提高警惕,如有异常,及时报告医护人员紧急处理,避免严重后果的发生。

2. 嘱患者将患肢平放,不能抬高,以免加重组织缺血;不能热敷或按摩,以免温度升高加快组织代谢。

3. 提醒患者在石膏固定后要经常活动足趾,检查其背伸和跖屈情况,以判断腓总神经是否受压。让患者了解神经受压只需 1 小时即可造成麻痹,但及时解除压迫即可恢复,压迫 6～12 小时就可造成永久性的神经损害。

第四节　踝 部 骨 折

踝部骨折是指构成踝关节的胫骨远端、腓骨远端和距骨所发生的骨折,包括内踝、外踝、后踝、前踝骨折。踝部骨折是最常见的关节内骨折,占全身骨折的 5％,青壮年多见。多由间接暴力引起,大多数是在踝跖屈扭伤,力传导引起骨折,常合并韧带损伤。治疗先复位,失败后采取切开复位内固定术。

一、手术前患者的护理

【护理评估】

1. 健康史

(1)评估患者受伤的原因、时间;受伤的姿势;外力的方式、性质;骨折的轻重程度。

(2)评估患者受伤时的身体状况及病情发展情况。

(3)了解伤后急救处理措施。

2.临床表现　局部明显肿胀,局限性压痛,瘀斑,出现内翻或外翻畸形,活动障碍。

3.辅助检查　X线摄片可明确骨折的部位、类型、移位方向。对第Ⅲ型骨折,需检查腓骨全长,若局部有压痛,应补充摄 X 线片,以明确高位腓骨骨折的诊断。

4.心理-社会因素　由于损伤发生突然,给患者造成的痛苦大,而且患病时间长,并发症多,就需要患者及家属积极配合治疗。因此应评估患者的心理状况,了解患者及家属对疾病、治疗及预后的认知程度,家庭的经济承受能力,对患者的支持态度及其他社会支持系统情况。

【护理诊断】

1.压疮　踝部有发生压疮的可能。

2.潜在并发症　踝关节僵硬。

【护理目标】

1.患者皮肤完整,无压疮发生。

2.未发生并发症或并发症发生后得到及时发现和处理。

【护理措施】

1.局部肿胀的护理:抬高患肢促进静脉回流,消除肿胀;用石膏固定的患者,在骨突部加衬垫,严格执行石膏护理,注意查看患肢有无红肿,询问患者有无异常感觉,积极预防踝部压迫溃疡的发生,或因压力过大而发生水疱耽误手术;指导患者进行膝关节、踝关节及趾间关节活动,促进血液循环,减轻水肿,促进功能恢复;可遵医嘱给予持续患肢冰敷。

2.疼痛护理:创伤严重、局部肿胀明显者伤口疼痛较重,应耐心倾听患者的主诉,密切观察病情,区别因患肢肿胀及石膏压迫引起的疼痛,根据不同病因遵医嘱做相应处理。

3.陈旧性创伤重点做好备皮工作。温水充分浸泡足踝部,皮肤皱褶及污垢处要认真刷洗。备皮,从膝关节至足趾。

4.检查患者有无全身感染灶,如疖子、毛囊炎等,如有应通知医生积极治疗,防止术后感染。

二、手术中患者的护理

踝关节骨折切开复位内固定术。

【麻醉方式】

硬膜外麻醉或神经阻滞或腰麻。

【手术体位】

仰卧位。

【手术步骤及护理配合】

手术步骤	护理配合
1. 消毒	递酒精纱球消毒
2. 切开	15号刀全层切开,皮瓣连同骨膜形成厚皮瓣,始于外踝上5cm,向下至足背皮肤与足底皮肤相交处再折向前至第5趾骨基底近侧1cm

手术步骤	护理配合
3. 暴露骨折	克氏针钻、2.5 号克氏针 3 根分别在腓骨远端、距骨、骰骨上钉 1 根克氏针,并弯曲克氏针达到暴露骨折的目的
4. 复位骨折处	持骨器固定
5. 钢板螺钉内固定	选合适的解剖钢板钻、持板器固定于合适的位置后,钻头钻骨道,测深器测量所需钉子的长度,丝锥攻丝,递钉子,改锥固定钉子,重复固定钉子步骤,直到所需钉子固定完毕
6. 冲洗	递注满生理盐水的冲洗球冲洗,弯盘接流下的水,以免弄湿无菌敷料
7. 放入引流管	弯钳负压引流管,皮针 1 号线固定
8. 逐层缝合	0 号可吸收线逐层缝合至皮下,0/3 号可吸收线缝合皮下,酒精纱球消毒皮缘,0/3 尼龙线缝皮
9. 消毒	酒精纱球消毒
10. 缝皮	0/3 尼龙线
11. 消毒、包扎	酒精纱球消毒创面,无菌纱布覆盖伤口,绷带包扎

【巡回护士的配合】
同锁骨骨折切开复位术巡回护士的配合。

三、手术后患者的护理

【护理措施】

1. 体位　平卧位抬高患肢高于心脏水平 15～20cm,以促进静脉回流,消除水肿。

2. 病情观察　密切观察患者的生命体征、患肢血液循环、皮温、感觉、运动及出血量等,保持敷料清洁干燥,如渗血较多,应及时更换,防止感染。

3. 功能锻炼　麻醉消退后,即对肿胀足背进行按摩,并鼓励患者主动活动足趾、踝背伸和膝关节伸屈等活动。双踝骨折从第 2 周开始,加大踝关节自主活动范围,并辅以被动活动。被动活动时,只能做背伸及跖屈活动,不能旋转及翻转,以免导致骨折不愈合;2 周后可扶拐下地轻负重步行;三踝骨折对上述活动步骤可稍晚 1 周,以预防踝关节僵硬。

4. 并发症的护理

(1)感染:表现为患肢疼痛、肿胀明显。术后应注意观察伤口皮肤有无红、肿、热、痛等感染迹象,体温、血象是否正常。保持伤口敷料干净清洁,遵医嘱正确使用抗生素,防止感染。

(2)血管损伤:注意观察生命体征,患肢渗血的性质和量,因踝部手术中止血不完全,术后渗血较多,若持续渗血应及时报告医生进行处理。

(3)关节僵直:应进行积极主动的屈伸活动或正规的物理治疗,必要时可行手术治疗。

(4)畸形愈合:常见于石膏固定治疗的患者,如出现应协助医生做好再次手术的准备。

(5)创伤性关节炎:可能与原发性软骨损伤、感染或复位不良导致的病灶关节压力过高引起的关节软骨损害有关,如出现创伤性关节炎应行踝关节融合固定术予以治疗。

【健康教育】

1. 饮食　宜高热量、高钙、维生素饮食,以利骨折修复。

2. 预防骨质疏松　对因踝部存在骨质疏松的骨折患者,每日到户外晒太阳 1 小时,或补充鱼肝油滴剂或维生素 D、牛奶、酸奶等,以促进钙的吸收。

3. 继续功能锻炼　骨折愈合去固定后,可行踝关节旋转、斜坡练步、站立屈膝背伸和下蹲等自主锻炼,再逐步练习行走。

第27章

脊柱骨折与脊髓损伤围手术期护理

第一节　脊柱骨折

脊柱骨折又称脊椎骨折,以胸、腰椎骨折多见,颈椎骨折常伴有脱位、脊髓损伤,易致残或危及生命。治疗上应给予早期复位、制动、功能锻炼。

一、手术前患者的护理

【护理评估】

1. 健康史

(1)受伤史:详细了解患者受伤的时间、原因和部位,受伤时的体位、症状和体征,搬运方式、现场及急诊室急救的情况。有无昏迷史和其他部位的合并伤。

(2)既往史与服药史:患者既往健康情况、有无脊柱受伤或手术史、近期有无因其他疾病而服用激素类药物,应用剂量、时间和疗程。

2. 临床表现　受伤局部疼痛和活动受限,受伤部位的棘突明显压痛。胸、腰段损伤时,常有局部肿胀和后凸畸形,伤及脊髓,在受损平面以下出现感觉运动障碍。

3. 辅助检查

(1)X线检查:是首选的检查方法,有助于明确骨折的部位、类型和移位情况。

(2)CT检查:凡有中柱损伤或有神经症状者均须作CT检查,可以显示出椎体的骨折情况、椎管内有无出血和碎骨片。

(3)MRI检查:观察和确定脊髓损伤的程度和范围。

4. 心理-社会因素　患者因意外损伤、活动受限和生活不能自理而产生情绪和心理状态的改变,故应评估患者及其亲属对疾病的心理承受能力和对相关康复知识的认知程度。

【护理诊断】

1. 有皮肤完整性受损的危险　与活动障碍和长期卧床有关。

2. 潜在并发症　脊髓损伤。

3. 有失用综合征的危险　与脊柱骨折长期卧床有关。

【护理目标】

1. 患者皮肤完整,无发生压疮。

2. 未发生并发症或并发症发生后得到及时发现和处理。

3. 患者无失用性肌萎缩、关节僵硬等症状发生。

【护理措施】

1. 观察患者全身及局部情况：①观察患者意识情况和生命体征；②评估患者排尿和排便情况，了解患者有无尿潴留或充盈性尿失禁，有无便秘或便失禁情况；③评估受伤部位有无皮肤组织破损、局部肤色和温度、有无活动性出血及其他复合性损伤的迹象；④观察患者感觉和运动情况；⑤评估患者有无腹胀和麻痹性肠梗阻征象。

2. 心理护理：多与患者沟通，讲解各项治疗护理的目的及注意事项。介绍同种病例的治疗效果，加强患者的信心。

3. 饮食护理：加强患者营养，给予高热量、高蛋白质、高维生素的易消化饮食，久卧患者的肠蠕动减慢，应多食用蔬菜和水果，以防便秘。

4. 患者应平卧硬板床，保持脊柱平直。采用仰卧和左（右）侧卧位，协助患者翻身时，采用轴线翻身法，保持躯干上下同时翻动。侧卧时，两腿之间应垫软枕。

5. 合并高位截瘫的患者，注意观察其生命体征、肢体活动及躯体麻痹平面的变化，备好各种急救用品。

6. 保持呼吸道通畅，定时翻身、拍背，鼓励患者咳嗽、排痰。

7. 落实术前功能训练：如呼吸训练、气管食管推移训练及肢体功能训练。

二、手术中患者的护理

胸腰椎骨折内固定术。

【麻醉方式】

全身麻醉。

【手术体位】

麻醉前仰卧位，麻醉后俯卧位。

【手术步骤及护理配合】

手术步骤	护理配合
1. 消毒	递酒精纱球消毒
2. 切皮	大刀切开皮下、肌层电刀按肌纤维走行方向，逐层分离肌肉，鹿角牵开器牵开、两块干纱布拭血
3. 显露脊椎后，确认骨折椎体	球拍状骨膜起子剥离在棘突旁做骨膜下分离，递干纱布压迫止血
4. 硬膜外出血	明胶海绵止血
5. 切除椎板（以胸椎椎板切除为例）	胸椎棘突呈瓦盖状重叠，上一胸椎的棘突覆盖下一胸椎的椎板。因此，椎板切除时切口近端应多切除一个棘突，递咬骨钳自下而上地咬除椎板。棘突及椎板显露后，递 20 号刀切除骨折部位的棘间韧带，再递齐头咬骨钳靠近棘突根部切除棘突，使两侧椎板的汇合部变薄，易于切除。递鸭嘴咬骨钳从最下一个需要切除的椎板下缘插入，在黄韧带的浅面咬去一片椎板后，横行切开黄韧带，紧贴椎板的深面放入神经剥离器，分离硬膜外脂肪和黄韧带之间的间隙，以免切除椎板时误伤硬脊膜。然后将咬骨钳放入该间隙，自下而上地逐个切除椎板。此过程中用骨蜡和带线棉片止血

（续　表）

手术步骤	护理配合
6. 探查椎管及脊髓,彻底止血	冰盐水冲洗切口后,用带线棉片保护切口,递神经剥离子探查。先探查椎管,应注意观察硬膜外脂肪和硬膜的完整性,椎管内有无碎骨片、血肿、破裂纤维环、韧带或突入椎管的髓核;如有,应彻底清除
7. 手法复位	屈曲型骨折脱位常可在直视下,用手法牵引,并使脊柱过伸等方法复位
8. 在透视下定位	大 C 形臂透视机定位,钻定位针
9. 螺钉复位	定位后递测深器测深、钻骨道、螺钉固定。C 形臂透视机查看螺钉位置是否合适,合适后固定钛连接棒,连接后撑开连接棒
10. 彻底冲洗	冲洗球冲洗 1000ml 左右的冰盐水
11. 人工骨	沿金属棒两边植入人工骨
12. 放置引流管	弯钳放置引流管,缝合一针固定引流管,递皮针 1 号线或 0/3 尼龙线
13. 逐层缝合	1 号可吸收线逐层缝合至皮下,0 号可吸收线缝合皮下,酒精纱球消毒皮缘,0/3 尼龙线缝皮
14. 消毒包扎	酒精纱球消毒创面,无菌纱布覆盖伤口,胶布粘贴

【巡回护士的配合】

1. 手术前一日访视患者,了解患者病情、手术体位、手术用物等手术相关信息。

2. 接患者时核对患者携带物品及核磁片数目,严格执行三查七对。

3. 缓解患者紧张情绪,得到患者配合,严格执行《手术安全核查制度》后,开放静脉。

4. 配合麻醉医生,协助做好麻醉护理,以保证以后的工作有条不紊地进行。

5. 手术多采用俯卧位,使用特制的支架协助摆放,保持胸腹有效通气及保护好乳房,在双踝部垫一软包,防止足背过伸。

6. 使用俯卧位头托固定头部,保护好眼及面部组织,防止因长时间手术操作造成皮肤损伤。

7. 根据手术的情况,必要时在麻醉后给患者进行导尿。

8. 协助手术医生及助手上台,注意观察患者术中情况。

9. 保证静脉通路畅通,及时补充所需各种液体,并准确记录出入量。

10. 由于脑棉片(止血用)无显影标记,清点时以 10 块一个包装,脑棉片清点无误后方可关闭伤口。

11. 手术过程中一定要确保负压吸引器的顺畅。

12. 协助手术医生固定好止血带,并记录起止时间。

13. 密切关注手术进程,及时传递手术器械及所需物品,保证手术顺利进行。

14. 提前备好照相系统(C 形臂)及防护用物。

15. 随时监测皮肤的温度及颜色,如有异常及时通知医生。

16. 严格执行无菌操作制度。

17. 手术中使用的外来器械、植入器械均按照《医院消毒供应中心管理规范》的有关规定进行灭菌并进行监测登记备案。

18. 手术中使用一次性钢板、螺钉等植入物,一定做好登记。

19. 手术结束时协助手术医生打石膏并包扎好患肢。

20. 术毕再次与刷手护士清点物品。

21. 手术结束,巡回护士与麻醉医生、手术医生一同护送患者回重症监护室。交接清楚患者的液体情况、皮肤情况、引流管情况等内容并进行登记。

三、手术后患者的护理

【护理措施】

1. 监测患者意识、脉搏、呼吸、血压变化,直至平稳。

2. 观察切口渗出情况,保持切口敷料干燥,防止切口感染。若有活动性出血应及时通知医师处理。

3. 引流管护理:术后有引流管者要妥善固定,引流袋应低于切口平面,要定时挤捏引流管,以利于创腔内积液充分引流,引流管拔除时间视引流情况而定。

4. 观察四肢感觉及运动情况:患者的痛、温、触觉及位置觉的丧失平面及程度;肢体感觉、活动和肌力的变化,双侧有无差异。

5. 饮食护理:术后 6 小时患者可恢复进普食,术后当日宜进食清淡易消化的食物。

6. 体位护理:术后去枕平卧 6 小时后可采用仰卧和侧卧位。侧卧时,两腿之间应垫软枕,翻身时采用轴线翻身。

7. 早期进行功能锻炼:脊柱骨折后长期卧床可导致失用综合征,故应根据骨折部位、程度和康复治疗计划,指导和鼓励患者早期活动和功能锻炼。单纯压缩性骨折患者卧床 3 天后开始腰背肌肉锻炼,开始时臀部左右移动,然后要求做背伸动作,使臀部离开床面,随着腰背肌力量的增加,臀部离开床面的高度也逐渐增高。2 个月后骨折基本愈合,第 3 个月可以下地少量活动,但仍以卧床休息为主。3 个月后逐渐增加下地活动时间。除了腰背肌锻炼,还应定时进行全身各个关节的全范围被动或主动活动,每日数次,以促进血液循环,预防关节僵硬和肌萎缩。鼓励患者适当进行日常活动能力的训练,以满足其生活需要。

【健康教育】

1. 加强患者营养,多进食富含高蛋白质、高维生素及钙质的饮食。

2. 出院后应继续坚持功能锻炼。

3. 定期门诊复查,出院后 3 个月 X 线复查,了解骨折愈合情况。

第二节　脊髓损伤

脊髓损伤是指由于各种原因引起的脊髓结构、功能的损害,造成损伤水平以下脊髓功能的障碍,导致正常运动、感觉和自主功能改变的损伤性疾病。外伤性脊髓损伤是指急性外伤性伤害侵及脊髓与神经造成机体运动、感觉等多器官系统的功能障碍。对外伤性脊髓损伤患者应积极抢救、正确搬运,合理治疗、周密护理、早期锻炼,不仅能预防并发症,还能促进肢体关节残存功能的恢复和重建。若护理不当,可加重病情,发生各种并发症,延缓患者康复。

一、手术前患者的护理

【护理评估】

1. 健康史

(1)受伤史:患者多有严重外伤史,如高空坠落、重物撞击腰背部、因塌方而被泥土、矿石掩埋等。应详细了解患者受伤的时间、原因和部位,受伤时的体位、症状和体征,搬运方式、现场及急诊室急救情况,有无昏迷史和其他部位复合伤等。

(2)既往史与服药史:评估患者既往健康状况,有无脊柱受伤或手术史,近期是否因其他疾病而服用激素类药物,以及应用的剂量、时间和疗程。

2. 临床表现　脊髓损伤会造成损伤平面以下的感觉、运动障碍,反射异常以及尿、便障碍等相应的病理改变,颈节段脊髓的损伤所致的感觉运动功能损伤和丧失称为四肢瘫,胸、腰或骶段脊髓损伤所致的感觉运动功能损伤和丧失称为截瘫。表现为损伤平面以下,出现迟缓性瘫痪,运动、反射及括约肌功能丧失,有感觉丧失平面及大小便不能控制。颈段脊髓损伤表现为四肢瘫痪,胸腰段脊髓损伤表现为截瘫。

3. 辅助检查

(1)X 线检查:有助于明确脊柱骨折的部位、类型和移位情况。

(2)CT 检查:有利于判定移位骨折块侵犯椎管程度和发现突入椎管的骨块或椎间盘。

(3)MRI(磁共振)检查:有助于观察及确定脊髓损伤的程度和范围。

(4)SEP(体感诱发电位):是测定躯体感觉系统(以脊髓后索为主)的传导功能的检测法。对判定脊髓损伤程度有一定帮助。现在已有 MEP(运动诱导电位)。

(5)颈静脉加压试验和脊髓造影颈静脉加压试验:对判定脊髓受伤和受压有一定参考意义。脊髓造影对陈旧性外伤性椎管狭窄诊断有意义。

4. 心理-社会因素　患者和家属对疾病的心理承受能力,以及对相关康复知识的认知和需求程度。

【护理诊断】

1. 低效性呼吸型态　与脊髓损伤、呼吸肌无力、呼吸道分泌物存留有关。

2. 体温过高或体温过低　与脊髓损伤、自主神经系统功能紊乱有关。

3. 尿潴留　与脊髓损伤,逼尿肌无力有关。

4. 便秘　与脊髓神经损伤、液体摄入不足、饮食和活动受限有关。

5. 有皮肤完整性受损的危险　与肢体感觉及活动障碍有关。

6. 体象紊乱　与受伤后躯体运动障碍或肢体萎缩变形有关。

【护理目标】

1. 保持呼吸道通畅,维持呼吸功能正常。

2. 保持体温在正常范围。

3. 患者能保持大便通畅。

4. 患者皮肤完整,无压疮发生。

5. 患者能接受身体及生活改变的现实,心理健康。

【护理措施】

1. 密切观察患者的生命体征、神志变化,特别是呼吸及血氧饱和度的变化。评估肢体的感觉、运动及反射功能的恢复情况,保持瘫痪肢体于功能位。

2. 观察患者全身及局部情况:①观察患者意识情况和生命体征;②评估者排尿和排便情况,了解患者有无尿潴留或充盈性尿失禁,有无便秘或便失禁情况;③评估受伤部位有无皮肤组织破损、局部肤色和温度、有无活动性出血及其他复合性损伤的迹象;④观察患者感觉和运动情况;⑤评估患者有无腹胀和麻痹性肠梗阻征象。

3. 心理护理:多与患者沟通,讲解各项治疗护理的目的及注意事项。介绍同种病例的治疗效果,加强患者的信心。

4. 饮食护理:加强患者营养,给予高热量、高蛋白质、高维生素的易消化饮食,久卧患者的肠蠕动减慢,应多食用蔬菜和水果,以防便秘。

5. 患者应平卧硬板床,保持脊柱平直。采用仰卧和左(右)侧卧位,协助患者翻身时,采用轴线翻身法,保持躯干上下同时翻动。侧卧时,两腿之间应垫软枕。

6. 保持呼吸道通畅,定时翻身、叩背,鼓励患者咳嗽、排痰。

7. 落实术前功能训练:如呼吸训练、气管食管推移训练及肢体功能训练。

二、手术中患者的护理

胸腰椎骨折切开减压复位、植骨融合内固定术。

【麻醉方式】

全身麻醉。

【手术体位】

麻醉前仰卧位,麻醉后俯卧位。

【手术步骤及护理配合】

手术步骤	护理配合
1. 消毒	递酒精纱球消毒
2. 切皮	大刀切开皮下、肌层电刀按肌纤维走行方向,逐层分离肌肉,鹿角牵开器牵开,两块干纱布拭血
3. 显露脊椎后,确认骨折椎体	球拍状骨膜起子剥离在棘突旁做骨膜下分离,递干纱布压迫止血
4. 硬膜外出血	明胶海绵止血
5. 切除椎板(以胸椎椎板切除为例)	胸椎棘突呈瓦盖状重叠,上一胸椎的棘突覆盖下一胸椎的椎板。因此,椎板切除时切口近端应多切除一个棘突,递咬骨钳自下而上地咬除椎板。棘突及椎板显露后,递20号刀切除骨折部位的棘间韧带,再递齐头咬骨钳靠近棘突根部切除棘突,使两侧椎板的汇合部变薄,易于切除。递鸭嘴咬骨钳从最下一个需要切除的椎板下缘插入,在黄韧带的浅面咬去一片椎板后,横行切开黄韧带,紧贴椎板的深面放入神经剥离器,分离硬膜外脂肪和黄韧带之间的间隙,以免切除椎板时误伤硬脊膜。然后将咬骨钳放入该间隙,自下而上地逐个切除椎板。此过程中用骨蜡和带线棉片止血

（续　表）

手术步骤	护理配合
6. 探查椎管及脊髓,彻底止血	冰盐水冲洗切口后,用带线棉片保护切口,递神经剥离子探查。先探查椎管,应注意观察硬膜外脂肪和硬膜的完整性,椎管内有无碎骨片、血肿、破裂纤维环、韧带或突入椎管的髓核;如有,应彻底清除
7. 手法复位	屈曲型骨折脱位常可在直视下用手法牵引,并使脊柱过伸等方法复位
8. 在透视下定位	大 C 形臂透视机定位,钻定位针
9. 螺钉复位	定位后递测深器测深、钻骨道、螺钉固定。C 形臂透视机查看螺钉位置是否合适,合适后固定钛连接棒,连接后撑开连接棒
10. 彻底冲洗	冲洗球冲洗 1000ml 左右的冰盐水
11. 人工骨	沿金属棒两边植入人工骨
12. 放置引流管	弯钳放置引流管,缝合一针固定引流管,递皮针 1 号线或 0/3 尼龙线
13. 逐层缝合	1 号可吸收线逐层缝合至皮下,0 号可吸收线缝合皮下,酒精纱球消毒皮缘,0/3 尼龙线缝皮
14. 消毒包扎	酒精纱球消毒创面,无菌纱布覆盖伤口,胶布粘贴

【巡回护士的配合】

1. 手术前一日访视患者,了解患者病情、手术体位、手术用物等手术相关信息。

2. 接患者时核对患者携带物品及核磁片数目,严格执行三查七对。

3. 缓解患者紧张情绪,得到患者配合,严格执行《手术安全核查制度》后,开放静脉。

4. 配合麻醉医生,协助做好麻醉护理,以保证以后的工作有条不紊地进行。

5. 手术多采用俯卧位,使用特制的支架协助摆放,保持胸腹有效通气及保护好乳房,在双踝部垫一软包,防止足背过伸。

6. 使用俯卧位头托固定头部,保护好眼及面部组织,防止因长时间手术操作造成皮肤损伤。

7. 根据手术的情况,必要时在麻醉后给患者进行导尿。

8. 协助手术医生及助手上台,注意观察患者术中情况。

9. 保证静脉通路畅通,及时补充所需各种液体,并准确记录出入量。

10. 由于脑棉片(止血用)无显影标记,清点时以 10 块一个包装,脑棉片清点无误后方可关闭伤口。

11. 手术过程中一定要确保负压吸引器的顺畅。

12. 协助手术医生固定好止血带,并记录起止时间。

13. 密切关注手术进程,及时传递手术器械及所需物品,保证手术顺利进行。

14. 提前备好照相系统(C 形臂)及防护用物。

15. 随时监测皮肤的温度及颜色,如有异常及时通知医生。

16. 严格执行无菌操作制度。

17. 手术中使用的外来器械、植入器械均按照《医院消毒供应中心管理规范》的有关规定进行灭菌并进行监测登记备案。

18. 手术中使用一次性钢板、螺钉等植入物,一定做好登记。

19. 手术结束时协助手术医生打石膏并包扎好患肢。

20. 术毕再次与刷手护士清点物品。

21. 手术结束,巡回护士与麻醉医生、手术医生一同护送患者回重症监护室。交接清楚患者的液体情况、皮肤情况、引流管情况等内容并进行登记。

三、手术后患者的护理

【护理措施】

1. 体位　术后给予去枕平卧 6 小时,之后每 2 小时翻身一次,注意保持肢体的功能位。病情许可应采取俯卧位,逐渐增加俯卧时间,以防止和矫正下肢屈曲挛缩、预防压疮和促进膀胱的排空。

2. 体温失调的护理　颈部脊髓损伤后因自主神经功能紊乱,常产生高热(40℃以上)或低温(35℃以下)。应针对患者的情况采取相应的护理措施。

3. 功能锻炼　术后早期应鼓励患者积极进行功能锻炼,预防关节僵硬及肌肉萎缩,循序渐进增加活动量及活动范围,注意保护,防止跌伤。

4. 并发症的观察及护理

(1)压疮:保持床单位的清洁、干燥。按时检查皮肤完整性,每 2 小时协助患者翻身一次,减少骨隆突处的受压时间,使用气垫床或软枕等保护皮肤。指导患者进食营养丰富的饮食,增加皮肤的抵抗力。

(2)肺部感染:鼓励患者咳嗽、咳痰,指导患者深呼吸;尤其老人,可协助按时翻身、叩背;指导患者适当运动;如病情允许者可给予半卧位,必要时雾化吸入、吸痰。

(3)应激性溃疡:应密切观察患者的病情,重视患者主诉,如有腹痛、恶心、呕吐物及大便颜色、性状及量改变,应及时通知医生处理。

(4)泌尿系感染:妥善固定尿管,严格无菌操作;鼓励患者多饮水,间断夹闭尿管,训练膀胱功能;尿袋应低于膀胱水平,防止逆行感染;定时检查尿管是否通畅,观察尿液的颜色、性状及量,每日行会阴冲洗,按时更换尿袋,注意无菌操作。

(5)便秘:指导患者进食富含纤维素的饮食,多食蔬菜、水果;做腹部按摩,促进肠蠕动;养成定时排便的习惯,必要时可遵医嘱使用缓泻药物。

(6)肌肉萎缩:应指导患者尽早进行主动或被动的功能锻炼,防止肌肉萎缩等并发症。

【健康教育】

脊椎骨折脊髓损伤患者恢复缓慢甚至终身致残。出院前教会患者未瘫痪肌肉的锻炼方法,上肢各关节的锻炼,深呼吸,腹肌锻炼、训练主动排尿,鼓励患者扶拐,使用轮椅,使残存的功能得以最大限度的发挥,培养日常生活动作的自理能力,做力所能及的事情,提高生存质量。

第 28 章

骨盆骨折围手术期护理

骨盆骨折是指骨盆壁的一处或多处连续性中断。骨盆骨折发生率在躯干骨中仅次于脊柱损伤,大多是由于直接暴力挤压骨盆所致。常见的原因有交通事故、砸伤及高处坠落伤。骨盆骨折可伴有直肠、膀胱、尿道损伤以及髂内、外的动、静脉损伤,常造成大量内出血,出现创伤性失血性休克以及盆腔器官的合并伤。在严重的骨盆创伤的救治中,防止危及生命的出血和及时诊断治疗合并伤,是降低病死率的关键。然后根据骨盆环的稳定程度确定是否行手术治疗。

一、手术前患者的护理

【护理评估】

1. 健康史

(1)详细询问受伤的原因、时间、外力的方式、性质和轻重程度。

(2)询问伤后患者的病情发展及急救处理等情况。

(3)了解患者的既往健康情况及药物过敏史。

2. 临床表现 患者髋部肿胀、疼痛,不敢坐起或站立。有大出血或严重内脏损伤者可有面色苍白、出冷汗、脉搏细数、烦躁不安等低血压和休克早期表现。

3. 辅助检查

(1)X 线检查:是诊断骨盆骨折的主要手段,可以明确骨折及脱位的部位、类型、移位程度。

(2)CT 扫描:具有以下优点:①能发现 X 线平片不能显示的骨折;②能清楚地立体显示半侧骨盆移位情况;③对髋臼骨折特别适用;④对需行内固定的骨盆骨折,CT 能准确显示复位情况,内固定位置是否恰当及骨折愈合进展情况。

(3)B 超检查:以了解腹腔及盆腔内脏器及大血管的情况。

4. 心理-社会因素 评估患者心理反应及对疾病知识的了解程度,评估患者的家庭及社会支持系统对患者的支持帮助能力等。

【护理诊断】

1. 体液不足 与骨盆骨折失血过多有关。

2. 疼痛 与骨盆骨折有关。

3. 躯体移动障碍 与神经肌肉损伤、骨盆悬吊牵引有关。

4. 有皮肤完整性受损的危险 与长期卧床、局部皮肤受压有关。

5. 有感染的危险 与长期卧床有关。

6. 潜在并发症 腹膜后血肿、膀胱及尿道损伤、直肠损伤、神经损伤等。

7. 尿潴留 与骨盆骨折有关。

8. **知识缺乏** 缺乏康复功能锻炼知识。

【护理目标】

1. 维持正常的组织灌注,生命体征平稳。

2. 患者疼痛减轻或缓解。

3. 患者能够接受身体及生活改变的现实,积极配合治疗及护理。

4. 患者皮肤完整,无压疮发生。

5. 无感染症状发生。

6. 未发生并发症或并发症发生后得到及时发现和处理。

7. 能够维持正常的排尿功能。

8. 患者掌握自我护理及功能锻炼的康复知识。

【护理措施】

1. **急救护理**

(1)迅速建立两条静脉通路,按医嘱及时输血、输液,必要时行静脉切开,快速、有效地补充液体,纠正血容量不足。

(2)迅速有效的止血、止痛是抢救的关键。由于骨盆骨折为骨松质骨折,其邻近有动脉和静脉丛,而盆壁静脉丛多无静脉瓣阻挡回流,所以骨盆骨折后,患者常出现失血性休克。应及时对骨折部位进行复位固定,防止血管进一步损伤,减轻疼痛。

(3)为防止骨折移位或再骨折,应给予正确的体位和适当的搬运。

2. **心理护理** 骨盆骨折多由较强大的暴力所致,常常引起严重的并发症,如休克,尿道、膀胱及直肠等损伤。患者伤势较重,易产生恐惧心理。应给予心理支持,并以娴熟的抢救技术控制病情发展,减少患者的恐惧。

3. **饮食护理** 宜食用高蛋白、高维生素、高钙、高铁、粗纤维及果胶成分丰富的食物,以补充失血过多导致的营养失调。食物应易消化,且根据受伤程度决定膳食种类,若合并有直肠损伤,则应酌情禁食。

4. **休克护理**

(1)尽量减少搬动,如需搬动时,应由3~4个人将患者置于平板担架上移动,动作应协调一致、平缓,以免增加出血和加重休克。

(2)保暖、给氧两条静脉通道补液。

(3)加强生命体征、中心静脉压及尿量的监测。

(4)正确及时地采集标本,保证化验标本的准确性。

5. **压疮的护理** 为防止骨折移位,切勿随意搬动或更换体位,但应避免局部皮肤长时间受压而导致压疮的发生,可每2小时用50%乙醇按摩受压皮肤;合理使用防压器具,以预防压疮的发生。

6. **密切观察病情变化,及时处理合并伤**

(1)生命体征及神志观察,积极纠正休克,及时改善缺氧状况:①应严密观察患者的意识、脉搏、血压和尿量,及时发现和处理血容量不足。②骨盆骨折患者并发休克时,均会出现不同程度的低氧血症,因此,应及时给予面罩吸氧,改善缺氧症状。

(2)腹部情况观察和护理:观察患者有无腹痛、腹胀、呕吐、排尿障碍以及肠鸣音的变化和腹膜刺激征。若腹腔内出血可出现腹痛和腹肌紧张,腹腔穿刺可抽出不凝血。腹腔内出血与休克同时发生,故抢救时除抗休克治疗外,还要迅速查明出血原因,对症处理并做好术前准备。在病情稳定后,患者又出现腹胀、腹痛等症状,多为腹腔内血肿刺激而引起肠麻痹或神经紊乱所致,应给予禁食、胃肠减压、肛管排气等处理来缓解症状,同时还应密切观察病情变化。

(3)排尿情况观察和护理:观察患者有无血尿、排尿困难或少尿、无尿,以判断其膀胱、尿道损伤情况。如膀胱颈部或后壁破裂,尿液流入腹膜腔,会有明显的腹膜刺激征,导尿时无尿液流出;如发生尿道断裂情况,患者常表现有尿道出血、排尿障碍、疼痛等。

(4)尿道损伤的护理:①尿道不完全撕裂时留置导尿管 2 周,应妥善固定导尿管,以防脱落。尿袋应低于耻骨联合处,每日更换尿袋,每周更换尿管,防止感染。②保持尿管引流通畅,每日用生理盐水 250~500ml 进行膀胱冲洗 1~2 次,预防血块及分泌物堵塞尿管。③鼓励患者多饮水,以达到生理性冲洗的作用。

(5)会阴部护理:①保持会阴部的清洁卫生。每日用温水清洗会阴部,并用 0.5% 碘伏棉球消毒尿道外口,每日 2 次。②对于会阴部软组织开放性损伤的患者,在分泌物多时,可用过氧化氢溶液(双氧水)冲洗擦干,及时更换敷料。③如肛门有疼痛、出血,可做肛门指诊,以确定直肠损伤的部位。

7. 骨盆骨折的护理

(1)对骨盆边缘性骨折,应指导患者卧床休息。髂前上棘骨折患者置于屈髋位;坐骨结节骨折置于伸髋位。卧床休息 3~4 周即可。

(2)骨盆单环骨折有分离的患者,可用骨盆兜带悬吊牵引固定。悬吊重量以将臀部抬离床面为宜。5~6 周后换用石膏短裤固定。

(3)骨盆双环骨折有纵向错位的患者,可在麻醉下行手法复位。同时患肢做持续骨牵引,3 周后去骨牵引。固定期间行股四头肌收缩和关节活动的锻炼。3 个月后可负重行走。

(4)有骶骨移位或尾骨骨折脱位的患者,可在局麻下用手指经肛门内将骨折向后推挤复位。陈旧性尾骨骨折疼痛严重者,可在局部做泼尼松龙封闭。

(5)髋关节中心性脱位的患者,除患肢做骨牵引外,应于大粗隆处再做一侧方牵引予以复位。

(6)累及髋臼的错位性骨折患者,手法不能整复时,应予以开放复位内固定,恢复髋臼的解剖关节面。

8. 骨盆吊带及下肢牵引的护理

(1)为防止骨折移位,骨盆牵引至少持续 6 周以上。由于患者长期卧床,活动受限,所以要防止并发症发生。

(2)患者床铺要保持平整、干燥、无碎屑,保护骨隆突处,可每 2 小时用 50% 乙醇按摩受压皮肤,合理使用防压器具,以防压疮的发生。

(3)骨盆牵引的吊带宽度要适宜,牵引时必须双侧同时牵引,防止骨盆倾斜,肢体内收畸形。指导患者进行功能锻炼,逐渐恢复肢体的功能,早日康复。

二、手术中患者的护理

骨盆骨折切开复位术。

【麻醉方式】

全身麻醉。

【手术体位】

仰卧位。

【手术步骤及护理配合】

手术步骤	护理配合
1. 消毒	递酒精纱球消毒
2. 切皮	20号大刀切皮,两块干纱布拭血,弯钳和电烧止血
3. 暴露骨折部位	换新刀,电烧逐层分离皮下、肌层,避开血管神经
4. 复位	显露骨折后,刮匀清除血肿、肉芽或骨痂;拉钩拉开直视下检查骨折移位情况
5. 复位,克氏针暂时固定	骨膜起子撬开骨折端,大持骨器固定骨折骨块,选择合适的复位方法,复位后克氏针钻上克氏针暂时固定,维持骨盆的解剖位置;C形臂透视机套好无菌保护套,查看复位是否完全
6. 钢板内固定	选合适的钢板(根据骨折的具体情况决定使用多少钢板,一块到几块不等)依次上钢板,钻、测钻头钻骨道,测深器测量所需钉子的长度,丝锥攻丝,递钉子,改锥固定钉子;重复固定钉子步骤,直到所需钉子固定完毕,测深器、丝锥、钉子、改锥固定
7. 冲洗	递注满生理盐水的冲洗球冲洗
8. 逐层缝合	1号可吸收线逐层缝合至皮下,0号可吸收线缝合皮下,酒精纱球消毒皮缘,0/3尼龙线缝皮
9. 消毒、包扎	酒精纱球消毒创面,无菌纱布覆盖伤口,胶布粘牢

【巡回护士的配合】

1. 手术前一日访视患者,了解患者病情、手术体位、手术用物等手术相关信息。

2. 接患者时核对患者携带物品及核磁片数目,严格执行三查七对。

3. 缓解患者紧张情绪,得到患者配合,严格执行《手术安全核查制度》后,开放静脉。

4. 配合麻醉医生,协助做好麻醉护理,以保证以后的工作有条不紊地进行。

5. 按照手术的要求,与麻醉医生、手术医生共同摆放手术体位,既要保证患者舒适、安全,又要便于术者的手术操作。手术中调整体位是骨科手术特点之一。

6. 根据手术的情况,必要时在麻醉后给患者进行导尿。

7. 协助手术医生及助手上台,注意观察患者术中情况。

8. 手术过程中一定要确保负压吸引器的顺畅。

9. 协助手术医生固定好止血带,并记录起止时间。

10. 密切关注手术进程,及时传递手术器械及所需物品,保证手术顺利进行。

11. 提前备好照相系统(C形臂)及防护用物。

12. 随时监测皮肤的温度及颜色,如有异常及时通知医生。

13. 严格执行无菌操作制度。

14. 手术中使用的外来器械、植入器械均按照《医院消毒供应中心管理规范》的有关规定进行灭菌并监测登记备案。

15. 手术中使用一次性钢板、螺钉等植入物，一定做好登记。

16. 手术结束时协助手术医生打石膏并包扎好患肢。

三、手术后患者的护理

【护理措施】

1. 饮食护理　术后 6～12 小时可进流食或半流食，次日可进普食，饮食以高营养、粗纤维、富含钙质的食物为主。

2. 心理护理　因术后卧床时间长，易产生厌烦情绪，应多开导，并取得家属的支持，共同为患者制订比较周密的康复计划并督促实施，适时鼓励，提高患者治疗的积极性。

3. 体位护理　尽量减少大幅度搬动患者，防止内固定断裂、脱落。术后置于智能按摩气垫上，或给予骶尾部垫水垫，每 2～3 小时更换 1 次，平卧和健侧卧交替换位，以预防压疮。

4. 病情观察　密切观察患者的生命体征、意识情况，准确记录出入量，必要时监测中心静脉压或肺动脉楔压，有异常及时通知医生。

5. 伤口护理　观察切口渗血情况，保持引流瓶适当负压，以便及时引流出伤口积血，防止伤口感染。

6. 引流管护理　妥善固定引流管，避免受压、扭曲，密切观察引流液的颜色、量、性状，并做好记录。

7. 功能锻炼　手术后 6 小时，若患者疼痛不明显，可指导其进行患肢的踝关节运动，并鼓励其进行健肢的主动活动；术后 5 天内，可指导患者行股四头肌的肌力收缩运动。

【健康教育】

1. 康复指导

(1)向患者及其家属介绍功能锻炼的意义与方法。

(2)功能锻炼方法依骨折程度而异：①不影响骨盆环完整的骨折：单纯一处骨折，无合并伤，又不需复位者，可卧床休息，仰卧与侧卧交替（健侧在下），早期可在床上做上肢伸展运动、下肢肌肉收缩以及足踝活动。伤后 1 周后练习半卧及坐位，并做髋关节、膝关节的伸屈运动。伤后 2～3 周，如全身情况尚好，可下床站立并缓慢行走，逐日加大活动量。伤后 3～4 周，不限制活动，练习正常行走及下蹲。②影响骨盆环完整的骨折：伤后无合并症者，卧硬板床休息，并进行上肢活动。伤后第 2 周开始半坐位，进行下肢肌肉收缩锻炼，如股四头肌收缩、踝关节背伸和跖屈、足趾伸屈等活动。伤后 3 周床上进行髋关节、膝关节活动，从被动到主动。伤后 6～8 周扶拐行走。伤后 12 周弃拐负重步行。

2. 出院指导

(1)轻症无移位骨折回家疗养者，要告知患者卧床休息的重要性，禁止早期下床活动，防止骨折发生移位。

(2)对耻骨联合分离而要求回家休养患者，应告之禁止侧卧，并教会其家属如何正确使用骨盆兜，以及皮肤护理、会阴清洁的方法，预防压疮和泌尿系感染。

(3)对骨盆内固定术后出院患者，嘱患者出院后第 1 个月、3 个月定期复查，检查内固定有无移位及骨折愈合等情况。

(4)嘱患者按康复计划进行功能锻炼。

(5)生活规律，合理安排饮食；保持心情愉快和充足睡眠；提高体质，促进骨折愈合。

第 29 章

颈、腰椎疾病围手术期护理

第一节 颈 椎 病

颈椎病是指颈椎间盘退行性变、老化及继发性椎间关节退行性变所致颈脊髓、神经根、椎动脉或交感神经受到刺激、压迫而表现的相应症状及体征的疾病。通常是由于外伤、受寒等导致颈部曲线改变,以及椎间盘、关节等组织的退行性变,刺激或压迫周围血管、神经、脊髓而出现的综合征。根据受压组织不同分为神经根型、脊髓型、交感神经型、椎动脉型及混合型颈椎病。颈椎病的治疗可分为非手术疗法和手术疗法。非手术疗法可根据病情选择头部牵引、理疗、局部制动、药物治疗等。当诊断明确,经非手术治疗无效、反复发作或脊髓型颈椎病压迫症状进行性加重者,可行手术治疗。

一、手术前患者的护理

【护理评估】

1. 健康史　评估患者有无颈肩部急、慢性损伤史和肩部长期固定史,以往的治疗方法和效果。

2. 临床表现

(1)神经根型颈椎病:颈部疼痛及僵硬,短期内加重并向肩部及上肢放射。用力咳嗽、打喷嚏及颈部活动时疼痛加重。皮肤可有麻木、过敏等感觉改变。上肢肌力减退、肌萎缩,以鱼际肌、小鱼际肌和骨间肌最明显,手指动作不灵活。

(2)脊髓型颈椎病:手部麻木,运动不灵活,尤其是精细活动失调,手握力减退;下肢无力、步态不稳、有踩棉花样感觉;后期出现大小便功能障碍,表现为尿频或排尿、排便困难等。

(3)椎动脉型颈椎病:①眩晕:最常见,多伴有复视、耳鸣、耳聋、恶心、呕吐等症状,头颈部活动和姿势改变可诱发或加重眩晕。②猝倒:本型特有的症状,表现为四肢麻木、软弱无力而跌倒,多在头部突然活动或姿势改变时发生,倒地后再站起来可继续正常活动。③头痛:表现为发作性胀痛,以枕部、顶部为主,发作时可有恶心、呕吐、出汗、流涎、心慌、憋气以及血压改变等自主神经功能紊乱症状。

(4)交感神经型颈椎病:表现为一系列交感神经症状。①交感神经兴奋症状:如偏头痛、视物模糊、眼球胀痛、耳鸣、听力下降、心律失常、心前区疼痛、血压增高等;②交感神经抑制症状:如畏光、流泪、头晕、眼花、血压下降等。

3. 辅助检查

(1)实验室检查:脊髓型颈椎病者行脑脊液动力学试验显示椎管有梗阻现象。

(2)影像学检查:颈椎 X 线检查可见颈椎曲度改变,生理前凸减小、消失或反常,椎间隙狭窄,椎体后缘骨赘形成,椎间孔狭窄。CT 和 MRI 可示颈椎间盘突出,颈椎管矢状径变小,脊髓受压。

4. 心理-社会因素　评估患者及家属对该病的认识、心理状态;评估有无焦虑、恐惧等不良情绪;评估家庭及社会对患者的支持程度。

【护理诊断】

1. 焦虑、恐惧　与预感到个体健康受到威胁,形象将受到破坏,如肢体神经功能受损等;不理解手术的程序,担心手术后的效果;不适应住院的环境等有关。

2. 舒适的改变　与神经根受压、脊髓受压、交感神经受刺激、椎动脉痉挛、颈肩痛及活动受限有关。

3. 有受伤的危险　与椎动脉供血不足引起的眩晕、神经功能受损、头痛等因素有关。

4. 知识缺乏　缺乏功能锻炼及疾病预防的有关知识。

5. 自理能力缺陷　与颈肩痛及活动受限有关。

6. 潜在并发症　术后出血、呼吸困难。

【护理目标】

1. 患者焦虑恐惧减轻,积极配合治疗及护理。

2. 患者不适感减轻或消失。

3. 无受伤的危险发生。

4. 患者掌握自我护理及功能锻炼的康复知识。

5. 患者生活需要得到满足。

6. 未发生并发症或并发症发生后得到及时发现和处理。

【护理措施】

1. 枕颌带牵引,缓解颈肩肌痉挛,减轻颈椎管压力及颈脊髓的压迫。并随时观察病情,确保牵引效果。

2. 入院后戒烟,预防感冒,避免咳嗽导致手术后伤口疼痛、颈椎活动而影响手术效果;减轻气管炎症,避免排痰不畅可能出现窒息危及生命。

3. 术前 1 周配合训练,颈前路术式练习气管推移,每天 3～4 次,每次 5～10 分钟,将气管推向一侧才能更好地暴露椎体,利于手术操作。颈后路术式练习俯卧位,术前练习 5 天,每天 2～3 次,每次 30 分钟,以适应术中耐受性;教会患者学会深呼吸,有效咳嗽,防止术后呼吸道感染;训练床上排大小便,防止术后尿潴留及排便不习惯;床上训练移动躯体,更换体位,下床方法,选择卧、立均合适的颈托,并教会正确使用方法。

4. 配合医生术前完善各项辅助检查,全面了解患者各重要器官的功能及身体状况;术前一日交叉配血,遵医嘱做药敏试验。

5. 术前常规备皮。颈后路术式备皮范围:剃头,头顶至肩胛下缘,左右过腋中线。颈前路术式备皮范围:上至下颌缘,下至双乳头水平线,左右过腋中线;男性患者剃胡须。取骨植骨者备会阴及双髂部,上至肋缘,下至膝关节,前后过正中线。

6. 术前一日灌肠后禁食,术晨禁饮 6 小时;常规测体温、脉搏、呼吸、血压并记录;护送患者入手术室并带病历及各种检查资料。

7. 备好麻醉床单位,供氧装置、负压吸引装置、监护仪,气管切开包等。

二、手术中患者的护理

经颈椎后路椎板切除术。

【麻醉方式】

全身麻醉。

【手术体位】

俯卧位。

【手术步骤及护理配合】

手术步骤	护理配合
1. 消毒	递酒精纱球消毒
2. 切皮	大刀切开皮下、肌层电刀按肌纤维走行方向,逐层分离肌肉,颈椎拉钩牵开,两块干纱布拭血
3. 显露颈椎,确认骨折椎体	球拍状骨膜起子剥离在棘突旁做骨膜下分离,递干纱布压迫止血;颈椎拉钩拉开暴露椎体
4. 硬膜外出血者	明胶海绵
5. 切除椎板	齐头咬骨钳或鸭嘴咬骨钳咬掉锥板;干纱布压迫止血、少量冰盐水冲洗;用带线棉片保护切口,即可开始递神经剥离子探查椎管,先探查椎管,应注意观察硬膜外脂肪和硬膜的完整性,椎管内有无碎骨片、血肿、破裂纤维环、韧带或突入椎管的髓核;如有,应彻底清除。骨蜡、带线棉片彻底止血
6. 手法复位	屈曲型骨折脱位常可在直视下,用手法牵引,并使颈椎过伸等方法复位
7. 在透视下定位	大 C 形臂透视机,递钻、定位针定位
8. 置入螺栓	用测深器测量切除椎体上方和下方椎体的冠状方向直径,置入螺栓,进行复位
9. 查看螺钉位置	C 形臂透视机透视复位满意后,连接钛合金连接棒,撑开器撑开钛合金棒
10. 植入人工骨	沿金属棒两边植骨
11. 放置引流管	弯钳放置引流管,1 号线固定
12. 逐层缝合	1 号可吸收线逐层缝合至皮下,0 号可吸收线缝合皮下,酒精纱球消毒皮缘,0/3 尼龙线缝皮
13. 消毒包扎	酒精纱球消毒创面,无菌纱布覆盖伤口,胶布粘贴

【巡回护士的配合】

同胸腰椎骨折内固定术巡回护士的配合。

三、手术后患者的护理

【护理措施】

1. 术毕安置与交接　术毕安置患者于监护病房,严格交接生命体征、各种管道及皮肤受压情况。颈前路注意患者枕部、颈背、骶尾、双足跟皮肤受压情况;颈后路注意患者的鼻部、面部、双侧胸大肌肋缘、双髂前上棘、双膝关节皮肤受压情况。

2. 体位　佩戴合适颈托,颈前路术式去枕平卧或仅垫小薄枕,颈两侧置沙袋,保持颈部中立位,躯干连同头部抬高 10°~15°;颈后路术式取仰卧位,一般去枕平卧 3 个月;肥胖、体重者为防引流不畅压迫神经的危险,多以侧卧位为佳,颈面部垫枕与肩高一致;翻身时保持头颈与躯干一同转动。

3. 监护与观察　心电监护并观察记录生命体征至平稳,尤其是高位颈椎手术后,应注意有无心动过缓、血压下降、呼吸功能不稳定,重点观察呼吸频率、节律、深浅度和有无缺氧表现,根据监测血氧浓度调节给氧流量及时间;确保呼吸道通畅及输氧效果。患者全麻完全清醒后,观察四肢感觉运动情况,并与术前检查结果相比较,听取患者主诉,检查四肢肌力及关节活动度,各种生理反射及皮肤感觉变化,如有感觉运动减退甚至消失,应高度警惕术中损伤脊髓可能。

(1)颈前路术后注意事项:颈前路手术后,雾化吸入 3 天,每天 1~2 次;观察伤口有无渗血、肿胀,注意颈部有无增粗,发音是否改变,及时观察有无声音嘶哑、饮水呛咳等神经损伤表现。因喉返神经损伤及颈深部血肿是颈椎前路手术常见并发症。临床表现:颈部增粗,发音改变,呼吸困难、唇绀、鼻翼扇动。引流液为鲜红色,引流量增加,常提示活动性出血。协助医生立即拆除缝线,排出积血,解除压迫,必要时行气管切开,待呼吸情况改善后送手术室进一步处理。

(2)颈后路术后注意事项:注意有无脑脊液外漏情况,引流液为清澈淡红色,应予以重视。脑脊液外漏一般在术后 3~4 天发生,一旦发生,改为俯卧位、正压引流或拔出引流管,加大抗生素用量,局部加压包扎,保持切口敷料干燥,防止感染。必要时手术修复。同时应注意术后引流,定时评估四肢感觉、运动功能,有无四肢麻木,能否自主活动并与术前相比较,倾听患者主诉,发现异常及时处理。

4. 术后各管道的护理　遵医嘱给氧,观察给氧效果,给氧时间超过 24 小时常规更换湿化瓶;伤口引流保持通畅,准确记录引流量及性状,一般 24~48 小时拔引流管;准确记录尿量,据血容量随时调节输液速度。

5. 颈托应用及护理　术后即佩戴颈托,保持颈椎的稳定性,睡眠时也勿随意取脱。一般术后佩戴颈托 3 个月,去除颈托需常规行 X 线片复查示植骨融合后方能去除。预防术后并发症,护士详细讲解颈托的佩戴、脱取、使用、保养等方法,并要求患者及家属能正确复述且能在护士指导下正确操作。佩戴颈托松紧适宜,维持颈椎的生理曲度,过松影响制动效果,过紧颈托边缘易压伤枕骨处皮肤,并影响呼吸;颈托内垫棉质软衬垫,以利于汗液吸收,每日更换内衬垫 1~2 次,确保颈部舒适、清洁;加强颈部皮肤护理,向患者及家属详细介绍佩戴颈托期间皮肤护理的重要性,指导、协助并教会家属定时检查颈托边缘及枕部皮肤情况,并定时按摩。

6. 预防并发症　定时轴位翻身,术后平卧 2~4 小时后,在颈托制动下,每 2 小时轴位翻身 1 次,侧卧时枕头高度同一侧肩宽;鼓励深呼吸、咳嗽、排痰,保持呼吸道通畅,必要时雾化吸入;预防皮肤压疮及呼吸道并发症。保持床单位清洁、平整,观察伤口有无渗血、渗液,伤口有无红肿,保持伤口敷料干燥,预防伤口感染。

7. 药物应用情况　遵医嘱准确、及时、有效应用抗生素及脱水药。

8. 饮食护理　术后第 1 天给予流质或半流质,1 周后视病情改为普食,给予高蛋白、高热饮食。

【健康教育】

1. 出院护送 防止颈部外伤,出院乘车回家需平卧为妥;如无法平卧,取侧坐位。

2. 头颈的位置与制动 继续佩戴颈托3个月,始终保持颈置中立位,平视前方,卧位时去枕平卧或仅垫小薄枕,保持颈椎正常曲度;禁止做低头、仰头、旋转动作;避免颈部过度疲劳;避免用高枕,保持颈部功能位,有利于康复。

3. 锻炼 循序渐进地继续锻炼,加强肢体及各关节的锻炼,保持正常肌力。术后8周开始在颈托保护下做项背肌的抗阻训练,促进颈部肌肉血液循环,防止颈背肌失用性萎缩。

4. 复查 一般要求3个月内每个月复查1次,如伤口有红肿、疼痛、渗液等及时复诊,3个月后每6个月复查1次。

5. 出院后注意事项 6个月后可恢复工作,工作中注意不能长时间持续屈颈,保持颈椎正常曲度防止复发;术后3个月内禁抬重物。出院后定期随访。

第二节 腰椎间盘突出症

腰椎间盘突出症是指因腰椎间盘变性、破裂后髓核组织向后方或突至椎板内,致使相邻组织遭受刺激或压迫而出现的一系列临床症状。腰椎间盘突出症为临床上最为常见的疾病之一,多见于青壮年,虽然腰椎各节段均可发生,但以L_{4-5}、L_5-S_1最为多见。根据患者的病情、全身及局部情况可采取非手术和手术疗法。当经非手术治疗无效或巨大、骨化椎间盘,中央型椎间盘压迫马尾神经者可行腰椎间盘椎板减压髓核摘除术,以解除对硬脊膜及神经根的压迫。

一、手术前患者的护理

【护理评估】

1. 健康史

(1)一般资料:性别、年龄、职业、营养状况、生活自理能力,压疮、跌倒/坠床的危险性评分。

(2)既往史:是否有先天性的椎间盘疾病、既往有无腰部外伤、慢性损伤史,如经常弯腰、搬运重物和慢性腰拉伤,是否做过腰部手术。有无冠心病、高血压、糖尿病和肝、肾功能不良等疾病。

(3)外伤史:评估患者有无急性腰扭伤或损伤史。询问受伤时患者的体位、外来撞击的着力点,受伤后的症状和腰痛的特点与程度、致腰痛加剧或减轻的相关因素、有无采取制动和治疗措施。

(4)家族史:家族中有无类似病史。

2. 临床表现

(1)症状:①腰痛:最常见。早期,患者仅有腰痛,表现为急性剧痛或慢性隐痛;病程长的患者仅能短距离行走,且行走时疼痛难以忍受;患者在弯腰、咳嗽、排便等用力时均可使疼痛加重。②坐骨神经痛:见于L_{4-5}、L_5-S_1椎间盘突出者,因椎间盘突出多在一侧,故患者多表现为单侧疼痛。疼痛从下腰部向臀部再向下肢、足背或足外侧放射,可伴有麻木感。③马尾神经受压:可表现为双侧大小腿、足跟后侧及会阴部感觉迟钝,大小便功能障碍。

(2)体征:①腰椎侧凸:腰椎侧凸方向与椎间盘突出和相邻神经根间的位置关系有关。②腰部活动受限:以前屈受限最明显。③压痛、叩痛:在病变椎间隙的棘突间,棘突旁侧1cm

处有深压痛、叩痛，并伴有向下肢的放射痛。④直腿抬高试验及加强试验阳性。⑤神经系统表现：主要为感觉减退、肌力下降及腱反射改变。L_5 神经根受累时，患侧小腿前外侧和足背内侧的痛、触觉减退；S_1 神经根受累时，外踝附近及足外侧的痛、触觉减退，踝反射减弱或消失。

3. **辅助检查**　摄腰椎正侧位、斜位片，CT、MRI 检查，对有马尾神经损伤者行肌电图检查。

4. **心理-社会因素**　腰腿部疼痛和感觉异常可给患者带来巨大的痛苦，严重者甚至可影响生理功能，因此患者常因担心预后而感到焦虑和烦躁，尤其是疼痛明显和久治不愈的患者。应注意观察评估患者的情绪，对疾病的了解程度。评估患者的家庭及支持系统对患者的支持帮助能力等。

【护理诊断】

1. **焦虑**　与患者对手术治疗的程序不了解和对疾病的预后担忧等因素有关。

2. **自理能力缺陷**　与下肢疼痛、牵引治疗和神经受压等因素有关。

3. **舒适的改变**　与神经受压和肌肉痉挛等因素有关。

4. **排泄型态的改变**　与马尾神经受压和长期卧床等因素有关。

5. **有牵引失效或效能降低的可能**　与患者缺乏维持有效牵引方面的知识以及患者不配合等因素有关。

6. **有皮肤完整性受损的危险**　与局部长期受压、牵引有关。

7. **潜在并发症**　肌肉萎缩、神经根粘连。

【护理目标】

1. 患者焦虑减轻，积极配合治疗及护理。

2. 患者生活需要得到满足。

3. 患者不适感减轻或缓解。

4. 患者能维持正常排便，无尿潴留和便秘发生。

5. 患者能够积极配合治疗护理，掌握牵引的重要性。

6. 皮肤完整，无压疮发生。

7. 未发生并发症或并发症发生后得到及时发现和处理。

【护理措施】

1. **减轻疼痛**　绝对卧硬板床休息，卧位时椎间盘承受的压力比站立时下降 50%，故卧床休息可减轻负重和体重对椎间盘的压力，缓解疼痛。卧床 3 周后，可考虑戴腰围下床活动，腰围能加强腰椎的稳定性，对腰椎起保护及制动作用。

（1）采取正确卧位：抬高床头 20°，膝关节屈曲，放松背部肌肉，增加舒适感。指导家属帮助患者进行床上翻身，同时做张口呼吸，以便肌肉放松。

（2）保持有效骨盆牵引：牵引前，在牵引带压迫的髂缘部位加垫，预防压疮。牵引期间注意观察患者体位、牵引力线及重量是否正确。经常检查牵引带压迫部位的皮肤有无疼痛、发红、破损、压疮等。加强基础护理，如做好清洁卫生工作，协助患者床上使用便盆等，尽可能满足患者的合理要求。

（3）保证充足睡眠：如因疼痛影响患者睡眠时，遵医嘱适当给予止痛药等药物，以缓解疼痛。用药期间注意观察并记录用药的效果。

2. **活动与功能锻炼**

（1）指导患者采用正确的方法起床站立：协助抬高床头，患者先移向床的一侧，将腿放于床的一侧，胳膊将身体支撑起；移坐在床的一侧，将脚放在地上，利用腿部肌肉收缩使身体由坐位改为站立位。躺下时按相反的顺序依次进行。

（2）指导患者进行未固定关节的全范围活动以及腰背肌的功能锻炼：腰背肌功能锻炼的方法有仰卧法和俯卧法。若患者不能进行主动练习，在病情许可的情况下，可由医护人员或家属帮助患者活动各关节、按摩肌肉，以促进血液循环，防止肌肉萎缩和关节僵直。

（3）避免做弯腰、长期站立或上举重物等动作，以防腰部肌肉痉挛，加重疼痛。

3. 提供有关疾病康复的知识

（1）保持正确姿势：应用人体力学的原理评估患者的坐、立、行、卧及持重的姿势，指出患者不正确的姿势及活动方法，协助并监督患者改正。用通俗易懂的语言讲解有关知识，使患者认识到保持正确姿势的原理、重要性及对疾病的影响。

（2）腰背肌功能锻炼：指导患者进行腰背肌肉的锻炼，以增加腰背肌的支撑能力。在患者状况许可的情况下进行各种活动。

4. 术前准备　根据患者对手术的了解程度，向患者解释手术方式及术后暂时出现的问题，如疼痛、麻木等。训练正确翻身及床上使用便盆，学习术后功能锻炼的方法，以适应术后医疗护理的需要。在患者绝对卧床期间，协助或指导患者家属解决患者日常生活问题。

5. 心理支持

（1）鼓励患者与家属的交流，使家属能够帮助患者克服困难及压力。同时介绍患者与病友进行交流，以增加患者的自尊和自信心。

（2）介绍减少疼痛发作的措施，减轻患者的心理负担和躯体不适。

（3）鼓励患者及其支持系统成员参与患者的治疗活动，督促或陪同患者治疗，以助于提高治疗效果。

二、手术中患者的护理

腰椎间盘椎板减压髓核摘除术。

【麻醉方式】

硬膜外麻醉或局麻。

【手术体位】

仰卧位。

【手术步骤及护理配合】

手术步骤	护理配合
1. 消毒	递酒精纱球消毒
2. 切皮	大刀背正中切口，长 3～4cm，两块干纱布拭血
3. 显露上、下椎板及间隙	递电烧切开皮肤皮下组织及棘上韧带，拉钩拉开，用宽骨膜剥离子患侧棘突旁做骨膜下分离，递干纱布压迫止血，显露上椎板的下缘、下椎椎板的上缘；递鹿角拉钩拉开于关节囊的外侧，显露上、下椎板及间隙
4. 硬膜外出血	明胶海绵止血

（续　表）

手术步骤	护理配合
5. 切除椎板间纤维组织及黄韧带,显露脊神经及神经根	齐头咬骨钳或鸭嘴咬骨钳咬开的骨窗上界为上椎椎板的下 1/2,下界为下椎椎板的上 1/2;显露出脊神经和神经根
6. 摘除髓核组织	1. 递髓核钳于神经根肩上或腋下摘除髓核组织 2. 探查神经根管内宽松情况,若神经根卡压过紧,则行神经根管扩大 3. 电烧彻底止血,冰盐水冲洗切口后,递带线棉片保护切口
7. 彻底冲洗	递注满冰盐水的冲洗球冲洗,使用 1000ml 左右的冰盐水
8. 放置引流管	放置引流管,皮针 1 号线或 0/3 尼龙线,缝合一针固定引流管
9. 逐层缝合	1 号可吸收线逐层缝合至皮下,0 号可吸收线缝合皮下,酒精纱球消毒皮缘,0/3 尼龙线缝皮
10. 消毒包扎	酒精纱球消毒创面,无菌纱布覆盖伤口,胶布粘贴牢固

【巡回护士的配合】

1. 手术前一日访视患者,了解患者病情、手术体位、手术用物等手术相关信息。

2. 接患者时核对患者携带物品及核磁片数目,严格执行三查七对。

3. 缓解患者紧张情绪,得到患者配合,严格执行《手术安全核查制度》后,开放静脉。

4. 配合麻醉医生,协助做好麻醉护理,以保证以后的工作有条不紊地进行。

5. 手术多采用俯卧位,使用特制的支架协助摆放,保持胸腹有效通气及保护好乳房,在双踝部垫一软包,防止足背过伸。

6. 使用俯卧位头托固定头部,保护好眼及面部组织,防止因长时间手术操作造成皮肤损伤。

7. 根据手术的情况,必要时在麻醉后给患者进行导尿。

8. 协助手术医生及助手上台,注意观察患者术中情况。

9. 保证静脉通路畅通,及时补充所需各种液体,并准确记录出入量。

10. 由于脑棉片(止血用)无显影标记,清点时以 10 块一个包装,脑棉片清点无误后方可关闭伤口。

11. 手术过程中一定要确保负压吸引器的顺畅。

12. 协助手术医生固定好止血带,并记录起止时间。

13. 密切关注手术进程,及时传递手术器械及所需物品,保证手术顺利进行。

14. 提前备好照相系统(C 形臂)及防护用物。

15. 随时监测皮肤的温度及颜色,如有异常及时通知医生。

16. 严格执行无菌操作制度。

17. 手术中使用的外来器械、植入器械均按照《医院消毒供应中心管理规范》的有关规定进行灭菌并监测登记备案。

18. 手术中使用一次性钢板、螺钉等植入物,一定做好登记。

19. 手术结束时协助手术医生打石膏并包扎好患肢。

20. 术毕再次与刷手护士清点物品。

21. 手术结束,巡回护士与麻醉医生、手术医生一同护送患者回重症监护室。交接清楚患者的液体情况、皮肤情况、引流管情况等内容并进行登记。

三、手术后患者的护理

【护理措施】

1. 搬运 患者由手术室回病房,应用3人搬运法将患者移至病床上。搬运人员分别位于病床与患者的外侧,托起肩背部、腰臀部及下肢,保持身体轴线平直,同时用力将患者轻放在床上。1人注意保持规定体位,扶持输液肢体。

2. 体位 术后24小时内平卧,不翻身,以压迫伤口,利于止血。持续卧床1~3周。可根据手术的情况适当缩短或延长卧床的时间。

3. 翻身 术后24小时后可给予患者翻身,指导患者双手交叉于胸前,双腿中间放一枕头,一名护士托扶患者的肩背部,另一名护士托患者的臀部及下肢,同时将患者翻向一侧,扶托肩背部的护士移至患者的另一侧,保持脊柱平直。留在原位的护士在患者头下、肩部、臀部及胸前垫枕头支持。

4. 观察并记录病情变化

(1)观察患者下肢皮肤的颜色、温度和感觉及运动恢复情况。

(2)引流:连接时注意无菌操作,妥善固定防止脱出,避免引流管扭曲、打折,按时挤压引流管,保持引流通畅,密切观察引流液的颜色、性状及量,及时准确记录,若引流量≥300ml/h,为鲜红色或引流液颜色变浅、澄清,提示有脑脊液漏发生,及时通知医生处理,酌情压迫伤口,让患者俯卧位。引流管一般于术后24~48小时拔除。

(3)切口:观察手术切口敷料有无渗湿,渗出液的量、颜色、性状。渗湿后应及时更换敷料,以防感染。

5. 并发症的预防 常见并发症为肌肉萎缩和神经根粘连。手术后1周开始进行腰肌、臀肌的等长收缩锻炼,以后逐渐增加活动量及范围,以预防肌肉萎缩。在病情允许的情况下,帮助患者做直腿抬高训练,防止神经根粘连。以后鼓励患者逐渐进行主动锻炼。

6. 腰背肌功能锻炼的方式 挺胸收腹。

(1)飞燕式:俯卧位进行,即头、双臂、双腿后伸。

(2)五点式:平卧位进行,即头、双肘、双足跟支撑,挺起胸腹。

(3)三点式:平卧位进行,即头、双足跟支撑挺起。

【健康教育】

1. 继续坚持功能锻炼,直到6个月以上。

2. 指导患者及家属采取正确的坐、卧、立、行和劳动姿势,以减少急、慢性损伤发生的机会。

(1)卧硬板床:侧卧位时屈髋屈膝,两腿分开,上腿下垫枕,避免脊柱弯曲的"蜷缩"姿势;仰卧位时可在膝、腿下垫枕,避免头前倾、胸部凹陷的不良姿势;俯卧位时可在腹部及踝部垫薄枕,以使脊柱肌肉放松。

(2)保持正确坐姿,行走时抬头、挺胸、收腹,腹肌有助于支持腰部;坐时最好选择高度合适、有扶手的靠背椅,注意身体与桌子的距离适当。坐位时使膝与髋保持在同一水平,身体靠向椅背,并在腰部衬一靠垫;站立时应尽量使腰部平坦伸直,收腹、提臀。

（3）正确应用人体力学原理，节省体力，避免损伤：如站位举起重物时，应高于肘部；避免膝、髋关节过伸；蹲位举重物时，背部应伸直勿弯；搬运重物时，宁推勿拉；搬抬重物时，应将髋膝弯曲下蹲，腰背伸直，主要应用股四头肌力量，用力抬起重物再行走，避免采取不舒适的或紧张的体位或姿势。

3. 在医生许可下开始适当活动。忌在缺乏健康咨询的情况下做过量运动。

4. 佩戴腰围的目的及注意事项

（1）目的：腰部制动，限制腰椎前屈后伸及旋转运动，使腰肌充分休息，减少椎间盘、腰肌韧带的负荷。

（2）注意事项：①选择合适的腰围，正确固定，以保证腰椎的生理曲度为宜。②术后初次下床者，应先卧位将腰围固定好，轻轻扶助患者床边坐起，活动双下肢，适应后下地，或者患者俯卧将下肢慢慢移至床下。③当病情稳定、症状消失，随诊时征得医生同意，方可取下腰围。④在应用腰围期间，要注意腰背肌锻炼，以防腰背肌失用性萎缩。

5. 出院复诊时间。术后 2～3 个月复诊。

第 30 章

骨肿瘤围手术期护理

骨肿瘤是指发生在骨内或起源于各种骨组织成分的肿瘤,以及由其他脏器恶性肿瘤转移到骨骼的肿瘤。骨肿瘤有原发性骨肿瘤和继发性或转移性骨肿瘤两大类。原发性骨肿瘤是来源于骨骼系统本身的肿瘤,占全身肿瘤的 2%,分为良性、恶性和中间性;以良性为多见,继发性骨肿瘤是由身体其他组织和器官的肿瘤转移而来,因此,又称为转移性骨肿瘤,多为恶性。一般良性肿瘤有压迫症状生长速度增快,有恶变倾向时实施手术,而恶性肿瘤则需要有一个完整的治疗方案。多在化疗、放疗、免疫疗法、手术等几种方法中选择其中的两种或两种以上进行。

一、手术前患者的护理

【护理评估】

1. 健康史　了解患者的年龄、性别、职业、工作环境和生活习惯,特别注意有无发生肿瘤的相关因素。

2. 临床表现　良性肿瘤性情温和,往往以偶然发现的肿块或一些压迫症状为首发症状,但有些良性肿瘤,如纤维瘤等比较容易复发,有的容易恶变。而恶性肿瘤的表现则比较凶险,常有持久的剧痛及肿胀,发病时间短、快,肿块处皮温往往较高,而且常有静脉怒张。恶性肿瘤一个最坏的转归是转移,常常是肺转移。

3. 辅助检查

(1)实验室检查:恶性骨肿瘤患者有广泛溶骨性病变时,可有血钙升高;血清碱性磷酸酶升高有助于骨肉瘤诊断;男性酸性磷酸酶升高对前列腺癌骨转移有意义;血、尿中 Bence-Jones 蛋白阳性提示浆细胞骨髓瘤。

(2)影像学检查:X 线检查对骨肿瘤诊断有重要价值。它能显示骨与软组织的基本病变,判断肿瘤的良、恶性。良性肿瘤呈膨胀性骨病损,密度均匀,边界清楚。恶性肿瘤 X 线征象表现为病灶不规则,密度不均,边界不清。骨质破坏呈虫蚀样或筛孔样。CT、MRI 或核素骨显像检查可辅助诊断。数字减影血管造影可显示肿瘤的血供,并能进行选择性血管栓塞和注入化疗药物。

(3)病理学检查:活检组织的病理学检查是确诊骨肿瘤的唯一可靠检查。活检组织可以通过切开或穿刺针吸获得。

(4)现代生物技术检测:电子显微镜技术和免疫组织化学技术已成为常规病理检查,流式细胞技术用于了解骨肿瘤的分化程度、良恶性、疗效和预后等。细胞遗传学研究揭示了骨肿瘤中有常染色体异常,能协助早期诊断和进行肿瘤分类。

4. 心理-社会因素 肿瘤治疗过程持续时间长,损害较大,常常造成身体外观的改变和遗留残疾,对患者的身心健康影响很大。尤其是恶性骨肿瘤,转移早,预后差,病死率高,一旦确诊,患者往往难以接受,对预后缺乏信心,出现焦虑、恐惧甚至轻生。

【护理诊断】

1. 疼痛 与肿瘤浸润压迫周围组织、病理性骨折、手术创伤、术后患肢痛有关。

2. 恐惧 与担心肢体功能丧失和预后有关。

3. 躯体活动障碍 与疼痛或肢体功能受损有关。

4. 潜在并发症 病理性骨折。

【护理目标】

1. 患者疼痛得到及时缓解。

2. 患者调整心态,顺应身体的改变。

3. 患者活动量增加。

4. 未发生并发症或发生并发症后得到及时治疗及护理。

【护理措施】

1. 环境:保证居室舒适的温、湿度,保证每日半小时的通风,患者行化疗时每日对房间进行紫外线消毒半小时。保持床铺干净,化疗前后更换被、褥、衣物。化疗时最好对患者进行隔离,防止引起交叉感染。

2. 通过了解疼痛情况及入院前使用止痛药的情况,可以协助医生合理应用止痛药。

3. 通过对辅助检查,如 X 线结果的了解来指导其活动,如骨质破坏严重则应制动,防止病理性骨折。

4. 心理护理:骨肿瘤特别是一些恶性肿瘤发病年龄较低,患者及家属难以接受患病事实,往往采取逃避或悲愤情绪。因此,我们要主动了解患者的心理状况,关心体贴患者,进行各项操作时不仅要有耐心,还要细心,通过娴熟的技术取得患者及家属的信赖。然后挑选合适的时机介绍成功病例,使患者从自身接受这个疾病,并树立与病魔作斗争的信心。

5. 疼痛的护理:疼痛是由于肿瘤增生压迫神经引起,应保持病房安静,操作时动作轻柔,遵医嘱给予止痛药物。肿瘤局部不能进行按摩、热敷、理疗等操作,防止肿瘤扩散。

6. 化疗的护理

(1)要求护理人员技术熟练,有计划地选择血管,一般首先从远心端选择粗且直的血管,易于固定的位置,进行静脉穿刺。如果患者的血管很细,条件不好,可实行外周深静脉置管。

(2)责任心强,严密观察,防止药液外渗,外渗时及时停止输液,回抽,冷敷,用地塞米松、利多卡因局部封闭。

(3)了解化疗方案及药物作用,常用的化疗药有甲氨蝶呤、表柔比星、顺铂、环磷酰胺等,在运用这些化疗药物时常常是按照一整套化疗方案进行的,在这套方案里每一种药物都有自己的位置,我们要熟悉这个顺序,并严格按照顺序。同时,要了解每一种化疗药物的毒副作用,以便用药时进行观察及处理。

(4)保持空气清洁、居室安静,每日用紫外线灯消毒一次,每次 30 分钟。

(5)注意胃肠道反应,一般用药后 1～3 小时会出现恶心呕吐、食欲减退,应按医嘱给予止吐药物,同时调节食谱,保证营养,多饮水。

(6)注意口腔卫生,用多贝尔液漱口,防止口腔溃疡。预防感染,防止感冒,操作时加强无菌观念。

（7）因有心、肝、肾的损伤，因此要注意尿量及心电图等的变化。

二、手术中患者的护理

胫骨骨肿瘤切除术。

【麻醉方式】

硬膜外麻醉或神经阻滞或腰麻。

【手术体位】

仰卧位。

【手术步骤及护理配合】

手术步骤	护理配合
1. 消毒	递酒精纱球消毒
2. 切皮	20号大刀切皮，两块干纱布拭血，两把弯钳，电烧止血
3. 显露骨肿瘤	换新刀，电烧分离皮下，肌层逐层切开，避开血管神经；暴露骨肿瘤部位
4. 切除骨肿瘤侵犯骨质	递拉钩充分暴露术野，用骨刀和锤子或电锯切除骨肿瘤侵犯骨质，直至切除干净
5. 止血	骨蜡止血
6. 冲洗	1. 递注满生理盐水的冲洗球冲洗 2. 弯盘接流下的水，以免弄湿无菌敷料
7. 人工骨填塞切除骨质	递弯钳填塞人工骨
8. 逐层缝合	1号可吸收线逐层缝合至皮下，0号可吸收线缝合皮下，酒精纱球消毒皮缘，0/3尼龙线缝皮
9. 覆盖伤口、包扎	无菌纱布覆盖伤口，绷带包扎

【巡回护士的配合】

1. 手术前一日访视患者，了解患者病情、手术体位、手术用物等手术相关信息。

2. 接患者时核对患者携带物品及核磁片数目，严格执行三查七对。

3. 缓解患者紧张情绪，得到患者配合，严格执行《手术安全核查制度》后，开放静脉。

4. 配合麻醉医生，协助做好麻醉护理，以保证以后的工作有条不紊地进行。

5. 按照手术的要求，与麻醉医生、手术医生共同摆放手术体位，既要保证患者舒适、安全，又要便于术者的手术操作。手术中调整体位是骨科手术特点之一。

6. 根据手术的情况，必要时在麻醉后给患者进行导尿。

7. 协助手术医生及助手上台，注意观察患者术中情况。

8. 手术过程中一定要确保负压吸引器的顺畅。

9. 协助手术医生固定好止血带，并记录起止时间。

10. 密切关注手术进程，及时传递手术器械及所需物品，保证手术顺利进行。

11. 提前备好照相系统（C形臂）及防护用物。

12. 随时监测皮肤的温度及颜色，如有异常及时通知医生。

13. 严格执行无菌操作制度。

14. 手术中使用的外来器械、植入器械均按照《医院消毒供应中心管理规范》的有关规定进行灭菌并监测登记备案。

15. 手术中使用一次性钢板、螺钉等植入物，一定做好登记。

16. 手术结束时协助手术医生打石膏并包扎好患肢。

17. 刷手护士要熟悉手术所用的各种器械，保证传递的准确性，使手术顺利进行。

18. 手术结束，巡回护士与麻醉医生、手术医生一同护送患者回重症监护室。交接清楚患者的液体情况、皮肤情况、引流管情况等内容并进行登记。

三、手术后患者的护理

【护理措施】

1. 一般护理　患者手术回病房后，首先观察患者神志情况，特别是全身麻醉患者。根据情况给予氧气吸入或心电监测，以后每半小时或 1 小时监测体温、脉搏、呼吸、心率一次，连测 6 次。去枕平卧 4～6 小时，4～6 小时后可以先进水，然后流质，再普食。观察切口疼痛、渗血情况，有引流时需观察引流液的性状和量。患处在四肢时要抬高患肢，观察患肢活动、血供、感觉情况。

2. 截肢术后的护理　术前做好心理护理，备好止血带。术后平卧，患肢抬高 20°～30°，密切观察肢体残端有无出血，如有出血立即使用止血带压迫止血，并通知医师处理。止血带用上后记录时间、部位，充气压力要适当，上肢一般 300mmHg，下肢一般 600mmHg，以加上止血带后不出血为准。每 30～60 分钟放止血带一次，放松时可用指压法止血，放松 1～2 分钟后再在高于原处 2～3cm 处放止血带。停用止血带后患者肢体有麻木不适感，可轻轻按摩。观察患者疼痛情况，疼痛原因有切口痛、患肢痛，根据情况给予止痛药物。避免因疼痛使得残肢体位不当，如膝关节、髋关节外展、外旋屈曲引起关节挛缩畸形影响预后。功能锻炼、残肢末端弹力绷带，或弹力网加压包扎，使残端尽快愈合，瘢痕成熟，以便早日安装假肢。术后 1 周指导床上活动，拆线后协助患者床旁活动。

【健康教育】

1. 鼓励患者树立与疾病作斗争的信心，特别是在术前、术后化疗时，不要因为身体上的不良反应而放弃治疗。

2. 术后要指导患者进行力所能及的功能锻炼，争取早日恢复肢体功能。

3. 出院时嘱患者按时回院检查、化疗，如发现异常情况或病情变化要随时复诊。

第31章

人工关节置换术围手术期护理

第一节　人工膝关节置换术

人工膝关节置换术是利用手术方法将人工关节来置换被疾病或损伤所破坏的关节面,目的是切除病灶、清除疼痛。人工膝关节置换能有效解除膝关节疼痛,恢复关节功能。适用于骨性关节炎、类风湿关节炎等引起疼痛难耐、行走困难,保守治疗效果不佳者。人工膝关节置换术包括全膝表面置换和单髁置换,固定方式有骨水泥和非骨水泥固定。除术前选择良好的人工膝关节外,应加强术前准备、术后护理和功能锻炼,以促进患者早日康复。

一、手术前患者的护理

【护理评估】

1. 健康史　患者年龄、职业、身高、体重、既往有无吸烟或饮酒史、有无糖尿病、高血压、心脏病、脑血管疾病、皮肤病等伴发疾病,以往的治疗方法及效果。

2. 临床表现

(1)局部:了解行人工膝关节置换的原发疾病病程及治疗效果,了解受累膝关节的关节活动度(ROM),股四头肌和腘绳肌力,局部软组织及血液循环情况,膝关节评分。

(2)全身:患者营养状况;生命体征是否稳定;有无严重骨质疏松;全身有无急、慢性感染;心肺功能状况;有无糖尿病、高血压、心脏病等。

3. 辅助检查

(1)实验室检查:实验室检查除了血常规、尿常规、生化指标、C-反应蛋白、血沉、凝血状况、乙肝五项及 HIV、梅毒抗体等常规化验外,还应根据患者本身的特殊情况采取相应的检查。对于血常规、血沉、C-反应蛋白以及 D-二聚体等的检查应加以重视,其不仅是完善术前评估的重要组成部分,亦对人工膝关节置换术后并发症的防治和随访有重要意义。

(2)影像学检查:不同时间段影像学资料动态观察,可提供更多信息,进一步了解病变性质和进展程度。①X线检查:X线片的拍摄要求:术前膝关节 X线片应常规包括站立位的前后位片、侧位片、髌骨切线位 X线片以及双下肢站立位全长 X线片等。摄片时注意患者的体位应处于旋转中立位。X线片的阅读:根据上述 X线片进行认真的术前评估,包括下肢力线情况以及有无合并下肢畸形、膝关节周围骨质情况、骨缺损情况等。模板测量:术前使用厂家提供的模板对 X线片进行测量可用于估计假体的大小以及需要骨移植或使用楔形金属垫填充的骨缺损的大小,同时对可能增加手术难度的解剖变异应引起重视(如髓腔的宽窄等),但应考虑到膝关节畸形、患者肥胖程度和摄片时的体位等因素对模板测量的影响。②其他影像学检查：包括 CT、MRI、同位素扫描以及关节造影检查等可用于检查疑难病例，但并不作为人工膝关节置换术的常规检查。

4. **心理-社会因素**　患者及家属对术后康复治疗的配合，有无康复欲望低下，术后并发症预防的认知和心理状态，对康复锻炼相关知识的了解程度等。

【护理诊断】

1. **焦虑、恐惧**　与担心预后及手术有关。

2. **疼痛**　与膝关节骨病及术后创伤有关。

3. **躯体移动障碍**　与疼痛、术后卧床有关。

4. **有失用综合征的危险**　与卧床、缺乏锻炼有关。

5. **潜在并发症**　术后出血、伤口愈合不良、血栓形成和栓塞、感染、关节不稳、假体松动等。

6. **知识缺乏**　缺乏人工关节置换和康复锻炼的相关知识。

【护理目标】

1. 患者紧张情绪缓解或减轻，积极配合手术。

2. 解除膝部疼痛、无力，保持关节稳定。

3. 关节功能及活动性好，即负重、伸屈、外展、旋转，能够达到生活自理，活动自如。

4. 对病残的矫正和设法促进机体自然功能的恢复。

5. 预防并发症的发生。

6. 患者及家属了解功能锻炼的必要性与方法。患者知道膝关节置换的相关内容。

【护理措施】

1. **饮食指导**：加强饮食护理，并说明营养对手术成败、术后伤口愈合均起着重要作用。必须给予患者高蛋白、高热量、高维生素、易消化的饮食，以增强机体抵抗力，耐受手术，促进康复。

2. **心理护理**：由于长期的关节功能丧失，疼痛的折磨，生活不能自理，患者情绪不稳定，同时相当一部分患者对手术的期望值很高，但又怕手术效果不理想，术后可能发生严重并发症而产生焦虑、恐惧心理。应热情接待患者，耐心听取患者主诉，与患者交流和沟通，掌握其思想动态，帮助患者解决实际困难。针对不同个体采取积极的态度，耐心向患者解释有关知识，介绍手术的必要性和手术的过程及如何配合，术后可能要注意的问题，介绍成功病例，消除患者的心理负担，同时要求患者要有能吃苦，接受术后严格的康复锻炼的思想准备。

3. **完善相关检查**，告知检查目的、方法、注意事项及配合要点。

4. 对于疼痛患者，采取各种措施缓解患者疼痛，注意观察镇痛药物的作用和不良反应。

5. **术前准备**

(1)术前一日备皮，并用软肥皂清洗。更换消毒衣裤，备皮时一定不可损伤皮肤，这对预防伤口感染有重要意义。

(2)常规备血，完善各项检查。

(3)为预防感染，术前 1～2 小时或对双侧同时行膝关节置换术的病例在第 2 侧手术开始前加用一次抗生素。

(4)术前常规禁食水。

（5）术前适应性训练,指导患者肌肉收缩运动、关节活动锻炼,教会患者锻炼方法。指导患者正确使用拐杖、助行器的方法,训练在床上使用便器排尿、排便等。

二、手术中患者的护理

人工膝关节置换术。

【麻醉方式】

硬膜外麻醉或全麻。

【手术体位】

仰卧位。

【手术步骤及护理配合】

手术步骤	护理配合
1. 消毒	递酒精纱球消毒
2. 切皮	20 号大刀膝关节正中纵切口、弯钳、电烧止血,拉钩拉开皮肤,干纱布拭血
3. 切开膝关节	换刀,沿外侧皮下软组织潜行剥离至髌骨外缘。髌骨内缘切开进入膝关节。部分切除髌下脂肪垫,部分切除髌上滑囊。剥离子剥离胫骨髁内侧骨膜和侧副韧带的骨膜下。如果髌骨周围骨赘增生严重,翻转髌骨困难,此时应使用电刀做髌骨周围松解,并将骨赘切除。切断髌股韧带,翻转或滑移髌骨,屈曲膝关节。极度屈曲膝关节,并极度外旋胫骨髁。切除内、外侧半月板。骨刀切除股骨内髁、胫骨内髁和股骨髁间窝周围的骨赘,切除后交叉韧带。对于膝内翻的患者来说,切除内侧骨赘和胫骨内髁骨膜下剥离基本上可以达到内侧软组织平衡的目的
4. 准备胫骨平台	递锯,在定位杆下根据 X 线片所设计的切骨平面以及假体所需的后倾角度进行胫骨平台的切骨
5. 膝关节假体试模测试	递股骨髓内定针插入股骨髓腔内。(股骨髁间窝开髓,开髓点多位于股骨髁间窝最高点与股骨髌骨滑车最低点之间,少许偏内侧。)如果髓内定位针顺利完全插入,说明入髓点正确。套 C 形臂透视,髓内针位置是否合适,如合适进行下一步。递股骨和胫骨假体试模测试股骨和胫骨假体试模复位。观察:①下肢伸直位轴线是否满意。②胫骨平台试模的中心点是否与胫骨平台中点一致。③膝关节是否能够完全伸直。④髌骨轨道是否满意。⑤屈曲度位和伸直位手指触摸内侧副韧带是否过紧。按照厂商提供的机械完成胫骨平台的操作,试模复位后髌骨轨道满意
6. 安装假体	刮勺清理髌骨下方和上方的软组织,防止手术后的挤压和弹响。递加压冲洗器将骨松质面内的骨屑冲洗干净,以利于骨水泥的嵌入和固定。递钻在坚硬的骨面钻孔来协助骨水泥的嵌入。仔细干燥切骨面,按顺序依次固定胫骨假体,股骨假体
7. 放置负压引流管	用弯钳将引流管放置在髌骨外侧窝内以防止将引流管缝上
8. 逐层缝合	1 号可吸收线缝合髌骨上、下极以及髌骨下方的切口。关节囊闭合后要极度屈曲膝关节半分钟,观察是否有缝线缝合不牢固。1 号可吸收线逐层缝合至皮下,0 号可吸收线缝合皮下,酒精纱球消毒皮缘,0/3 尼龙线缝皮
9. 消毒包扎	酒精纱球消毒创面,无菌纱布覆盖伤口,绷带包扎

【巡回护士的配合】

1. 手术前一日访视患者,了解患者病情、手术体位、手术用物等手术相关信息。

2. 接患者时核对患者携带物品及核磁片数目,严格执行三查七对。

3. 缓解患者紧张情绪,得到患者配合,严格执行《手术安全核查制度》后,开放静脉。

4. 配合麻醉医生,协助做好麻醉护理,以保证以后的工作有条不紊地进行。

5. 按照手术的要求,与麻醉医生、手术医生共同摆放手术体位,既要保证患者舒适、安全,又要便于术者的手术操作。手术中调整体位是骨科手术特点之一。

6. 根据手术的情况,必要时在麻醉后给患者进行导尿。

7. 协助手术医生及助手上台,注意观察患者术中情况。

8. 手术过程中一定要确保负压吸引器的顺畅。

9. 协助手术医生固定好止血带,并记录起止时间。

10. 密切关注手术进程,及时传递手术器械及所需物品,保证手术顺利进行。

11. 植入人工关节时,协助维持肢体的位置,防止脱臼。

12. 提前备好照相系统(C 形臂)及防护用物。

13. 随时监测皮肤的温度及颜色,如有异常及时通知医生。

14. 严格执行无菌操作制度。

15. 手术中使用的外来器械、植入器械均按照《医院消毒供应中心管理规范》的有关规定进行灭菌并监测登记备案。

16. 手术中使用一次性钢板、螺钉等植入物,一定做好登记。

17. 术毕搬运患者时,注意保持肢体位置,防止过度内收外展。

三、手术后患者的护理

【护理措施】

1. **体位护理**　术后 6 小时去枕平卧,抬高患肢,膝关节屈曲 30°,膝下垫软枕,保持患膝中立位,避免小腿腓肠肌和腓总神经过度受压,造成小腿腓肠肌静脉丛血栓的形成和腓总神经的损伤。术后 3～5 天开始下床活动。

2. **生活护理**　多给予患者关怀,指导患者进食高蛋白、高热量、富含纤维素的易消化饮食,协助患者家属做好二便护理,满足患者基本需要。保持室内安静、清洁,空气新鲜,温、湿度适宜,床单位整洁。

3. **疼痛的护理**　疼痛是术后最常见的症状,除造成患者痛苦不安外,还会影响患者血压、心率、睡眠及手术关节的功能恢复,应积极采取有效的镇痛措施,术后 24 小时可给予冰袋冷敷患膝,以起到止痛及消肿的作用。因手术创伤,术后 72 小时内患者疼痛较剧烈,可在术中安装止痛泵或遵医嘱术后给予镇静止痛药物,以缓解疼痛。

4. **病情观察**

(1)给予心电监护,血氧饱和度监测,严密观察生命体征变化。

(2)注意观察患肢末梢血液循环、感觉及运动情况,若皮肤颜色发绀、皮肤温度低,足背动脉搏动减弱,或感觉运动障碍时,应立即通知医生及时处理。

(3)观察伤口敷料及引流的情况,注意有无伤口渗液,发现敷料有渗出时及时通知医生更换;观察引流液的颜色、性状及量,保持引流管通畅,正常为术后 1～2 小时出血量在 400ml 以内,色淡红,若术后 10～12 小时引流量超过 1000ml 应及时通知医生,患肢可冰敷并加压包扎以减少出血。每天更换引流瓶并妥善固定,避免引流液逆流,防止引流管脱落。

(4)保证静脉输液通畅,因术中及术后出血量较大,需及时输血、补液,以保证生命体征的平稳,同时应严格掌握和控制输液速度,以防止急性肺水肿的发生;严格记录 24 小时液体出入量,密切观察尿色及尿量,必要时记录每小时尿量。

5. 术后早期并发症的观察及预防

(1)血栓形成和栓塞:下肢深静脉栓塞(DVT)和肺栓塞是术后常见的并发症,同时也是术后早期的主要致死原因。如不做预防性治疗,将有 40%～60% 患者发生术后深静脉血栓,即使采取了预防措施,全膝关节置换术后下肢深静脉血栓发生率仍高达 11%～33%。因此要加强预防。其方法有:患肢穿弹力长袜、足底静脉泵,下肢持续被动活动(CPM),踝关节屈伸活动及预防性用药,如服用小剂量华法林、阿司匹林或低分子量肝素等。避免使用促凝药物。加强巡视,观察患肢有无肿胀。可用冰敷于局部,观察皮肤颜色改变、皮温是否升高,表浅静脉是否充盈,足背动脉搏动是否良好,早期诊断可借助多普勒超声检查,静脉血流图及静脉造影。

(2)感染:术后感染是一个灾难性并发症,常引起关节的疼痛和病变,以致有些病例最终需再次手术。因此,术前预防很重要,要评估局部有无感染史及皮肤坏死,有无身体某处其他感染病灶。术前晚可给予预防性有效抗生素及术中给予有效抗生素以保证足量抗生素透入手术区域软组织,术中应减少人员流动,尽量缩短手术时间,并使用层流手术室。术后保持敷料干燥,及时更换,提高机体抵抗力,防止血源性感染。加强巡视,观察伤口敷料渗血情况,负压引流是否通畅,更换引流瓶时注意无菌操作。有无局部血肿形成,观察患者体温变化,尽量缩短置管时间。

(3)假体松动:松动是人工膝关节返修术的主要原因。预防假体松动的措施除改进假体设计、手术医师提高手术精确性外,还要加强健康教育,体胖者劝其减肥。避免跑、跳、背重物等活动,防止膝关节假体承受过度应力。

(4)骨折:术后可发生胫骨干、股骨干骨折,也可发生胫骨髁或股骨髁骨折。摔倒等轻微外伤常是诱发骨折的原因。要预防骨质疏松,功能锻炼期间用力要适当,不要穿拖鞋,离床活动时有家属保护,以免摔倒,如果进行按摩时,用力要适当,以免造成骨折。

(5)关节积液:膝关节置换术后易出现关节积血或积液,可使用弹力绷带加压包扎,如出现关节积血、积液,应及时抽出。保持引流管通畅,如引流液的颜色、量异常或敷料渗出增加,应及时通知医生处理。

6. 康复功能锻炼

(1)人工全膝关节置换术后(0～3 天):患者疼痛较重,一般不主张活动关节,患者可抬高患肢,尽可能地主动伸屈踝关节和趾间关节,进行股四头肌、腘绳肌的等长收缩活动。每小时进行 5～10 分钟,以促进血液回流,防止血栓形成及肌萎缩的发生。

(2)人工全膝关节置换术后(4～14 天):患者的疼痛已明显减轻,负压引流管已拔除。此时,应继续练习早期功能锻炼,同时要加强膝关节屈伸活动范围,促进膝关节的活动,将膝关节置于外展位,在膝关节连续被动活动器(CPM 机)上进行关节活动度的训练。建议使用 CPM 机的方法:术后 4 天开始每天连续使用 6～12 小时,开始伸屈范围在 0°～30°,以后每天增加 10°,出院时应达到 90°以上。CPM 机训练强度和频率可逐渐增加,对早期迅速恢复关节功能有很大帮助。但不使用 CPM 机的患者,可在医师的指导下进行以下练习:床上膝关节的屈伸活动；床边膝关节的屈伸锻炼；床上侧身膝关节屈伸活动功能锻炼，必要时应在医师的指导下被动活动；下床站立下蹲锻炼。

（3）人工全膝关节置换术后（2～6 周）：继续进行上述功能锻炼，并逐渐增加练习的时间和频率。要加强股四头肌和腘绳肌的力量训练。患者坐在床旁，主动伸直小腿，反复多次，循序渐进；患者坐在床上，膝关节下垫一枕头，使膝关节屈曲，然后主动伸直，患者站立位，主动屈膝，练习腘绳肌；利用拐杖练习行走，加强步态行走训练，逐渐脱离拐杖行走，练习上、下楼梯活动。早期主要依靠拐杖，要求健腿先上，患腿先下，适应后脱离拐杖。完全康复后可进行适当的体育活动，如：散步、打太极拳、骑自行车等。在日常生活中注意保持合适的体重，预防骨质疏松，避免过多剧烈运动，不要做剧烈的跳跃和急停急转运动。

【健康教育】

1. 功能锻炼指导：告诉患者，出院后将有半年或更长时间的康复锻炼过程，为其制订合理的锻炼计划，提醒注意事项和康复措施，同时应使家属熟悉和了解锻炼的细节，以协助配合患者的锻炼。可以继续加强股四头肌力练习，同时也要加强膝关节活动度锻炼，如下蹲、踏车、上下楼等。

2. 避免剧烈运动，不要做跳跃运动，行走时不可急停或骤然旋转，最大限度地延长假体的使用寿命。

3. 及时预防并控制感染，防止细菌血源性传播引起关节感染。天气变凉时应随时添加衣服，避免感冒。

4. 减少对人工关节的磨损，防止跌倒。患者最好终身使用手杖，特别是在外出时，以求得周围人帮助。

5. 嘱患者加强饮食，多食高蛋白、高钙、易消化的饮食，但应保持合适的体重。适当进行户外活动，多晒太阳，以防骨质疏松。

6. 术后随诊时间：半年内每个月一次。若关节有疼痛等不适情况，应随时就诊。

第二节　人工髋关节置换术

人工髋关节置换术是指用生物相容性和机械性能良好的金属材料制成的假体，利用手术方法置换人体的股骨头或股骨头和髋臼，其目的是切除病灶，缓解疼痛，恢复关节的活动与原有的功能，从而使患者恢复髋关节的功能。

一、手术前患者的护理

【护理评估】

1. 健康史　评估患者年龄、职业、身高、体重、一般健康状况；有无吸烟或饮酒史；有无糖尿病、高血压、心脏病、脑血管疾病、肺部疾病、肾脏疾病、皮肤病等伴发疾病；甾体类或非甾体类药物应用情况。

2. 临床表现

（1）局部：了解行人工髋关节置换的原发疾病，如果是因股骨颈骨折，要了解受伤的部位及程度，骨折的时间；如果是髋关节骨病，要了解疾病的性质，髋关节疼痛程度，屈曲、内收、旋转情况，股四头肌肌力，畸形的程度，患肢有无肿胀。

（2）全身：生命体征是否稳定；患者的营养状况，有无骨质疏松；肢体活动受限程度；全身有无急、慢性感染及心肺功能状况等。

3. 辅助检查

（1）实验室检查：实验室检查除了血常规、尿常规、生化指标、C-反应蛋白、血沉、凝血状况、乙肝五项及 HIV、梅毒抗体等常规化验外，还应根据患者本身的特殊情况采取相应的检查。对于血常规、血沉、C-反应蛋白以及 D-二聚体等的检查应加以重视，其不仅是完善术前评估的重要组成部分，亦对人工髋关节置换术后并发症的防治和随访有重要意义。

（2）影像学检查：①X 线检查：骨关节炎（OA）早期病变局限在软骨表面时，X 线片表现为阴性。随着病情进展，关节间隙非均匀性变窄，关节边缘有骨赘形成。晚期关节间隙基本消失，关节变形，力线偏移，可出现半脱位。成人股骨头坏死（ANFH）X 线是常用的检查手段，但阳性率依医生的经验而定。主要表现包括骨密度的改变，以及关节软骨下骨质中出现 $1\sim2cm$ 宽的弧形透明带，即"新月征"；晚期则出现股骨头塌陷等。X 线断层可以发现早期病变，特别是对"新月征"的检查有重要价值。②CT 有较高的分辨率，可以从冠状面和矢状面清楚地显示 ANFH 早期的骨小梁呈现星芒样结构改变，即"星芒征"，进而作出早期诊断。③MRI 是 ANFH 最敏感的检查方法，在 X 线和 CT 出现阳性征象前即可发现早期坏死的影像学表现。可以鉴别坏死范围和程度，可以发现不同程度的骨髓水肿及关节内积液，还可根据坏死范围指数对股骨头塌陷进行预测。信号强度的改变是骨坏死的早期且敏感的征象。

4. 心理-社会因素　评估患者及家属对人工髋关节的了解程度，骨折或髋关节骨病给患者带来很大痛苦，严重时可导致生活能力下降，影响正常生活和学习工作，并由此产生一系列不良情绪，评估患者的心理状态，评估患者的家庭及社会支持系统对本病的了解程度及对患者的支持帮助能力等，正确引导和及时纠正不良的心理反应。

【护理诊断】

1. 焦虑、恐惧　与担心人工全髋关节置换后功能恢复程度和经费有关。

2. 自理能力缺陷　与骨折牵引后活动受限或人工髋关节置换后卧床有关。

3. 体液不足　与人工髋关节置换伤口出血、渗液有关。

4. 疼痛　与骨折、髋关节骨病及术后创伤有关。

5. 有皮肤完整性受损的危险　与长期卧床有关。

6. 有肢体失用性萎缩的可能　与长期卧床、皮牵引及功能锻炼差有关。

7. 便秘　与长期卧床、活动受限、饮食不当有关。

8. 知识缺乏　缺乏人工关节置换和康复锻炼的相关知识。

9. 潜在并发症　术后出血、深静脉血栓形成、感染、假体松动、假体脱落。

【护理目标】

1. 患者紧张情绪缓解或减轻，积极配合手术。

2. 生活需要得到满足。

3. 患者体液平衡得到维持。

4. 通过治疗和护理，患者疼痛减轻，舒适感增加，保持良好功能位，促进伤口愈合。

5. 皮肤完整无破损。

6. 鼓励和指导患者功能锻炼，使患肢最大程度地恢复正常功能。

7. 在患者卧床期间，做好预防，不使患者发生便秘。

8. 患者及家属了解功能锻炼的必要性与方法。患者知道人工关节置换的相关内容。

9. 密切观察病情,避免并发症发生或使并发症发生率降低至最低。

【护理措施】

1. **心理护理**　行人工全髋关节置换的患者很多因髋关节骨病的病程长,或因骨折突然发生,无应急心理准备,手术创伤较大又会使患者产生心理负性刺激,均存在不同程度的紧张、恐惧心理,应根据患者的不同年龄、文化程度、职业,有针对性地耐心与患者交谈,用适当的语言向患者及家属介绍手术的必要性及术后康复程序,术前应做的准备、注意事项。让患者理解手术的目的、过程及并发症。术中配合和术后注意要点,对有吸烟或饮酒史的患者,应立即劝其在术前 1 周之内停止吸烟和饮酒,因为这会导致血红蛋白降低,从而使组织修复所需的供养减少,还会使血液黏滞性提高,增加血栓形成的概率,并介绍典型病例,经常与患者交流和沟通,打消其思想顾虑,积极配合治疗,树立战胜疾病、早日康复的信心。

2. **饮食护理**　髋关节置换出血量 1000～1500ml,营养不良者对休克、失血的耐受较差。髋关节骨病及创伤患者由于疼痛或卧床不起,导致情绪低落,食欲下降,饮食难进,这样会使患者体质每况愈下,影响预后。应调整患者心态,给予合理的饮食指导,根据患者的习惯,与患者及家属一起制订饮食计划,注意饮食的色、香、味及食物的多样性,给予并鼓励患者每日进食高蛋白、高钙质、高热量、易消化、富含维生素的食物,以提高患者对手术的耐受力,减少并发症的发生。

3. **大小便护理**　一方面,肠道、骨盆的软组织、邻近髋关节,手术牵拉会影响肠道及泌尿道功能。另一方面,创伤及术后患者卧床不动,肠蠕动减慢,由于排尿排便不方便,患者有时拒绝饮水,这就会造成便秘,形成恶性循环,同时给术后的护理及伤口愈合带来负面影响,为促进肠蠕动,每天指导患者或家属对腹部行顺时针按摩数次,每天饮水量不少于 2000ml,还应多吃蔬菜水果,有条件者每天早晚喝一杯蜂蜜水,以利于滋润肠道。告诉患者大、小便器使用方法,排便时患者思想尽量放松,减少病房内活动人员,有便秘者可用开塞露润滑肠道或口服肠道缓泻药,都可使排便顺利。

4. **术前准备**

(1)术前一日行皮肤准备,备皮范围应上至肋缘,下至小腿 1/3,前后过正中线,剃阴毛。注意防止损伤皮肤,这对预防伤口感染有重要意义。还应洗头、理发、剪指(趾)甲、沐浴。

(2)备血,完善各项检查。

(3)为预防感染,术前 1～2 小时或对双侧同时行髋关节置换手术的病例在第 2 侧手术前开始前加用一次抗生素。

(4)呼吸及胃肠道准备:进行深呼吸及有效排痰法的锻炼。术前一日晚用 0.1%～0.2% 肥皂水灌肠,排空肠腔内粪便,术前 12 小时起禁食,4 小时起禁水。

(5)适应性锻炼:为取得术中配合及术后康复,必须让患者行体位训练及掌握功能锻炼的方法:①排便训练。②针对术中可能的体位进行训练,髋后侧切口采用全侧卧位,患侧在上,对侧下肢置于伸直位;髋前侧切口或侧方切口采用仰卧位,患髋垫高 30°。

二、手术中患者的护理

人工髋关节置换术。

【麻醉方式】

硬膜外麻醉或全麻。

【手术体位】

仰卧位。

【手术步骤及护理配合】

手术步骤	护理配合
1. 消毒	递酒精纱球消毒
2. 切皮	20 号刀切皮;选择原则应能便于软组织松解、关节充分显露和假体置入;临床多用后外侧、前外侧切口和显露途径;干纱布拭血
3. 切除关节囊及滑膜	电烧切除关节囊,脱位髋关节;显露髋关节囊后,骨膜起子分离关节囊外的粘连,拉钩拉开充分显露其前方、上方及下方,上至髋臼周边,下至大转子基底,切除关节囊及滑膜;将髋关节外旋、内收,使股骨头脱位,切除髋后方残留的关节囊和滑膜
4. 锯断股骨头	如髋关节强直,应先锯断股骨颈,然后用髋臼凿取出股骨头;清除髋臼内所有的软组织,以纱布填塞止血(大纱块、自制纱布球)
5. 修整股骨颈	递电锯修整股骨颈,髓腔锉扩大髓腔用与人工髋臼大小适合的髋臼锉加深加大髋臼。直至能完全容纳人工髋臼后,再适当扩大,因人工髋臼缘最多不能超出原臼缘 0.5cm,还必须留出充填骨水泥的空间
6. 彻底冲洗、止血	最后用生理盐水冲洗,清除所有血液、凝块和骨屑,用干纱布压迫、彻底止血,电凝,然后保持干纱布压迫直至应用骨水泥充填
7. 安放人工髋臼	术者换手套,待助手混合骨水泥到不粘手套时,即用手指将骨水泥均匀充填到干燥的髋臼内,把人工髋臼压放在髋臼床的骨水泥上。一般多将臼帽先下斜贴紧髋臼的后下缘,然后迅速用髋臼调位加压器向前上方挤压,使之与臼床紧密均匀贴附,并利用调位器的二臂,根据体位调正和保持人工髋臼子外倾 45°和前倾 10°～15°位;同时,将人工髋臼周围溢出的骨水泥刮除,但不能损坏骨与臼帽间的骨水泥。维持加压直至黏固剂固化后,才可去掉调位加压器
8. 放置负压引流管	弯钳留置引流管,1 号丝线固定于皮肤
9. 冲洗	递注满生理盐水的冲洗球冲洗。弯盘接流下的水,以免弄湿无菌敷料
10. 逐层缝合	1 号可吸收线逐层缝合至皮下,0 号可吸收线缝合皮下,酒精纱球消毒皮缘,0/3 尼龙线缝皮
11. 消毒、包扎	酒精纱球消毒创面,无菌纱布覆盖伤口,绷带包扎

【巡回护士的配合】

同人工膝关节置换术巡回护士的配合。

三、手术后患者的护理

【护理措施】

1. 体位护理　术后给予平卧位,患肢保持外展 15°～30°中立位,穿"丁"字鞋,以防患肢外旋、内收,防止髋关节脱位。人工髋关节由下肢位置放置不当引起的脱位最容易发生在手术室回病房的搬运过程中、全身麻醉过程的躁动状态下或卧床翻身操作中。因此,准确地保持患肢外展位,是防止脱位的关键。无论是搬运患者还是护理操作、协助排尿排便,都要保持外展中立位。可在双腿间放置梯形枕,翻身时患侧始终保持外展中立位。

2. 饮食护理　术后饮食因人而异,应少食高糖、高胆固醇饮食,多食高热量、高蛋白、高维生素食物。尤其老年患者,因胃肠功能低,饮食上应遵循高钙、易消化吸收、少食多餐原则,多食、膳食纤维,以防便秘。

3. 疼痛护理　手术后的伤口疼痛可影响患者生命体征的平稳、饮食、睡眠和休息,从而影响伤口愈合,同时也可影响患者功能康复锻炼。故应重视术后的疼痛控制,积极采取镇痛措施。护士首先应评估患者疼痛的性质、时间和程度,观察患者的面部表情、活动、睡眠,听取患者主诉,分散患者注意力,适当应用止痛药或术后使用镇痛泵。

4. 病情观察

(1)生命体征观察:由于手术创伤大,出血量多,应重视心血管功能变化。有条件时应使用心电监护仪,随时观察血压、脉搏、呼吸变化,持续14~16小时。如有血压异常变化、心律失常等情况,应及时告之医生给予处理。

(2)输液观察:由于多为老年患者,术后敏感性差,为防止急性心力衰竭和肺水肿发生,根据患者血压、心率、引流量、尿量变化,控制输液速度。

(3)尿量观察:密切观察并记录24小时尿量以及尿的颜色变化,必要时记录每小时尿量。

(4)患肢血供观察:术后48小时内应密切观察患肢末梢血供。若患肢皮肤发绀、皮温低、足背动脉搏动减弱或消失,应及时处理。术后3~5天行X线摄片,以了解人工关节置换的情况。

(5)患肢感觉运动观察:全髋关节置换术能引起坐骨神经、股神经、闭孔和腓神经损伤,其中以坐骨神经受损最常见。

(6)伤口和引流的观察:由于手术创口大,术后应充分引流,以免局部血液瘀滞。观察引流液的量、色,正常量为50~250ml,色淡红。如伤口敷料有渗血或被污染时应及时更换,保持切口的干燥和清洁。

5. 心理护理　了解患者的心理状态,多给予安慰、鼓励,以增强其战胜疾病的信心,使其更好地配合治疗。

6. 并发症的预防护理

(1)预防下肢静脉血栓形成及肺栓塞:深静脉血栓是术后最常见的并发症,在血栓形成和演变过程中,有一部分处于浮游状态,未与血管壁粘连,有可能脱落形成肺栓塞。术后麻醉作用消失后立即鼓励患者作踝、膝关节的被动屈伸活动,深呼吸及咳嗽动作,尽可能早离床活动,可穿加压弹力袜。

(2)预防局部感染:观察切口有无红、肿、热、痛等局部感染症状和功能障碍表现,更换引流瓶时注意无菌操作,伤口血肿形成时通知医生及时处理。如术后体温持续升高,3天后切口疼痛加剧,血常规中白细胞计数升高,血沉加快。胸部X线示正常时,可考虑切口感染。在渗出液涂片检查及培养中,使用敏感抗生素的同时,加强切口换药工作,必要时行关节穿刺或局部组织培养。

(3)预防髋关节脱位:应及早向患者宣教预防髋关节脱位的重要性,使之从思想上提高认识并告之具体注意事项,如患肢不能过度屈曲、内收和内旋。患肢在伸直位时不能过度内收和外旋。加强防范意识。

（4）神经损伤：①一旦发生神经损伤；评估损伤的部位和程度，分析神经损伤发生的原因，给予解除压迫、固定、药物营养神经等方法。观察对比治疗前后患者症状的严重程度，判断治疗是否有效果。②皮肤护理：患者感觉运动有所减退或消失，保持床单位干净整洁，皮肤干燥，2小时翻身1次，骨突部位给予减压器具防止压疮。③安全防护：拉起床栏，防止坠床；能下床患者，注意防止跌倒，穿防滑鞋，行走障碍时可使用助行器等辅助用具，减少病房障碍物，避免地面湿滑，晚间留有地灯等。感觉减退的部位禁止热敷，防止烫伤。④功能锻炼：鼓励患者进行功能锻炼；运动丢失者，给予被动关节锻炼，防止肌肉萎缩。

（5）假体无菌性松动：①评估患者假体松动的程度，一般可采用X线检查。②观察患者的疼痛程度及特点，疼痛剧烈者可采用药物止痛。③评估患者髋关节稳定性，关节功能障碍情况，对患者进行防止跌倒的宣教，对家居环境进行改造，消除跌倒的高危因素，如卫生间增加防滑措施、安全扶手，房间减少障碍物等。④假体松动的处理：轻者可非手术治疗，避免引起假体继续松动的因素，正确使用和保护假体，减少剧烈活动，还可以用支具、服用非甾体类抗炎药物缓解症状；重者需行翻修手术。

（6）假体周围骨折：①一般原则：移位的骨折需要进行固定，松动的假体需要进行翻修，骨缺损严重者需要植骨。②缓解疼痛：正确评估患者的疼痛程度，骨折肢体有效固定，多模式的镇痛方案，如疼痛教育、音乐镇痛、"喜好"镇痛和"关怀"镇痛等，以及镇痛药物的运用，缓解患者疼痛，减少患者的不适。③骨折未进行有效处理前减少活动，卧床休息，减少骨折部位的进一步损伤。可进行肌肉的等长收缩运动，预防压疮，指导患者有效咳嗽和深呼吸，预防便秘。④非手术治疗：保护下负重、牵引、石膏或支具制动。⑤手术治疗：髓内外固定、翻修术、植骨。

7. 功能锻炼

（1）早期：功能锻炼在术后0～3天，目的是保持关节稳定性和肌肉张力，防止出现关节僵硬和肌肉萎缩。①股四头肌训练：仰卧位，患肢外展30°保持中立位，膝下可垫一纸卷或软枕，主动下压膝关节，保持大腿肌肉收缩状态10秒，然后放松。②踝关节跖屈、背伸运动：仰卧位，主动最大限度地进行足趾伸屈运动、踝关节背伸及抗阻训练，运动时避免髋关节内、外旋，每个动作保持10秒，再放松。③臀肌收缩运动：患者卧位伸直腿，上肢舒适地放在身体两侧，收缩臀部肌肉，保持10秒，放松。④髌骨推移运动：仰卧位，推动髌骨上、下、左、右运动。⑤上肢肌力练习。⑥深呼吸练习。

（2）中期：锻炼在术后4～7天，主要是加强肌肉的等张收缩和关节运动。①直腿抬高运动：仰卧位，下肢伸直抬高，要求足跟离床20cm，开始时在空中停顿5秒，以后停顿时间逐步增加。此运动应以主动为主，被动为辅，以患者不感疲劳为宜。②屈髋、屈膝运动：仰卧位，医护人员用一手托在患者膝下，一手托住足跟，在不引起疼痛的情况下行屈髋、屈膝运动，但屈髋小于45°。③抬臀运动：患者取仰卧位，双手支撑身体，抬高臀部10cm，保持5～10秒。④步行练习。

（3）后期：从术后第8天开始，患者疼痛已经减轻或消失，假体周围的肌肉和韧带开始修复，可循序渐进地活动，以离床训练为主。但是非骨水泥型的患者该时期的训练应在14天以后或更长时间进行。①侧卧位外展：翻身时护士一手托患者臀部，一手托膝部，将患者身体同时转为侧卧，并在两腿间垫上枕头。②卧位到坐位训练：双手撑起，患肢外展，屈髋小于45°，利用双手和健腿支撑力将患肢移至床边，同时，护士应抬起患者上半身协助其离床，并帮助患者将下肢移到床边。③坐位到站位训练:拄拐,患肢不负重。患者移至床边,健腿先着地,患腿后触地,患侧上肢拄拐,利用健腿和双手支撑力挺髋站立,扶拐在床边站立约 2 分钟即可,但应防止低血压和虚脱。④站位到行走训练:患肢不负重,行走时必须有护士或家属在旁保护,以免发生意外,时间根据患者体力,一般不超过 15 分钟。

【健康教育】

1. 术前宣教　由于患者患病时间长,行动不便,生活质量下降,希望通过手术来恢复关节的活动功能,但是他们对人工髋关节置换术的有关知识知之甚少,对手术和康复感到焦虑是正常的。所以,我们应注重用通俗、简明的语言向患者和家属讲解手术的目的、原理、方法和效果等,并介绍手术成功病例,认真听取患者倾诉,用细心周到的服务解除患者焦虑情绪。

2. 术后功能锻炼宣教

(1)反复强调术后功能锻炼的重要性,尤其是老年患者,更应使其认识到进行功能锻炼是加强手术效果的必要手段,并指导其锻炼的正确方法。

(2)培训日常生活能力:教会患者在床上进行洗脸、刷牙、梳头、进食等活动。在离床后,要锻炼站立时的自理活动能力,从而达到增加代谢,促进食欲,增强自信,早日康复,提高生活质量的目的。

3. 出院宣教

(1)体位指导:取平卧或半卧位,3 个月内避免侧卧。术后 3 周内屈髋小于 45°。以后根据病情逐渐增加屈髋度,但不可大于 90°。遵循"三不"原则:即不要交叉双腿,不要坐矮椅或沙发,不要屈膝而坐。

(2)功能活动指导:术后 3 周内可用助行器、拐杖行走,3 个月后,患肢可逐渐负重,但拐杖的使用应坚持双拐-单拐-弃拐原则。之后可进行简单活动,如散步等。下午可适当抬高患肢,以减轻上午散步导致的水肿。6 个月内避免患肢内收和内旋,站立时患肢应尽量外展。完全康复后可进行散步、骑车、打保龄球、打乒乓球、游泳、跳舞等活动,并保持适当的体重,避免做对人工髋关节产生过度压力造成磨损的活动,如跳跃、快跑、滑冰、打网球等。

(3)日常活动指导:不要弯腰拾东西,不要穿需要系带的鞋。在穿裤和穿袜时应在伸髋屈膝位;厕所坐便不宜过低;加强营养,戒烟酒;避免体重过度增加而加重对假体的负担;使用拐杖至无疼痛、跛行时,方可弃拐。注意预防并及时控制感染,防止细菌血源性传播造成关节感染。在进行一切活动时,均应减少对患髋的负重。

(4)复诊时间:术后 3 个月内,每个月复诊一次;术后 6 个月内,每 3 个月复诊一次;以后每 6 个月复诊一次。若有髋部疼痛或活动后严重不适,应随时就诊。

第七篇

外科围手术期护理操作技术

第十章

终太阳上水迹的物理稳定技术

第一节　手术区备皮

【目的】

所谓备皮，就是在外科手术前，对拟行手术患者的手术区域皮肤进行准备，包括彻底清洁皮肤、体毛清除等。备皮的目的主要是去除手术区毛发和污垢，保持手术区域皮肤的卫生及无菌，预防术后伤口感染。因为毛发里可存在大量细菌，会污染伤口，如不剃去毛发，用消毒液消毒也不能彻底地将细菌消灭，最后就不能达到术前手术区域皮肤无菌的目的，而且手术区如有毛发，会影响手术视野，影响手术操作、伤口愈合等。

【用物准备】

托盘内盛一次性备皮刀、弯盘、纱布、橡胶布（或尿垫）及专用巾、毛巾、汽油、棉签、持物钳、换药碗、一次性手套、手电筒、快速手消毒剂，换药碗内放肥皂水或滑石粉及软毛刷，脸盆盛温热水。骨科手术备皮，还应带毛刷、75％乙醇、无菌巾、绷带。

【操作流程】

1. 方法　外科手术前备皮大体分为剃毛备皮法及不剃毛备皮法两大类，其中不剃毛备皮法又可分为脱毛剂备皮法、推毛备皮法及消毒剂清洁法3种。

（1）剃毛备皮法：近百年来，术前备皮时剃去手术区毛发被视为不可缺少的一项常规操作，一般于术前1天清洁皮肤并剃除手术野毛发，虽简单易行，但可能造成皮肤损伤，而成为细菌繁殖的基地和感染源。术前剃毛的目的是方便皮肤消毒和手术操作，并减少术后切口感染率，但实际上保留汗毛及距切口较远的其他毛发并不影响术后切口感染率。近年来，部分学者对术前剃毛备皮提出了质疑，认为即使是最熟练的剃毛操作也会损伤皮肤而造成肉眼看不见的皮肤伤痕，破坏皮肤完整性，导致细菌在裂口中生长繁殖，增加细菌移生现象，皮肤的损伤性炎症或细菌性炎症都可引起皮脂腺、汗腺开口周围组织的充血、水肿，从而影响术前皮肤的消毒，同时还会影响术后皮肤的自洁功能及毛发固有的功能。认为剃毛备皮不能明显降低术后伤口的感染率。另外，由于体表皱褶、腋下、耻骨部、会阴及阴囊部位皮肤不平整，剃除毛发很困难，更容易造成皮肤损伤。

（2）不剃毛备皮法：不剃毛备皮法的优点是增加患者舒适感；节约时间，减少护理工作量；避免交叉感染，降低切口感染率。术前采用脱毛剂去除患者体毛或不去除体毛直接用消毒剂清洁皮肤，可避免剃毛时可能造成的微小损伤。脱毛法备皮方便，不会对皮肤造成机械损伤，患者易接受，且特别适用于难以剃毛的部位和消瘦的患者，但使用脱毛剂的不足之处是有些患者可有红斑、丘疹等过敏反应，且代价较高。消毒剂清洁法可用含4.8％对氯丙二甲苯酚的消毒液稀释后清洁术区皮肤。近年来不剃毛改良备皮法逐渐为广大医护人员所接受并推广。

2. 操作（剃毛备皮法）

（1）衣帽整齐，仪表端庄，态度和蔼，严格洗手。查对床号、呼唤患者姓名，将患者接入备皮室，做好解释工作（如在病室内备皮须用屏风遮挡），注意保暖及照明。

（2）先铺好橡胶布或专用巾（垫好一次性尿垫）以保护床单位，充分暴露手术部位，注意保暖。备皮时先检查手术区皮肤是否完整，有无破溃、皮疹、灼烧、感染等。然后用温水与肥皂反复擦洗皮肤上污垢,剃除手术区域和切口周围 15～20cm 范围内毛发,并督促能活动的患者自行沐浴、洗头发、修剪指(趾)甲,更换清洁衣裤。对骨、关节手术区域皮肤准备要求更为严格,一般在手术前 3 天开始准备,并用 75％乙醇消毒,治疗巾包扎。备皮时应注意:切勿剃破皮肤,勿使患者受冷感冒,有条件者备皮应在治疗室进行,若在病室内必须用屏风遮挡。

(3)护士(师)站于患者右侧,将弯盘放在尿垫上。戴一次性手套,检查并打开备皮刀。查对后,用软毛刷蘸肥皂水或滑石粉涂局部。一手用纱布绷紧皮肤,另一手持备皮刀呈 45°角自上而下或分区剃净毛发。如毛发粗硬时应顺着毛发根部剃,如毛发细软可逆着毛发根部剃,剃下的毛发用纱布拭净放入弯盘内。

(4)剃毕用手电筒照射,仔细检查是否剃净,同时要检查局部皮肤有无损伤,如有伤口,应及时报告医师处理。

(5)备皮后,用毛巾浸热水洗去局部毛发及肥皂(如用滑石粉可免此步骤)。嘱患者洗澡,更换干净衣服,剪除指(趾)甲。不能自理者由护士(师)协助其清洁、更衣,注意保暖,防止感冒。

(6)腹部手术,应用棉签蘸汽油清除脐部污垢。

(7)整理用物,撤掉弯盘及尿垫,脱手套,帮助患者恢复体位,嘱患者备皮后沐浴,卧床患者应给予床上擦浴。撤掉屏风,开窗通风。

【注意事项及护理要点】

1. 手术部位在四肢的患者入院后应指导患者泡洗手脚,如手掌、足跖、指(趾)端及指(趾)间较脏处,每日用温水泡 20 分钟并用肥皂水刷洗,剪去指(趾)甲,已浸软的胼胝应设法剪除,但应避免损伤皮肤。

2. 操作手法应轻柔,切勿剃破皮肤,同时注意保暖。剃毛时须以锋利的剃刀顺着毛发生长方向剃,以免损伤毛囊,剃刀与皮肤表面呈 45°,切忌刮破皮肤;剃毛时间不宜距手术时间太久,一般在手术前日或当日进行。

3. 按不同手术的要求进行备皮。备皮范围原则是超出手术切口四周 20cm 以上。婴幼儿一般可以不备皮。

4. 腹部手术准备时应清洁脐窝内污垢(也可以用液状石蜡清洁)。直肠癌患者需要备肛周皮肤。

第二节　洗　手

【目的】

手术时,手术人员的手直接接触手术器械及手术野,手及前臂上细菌可分为暂存菌和寄居菌两类,尤其在皮肤皱褶处及甲沟缘更多。因此,凡参加手术者必须彻底进行手及前臂的消毒,以除去皮肤上的暂存细菌及部分寄居菌。

【用物准备】

无菌刷子、消毒肥皂液、75％乙醇或 1:1000 苯扎溴铵、无菌小毛巾、浸泡筒。

【操作流程】

备齐用物,取下手表,卷袖至肘上 10cm,换手术室专用的衣服和鞋,修剪指甲,去除污垢,戴口罩、帽子,上衣下摆装入裤内。

1. **刷手浸泡法**　先用肥皂水和流水将手及前臂按普通洗手法清洗一遍,用无菌刷蘸消毒肥皂液顺序刷洗指尖、手、腕、前臂至肘上 10cm,共 2.5 分钟,用流水冲洗。同上法再刷洗两遍,以无菌小毛巾擦干手及前臂(每侧一块,自手往上擦拭)。最后在消毒液内泡手。双手及上臂浸泡于 75% 乙醇或 1:1000 苯扎溴铵中 5 分钟,离开时双手勿碰及容器边缘,双手呈拱手状,手臂不得下垂,亦不得接触有菌物品。

2. **擦洗法**

(1)聚维酮碘洗手:常规肥皂洗手后擦干,取浸泡于 10% 聚维酮碘的小毛巾擦洗双手、前臂至肘关节上 10cm。注意甲缘、甲沟、指蹼等处的擦洗,共 2 分钟,换毛巾如上法再擦洗 2 分钟。擦洗完毕,任其自干,两手屈肘向上于胸前。

(2)灭菌王刷手法:灭菌王又名诗乐液,是一种不含碘的高效复合型消毒液。灭菌王刷手法是一种新型的手、臂消毒法,其方法为:先用肥皂水擦洗手、前臂至肘上 10cm,用清水冲净,然后用无菌毛刷蘸灭菌王 3～5ml 刷洗 3 分钟,流水冲净,用无菌纱布擦干,再取吸足灭菌王的纱布涂搽手和前臂,干后穿无菌手术衣,戴无菌手套。

【注意事项】

1. 洗手时注意甲缘、甲沟、指蹼等处的刷洗,不留空白。

2. 冲洗时应用流水,水应从指尖流向肘部,避免臂部的水反流至手。

3. 用于刷手的海绵、毛刷及指甲刀等用具应当一用一灭菌或者一次性使用。

4. 手消毒剂的出液器采用非接触式,手消毒剂放置的位置方便医务人员使用。

5. 洗手时应控制水流,以防水溅到洗手衣上;洗手池应当每日清洁。

6. 盛装无菌巾的容器应当干燥、灭菌。

7. 刷洗后的手、臂、肘部不可触及他物,如触及他物视为污染,必须重新刷手。

8. 消毒后应双手合拢置于胸前,肘部抬高外展,远离身体,迅速进入手术间,以免污染。

9. 摘除外科手套后应当清洁双手,再进行其他操作;连台手术时,在不污染手臂的情况下,只需要用消毒液涂抹一遍手及手臂即可接台。

第三节　穿无菌手术衣

浸泡完手和前臂后,手术人员即可进入手术间,在空间较大的地方穿手术衣。面向器械台,两手轻轻提起衣领,在助手的帮助下穿好手术衣。

【目的】

保持手术区域的无菌,防止术后感染。

【用物准备】

无菌手术衣包。

【操作流程】

1. 从打开的手术衣包中取出折好的手术衣,手不得接触包布外面及其他有菌物品(图 7-1A)。

2. 看清衣服的上下端和正反面,抓住衣领轻轻抖开,使正面朝外(图 7-1B)。

3. 将手术衣向上轻轻抛起,两手顺势插入两袖内,两臂前举,请巡回护士(师)协助穿上手术衣(图 7-1C,图 7-1D)。

4. 双手交叉提起腰带,交由身后巡回护士(师)系好,两人之手不得接触(图 7-1E)。

5. 扎好腰带,双手处于拱手状态。

【注意事项】

1. 穿无菌手术衣时应在拟建立的无菌区内,以免污染。穿手术衣时应选择一较大空间,穿衣过程中不得接触任何有菌物品。

2. 手术衣大小长短要合适,要求无污染、潮湿、破损。

3. 拿取手术衣时只可触碰手术衣内面,勿使手术衣触及其他物品或地面。

4. 穿戴好手术衣、手套后,双手置胸前,不得高举过肩、垂于腰下或双臂交叉双手放于腋下。

5. 手术衣如有血液及体液污染应及时更换。

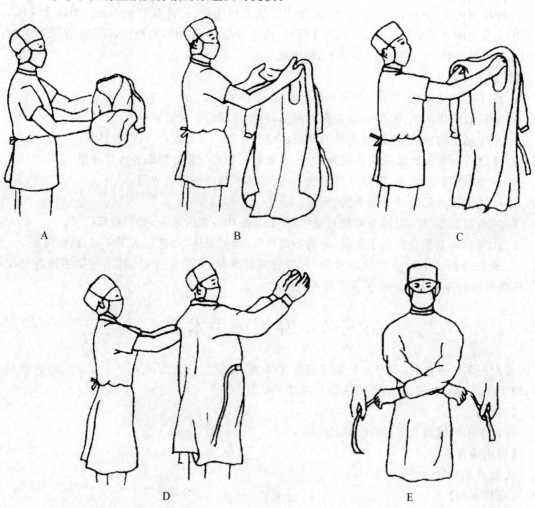

图 7-1 穿手术衣

第四节　戴无菌手套

穿好手术衣后,戴无菌手套。手术人员的手未戴手套前,只允许接触手套袖口向外翻折的部分(内面),不应碰触手套外面。

【目的】

保证手术切口处的无菌,预防术后切口感染。

【用物准备】

无菌手套包。

【操作流程】

1. 取出手套包内无菌滑石粉,轻轻涂搽双手(图7-2)。

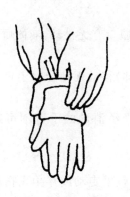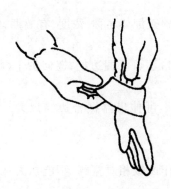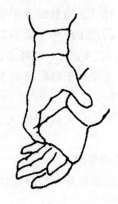

图7-2　戴无菌手套

2. 用左(或右)手捏着手套反折部(反面)使两只手套的掌面对合,大拇指向前。

3. 先将右(或左)手插入右(或左)手套内。

4. 已戴手套的手的示指、中指、无名指、小指插入另一只手套反折部内(拇指不得接触反折部),协助另一只手插入手套内。

5. 将双手手套反折部翻回盖住手术衣袖口。

6. 用无菌生理盐水冲洗手套外面的滑石粉。

【注意事项】

1. 涂搽滑石粉时注意动作要轻,不得使滑石粉飞扬而沾污周围物品。

2. 戴手套的手不得触及手套的内面,未戴手套的手不得触及手套的外面。

3. 术中无菌手套有破损或污染,应立即更换。

4. 持手套时,手稍向前伸,不要紧贴手术衣。

5. 戴手套时,将翻折边的手套口翻转过来压住袖口,不可将腕部裸露;翻转时,戴手套的手指不可触及皮肤,未戴手套的手指不可触及手套和手术衣。

6. 协助术者戴手套时,器械护士(师)应戴好手套,避免触及术者皮肤。

7. 手术过程中,无菌手套如有破损或污染,应立即更换。

第五节　无菌器械台的建立

【目的】

摆放手术器械及物品,便于操作。

【操作流程】

1. 器械车放在手术间合适位置,距墙最少 30cm 以上。

2. 无菌器械包放在器械车中央。

3. 检查无菌物品名称、有效期、灭菌指示胶带、包布(或外包装)是否完整和干燥。

4. 打开外层包布,先展开对侧,再左右两侧,最后近身侧。

5. 用无菌持物钳打开内层夹巾,检查包内指示卡。

6. 打开无菌缝线置于器械台上。

7. 倒无菌液体于无菌容器中,检查液体名称、浓度、有效期,瓶口有无松动,液体质量有无浑浊、沉淀、变质(不可溅湿台面)。

8. 器械护士(师)移动无菌台时,不可手握边栏;巡回护士(师)移动无菌台时不可手握下垂的包布。

9. 无菌台上放置的无菌物品不可伸出器械台边缘以外,未经消毒的手臂不可跨越无菌区。

【注意事项】

1. 无菌操作时应环境清洁,操作区域相对宽阔,不能在人员频繁走动或浮尘飞扬的环境中进行操作。

2. 打开无菌包时,手与未消毒物品不能触及包内面,操作时不能跨越无菌区域。

3. 器械台布巾要求平整,4 层各边下缘平均下垂 30cm 以上。

4. 器械车放置位置与手术台的角度应成钝角。

5. 放置在无菌台内的物品不能伸出边缘以外。

第六节　胃肠减压术

【目的】

1. 利用胃管或双腔管及负压吸引装置,抽吸出胃腔或肠腔内积聚的气体、液体或内容物,降低胃肠道内的压力,从而减轻或缓解腹胀,以减轻患者的痛苦。

2. 通过吸出胃肠腔内液体或内容物,减少肠腔内的细菌和毒素;通过降低胃肠道的压力,改善胃肠壁血液循环,促进胃肠功能恢复。

3. 胃肠手术者,通过术前、术中、术后持续胃肠减压,可防止胃肠膨胀,有利于术中视野显露和便于手术操作;预防全身麻醉并发吸入性肺炎;有利于胃肠吻合口及腹部手术切口愈合。

【用物准备】

治疗盘内盛:无菌治疗巾、弯盘内置胃管或双腔管、治疗碗、20ml 注射器、镊子 2 把、纱布 2 块、压舌板;一次性负压引流器 1 套。其他用物:液状石蜡、棉签、胶布、温水、听诊器及别针。

【操作流程】

1．检查管腔是否通畅,若为双腔管尚应检查气囊有无漏气及气囊容量多少,并将各管腔的开口处做好标记。

2．备齐用物携至患者床旁,核对床号、姓名等,向患者解释操作目的、方法及注意事项以取得配合。

3．插胃管方法,经鼻或口将胃管或双腔管插入胃腔或肠腔。一般成人插入长度为45～55cm(相当从患者耳垂至鼻尖,再到剑突的长度),临床上实际应用中,为使胃肠减压达到满意效果,可根据患者身高、所患疾病及减压目的等,适当多插入5～10cm(图7-3)。

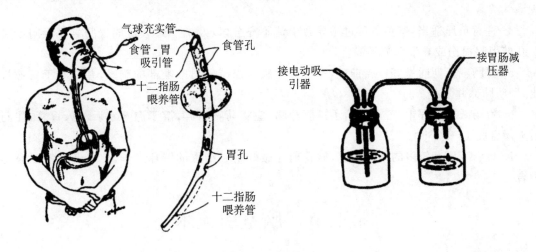

图7-3　胃肠减压术

4．检查胃管是否插入胃内　①用注射器抽吸有胃液抽出;②将胃管末端置盛水的杯中无气体逸出,如有大量气体逸出表明误入气管;③用注射器向胃管注入10ml空气,同时用听诊器在胃部能听到气过水音。

5．证实胃管在胃内后,用注射器抽尽胃内容物,用胶布固定胃管于鼻翼及面颊部。将胃管与一次性负压引流器的接头连接固定。注意负压引流器有无漏气、调节器是否打开。

6．若系双腔管,待管吞至75cm时,由管腔内抽出少量液体做酸碱度试验。如为碱性,即表示双腔管头端已通过幽门,此时用注射器向气囊内注入20～30ml空气,并夹闭其管口,依靠肠蠕动,管头端即可达梗阻近端肠曲,达到肠减压的目的。

7．用安全别针将引流器导管固定于床单上。检查整个引流系统工作无异常后,向患者及家属讲明需要注意的事项,整理床单位,清理用物。

8．停止胃肠减压　①根据医嘱停止胃肠减压,一般胃肠手术后3～5天,胃肠蠕动功能恢复正常,并出现肛门排气,无明显腹胀时,即可拔管;②若为双腔管应先将气囊内空气抽尽,将导管与引流装置分离,但双腔管仍留在肠内以备反复使用,直至腹胀治疗满意、不再复发,可遵医嘱拔管;③拔管时用纱布包裹近鼻孔处胃管,指导患者做深呼吸,待慢慢呼气时轻柔地一次性完成拔管动作,拔到咽喉部时用手捏紧胃管快速拔出,以免管内液体滴入气管;④拔管时若遇到阻力不可强行拔出,应先查找原因,防止损伤食管黏膜;⑤胃管拔出后置于弯盘内,擦净鼻腔分泌物及胶布污迹,协助患者取舒适卧位,根据医嘱及时指导患者饮水或饮食;⑥清理用物。

【注意事项】

胃肠减压是外科常用的护理技术操作,为确保胃肠减压的效果,应注意以下几点。

1. 妥善固定胃管,防止脱出;防受压、扭曲、折叠,定时挤压,确保引流通畅;若引流不畅,及时查找原因并处理;为防止管腔被堵塞,可每 4 小时用生理盐水冲洗 1 次。

2. 及时倾倒负压引流器内液体,防止引流器内液体过多过重拽出胃管。严密观察引流液的量、颜色及性状。如持续引流出血性液体,提示有胃肠道出血,应及时通知医师处理,同时观察患者的血压、脉搏及全身情况,防止大出血发生。

3. 经常检查双腔管气囊是否完整;引流器的吸引效果是否满意、导管衔接是否紧密及有无漏气等。

4. 注意负压适当,避免负压过小导致引流不充分,以及负压过大造成胃肠黏膜吸附于管头孔壁引起损伤或导致引流不畅。

5. 胃肠减压期间做好口腔护理,配合雾化吸入以减轻对咽喉部的刺激,并有利于痰液排出,预防肺部并发症。

6. 胃肠减压过程中,若需要给予口服药物,应将药物研碎,溶于温开水后注入胃管,注药后夹闭管腔 1～2 小时。

7. 胃肠减压有较多的不舒适感,插管前应做好耐心细致的解释工作,使患者理解以取得配合。

第七节　脑室引流术

【目的】

脑室引流是经颅骨钻孔穿刺侧脑室,放置引流管将脑脊液引流至体外。脑室引流的目的:①抢救因脑脊液循环通路受阻所致的颅内高压危急状态,如枕骨大孔疝;②自引流管注入对比剂进行脑室系统的检查,注入放射性核素检查,以明确诊断和定位,注入抗生素控制感染;③脑室内手术后安放引流管,引流血性脑脊液,减轻脑膜刺激症状及蛛网膜粘连,术后早期还可以起到控制颅内压的作用;④急性颅内压增高时降低颅内压。

【用物准备】

脑室引流装置一套,包括局麻药物(2%利多卡因 5～10ml)、手术刀及手术刀柄 2 套、剪刀 2 把(直、弯各 1 把)、止血钳 4～6 把、电刀、颅骨钻 1 套、骨蜡、脑膜剥离子 1 套、持针器、圆针及三角针、缝线、脑室穿刺针、脑室引流管、5～10ml 注射器、消毒剂、纱布、棉片等。

【操作流程】

1. 剃去头发,紧急情况下,可先剃去头顶部的头发。

2. 备齐用物,让患者取仰卧位于手术台上,助手站在患者右侧,双手固定头部两侧,两肘保护患者上肢,拇指置于患者双眼外眦角处。

3. 术者确定穿刺部位,前囟未闭者,取前囟两侧角连线距中点 1～1.5cm 处。前囟闭合者,取鼻根正中间向上 12～13cm,与两耳际连交点旁开 1～1.5cm。

4. 术者戴帽子和口罩,洗手、戴手套,按常规消毒皮肤,铺孔巾,需要钻颅骨者做局麻,钻颅时勿用力过猛,深度以穿透颅板为宜,约 0.5cm。

5. 固定穿刺部位皮肤,右手持针,针尖与皮肤垂直,向同侧外眦角方向直刺 4～5cm,拔出针芯,如有脑脊液流出,连接压力管。如无脑脊液流出,需要重新穿刺者,应拔针头至脑膜下重新穿刺,切忌在脑实质内随意转动针头,而损伤脑组织。

6. 固定穿刺针后,送患者回病室,保护肢体,接通引流管,固定引流瓶与穿刺针垂直距离80～120cm,引流通畅后方可离去。

7. 整理用物、记录,标本送检。

【注意事项】

1. 引流袋的位置　患者回病室后,要立即在严格的无菌条件下接上引流瓶,并将引流袋(瓶)悬挂于床头,引流管的开口须高出侧脑室平面10～15cm以维持正常的颅内压。

2. 引流速度　脑室引流早期应特别注意引流速度,切忌引流过快、过多,因患者原处于颅内高压状态,骤然减压有下述危险:①伴有脑积水的患者,因脑室扩大,骤然引流出大量脑脊液后可使脑室塌陷,以致硬脑膜与脑或颅骨内板之间出现负压吸附力,可致硬脑膜下或硬脑膜外血肿;②对患有脑室系统肿瘤者,一侧脑室的压力突然降低,引起脑室系统压力的不平衡,可以使肿瘤内出血;③对于颅后窝占位性病变者,幕下压力本已偏高,幕上压力骤然降低,小脑中央叶可向上疝入小脑幕裂孔,因此,术后早期应将引流瓶适当挂高10～15cm。

3. 引流量　脑脊液由脑室内脉络膜丛分泌,每日分泌400～500ml。因此,每日引流量以不超过500ml为宜,控制脑脊液引流量。如患者有颅内感染等,使脑脊液分泌、渗出增多,则引流量可相应增加,但同时应注意水及电解质平衡,根据实验室检查数据适量补充。

4. 观察　注意观察脑脊液的性状,正常脑脊液为无色透明,无沉淀,术后1～2天脑脊液可略带血性,以后转为橙黄色。若术后脑脊液中有大量鲜血,或术后血性脑脊液的颜色逐渐加深,常提示有脑室内出血。若脑室内大量出血,则须紧急行手术止血。脑室引流时间不可过久,过久有可能发生颅内感染,感染后的脑脊液浑浊,呈毛玻璃状或有絮状物,患者有颅内感染的全身或局部征象,故脑室引流一般不宜超过5～7天。

5. 保持引流通畅　引流管不可受压、扭曲、成角、折叠。术后患者头部的活动范围应适当限制,翻身及护理操作时,避免牵拉引流管。引流管如无脑脊液引出,应查明原因:①颅内压低于12～15cmH$_2$O(0.98～1.47kPa),证实的方法是将引流袋(瓶)放低观察有无脑脊液流出,如确定系低颅内压之故,应仍然将引流袋(瓶)放置在正常高度;②引流管放入脑室过深或过长,致使在脑室内盘曲成角,可提请医师对照X线片,将引流管缓缓向外抽出至有脑脊液流出,然后重新固定;③管口吸附于脑室壁,可将引流管轻轻旋转,使管口离开脑室壁;④如怀疑引流管为小血凝块或破碎的脑组织所堵塞,可在严格消毒后用无菌注射器轻轻向外抽吸,负压过大可引起脑组织损伤。切不可高压注入生理盐水企图冲通,以免将管内堵塞物冲入脑室系统狭窄处,引起日后脑脊液循环梗阻。在上述处理后如仍无脑脊液流出,必要时更换引流管。

6. 严格无菌操作　每日定时更换引流袋(瓶),记录引流量。操作时应严格遵守无菌原则,并应夹闭引流管以免管内脑脊液逆流入脑室。接头处严密消毒后,用无菌纱布包裹以保持无菌。如在开颅手术前已行脑室引流多日,备皮时应尽量避免污染钻孔切口,剃刀须经消毒,头发剃去后,切口周围再次消毒,然后覆盖无菌敷料。

7. 拔管　开颅术后脑室引流一般不超过3～4天,此时脑水肿期将过,颅内压已逐渐降低。拔管前1天,可试行抬高引流袋(瓶)或夹闭引流管,以便了解脑脊液循环是否通畅,颅内压是否有再次升高的情况。夹管后初期应密切观察,如患者出现头痛、呕吐等颅内压增高症状,应立即开放夹闭的引流管,并告知医师。拔管后,切口处如有脑脊液漏出,亦应通知医师妥为缝合,以免引起颅内感染。

第八节　膀胱冲洗术

【目的】

1. 去除膀胱内异物,如血凝块、黏液及沉淀物等。

2. 防止尿管阻塞,保持尿液引流通畅。

3. 由导尿管注入药物,以治疗尿路感染及某些膀胱疾病。

【用物准备】

1. 托盘内备:膀胱冲洗包1个(内有治疗碗2个、注洗器1个、持物钳1把、药杯1个、纱布2块、棉球4个、治疗巾1块)、37～38℃生理盐水或1:5000呋喃西林溶液、75%乙醇或0.5%碘伏1瓶。

2. 物品准备(在治疗室完成)

(1)操作者戴帽子和口罩,洗手、戴无菌手套。

(2)检查膀胱冲洗包有效使用期,打开外层包布,取出内包放于托盘上。

(3)逐层展开内包治疗巾,铺一无菌盘(图7-4)。

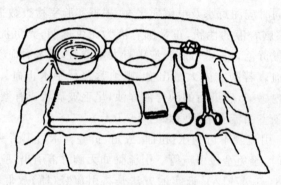

图7-4　膀胱冲洗盘用物

(4)将生理盐水(或呋喃西林溶液)倒入左侧治疗碗内。

(5)将75%乙醇或0.5%碘伏倒入药杯内。

(6)覆盖膀胱冲洗盘。

(7)携用物至患者床旁。

【操作流程】

1. 查对姓名、床号,向患者解释操作目的,以取得合作。

2. 协助患者取平卧位,暴露尿管(导尿管已插好)。

3. 打开膀胱冲洗盘将盘上的各边展开,双手捏住2个角的外面向上做扇形折叠2～3层,开口边缘朝外,暴露膀胱冲洗包内物品。

4. 取无菌治疗巾铺于尿管下,以无菌持物钳取出一个治疗碗放于治疗巾上(用于接纳冲洗液及用过的棉球),取纱布一块置导尿管旁。

5. 将导尿管尾端与引流管接头处分离,左手将尿管尾端向上反折并固定,右手将引管接头放于纱布内层(图7-5)。

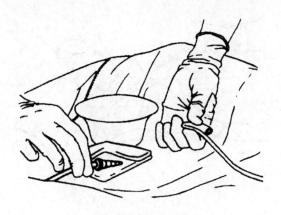

图 7-5　分离导尿管与引流管

6. 以持物钳取 75％乙醇棉球消毒导尿管口。

7. 取一块纱布置于左手垫于导尿管口下，以注射器吸生理盐水（或呋喃西林溶液）与导尿管连接，缓缓注入膀胱（图 7-6）。

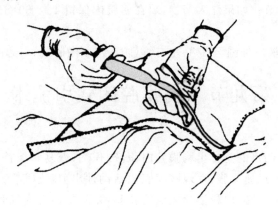

图 7-6　注入冲洗液

8. 注入膀胱后，让冲洗液自行流出或缓慢松开球囊抽吸，抽吸液排入接纳碗（图 7-7）。

9. 如此反复冲洗直至冲洗液澄清为止。

10. 冲洗完毕，以持物钳取 75％乙醇棉球消毒导尿管口。

11. 再取 75％乙醇棉球消毒引流管接头与导尿管连接，或重新更换引流袋。

12. 撤去接纳碗及治疗巾。

13. 整理床单位，整理用物。

14. 冲洗后密切观察患者的血压、脉搏、呼吸。

【注意事项】

1. 严格执行无菌操作技术，防止医源性感染。冲洗盘内物品用后应消毒灭菌。

2. 冲洗过程中注意观察引流管是否通畅。避免用力回抽造成黏膜损伤。

3. 冲洗时嘱患者深呼吸，尽量放松，以减少疼痛。冲洗时若患者感觉不适，应当减缓冲洗速度及量，必要时停止冲洗，密切观察。若患者有腹胀、腹痛、膀胱收缩剧痛或引流液中有鲜血

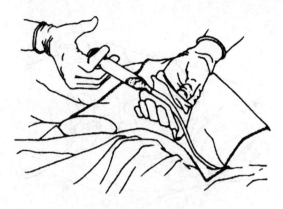

图 7-7　回抽冲洗液

等情形,应暂停冲洗,通知医师处理。

4. 冲洗后如出血较多或血压下降,应立即报告医师处理,并注意准确记录冲洗液量。

5. 冲洗时,冲洗瓶内液面距床面 60cm,以便产生一定的压力,利于液体流入,冲洗速度根据流出液的颜色进行调节。如果注入药物,须在膀胱内保留 15~30 分钟后再引流出体外,或根据需要延长保留时间。

6. 寒冷气候,冲洗液应加温至 35℃左右,以防冷水刺激膀胱,引起膀胱痉挛。

第九节　胸膜腔闭式引流术

【目的】

胸膜腔闭式引流术的目的是排出胸膜腔内积液、积气,恢复和保持胸膜腔负压,维持纵隔的正常位置,促使术侧肺迅速膨胀;发现胸膜腔内活动性出血,支气管残端瘘等。适用于张力性气胸、外伤性中量以上血胸、内科治疗无效的脓胸,尤其是伴有支气管胸膜瘘或食管胸膜瘘者,以及开胸术后。

【用物准备】

胸膜腔闭式引流手术包、消毒引流管、全套无菌水封瓶装置、瓶座 1 个、无菌生理盐水 500~1000ml、大弯止血钳 2 把。

【操作流程】

1. 准备用物　检查全套水封瓶有无破损,瓶塞与瓶口衔接良好、无漏气。导管通畅、无破损,长度 80~100cm。在水封瓶内注入适当生理盐水,使长管在液面下 3~4cm,负压吸引时长管应在液面下 8~15cm。

2. 患者体位　一般取半卧位,若生命体征不稳定者,可取平卧位。

3. 选择置管部位　对气胸患者,通常在第 2 或第 3 肋间隙的锁骨中线处插入导管,并朝向肺尖。胸腔积液患者,取第 5 或第 6 肋间隙腋中线处,插入时导管方向朝后。包裹性积液或脓胸插管位置按需要而定。

4. 消毒铺巾和麻醉　常规皮肤消毒,铺无菌手术巾,术者戴帽子和口罩,戴无菌手套。局部浸润麻醉切口区胸壁各层,直至胸膜。

5. 置管 沿肋间走行切开皮肤 2cm,沿肋骨上缘伸入血管钳,分开肋间肌各层直到胸腔。见有液体涌出时立即置入引流管。引流管伸入胸膜腔深度不宜超过 4~5cm。

6. 缝合固定 在切口周围做一荷包口缝合,并结扎固定引流管,覆盖无菌纱布,纱布外再以长胶布交叉环绕引流管后粘贴于胸壁。

7. 连接水封瓶 引流管末端连接于长橡胶管至水封瓶,并用胶布将接水封瓶的橡胶管固定于床面上。引流瓶置于病床下不易被碰到的地方(图 7-8)。

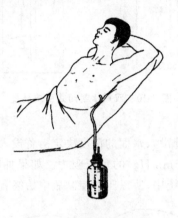

图 7-8 胸膜腔闭式引流术

8. 胸膜腔引流的装置 传统的胸腔闭式引流装置有 3 种:单瓶、双瓶、三瓶。目前临床广泛应用的是各种一次性使用的胸膜腔引流装置。

(1)单瓶水封式系统(图 7-9):水封瓶橡胶瓶塞上有 2 个孔,分别插入长、短玻璃管。瓶内盛无菌生理盐水约 500ml,长管的下端插至水平面下 3~4cm,短管下口则远离水平面,使瓶内空间与大气相通。使用时,将患者胸膜腔引流管连接于水封瓶的长玻璃管,接通后即见管内水柱上升,高出水平面 8~10cm,并随呼吸上下移动。若水柱不动,提示引流管不通。

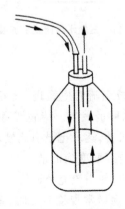

图 7-9 单瓶水封闭式引流装置

(2)双瓶水封式系统(图 7-10):包括上述相同的水封瓶与集液瓶,在引流胸膜腔内液体时,水封下的密闭系统不会受到引流量的影响。

(3)三瓶水封式系统(图 7-11):与双瓶式相似,只是增加了一个控制瓶,使其起到施加抽吸

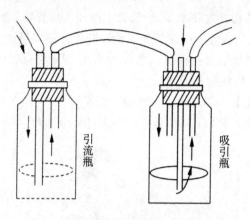

引流瓶　吸引瓶

图 7-10　双瓶水封闭式引流装置

力的作用。抽吸力通常由通气管没入水面的深度决定。若没入水面 15～20cm,相当于对该患者施加了 1.5～2kPa(11.25～15mmHg)的负压吸力。如果抽吸力超过没入水面管子的高度时,外界的空气即会被吸入此系统中,所以压力控制瓶中始终有水泡产生方表示具有功能。

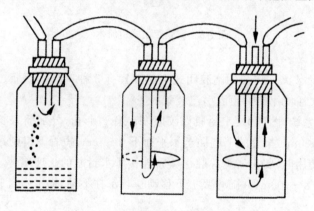

图 7-11　三瓶水封闭式引流装置

【注意事项】

1. 胸膜腔大量积气、积液者,开放引流时应缓慢。引流液体首次勿超过 1000ml,防止发生纵隔的快速摆动移位或复张性肺水肿的发生。待病情稳定后,再逐步开放止血钳。

2. 保持引流管通畅,不使受压、扭转,逐日记录引流量及其性质和变化。

3. 对引流的液体量或气体溢出情况要准确记录。

4. 每日帮助患者起坐及变换体位,使引流充分通畅。

5. 如系急性脓胸,术中宜取分泌物做常规检验、细菌培养及药物敏感试验。如为张力性气胸,可于病侧锁骨中线第 2 前肋间、腋前线或腋中线的第 4 或第 5 肋间处置管。

6. 定期胸部 X 线摄片,了解肺膨胀和胸膜腔积液情况。

参考文献

［1］ 李乐之,路潜.外科护理学.5 版.北京:人民卫生出版社,2014.
［2］ 吴在德,吴肇汉.外科学.7 版.北京:人民卫生出版社,2008.
［3］ 祝水英,高国丽,林彦涛.外科护理技术.武汉:华中科技大学出版社,2015.
［4］ 李俊华,程忠义,郝金霞.外科护理.武汉:华中科技大学出版社,2013.
［5］ 丁小萍,卢根娣.外科护理.上海:第二军医大学出版社,2013.
［6］ 唐迅.外科护理.武汉:华中科技大学出版社,2013.
［7］ 母传贤,刘晓敏.外科护理.郑州:河南科学技术出版社,2012.
［8］ 马可玲,杨丽清.外科护理.武汉:华中科技大学出版社,2011.
［9］ 倪红波,王新祥.外科护理.上海:复旦大学出版社,2011.
［10］陈茂君,蒋艳,游潮.神经外科护理手册.北京:科学出版社,2011.
［11］刘晓东,刘绪荣.外科护理技术.南京:东南大学出版社,2011.
［12］叶志香,倪洪波,王秋颖.外科护理技术.武汉:华中科技大学出版社,2010.
［13］周剑忠.外科护理.郑州:河南科学技术出版社,2008.
［14］俞宝明.外科护理.南昌:江西科学技术出版社,2008.
［15］张秀华,吴越.脊柱外科围手术期护理技术.北京:人民卫生出版社,2011.